Student CONSULT Built with inkling | E books

Any screen. Any time. Anywhere.

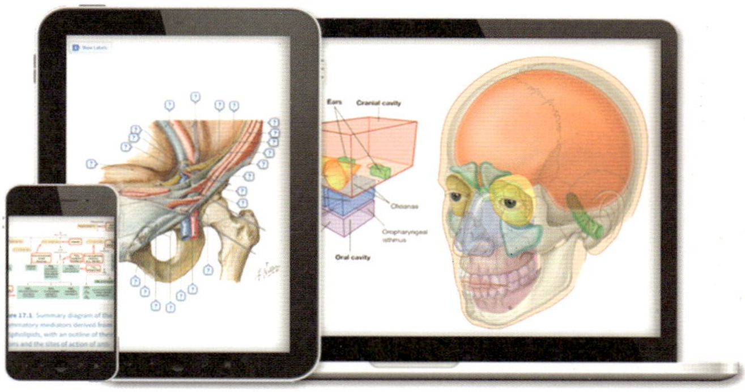

原著のeBook版を無料で
ご利用いただけます

JN220291

“Student Consult” ではオンライン・オフラインを問わず，原著を閲覧することができ，
検索やコメントの記入，ハイライトを行うことができます

Student Consultのご利用方法

以下のQRコードからも
①のURLにアクセスできます．

1. studentconsult.inkling.com/redeemにアクセスします．
2. 左ページのスクラッチを削り，コードを入手します．
3. “Enter code” にStudent Consult用のコードを入力します．
4. “REDEEM” ボタンをクリックします．
5. Log in（すでにアカウントをお持ちの方）もしくはSign upします（初めて利用される方）．
   ※Sign upにはお名前・e-mailアドレスなどの個人情報が必要となります．
6. “ADDING TO LIBRARY” ボタンを押すと，MY LIBRARY に本書が追加され，
   利用可能になります．

ELSEVIER

テクニカル・サポート（英語のみ）：
email studentconsult.help@elsevier.com
call 1-800-401-9962（inside the US）
call +1-314-447-8200（outside the US）

本電子マテリアルは，studentconsult.inkling.comに規定されたライセンスの条項に従うことを条件に使用できます．この電子マテリアルへのアクセスは，本書の表紙裏側にあるPINコードを最初にstudentconsult.inkling.comで利用した個人に制限されます．また，その権利は転売，貸与，またはその他の手段によって第三者に委譲することはできません．

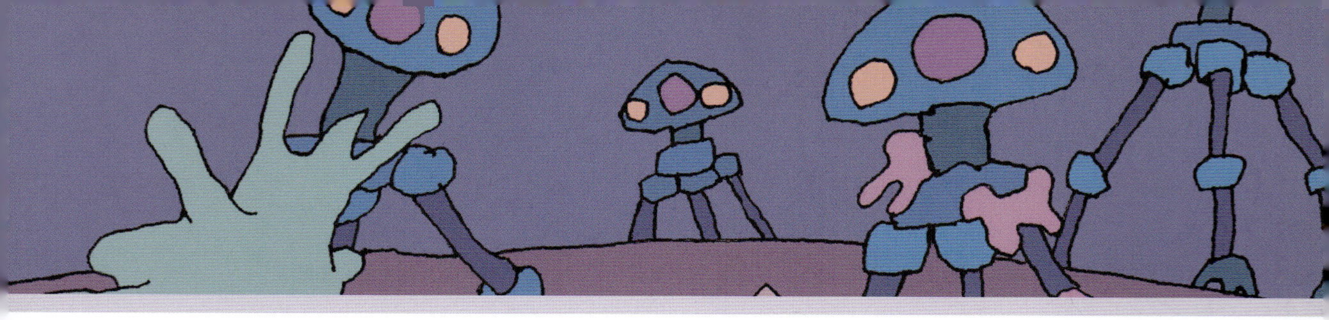

アバス-リックマン-ピレ

基礎免疫学

原著
第5版

免疫システムの機能とその異常

訳　松島 綱治　山田 幸宏

BASIC IMMUNOLOGY

Functions and Disorders of the Immune System

FIFTH EDITION

Abul K. Abbas, MBBS
Distinguished Professor in Pathology, Chair, Department of Pathology,
University of California San Francisco, San Francisco, California

Andrew H. Lichtman, MD, PhD
Professor of Pathology, Harvard Medical School,
Brigham and Women's Hospital, Boston, Massachusetts

Shiv Pillai, MBBS, PhD
Professor of Medicine and Health Sciences and Technology, Harvard Medical School,
Ragon Institute of Massachusetts General Hospital, MIT and Harvard, Boston, Massachusetts

Illustrations by David L. Baker, MA
Alexandra Baker, MS, CMI
DNA Illustrations, Inc.

ELSEVIER

ELSEVIER

Higashi-Azabu 1-chome Bldg. 3F
1-9-15, Higashi-Azabu,
Minato-ku, Tokyo 106-0044, Japan

BASIC IMMUNOLOGY: FUNCTIONS AND DISORDERS OF THE IMMUNE SYSTEM

Copyright © 2016 by Elsevier Inc. All rights reserved.
Previous editions copyrighted 2014, 2011, 2009, 2006, 2004, and 2001

ISBN: 978-0-323-39082-8

This translation of ***Basic Immunology: Functions and Disorders of the Immune System, Fifth Edition*** by **Abul K. Abbas, Andrew H. Lichtman and Shiv Pillai**, was undertaken by Elsevier Japan KK and is published by arrangement with Elsevier Inc.

本書，**Abul K. Abbas, Andrew H. Lichtman and Shiv Pillai** 著：***Basic Immunology: Functions and Disorders of the Immune System, Fifth Edition*** は，Elsevier Inc. との契約によって出版されている．

アバス-リックマン-ピレ：基礎免疫学 原著第5版—免疫システムの機能とその異常, by **Abul K. Abbas, Andrew H. Lichtman and Shiv Pillai**.

Copyright 2016 Elsevier Japan KK. Reprinted 2018. 2nd edition © 2007; 4th edition © 2014 Elsevier Japan KK
ISBN：978-4-86034-000-1

All rights reserved. No part of this publication may be reproduced or transmitted in any form or by any means, electronic or mechanical, including photocopying, recording, or any information storage and retrieval system, without permission in writing from the publisher. Details on how to seek permission, further information about the Publisher's permissions policies and our arrangements with organizations such as the Copyright Clearance Center and the Copyright Licensing Agency, can be found at our website: www.elsevier.com/permissions.

This book and the individual contributions contained in it are protected under copyright by the Publisher (other than as may be noted herein).

注意

医学分野での知識と技術は日々進歩している．新たな研究や治験による知識の広がりに伴い，研究や治療，治療の手法について適正な変更が必要となることがある．

医療従事者および研究者は，本書に記載されている情報，手法，化合物，実験を評価し，使用する際には自らの経験と知識のもと，自身と職務上責任を負うべき患者を含むほかの人の安全に留意すべきである．

医薬品や製剤に関して，読者は（i）記載されている情報や用法についての最新の情報，（ii）各製剤の製造販売元が提供する最新の情報を検証し，投与量や処方，投与の手法や投与期間および禁忌事項を確認すべきである．医療従事者の経験および患者に関する知識のもとに診断，適切な投与量の決定，最善の治療を行い，かつ安全に関するあらゆる措置を講じることは医療従事者の責務である．

本書に記載されている内容の使用，または使用に関連した人または財産に対して被害や損害が生じたとしても，法律によって許容される範囲において，出版社，著者，寄稿者，編集者，および訳者は，一切の責任を負わない．そこには製造物責任の過失の問題，あるいはいかなる使用方法，製品，使用説明書についても含まれる．

学生たちに捧げる

原著第 5 版　著者序文

免疫システムの理解における最近の重要な進歩を含み，また学生と教員にその有用性を最大にする情報を組織化して提示するために，基礎免疫学第 5 版は修正された．既刊の基礎免疫学は，私たちと, 私たちの同僚が教える, 多くの教育カリキュラムコースで学生によって熱心に受け入れられ，すべての過去に出版された版において，一貫した指導原理に基づいてきた．免疫学教員とカリキュラムコース責任者としての経験は，医学部の入門コースと学部のコースに有益な詳細な情報の正常な量，および免疫学の原理を簡潔ではっきりした方法で表現することの価値を判断するのに役立った．免疫学は学問として成熟し，免疫システムに必須の構成要素とこれらが免疫応答においてどのように相互作用しているかがよく理解されているという段階に達したので，簡潔で，最新の免疫学学習は現在現実的な目標となったと考えている．その結果, 現在私たちは, 理にかなった自信を持って，学生に免疫システムがどのように働くかについて教えることができるようになった．そればかりでなく, 単純なモデルを使用した実験の結果を，より複雑であるが，感染性病原体に対する宿主防御の生理的に関連した課題によりよく関連させることができるようになった．基本原則をヒト疾病の理解と治療に応用することに関して，きわめて進歩した．

本書は医学部学生と一般教養のカリキュラムにおいての必要な項目として，また新しい免疫学を理解するのに活用できることを意図して書いた．私たちは，いくつかの目標を達成できるように意図した．第 1 に，免疫システムの機能を統合している最も重要な原理を，免疫学の分野で出てくる実験データの膨大な量から，鍵となる概念を総合することによって提示した．何が重要であるかの選択は，何が科学的な実験により最も確立された事実であるか，また何がヒトの健康と疾病に最も関連があるかに多く依存している．私たちは，複雑な現象に関するどんな簡潔な議論においても，例外と警告は詳細に議論されないことを回避できないということを理解した．第 2 に，私たちは，感染性微生物に対する免疫応答に重点を置いており，免疫システムのほとんどの記述はこの方針に準じている．第 3 に，私たちは，最も重要な原理を強調するために多数のイラストを用い，総合的なテキストブックにみられるような実験結果の詳細については少なく記載した．第 4 に，私たちはは，免疫疾患を原理の観点から論述し，正常の免疫応答との関連を強調し，臨床症状や治療の詳細は避けた．付録には，免疫学の基本的な考え方がどのように一般的なヒト疾病に応用できるかを表記するため，精選された臨床症例を記載した．最後に，おのおのの章を単独で読みやすくするために，本書のさまざまな箇所で鍵となる考え方を繰り返した．そのような繰り返しが，学生が最も重要な概念を理解するのを助けるものと考えられる．

この新しい改訂版が学生にとって明快で，説得力があり，読むのに楽しいものであることをわかってくれることを期待している．免疫システムが素晴らしいものであるとの感覚を，また免疫学の分野がどのように発展してきたか，また免疫学がヒトの健康と疾病に関連してどのように発展してきたかに関する興奮を伝えることができることを願っている．最後に，私たちは，医学部学生の講義に関与しているため，この出版計画に取り組むよう拍車をかけられたが，本書が広く医療関連および生物学の学生にも価値があることを願っている．本書がこれらの学生たちが抱いている多くの免疫システムに関する疑問に答え，同時に学生たちに免疫学をもっと深く探索する勇気を与えることができれば，私たちは成功したことになる．

本書を書くために，何人かが重要な役割を果たし．新しい編集者の James Merritt は，常に励まし，助言を与えてくれた．2 人の優秀な DNA Illustrations 社 の David Baker と Alexandra Baker は，この新版のすべての図を改良し，私たちの考えを，情報的に正しく，審美的に満足できるイラストに表現した．Clay Broeker は，効率的で専門の方法で，本書を出版過程にのせてくれた．出版編集者である Rebecca Gruliow は，プロジェクトを組織化し，時間と資材準備の圧力にもかかわらず順調に進めてくれた．すべての皆様に感謝している．最後に，常に支え，励ましてくれた家族に深謝する．

Abul K. Abbas
Andrew H. Lichtman
Shiv Pillai

原著第５版　訳者序文

自然免疫システムでは natural killer（NK）細胞に加えて自然リンパ球 innate lymphoid cell（ILC）が，また適応免疫システムでは Th1/Th2 バランスによる免疫調節に対し，新たに Th17 細胞（T helper 17 cell），制御性 T 細胞 regulatory T cell（Treg）による免疫調節が明らかとなり，免疫システムの頑強性に対する理解が深まりつつあります．

2007 年に刊行された『基礎免疫学：免疫システムの機能とその異常　原著第 2 版 2006-2007 最新版』から 7 年後の 2014 年に『アバス–リックマン–ピレ　基礎免疫学　原著第 4 版：免疫システムの機能とその異常』が刊行されました．ページ数は原著第 2 版では 322 ページ，原著第 4 版では 320 ページと 2 ページの減少でしたが，第 2 章"自然免疫 Innate Immunity"は原著第 2 版では 19 ページ，原著第 4 版では 26 ページと 7 ページ（40％）増加しました．今回の原著第 5 版（2016 年発刊）は，原著第 4 版（2012 年発刊）の発刊から 4 年が経過しています．ページ数は原著第 5 版では 327 ページと，原著第 4 版と比べ 7 ページの増加であり，また第 2 章"自然免疫 Innate Immunity"は原著第 4 版の 26 ページから原著第 5 版の 27 ページとさらに増加しました．また新たな図も追加され，原著第 4 版では 170 個でしたが，原著第 5 版では 180 個（新規の図の追加は 11 個）となり，また既存の図の改訂も最新の研究成果に基づき随所で行われました．

自然免疫レセプターとしては Toll 様レセプター，NOD 様レセプターの記述がさらに詳細になり，臨床との関連では尿酸結晶に対する炎症などが記載されており，従来知られている微生物に対する炎症に加え，インフラマソームが関与する炎症が広く炎症として認識される概念の詳細が記述されています．

適応免疫においては，T 細胞の遊走に関与する CCR7 や B 細胞の遊走に関与する CXCR5 などのケモカインレセプターの働きがさらに明らかになってきましたので，これに関する記述が充実されました．

またリンパ節における抗体産生の機序の解明が進み，濾胞樹状細胞 follicular dendritic cell（FDC）と濾胞ヘルパー T 細胞 follicular helper T cell（Tfh）の働きが明らかになってきましたので，これらに関する記述がされました．さらに抗体産生における B 細胞のヘルパー T 細胞に対する抗原提示細胞としての役割が明らかとなり，詳細に記述されています．

マクロファージに関しては，クラシカル［古典］経路活性化マクロファージ classical macrophage activation に関与する M1 マクロファージと第 2［代替］経路活性化マクロファージ alternative macrophage activation に関与する M2 マクロファージ，また樹状細胞に関してはクラシカル樹状細胞 classical dendritic cell とプラズマサイトイド樹状細胞 plasmacytoid dendritic cell がそれぞれ詳細に記述されました．

今回腫瘍免疫に関する記述が充実しました．第 10 章"腫瘍と移植に対する免疫応答 Immune Responses Against Tumors and Transplants"は原著第 4 版では 17 ページでしたが，原著第 5 版では 20 ページであり，また図も原著第 4 版の 11 個から原著第 5 版の 13 個にそれぞれ増えています．腫瘍の治療における腫瘍免疫学の重要性の記述とともに，腫瘍免疫の集大成ともいえるチェックポイント阻害薬 checkpoint blockade に関する記述が詳細にされています．

用語の解説も充実しており，原著第 5 版では共生［常在］微生物 commensal microbe，CTLA-4，PD-1，チェックポイント阻害薬，全身性炎症応答症候群 systemic inflammatory response syndrome

(SIRS) など多くの用語が新たに加わり，また自食作用 autophagy，濾胞樹状細胞，濾胞ヘルパー T 細胞など多くの用語が新しい内容に改訂されています．

本書は以前から自然免疫を基盤に免疫学を記述していましたが，今回の自然免疫と腫瘍免疫のさらなる充実は，現代の基礎医学および臨床医学におけるこれらの役割の重要性を反映したものと思われます．

現在免疫学を学習している学生ばかりでなく，以前適応免疫を主体として学習してきた臨床医，研究者などにとっても最適な教科書となっています．これら免疫学発展の歴史を基盤とし現代ヒト免疫学の集大成した教科書が本書です．訳本としては，重要あるいは頻用される用語に対し，各章初出において [] 内に補足として別称を付し，読者が理解しやすいように努めました．

この訳本はエルゼビア・ジャパン (株) コンテンツオペレーション部 安田みゆき様をはじめ編集部の方々の多大なご協力を得て完成いたしました．深謝いたします．

2016 年 12 月
東京大学大学院医学系研究科分子予防医学教授
松島 綱治，MD，PhD
昭和伊南総合病院健診センター長
山田 幸宏，MD，PhD

原著第 2 版　著者序文

Basic Immunology: Functions and Disorders of the Immune System 第 2 版は，免疫システムに対するわれわれの理解の新たな進歩を反映し，また学生や教員にとって最も役立つように情報の表現方法を改善するために改訂された．われわれは，*Basic Immunology: Functions and Disorders of the Immune System* の初版本が，われわれが教えている学生たちに好評であったことに非常に満足している．第 2 版の基本的な考え方は初版から変わっていない．免疫学の教員としてわれわれは，多くの医学部学生や一般教養学生が，講義において詳細な情報や実験手法を理解することは大変困難になってきていることに気づいていた．すべての生物医学分野において持続的に，また急速に情報量が増えているために，どの程度の詳細な情報が適切であるかは火急の問題となった．この問題は，多くの医学部で統合カリキュラムを採用することになったことと関連している．すなわち，統合カリキュラムでは教員による講義が減り，社会科学，行動科学，初期医療が強調されたからである．これらの理由により，多くの医学部学生においては，免疫学の基本原理を凝縮して明快に提示することが重要であることがわかった．

凝縮し洗練された免疫学の考え方の目標の具体化が可能となるいくつかの進歩がみられている．最も重要なことは，免疫学が学問分野として成熟したために，免疫システムの構成要素やそれらが免疫応答においてどのような相互作用をしているかがよく理解できる段階に到達したことである．もちろん，多くの詳細な部分が解明される必要があり，また基本原理をヒトの疾病に応用する継続的な努力には困難が伴う．それにもかかわらず，われわれは十分な根拠に基づいて学生に講義することが可能になった．次に重要な進歩としては，免疫学の根幹に関わる重要性が強調されてきたことである．すなわち，免疫学の根幹は感染に対する防御の役割である．その結果，単純な系を用いて，実験結果をもっと複雑な，しかし生理的な関連性を保ちながら，感染微生物に対する宿主防衛の課題に関連させることが可能となった．

この教科書は，医学部学生と一般教養学生のカリキュラムにおいての必要な項目として，また免疫学の新たな理解を得るのに活用できることを意図して書かれている．われわれは，いくつかの目標を達成できるように意図した．第一に，免疫システムの機能を統合している最も重要な原理を提示した．われわれの根本的な目的は，免疫学の急速に進歩している分野において明らかにされている非常に多くの実験的データから基本的な考え方を導きだすことである．何が重要であるかは，実験により何が最も確立された事実であるのか，学生が何に困っていたか，そして何が免疫システムのすばらしい効果と効率を説明するのかなどに多く依存している．しかし，そのような選択は必然的に偏倚している要素を含むこととなる．われわれの偏倚は，免疫応答における細胞の相互作用を強調すること，および基盤としての生化学的な，また分子生物学的な機構の記述を必要な事実に制限することであった．第二に，感染性微生物に対する免疫応答に重点を置き，免疫システムのすべての論述はこの方針で行われている．第三に，いつでも実験の状況との類似から，実験動物よりはヒトにおける免疫応答を強調した．第四に，最も重要な原理を強調するために多数のイラストを用い，総合的な教科書にみられるような実験結果の詳細については少ししか記載しなかった．第五に，免疫疾患を原理の観点から論述し，正常の免疫応答との関連を強調し，臨床症状や治療の詳細は避けた．付録には，免疫学の基本的な考え方が，どのようによくみられるヒトの疾病に応用できるかの適切な臨床症例を記載した．最後に，われわれは複雑な現象に対する簡略な論述において，例外的な事実や危険な事実が必然的に脱落してしまうことに気づいた．例外的な事実やただし書きを躊躇なく避けたが，新しい情報は継続して明らかになるように結論を修正した．

われわれは，学生がこの教科書が明快で，説得力があり，取り扱いやすいものであることがわかることを期待している．最も重要なこととして，免疫システムがすばらしいものであるとの感覚を伝え，また免疫学の分野がどのように発展してきたかに関する興奮を伝え，さらには免疫学がヒトの健康と疾病に関連があることを伝えることができることを願っている．最後に，われわれは医学部学生の講義に関与しているために，この出版計画に取り組むよう拍車をかけられたが，この教科書が医療関連および生物学の学生にも広く価値があることを願っている．この教科書が，それらの学生たちが抱いている多くの免疫システムに関する疑問に答え，同時に学生たちに免疫学をもっと深く探索する勇気を与えることができれば，われわれは成功したことになる．

この教科書を書くのに重要な役割を果たした人々がいる．Jason Malley は編集者として腕をふるい，同僚として援助してくれた．アイデアを情報的に正しく，審美的に満足できるイラストに翻訳する DNA Illustrations 社の David Baker と Alexandra Baker と再び仕事ができたのはうれしいことであった．Linda Grigg は，われわれのプロジェクトマネジャーとして，時間と資材準備のプレッシャーにもかかわらず，この計画を統括し，軌道にのせてくれた．われわれはすべての皆様に感謝している．

Abul K. Abbas, MBBS
Andrew H. Lichtman, MD, PhD

原著第 2 版　訳者序文

この教科書は *Basic Immunology: Functions and Disorders of the Immune System*『基礎免疫学：免疫系の機能とその異常』となっているように，基礎免疫学を網羅しているのではなく，過敏症，免疫不全症などの疾病に関する記述もされています．初心者を対象とした免疫学というと，その発展の歴史から抗原特異的な免疫応答を示す適応免疫が中心になることが多いのですが，この教科書ではまず自然免疫を説明し，それを基盤とし，その後で適応免疫を説明しています．それは，自然免疫がまさに免疫の基盤であるという著者の姿勢によるものであり，この姿勢がこの教科書の特徴となっています．

この教科書の特徴は，すべての重要な現象を極めてわかりやすいカラーイラストで説明している点です．このカラーイラストは，この教科書の姉妹本である Abbas AK，Lichtman AH の *Cellular and Molecular Immunology*『分子細胞免疫学』(エルゼビア・ジャパンより近刊)の教科書でも一部は共通に用いられており，こちらの教科書を読む場合にも好都合です．また 2005 年には Lichtman らにより *Review of Immunology* が出版され，『基礎免疫学：免疫システムの機能とその異常』と『分子細胞免疫学』の内容を理解するための練習問題を解くことにより免疫学に関する実力がさらに向上するよう工夫されています．

『基礎免疫学：免疫システムの機能とその異常』はハーバード大学医学部の学生と MIT［マサチューセッツ工科大学］の学生の講義のために Abbas と Lichtman により 2001 年に初版が出版され，今回の訳本の原著である *Basic Immunology: Functions and Disorders of the Immune System SECOND EDITION, Updated Edition 2006–2007* は 2006 年に出版されました．『基礎免疫学：免疫システムの機能とその異常』は『分子細胞免疫学』の内容を要約したものであり，医学部，歯学部，薬学部，救命救急士，臨床・衛生検査技師，管理栄養士，栄養士，歯科衛生士，看護師，保健師，助産師，理学療法士，作業療法士，診療放射線技師などの学生ばかりでなく生物学，細胞工学を専攻する農学部，獣医学部，理学部，工学部などの学生などが対象読者となっています．また社会人として臨床現場であるいは製薬会社，研究所などで働いている方でも利用していただけます．

日本語の訳は，永田和宏他編『分子生物学・免疫学キーワード辞典第 2 版』(医学書院，2003 年)，大沢利昭他編『免疫学辞典第 2 版』(東京化学同人，2001 年)，高久史麿総監『ステッドマン医学大辞典』(メジカルビュー社，2002 年)，石田名香雄監修『研究社医学英和辞典』(研究社，1999 年)，矢田純一著『臨床医のための免疫キーワード 110 改題第 2 版』(日本医事新報社，2004 年)などに準拠し，また Janeway の *Immunobiology: The Immune System in Health and Disease 5th Ed.* Garland, 2001 の訳本である笹月健彦監訳『免疫生物学：免疫系の正常と病理原著第 5 版』(南江堂，2003 年)と Roitt の *Immunology 5th Ed.* Mosby, 1998 の訳本である多田富雄監訳『免疫学イラストレイテッド原著第 5 版』(南江堂，2000 年)などの訳本，あるいは最近出版されている書籍，雑誌などの用語を参考とし，英文の内容を最も理解しやすい用語を用いました．

なお 1982 年から開始されたヒト白血球分化抗原 Human Leucocyte Differentiation Antigens のワークショップは 2004 年の第 8 回からヒト細胞分化分子 Human Cell Differentiation Molecule となり，また新たな分子が追加されたので，この情報を付録 I に追加しました．

この訳本は書籍事業部/編集製作部三輪幸男様，元出版部長山田耕様をはじめ編集部の方々の多大なご協力を得て完成いたしました。深謝いたします.

2007 年 10 月
東京大学大学院医学系研究科分子予防医学教授
松島 綱治，MD，PhD
昭和伊南総合病院副院長・健診センター長
山田 幸宏，MD，PhD

目　次

本書の読み方

重要，あるいは頻用される用語については，各章初出において [] 内に補足として別称を付した.

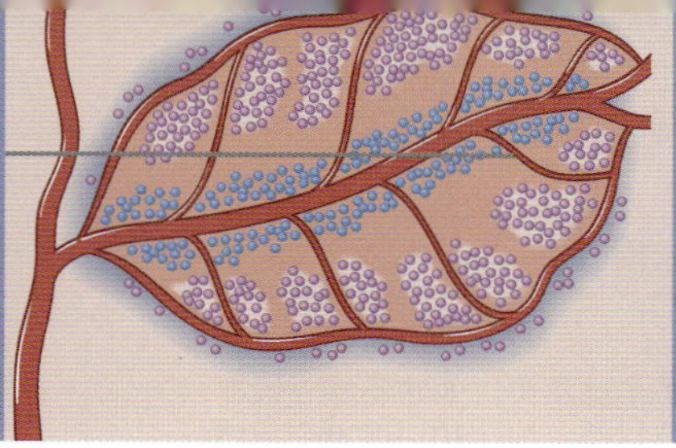

第 1 章

免疫系序論
Introduction to the Immune System

学術用語，一般的特性と構成要素
Nomenclature, General Properties, and Components

免疫 immunity は疾病，特に感染に対する抵抗性と定義される．感染に対する抵抗性を媒介する細胞，組織，分子の集合を**免疫系［システム］immune system** といい，感染性微生物に対するこれらの細胞と分子の調和のとれた反応を，**免疫応答 immune response** という．**免疫学 immunology** は，病原体およびダメージ［損傷］組織 damaged tissue に対する応答および疾病に対する役割に関する免疫系の研究である．

最も重要な免疫系の生理機能は，感染を予防もしくは感染を排除することであり（図 1-1），このことは本書を通して，免疫応答が論議される際の最も重要な筋道である．健康に対して免疫系の果たす役割の重要性は，免疫応答が障害された個体が，重篤なしばしば命を脅かす感染に感受性が高いことが頻繁に観察されることによってはっきりと明らかにされた．反対に，ワクチン接種により微生物に対する免疫応答を刺激することは，個体が感染に対して防御する最も効果的な方法である．この方法は人の介入により，文明から排除された唯一の病気である天然痘の全世界における撲滅を導いた（図 1-2）．残念なことに，発展途上国において，また社会的な紛争の地域において，ワクチン接種プログラムの中断により，たとえばポリオなどの世界の他の地域ではほとんど排除されたいくつかの感染症が，それらの地域に再興した．1980 年代の後天性免疫不全症候群 acquired immunodeficiency syndrome（AIDS）の出現により，個体の感染に対する防御における免疫系の重要性が悲劇的に強調された．免疫系は感染に対する防御を提供するだけではない（図 1-1 参照）．免疫系はいくつかの腫瘍の成長を防止し，また腫瘍細胞に対して免疫応答を促進して癌を治療するいくつかの方法が進行中である．また死細胞の一掃なら

免疫系の役割	関連事項
感染に対する防御	免疫不全は感染に対する感受性を増大させる．AIDSがよい例である ワクチン接種は免疫防衛力を高め，感染から守る
腫瘍に対する防御	癌に対する免疫療法の可能性
免疫系は細胞を傷害し，病理的炎症を誘導しうる	免疫応答は，アレルギー疾患，自己免疫疾患，および他の炎症性疾患の原因である
免疫系は組織移植片や新たにもたらされたタンパク質を認識し，応答する	免疫応答は移植や遺伝子治療のバリアとなる

図 1-1 健康と疾病の免疫系の重要性 本図は，免疫系の生理機能と疾病における役割をまとめた．AIDS：後天性免疫不全症候群 acquired immunodeficiency syndrome.

びに組織修復を開始する際にも，免疫応答が関与する．

これらの有益な役割とは対照的に，異常な免疫応答は，高い罹患率と死亡率を伴う多くの炎症性疾患の原因である．免疫応答は，臓器不全を治療するための臓器移植の成功に対する主要なバリア［障壁］barrier である．免疫細胞から生成される製剤は，非常によく実用化されている．たとえば，臨床検体検査や研究において，免疫系の特定の細胞により生成されるタンパク質である抗体が，循環において，また細胞，組織において，さまざまな分子を見つけるための高度に特異的な試薬として使用される．潜在的に有害な分子と細胞を阻止し除去するように設計された抗体は，免疫疾患，癌と他の型の疾患の治療に広範囲にわたって使用されている．これらすべての理由から，免疫学の分野は，臨床医，科学者，一般大衆の注目するところとなった．

本章では，免疫学の学術用語，すべての免疫応答におけるいくつかの重要な一般的特徴，および免疫系を構成する主要な要素である細胞，組織を主題として紹介する．特に次の疑問について論述する．

- どのような型の免疫応答が，個体を感染から防御するか．
- 免疫の重要な特徴は何か．そしてこの特徴を導く機構は何か．
- 微生物を発見し，それに応答して排除するように働く免疫系の細胞と組織は，どのように組織されているか．

微生物に対する免疫応答の短い概要を述べて本章を終わる．ここに導入される基本原理は，後の章で免疫応答に関して行うより詳細な記述の前段階である．

本書で使用する重要な語の語彙［用語］解説 glossary は付録Ⅰに記載した．

自然免疫と適応免疫
Innate and Adaptive Immunity

宿主防御は，感染に対して初期防御を媒介する自然免疫と，感染に対して，もっとゆっくり発達するが，より特異的な防御を提供する適応免疫に分類される（図 1-3）．**自然免疫 innate immunity**（自然免疫 natural immunity，あるいは天然免疫

疾　患	最大の症例数(年)	2014年の症例数	パーセント変化
ジフテリア Diphtheria	206,939 (1921)	0	–100
麻疹 Measles	894,134 (1941)	669	–99.93
流行性耳下腺炎 Mumps	152,209 (1968)	737	–99.51
百日咳 Pertussis	265,269 (1934)	10,631	–95.99
ポリオ(麻痺性) Polio (paralytic)	21,269 (1952)	0	–100
風疹 Rubella	57,686 (1969)	2	–99.99
破傷風 Tetanus	1,560 (1923)	8	–99.48
インフルエンザ菌b型 *Hemophilus influenza* type b	20,000 (1984)	34	–99.83
B型肝炎 Hepatitis B	26,611 (1985)	1,098	–95.87

図 1-2 いくつかの一般的な感染症に対するワクチンの効果 本図は，米国において効果的なワクチンが開発されたために，該当する感染症の発生率が著しく減少したことを示している．（Orenstein WA, Hinman AR, Bart KJ, Hadler SC: Immunization. In Mandell GL, Bennett JE, Dolin R, editors: *Principles and practices of infectious diseases*, 4th ed. New York, 1995, Churchill Livingstone; and *MMWR* 64, No.20, 2015. を改変）

native immunity とも呼ばれる）は，健康人において常に存在し（したがって，“生まれつき innate” という意味），微生物の侵入を阻止し，また宿主の組織への侵入に実際に成功した微生物を急速に排除するよう準備している．**適応免疫 adaptive immunity**（特異免疫 specific immunity，あるいは獲得免疫 acquired immunity とも呼ばれる）は，効果的な防御を提供する前に，リンパ球の拡大 expansion および分化 differentiation が必要である．すなわち，微生物の侵入物の存在に適応する．自然免疫は系統発生的により古く，またより専門的で強力な適応免疫系は後で進化した．

自然免疫において，防御の最初の段階は，皮膚の上皮のバリアと粘膜組織，および上皮に存在する細胞と天然の抗生物質により提供されており，これらのすべては，微生物の侵入を阻止する作用がある．もし微生物が上皮を突破し，組織あるいは循環に侵入した場合には，ファゴサイト［貪食細胞］phagocyte，ナチュラルキラー細胞 natural killer（NK）cell を含む特別なリンパ球である自然リンパ球 innate lymphoid cell（ILC）や，補体系［システム］complement system を含む数種類の血漿タンパク質により攻撃される．これら自然免疫のすべての機構は，特異的に微生物を認識し，応答する．感染に対して初期防御を行うばかりでなく，自然免疫応答は感染性微生物に対し，適応免疫応

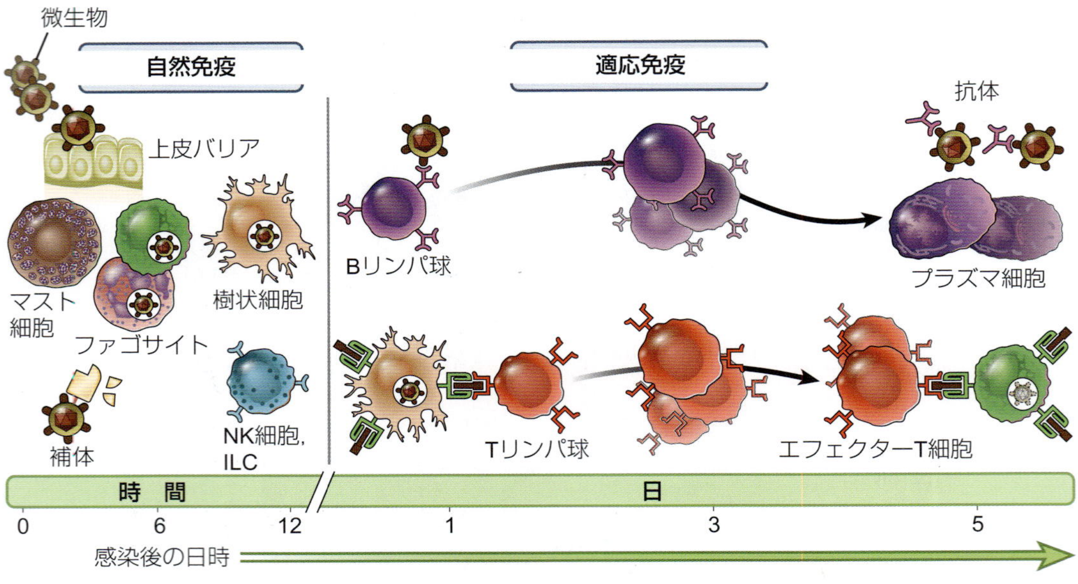

図 1-3　自然免疫と適応免疫の主要な機構　自然免疫の機構は，感染に対して初期防御を提供することである．自然免疫には，感染を防御し(たとえば，上皮バリアなど)，また微生物を排除する(たとえば，ファゴサイト，NK 細胞，ILC，補体系など）機構がある．適応免疫応答は，後で誘導され，リンパ球とリンパ球生成物により媒介される．抗体は感染を阻止し，微生物を排除し，また T リンパ球は細胞内微生物を根絶する．自然免疫応答と適応免疫応答の時間的経過は概略であり，さまざまな感染により異なる．

答を増強する．自然免疫の構成要素と機構は，第 2 章で詳しく記述する．

適応免疫系はリンパ球 lymphocyte と抗体 antibody などのリンパ球の生成物から構成されている．適応免疫応答は特にヒトに対して病原性であり(すなわち，疾病を引き起こす)，また自然免疫に抵抗するよう進化した感染性微生物に対する防御にとって重要である．自然免疫機構は，微生物の種類ごとに共有されている構造を認識するが，適応免疫を担う細胞(リンパ球)は，より広範囲の微生物から生成される分子ばかりでなく，非感染性物質も認識するレセプターを発現している．リンパ球あるいは抗体により特異的に認識されるすべての物質は**抗原 antigen** と呼ばれる．適応免疫応答は，微生物を排除するのに，しばしば自然免疫系の細胞や分子を用い，また適応免疫は，自然免疫の抗微生物作用を強力に増強するよう機能する．たとえば抗体(適応免疫の構成要素である)は，微生物に結合し，これらの抗体により被覆された微生物は，微生物を摂取し破壊するファゴサイト(自然免疫の構成要素である)に強く結合し，活性化させる．自然免疫と適応免疫が共同する同様の例は，後述する．

慣例によって免疫応答 immune response と免疫系［システム］immune system は一般に適応免疫を指し，本章の大部分の焦点である．

適応免疫の型
Types of Adaptive Immunity

適応免疫には液性免疫 humoral immunity と細胞性免疫 cellular immunity の 2 つの型がある．液性免疫と細胞性免疫は，それぞれ異なった細胞，分子により担われており，液性免疫は細胞外微生物 extracellular microbe に対して，また細胞性免疫は細胞内微生物 intracellular microbe に対して，それぞれ防御を行う(図 1-4)．

- **液性免疫 humoral immunity** は，**B リンパ球 B lymphocyte** と呼ばれる細胞により産生され

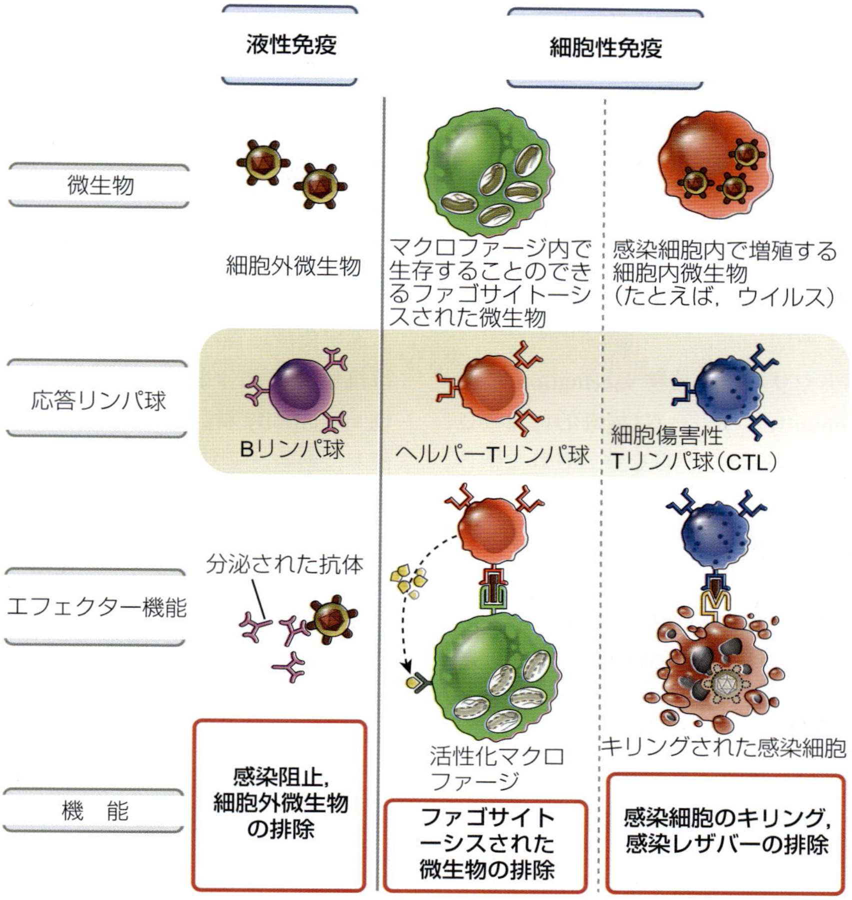

図 1-4　適応免疫の型　液性免疫では，B リンパ球は，細胞外微生物を排除する抗体を分泌する．細胞性免疫では，さまざまな T リンパ球は，摂取された微生物を破壊するために，ファゴサイトを動員して，活性化し，また感染細胞をキリングする．

る**抗体 antibody** であるタンパク質により媒介される．分泌された抗体は循環中や粘膜組織液に入り，抗体は血液中や血漿に由来する細胞外液中および胃腸管や気道などの粘膜器官の内腔など，宿主細胞の外に存在する微生物や微生物由来のトキシン［毒素］toxin を中和し，排除する．抗体の最も重要な機能は，粘膜表面や血液中に存在する微生物が，宿主細胞や結合組織に侵入し，コロニー［集落］形成することを阻止することである．このようにして，抗体は成立しようとしている感染を阻止する．抗体は細胞内に感染して生存し，また細胞内で分裂している微生物には効果を示さない．

- このような細胞内微生物に対する防御は，**T リンパ球 T lymphocyte** と呼ばれる細胞により媒介されるので，**細胞性免疫 cell-mediated immunity** と呼ばれる．T 細胞の中には，ファゴサイトにより細胞内小胞へと摂取された微生物を，ファゴサイトが破壊するのを促進するように働くものもある．また他の T 細胞の中には，細胞内に存在しているどのような型の微生物であってもキリング［傷害］するものがある．いずれの場合でも，T 細胞は，細胞内に微生物が存在することを示す宿主細胞上に提示される微生物抗原を認識する．

Tリンパ球とBリンパ球の特異性は重要な点で異なっている．ほとんどのT細胞はタンパク質抗原だけを認識するのに対して，B細胞と抗体は，タンパク質，炭水化物，核酸，脂質を含め，微生物分子の多くのさまざまな型を認識することができる．これらの，また他の差異は後でより詳細に記述する．

免疫は，感染やワクチン接種 vaccination（能動免疫 active immunity），あるいは能動的に免疫された個体から，抗体やリンパ球を移入された個体に誘導される（受動免疫 passive immunity）．

- **能動免疫 active immunity** においては，ある微生物の抗原に暴露された個体は，その感染の根絶に対する能動的反応を惹起することができ，その微生物に対するその後の抵抗性を獲得することができる．そのような個体を，その微生物に"免疫が獲得された immune"状態といい，それとは対照的に，以前にその微生物の抗原に遭遇していない個体を，その微生物に"ナイーブ naive"な状態という．
- **受動免疫 passive immunity** においては，ナイーブ個体は，その感染に対して免疫を獲得した個体から抗体あるいは細胞（たとえばリンパ球，動物実験の場合にのみ可能である）を受け取る．レシピエント［受容者］recipient は，移行された抗体や細胞の有効性が続くかぎり，その感染と戦うことができる．このように受動免疫は，個体が能動免疫の準備ができる前にすばやく免疫機能を与えることができ有用であるが，この受動免疫は，その感染に対して長期間の抵抗性を誘導しない．受動免疫の唯一の生理的な例は，多くの病原体に対する反応が十分に発達していないが，胎盤や母乳を通じて抗体を母体から獲得することにより防御される新生児にだけみられる．臨床的には，受動免疫は多数のドナーからプールした抗体を用いた一部の免疫不全症の治療，およびワクチン接種されたドナーからの血清を用いた一部のウイルス感染症とヘビ咬傷の緊急治療に限られている．

適応免疫応答の特性

Properties of Adaptive Immune Responses

適応免疫応答のいくつかの特性は，感染との戦いにおいて，これらの応答が有効性に働くために重要である（図1-5）．

特異性と多様性 Specificity and Diversity

適応免疫応答は，何百万個の異なる抗原あるいは抗原の一部分を区別することができる．特異性 specificity は，多くの異なる抗原を区別する能力である．これはリンパ球の特異性のすべての集合は，しばしば**リンパ球レパトワ lymphocyte repertoire** と呼ばれるが，非常に**多様性 diverse** があることを意味する．このきわめて特徴的な特異性と多様性は，リンパ球が抗原に対してクローン特異的に分布しているレセプター［受容体］receptor を保持していることに基づいている．この

特　徴	機能的重要性
特異性 Specificity	異なる抗原はこれらの抗原を標的とする応答を誘導する
多様性 Diversity	免疫系が多様な抗原に応答するのを可能にする
メモリ Memory	同一抗原の反復暴露に対する急速な，また増強した応答
クローン拡大 Clonal expansion	微生物と足並みをそろえる抗原特異的リンパ球の増加
専門化 Specialization	異なる型の微生物に対する防御をそれぞれ最適の免疫応答にする
収縮contractionとホメオスタシス homeostasis	新しく遭遇した抗原に免疫系を応答させる
自己に対する非反応性 Nonreactivity to self	外来抗原への応答の間，宿主の傷害を防止する

図1-5 適応免疫応答の特徴 本図は，適応免疫応答の重要な特徴，および，それぞれの特徴がどのように微生物に対する宿主防御を行うかについて要約した．

ことは，リンパ球のすべての分画は多くの異なったクローン（それぞれのクローンは，1個の細胞とそのプロジェニー［子孫細胞］progeny から由来する）から構成され，それぞれのクローンは，他のすべてのクローンのレセプターとは異なる抗原レセプターを発現していることを意味している．**クローン選択仮説 clonal selection hypothesis** は，1950年代に提唱されたが，この仮説は，さまざまな抗原に特異的なリンパ球クローンはこれらの抗原に遭遇する前に出現し，それぞれの抗原は，その特異的なリンパ球クローンを選択し，活性化させることを正確に予言している（**図1-6**）．現在では，リンパ球の特異性と多様性がどのように形成されるかについての分子基盤が解明されている（**第4章**参照）．

リンパ球レパトワの多様性は，免疫系が抗原の膨大な数と種類に応答することが可能であり，また10–100万個に1個のわずかな細胞数のリンパ球が，どの抗原に対しても特異的であることを意味する．したがって，どのような1つの抗原に対してでも認識することができ，また応答することができる，ナイーブ（非活性化された unactivated）リンパ球の総数は，約1,000–10,000個の範囲の細胞である．

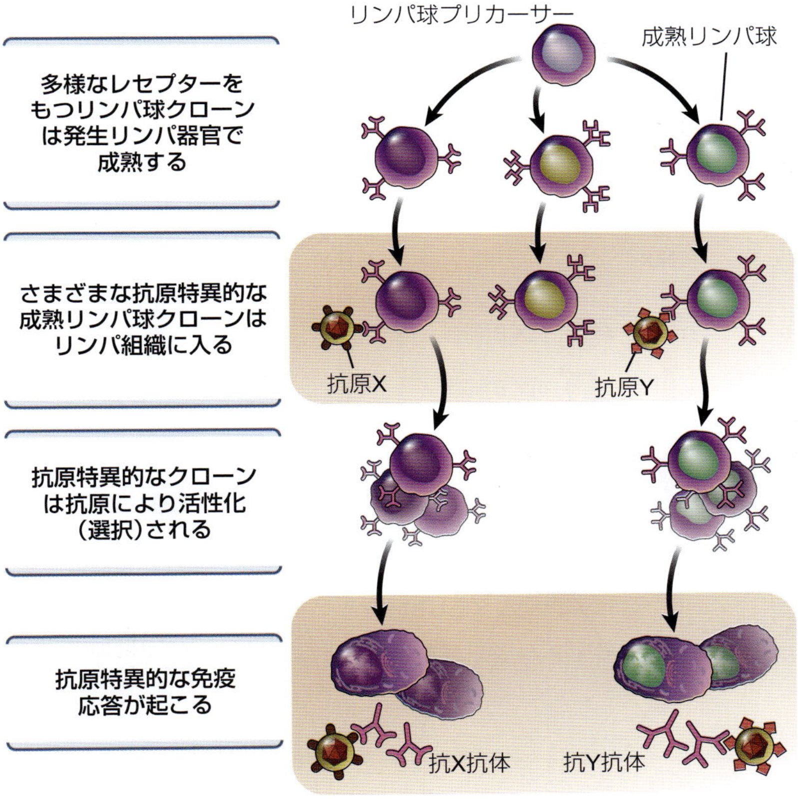

図1-6 クローン選択 多くの抗原に対するレセプターをもつ成熟リンパ球は，これらの抗原に遭遇する前に出現する．リンパ球クローンは，同一の抗原レセプターをもつ集団，したがって同一の特異性をもつ集団である．すべてのこれらの細胞は，おそらく1個のプリカーサー細胞に由来する．それぞれの抗原（たとえば，抗原Xと抗原Yで例を示す）は，その抗原に特異的なリンパ球のすでに存在しているクローンを選択し，そのクローンの増殖と分化を刺激する．本図ではBリンパ球が抗体産生細胞になることを図示しているが，同じ原理はTリンパ球にもあてはまる．図示した抗原は微生物の表面分子であるが，クローン選択は細胞外可溶性抗原および細胞内抗原においてもあてはまる．

微生物に対する効果的防御を開始するために，これらの少数の細胞は，微生物を死滅させることができる多数のリンパ球を生成する必要がある．免疫応答の著しい有効性は，どのような抗原に対しても，その抗原への暴露による特異的リンパ球プールの著しい拡大，および最も有用であるリンパ球を保存する選択機構を含む適応免疫のいくつかの特徴に起因している．適応免疫系のこれらの特徴は，後述する．

メモリ［記憶］Memory

免疫系は同一の抗原刺激に繰り返し暴露されると，より大きく，より効果的な応答を示すようになる． この適応免疫応答の特徴は，免疫系が抗原への暴露を記憶していることを意味しており，そのため，この適応免疫の特質は**免疫メモリ［記憶］immunologic memory** と呼ばれる．抗原に最初に暴露されたときの応答を，**1 次免疫応答 primary immune response** というが，この免疫応答は抗原をはじめて認識する，ナイーブリンパ球 naive lymphocyte と呼ばれるリンパ球により媒介される(**図 1-7**)．ナイーブリンパ球という用語は，細胞が免疫学的に未経験であり，抗原に対して以前反応したことがないことを意味している．次に同一の抗原に遭遇すると，1 次免疫応答よりも，通常はより急速に，またより大きく，抗原を排除することができる **2 次免疫応答 secondary immune response** と呼ばれる応答を引き起こす．2 次免疫応答は，1 次免疫応答の間に誘導された寿命の長い細胞であるメモリリンパ球の活性化の結果である．メモリリンパ球という用語は，細胞が以前の抗原との遭遇を記憶しており，次回の遭遇においてよりよく応答するという認識のために使用された．免疫メモリは，微生物とのそれぞれの遭遇が多くのメモリ細胞を生成し，またそれ以前に生成されたメモリ細胞を活性

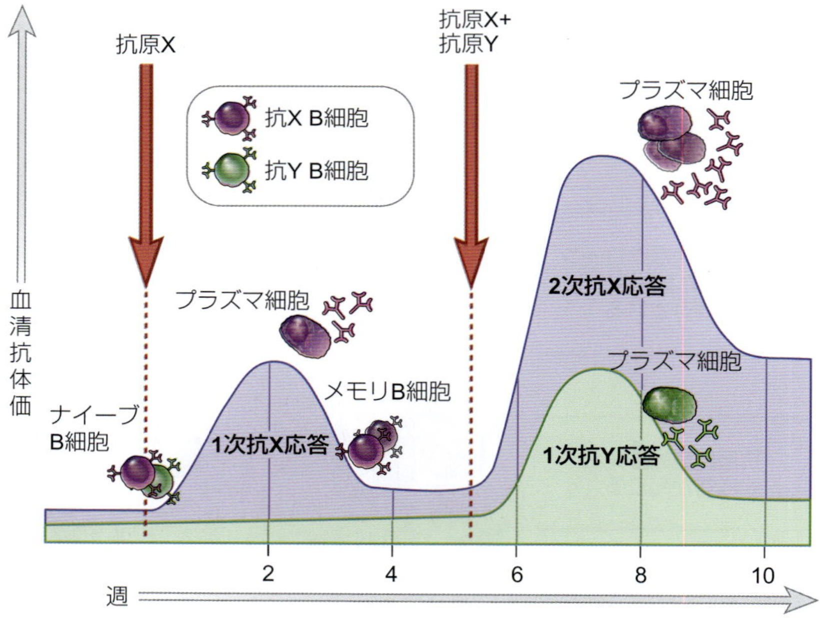

図 1-7　1 次および 2 次免疫応答　抗原 X と抗原 Y は異なる抗体(特異性の反映)産生を誘導する．抗原 X に対する 2 次免疫応答は 1 次応答よりも急速で，大きく(メモリの反映)，抗原 Y に対する 1 次応答とは異なっている(特異性の反映)．抗体レベルはそれぞれの免疫の後には時間とともに減少する．産生される抗体のレベルは，任意の値として表示されており，抗原暴露の型によって異なる．B 細胞だけが表示されているが，同じ特徴は抗原への T 細胞応答でもみられる．免疫後の時間は 1 次応答では 1-3 週，2 次応答では 2-7 日であるが，応答，速度は抗原と免疫の性質に従い変化する．

化するので，持続的な，反復感染と戦う免疫応答力を最適化する．メモリはワクチンが感染に対して長期的に防御する理由にもなっている．

適応免疫の他の特徴
Other Features of Adaptive Immunity

適応免疫応答は，その機能にとって重要な他の特徴をもっている（図 1-5 参照）．

- リンパ球が抗原により活性化すると，増殖して，すべて同じ抗原特異性の何千個ものクローン性プロジェニー細胞を生成する．**クローン拡大 clonal expansion** と呼ばれるこの過程により，遭遇した抗原に対する特異的な細胞の数を速く増やし，適応免疫が微生物の速い増殖と足並みをそろえることを確実にする．
- 免疫応答は特別化されており，さまざまな免疫応答がさまざまな種類の微生物に対し，最も適するように行われている．
- すべての免疫応答は自己限定性であり，感染が根絶されれば減弱していき，免疫系は休止期に戻り，もう 1 つの感染に応答するよう準備をする．
- 免疫系は非常に多数の，また多くの種類の微生物や外来抗原に反応することができるが，宿主自身に潜在する抗原性のある物質，すなわち自己抗原 self antigen に対しては反応しない．潜在的に抗原性のある分子，細胞，組織と共存 coexist（寛容 tolerate）する免疫系の能力と関連し，自己 self への非応答性は，**免疫寛容 immunological tolerance** と呼ばれている．

免疫系の細胞
Cells of the Immune System

免疫系の細胞は，異なる組織に位置して，宿主防御においてさまざまな異なる役割を果たす（図 1-8）．

- リンパ球はリンパ器官と非リンパ組織を通して循環する．リンパ球は外来抗原を認識し，適応免疫応答を開始する．
- 組織に定住する細胞は，微生物の存在を検出して，微生物に反応する．これらの細胞には，外来異物を摂取し，破壊する機能をもつマクロファージ；微生物を捕捉し，免疫応答を開始するために微生物をリンパ球に提示表示し，そのため抗原提示細胞 antigen presenting cell（APC）と呼ばれる樹状細胞；および，微生物を破壊するために他の白血球の動員を助けるマスト細胞が存在する．
- 好中球と単球を含む，通常は血液循環するファゴサイトは，炎症と呼ばれる過程で感染部位に急速に動員される．これらの白血球 leukocyte（白血球 white blood cell）は，微生物を摂取し，破壊し，ダメージ組織を修復する過程を開始する．一部の T リンパ球ばかりでなく，これらのファゴサイトは，微生物を破壊する免疫応答効果を果たす責任があるので，**エフェクター[効果] 細胞 effector cell** と呼ばれることがある．

本節は主要な適応免疫系の細胞，すなわちリンパ球と APC の特徴につき記述する．自然免疫の細胞は，第 2 章で記述する．

リンパ球 Lymphocyte

リンパ球は，抗原に対して特異的なレセプターを生成する唯一の細胞であり，そのため適応免疫の主役となるメディエータである．健康成人には $0.5–1 \times 10^{12}$ 個のリンパ球が存在する．すべてのリンパ球は形態学的に類似しており，またそれらの形態はむしろ特徴がないが，系統，機能，表現型においては著しく多様性があり，複雑な生物学的応答や作用を行うことができる（図 1-9）．これらの細胞はしばしば一連のモノクローナル［単クローン性］抗体により同定される表面のタンパク質により区別される．これらのタンパク質の標準命名法は，CD（分化の一群 cluster of differentiation）の数字を用いた定義でリンパ球，CD の数字は，ある特定の細胞の型や細胞の分化の段階を規定する細胞表面のタンパク質を描写するために用いられ，抗体の群 cluster やグループにより認識される（CD 分子のリストは付録Ⅲに示した）．

すでに言及したように，B リンパ球は抗体を産生することができる唯一の細胞である．したがって，B リンパ球は液性免疫を媒介する細胞で

細胞の型	主な機能
リンパ球： Bリンパ球, Tリンパ球 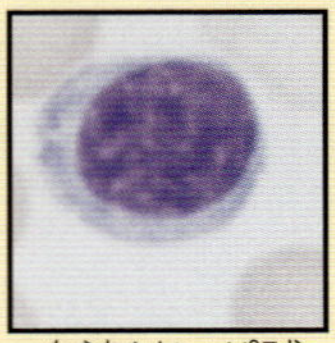 血液リンパ球	抗原の特異的認識： • Bリンパ球：液性免疫を媒介する • Tリンパ球：細胞性免疫を媒介する
抗原提示細胞： 樹状細胞, マクロファージ, 濾胞樹状細胞 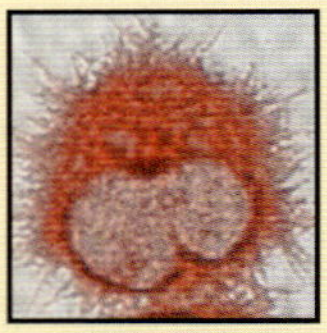 樹状細胞	リンパ球に提示するために抗原を捕捉する： • 樹状細胞：T細胞の免疫応答を開始する • マクロファージ：細胞性免疫のエフェクター相を担当する • 濾胞樹状細胞：液性免疫応答においてBリンパ球へ抗原を提示する
エフェクター細胞： Tリンパ球, マクロファージ, 顆粒球 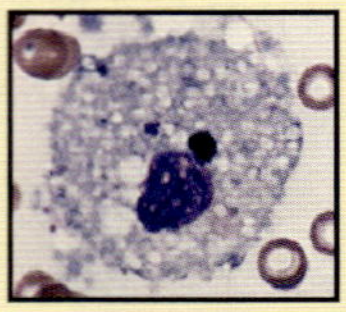 顆粒球	抗原の排除： • Tリンパ球：ファゴサイトの活性化,感染細胞のキリング • マクロファージ：微生物のファゴサイトーシスとキリング • 顆粒球：微生物のキリング

図 1-8 免疫系の主要な細胞 本図は，免疫応答に関与する主要な細胞の型と，それらの細胞の機能を示す．顕微鏡写真はそれぞれの型の細胞のいくつかの形態を示している．

ある．B リンパ球は，抗原を認識して細胞を活性化するために役立つレセプターとして，細胞膜型 membrane form の抗体を発現している．可溶性抗原，微生物，その他の細胞の細胞表面に存在する抗原は，これらの B リンパ球抗原レセプターに結合し，液性免疫応答を引き起こす．B 細胞活性化により，膜レセプターと同じ抗原特異性の可溶性型の抗体の分泌を引き起こす．

T リンパ球は細胞性免疫応答を担う細胞である．ほとんどの T リンパ球の抗原レセプターは，APC と呼ばれる特別な細胞の表面にみられる主要組織適合遺伝子複合体 major histocompatibility complex（MHC）分子と呼ばれる，特別なペプチド提示分子に結合したタンパク質抗原のペプチドフラグメントのみを認識する（**第 3 章**参照）．T リンパ球のなかで，$CD4^+$T 細胞は，B リンパ球の抗体産生をヘルプし，ファゴサイトがファゴサイトーシス［貪食］phagocytosis した微生物を破壊するのを助けるために，**ヘルパー T 細胞 helper T cell** と呼ばれる．$CD8^+$T 細胞は，他の細胞を溶解し，細胞内微生物を保有する細胞をキリングするので，**細胞傷害性 T 細胞 cytotoxic T lymphocyte（CTL）**と呼ばれる．一部の $CD4^+$T 細胞は，免疫応答を抑制し，あるいは制限するように機能する特別なサブセットに属する．これらの細胞は，**制御性［レギュラトリー］T リンパ球 regulatory T lymphocyte（Treg）**と呼ばれる．

すべてのリンパ球は，骨髄 bone marrow に存在する幹細胞 stem cell に由来する（図 1-10）．**B リンパ球は骨髄中で成熟し，T リンパ球は胸腺 thymus と呼ばれる器官で成熟する．**これらの成熟リンパ球が産生（生成）される場所を**発生（中枢）リンパ器官 generative（central）lymphoid organ** という．成熟リンパ球は，発生リンパ器官を離れ，

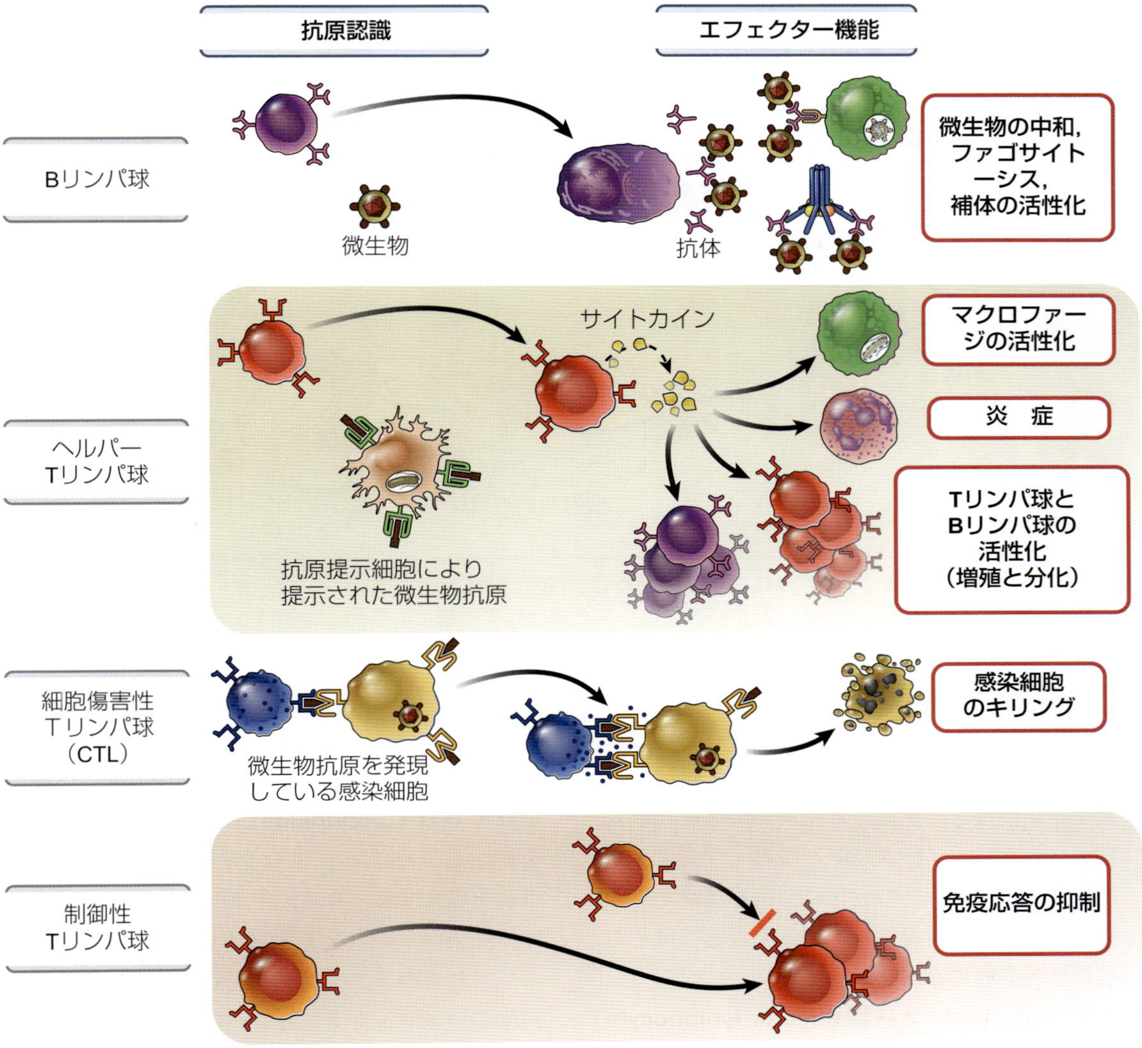

図 1-9　リンパ球のクラス　さまざまなクラスのリンパ球は異なる型の抗原を認識し，抗原を排除することが機能であるエフェクター細胞へと分化する．B リンパ球は可溶性あるいは細胞膜表面の抗原を認識し，抗体産生細胞へと分化する．ヘルパー T リンパ球は抗原提示細胞の表面にある抗原を認識し，異なる機構で免疫や炎症を刺激するサイトカインを産生する．細胞傷害性 T 細胞(CTL)は感染細胞の抗原を認識し，これらの細胞をキリングする(第 3 章で記述するように，T リンパ球は MHC 分子により提示されるペプチドを認識することに注意すること)．制御性 T 細胞(Treg)は，他のリンパ球(特に T 細胞)の活性化を制限し，自己免疫を防ぐ．

成熟リンパ球はその抗原に特異的なレセプターを発現する抗原に遭遇することになる，循環や**末梢リンパ器官 peripheral lymphoid organ** に入る．

ナイーブリンパ球が微生物抗原を認識し微生物による追加のシグナルを受け取ると，抗原特異的なリンパ球は，エフェクター細胞やメモリ細胞へと増殖し分化する(図 1-11)．

- **ナイーブリンパ球 naive lymphocyte** は，抗原に対するレセプターを発現するが，抗原を排除するのに必要な機能を発揮しない．これらの細胞は末梢リンパ組織の間に存在し，また循環しており，数日間あるいは数か月間，抗原を見つけ，反応するために待ち続けている．もし抗原により活性化されないと，ナイーブリンパ球は

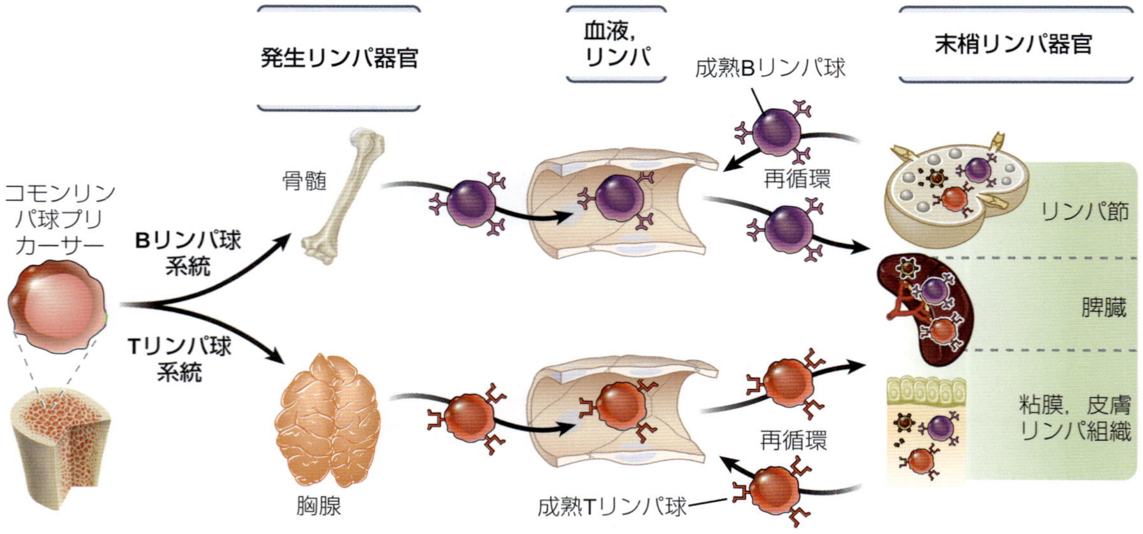

図 1-10 リンパ球の成熟 リンパ球は発生リンパ器官（骨髄と胸腺）に存在するプリカーサー細胞から発達する．成熟リンパ球は末梢のリンパ器官に入り，そこでリンパ球は外来抗原に応答し，末梢リンパ器官から血液やリンパに再循環する．

アポトーシス apoptosis の過程により死滅し，発生リンパ器官で生成された新しい細胞と取り替えられる．ナイーブリンパ球のエフェクター細胞やメモリ細胞への分化は，抗原認識から開始されるので，誘導されてくる免疫応答はその抗原に特異的になる．

- **エフェクターリンパ球 effector lymphocyte** は，抗原を排除するために機能する分子を生成する能力があるナイーブ細胞の分化したプロジェニーである．Bリンパ球系統のエフェクター細胞は，**プラズマ［形質］細胞 plasma cell** と呼ばれる抗体を産生する細胞である．プラズマ細胞は定住し，また抗体産生する末梢リンパ器官で，抗原刺激に応答して発達する．また少数の抗体分泌細胞が血液中にも存在する．これらの細胞はプラズマ芽球［形質芽細胞］plasmablast と呼ばれる．プラズマ芽球の一部は骨髄に遊走し，感染が根絶された後，長期生存するプラズマ細胞に成熟し，感染が繰り返される場合に備えて，即時の防御を提供するため長期にわたり少量の抗体を産生し続ける．

エフェクター $CD4^+$T 細胞（ヘルパー T 細胞）は，B 細胞，マクロファージ，他の細胞型を活性化する**サイトカイン cytokine** と呼ばれるタンパク質を産生し，ヘルパー T リンパ球系統のヘルパー機能を媒介する．エフェクター $CD8^+$T 細胞（CTL）は，感染宿主細胞をキリングする機構をもっている．これらのエフェクター細胞の発達と機能は後述する．エフェクターリンパ球は寿命が短く，抗原が排除されれば，死滅する．

- **メモリ細胞 memory cell** は，抗原刺激リンパ球のプロジェニーからも生成されてくるが，抗原の存在なしに長期にわたり生存することができる．したがって，たぶん環境微生物への暴露のため，メモリ細胞の頻度は年齢とともに増加する．実際，メモリ細胞は新生児末梢血 T 細胞の 5%未満を構成するが，成人では 50%以上を構成する（**図 1-12**）．個体が高齢になると，メモリ細胞が徐々に蓄積されるが，これは思春期の後に退縮する胸腺からの新しい，ナイーブ T 細胞の放出が減少することを補償するためである（**第 4 章**参照）．メモリ細胞は機能的に非活性である．メモリ細胞は，抗原に刺激されなければエフェクター機能を発現しない．メモリ

Ⓐ

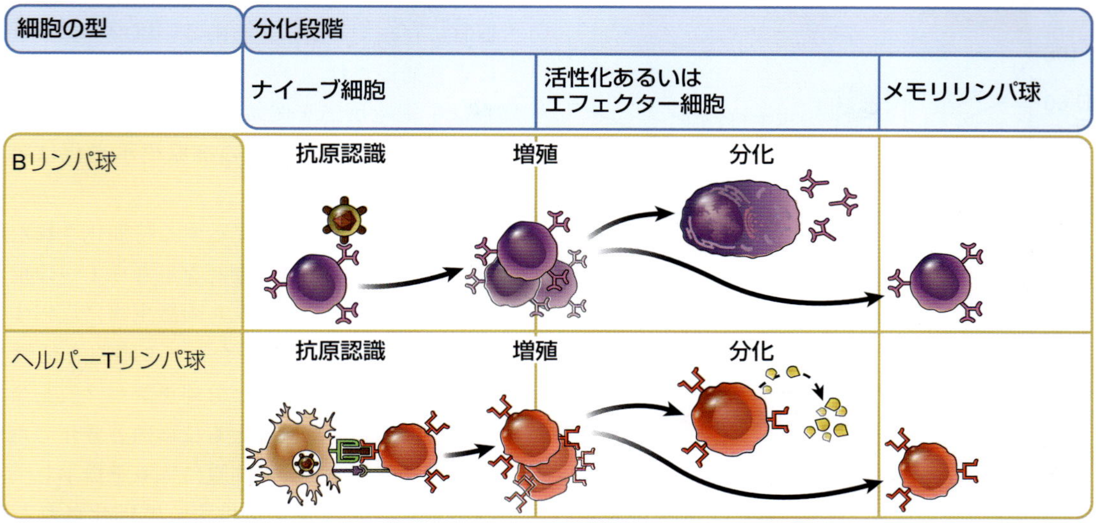

Ⓑ

	ナイーブ細胞	活性化あるいはエフェクターリンパ球	メモリリンパ球
Tリンパ球			
遊走	選択的に末梢リンパ節へ	選択的に炎症組織へ	多様性あり：あるサブセットはリンパ節へ，あるサブセットは粘膜と炎症組織へ
特定抗原に対する細胞の応答頻度	非常に低い	高い	低い
エフェクター機能	なし	サイトカイン分泌；細胞傷害活性	なし
Bリンパ球			
細胞膜Igアイソタイプ	IgMとIgD	典型的にはIgG，IgA，あるいはIgEの場合あり	典型的にはIgG，IgA，あるいはIgEの場合あり
産生されたIgのアフィニティ	比較的低い	免疫応答の間に増加する	比較的高い
エフェクター機能	なし	抗体産生	なし

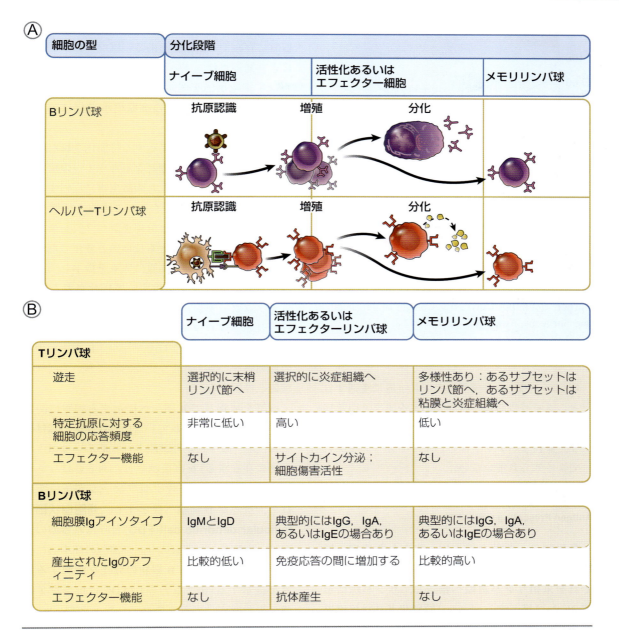

図 1-11　リンパ球の生涯のステージ　A：ナイーブリンパ球は適応免疫応答を開始するために外来抗原を認識する．ナイーブリンパ球は増殖して，エフェクター細胞に分化するために，抗原に加えてシグナルを必要とする．これらの追加のシグナルは示していない．ナイーブ細胞から発達するエフェクター細胞は，抗原を排除するために機能する．B リンパ球系統のエフェクター細胞は，抗体産生プラズマ細胞である（一部は長期に生存する）．CD4⁺T リンパ球系のエフェクター細胞は，サイトカインを産生する（CD8⁺T リンパ球系のエフェクター細胞は CTL であるが，ここには示していない）．その他の抗原刺激されたリンパ球のプロジェニーは，長期生存するメモリ細胞へと分化する．**B：**T リンパ球系細胞，B リンパ球系細胞のナイーブ細胞，エフェクター細胞，メモリ細胞の重要な特徴を要約した．遊走パターンと産生される Ig の型の変化を含む，エフェクター細胞の生成と機能は，後の章で記述する．

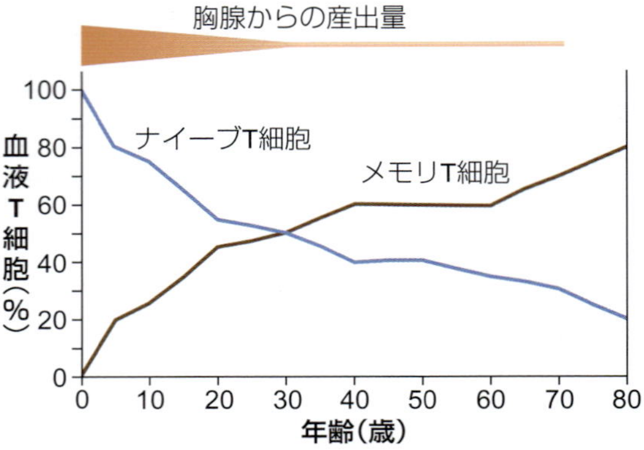

図 1-12 加齢に伴うナイーブ T 細胞とメモリ T 細胞の割合の変化 ナイーブ T 細胞とメモリ T 細胞の割合は，複数の健康な個人からのデータに基づく．胸腺からの産出量の推定は概算である．(Dr. Donna L. Farber, Columbia University College of Physicians and Surgeons, New York. のご厚意による)

細胞がその生成を誘導した同じ抗原に遭遇すると，メモリ細胞は 2 次免疫応答を素早く引き起こすよう急速に応答する．メモリ細胞を生成し，また維持するシグナルは，サイトカインを除いてよく知られていない．

抗原提示細胞
Antigen Presenting Cell (APC)

微生物の一般的な侵入口，すなわち皮膚，胃腸管，気道は，上皮に存在する抗原を捕捉し，それを末梢リンパ組織へ輸送し，リンパ球に示す display（提示する present）特別化された抗原提示細胞（APC）を含んでいる． この抗原捕捉と提示の機能は，長い樹状様の突起のために**樹状細胞 dendritic cell（DC）**と呼ばれる細胞において最もよく理解されている．樹状細胞は上皮を通して侵入してくる微生物のタンパク質抗原を捕捉し，その抗原を局所リンパ節 regional lymph node に運ぶ細胞であり，その場所で抗原保有樹状細胞は，その抗原の一部を T リンパ球が認識できるよう提示する．もしある微生物が上皮を通り抜けて侵入した場合には，その微生物は組織マクロファージによりファゴサイトーシスされ，提示される．リンパ器官に入る微生物あるいは抗原は，これらの器官に存在する樹状細胞あるいはマクロファージにより捕捉され，リンパ球に提示される．樹状細胞は T 細胞反応を開始するための最も効果的な APC である．T 細胞への抗原提示過程は第 3 章で記述する．

T リンパ球へ抗原を提示する特別化された細胞は，T 細胞応答の引き金となるもう 1 つの重要な特色をもっている．これらの微生物に反応する特別化された細胞は，ナイーブ T 細胞を活性化する細胞表面タンパク質と分泌タンパク質を産生することにより，抗原とともに増殖と分化のために微生物に応答する．T 細胞に抗原を提示し，追加の活性化シグナルを提供する特別化された細胞は，プロフェッショナル APC professional APC と呼ばれる．プロフェッショナル APC の原型は樹状細胞であるが，マクロファージ，B 細胞や少数の他細胞も，さまざまな免疫応答において同一の機能を提供する．

抗原を捕捉して B 細胞へ提示する細胞に関してはあまりよく知られていない．B リンパ球は微生物抗原（微生物から遊離され，あるいは微生物表面に存在する）を直接認識し，あるいはリンパ管を裏打ちしているマクロファージが抗原を捕捉し，抗原を B 細胞へ提示する．**濾胞樹状細胞 follicular dendritic cell（FDC）**と呼ばれる型の細胞は，末梢リンパ器官のリンパ濾胞の胚中心に存在し，濾胞における B 細胞の分化を刺激する抗原を提示する（**第 7 章**参照）．FDC は抗原を T 細胞へ提示せず，またプロフェッショナル APC が T 細胞へ抗原提示を行うと先述したような樹状細胞とは，きわめて異なっている．

免疫系の組織
Tissues of the Immune System

免疫系の組織は，T 細胞と B 細胞が成熟し，抗原に対して応答が可能になる発生リンパ器官と，微生物に対する適応免疫応答が開始される末梢リンパ器官から構成される（図 1-10 参照）．健康なヒトのリンパ球は，大部分はリンパ器官と他の組織に存在する（図 1-13）．しかし，後述する

組　織	リンパ球数(個)
脾臓	70×10^9
リンパ節	190×10^9
骨髄	50×10^9
血液	10×10^9
皮膚	20×10^9
腸管	50×10^9
肝臓	10×10^9
肺	30×10^9

図 1-13　リンパ球のリンパ器官と他の組織における分布　健康成人のさまざまな器官のおおよそのリンパ球数を示す．

ように，リンパ球は組織の間を循環する能力があるので，生体の細胞としては固有の細胞である．発生 generative（1 次 primary，あるいは中枢 central とも呼ばれる）リンパ器官は，リンパ球の成熟の過程の記述を行う第 4 章で記述する．次章で，適応免疫の発達において重要な末梢 peripheral（2 次 secondary）リンパ器官の特徴のいくつかに焦点をあてる．

末梢リンパ器官
Peripheral Lymphoid Organs

リンパ節，脾臓，粘膜や皮膚の免疫系により構成される末梢リンパ器官は，適応免疫の発達を促進するよう組織化されている． T リンパ球と B リンパ球は体内に侵入するすべての部位に位置してこれらの微生物に応答し，それらを排除する必要がある．それのみならず，先述したように，正常の免疫系では，ある 1 つの抗原に特異的な T 細胞や B 細胞は非常に少ない．どのような抗原にも特異的な少ないリンパ球が，抗原侵入のすべての可能性がある部位を巡視することは可能ではない．末梢リンパ組織の解剖学的な構成のために，APC はこれらの器官において，抗原を濃縮し，リンパ球はこれらの器官に位置し，応答することができる．この構成のために，ナイーブリンパ球は，抗原が濃縮される特別の器官へ選択的に遊走し，またエフェクター細胞は，微生物を排除する必要がある感染部位へ遊走するなど，リンパ球は全身へ確実に循環するよう補完されている．そればかりではなく，さまざまな型のリンパ球は，しばしば効果的な免疫応答を誘導するために情報交換が必要である．たとえば，ある抗原に特異的なヘルパー T 細胞は，その同じ抗原に特異的な B リンパ球と相互作用し，その結果抗体産生が起こる．リンパ器官の重要な機能は，抗原刺激の後，これらの少数の細胞を相互作用できるよう運搬することである．

主要な末梢リンパ器官は多くの特徴を共有するが，いくつかの固有の特徴がある．

- **リンパ節 lymph node** は，全身を流れているリンパ管 lymphatic channel に沿って位置するリンパ組織の被包性の結節性の集合である（**図 1-14**）．液体はすべての上皮，結合組織，およびほとんどの実質器官に存在する血液から漏れ出している．**リンパ lymph** と呼ばれるこの液体は，組織からリンパ節へリンパ管を通ってドレナージ［排出］drainage され，最終的には血液循環に戻される．そのためにリンパ液は，上皮および組織から吸収された物質の混合物を含んでいる．リンパ液がリンパ節を通過するので，リンパ節に存在する APC は，上皮から組織へ侵入した微生物の抗原を捕捉してサンプリングすることができる．それだけでなく，樹状細胞は上皮から微生物抗原を捕捉し，これらの抗原をリンパ節へ運搬する．これらの抗原捕捉と運搬の総合的結果として，上皮に侵入し，あるいは組織でコロニー形成する微生物の抗原は，所属リンパ節 draining lymph node で濃縮される．
- **脾臓 spleen** は，リンパ節がリンパ液により運搬される抗原に応答するように，血液により運搬される抗原に対してリンパ節と同様に免疫応答を行う役割を演じる，非常に血管に富んだ腹部器官である（**図 1-15**）．脾臓に入った血液は，水路 channel のネットワーク（シヌソイド［類

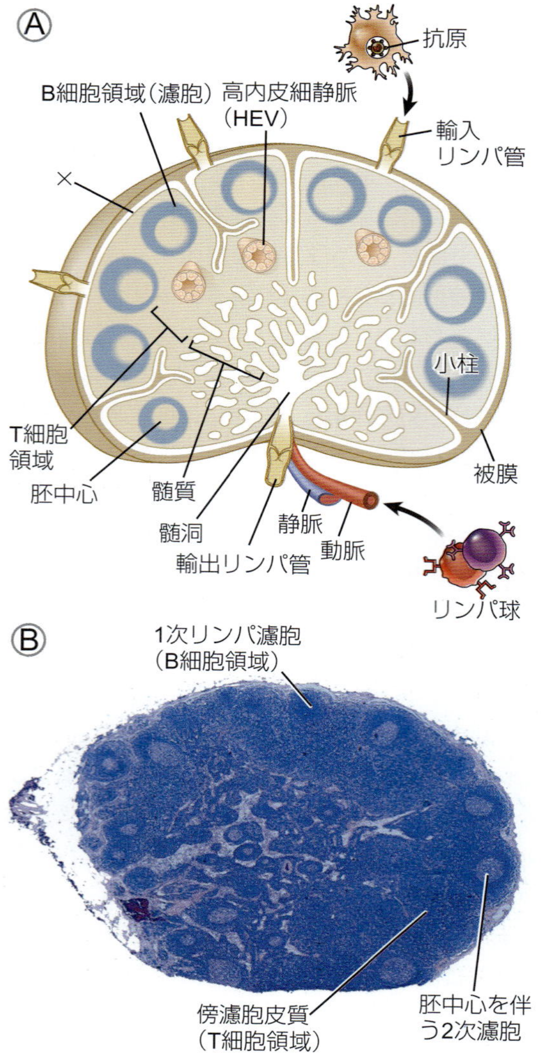

図 1-14 リンパ節の形態 A：リンパ節の構造的な構成を示す．**B**：光学顕微鏡像．皮質に存在する多くの濾胞を示し，濾胞のいくつかは，明るく染色される中心の部分(胚中心)がある．

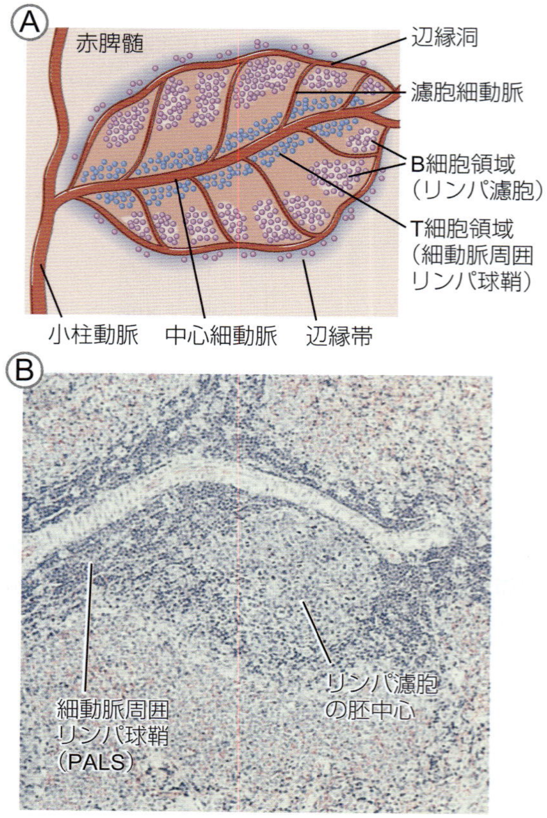

図 1-15 脾臓の形態 A：細動脈周囲リンパ球鞘 periarteriolar lymphoid sheath(PALS)により囲まれ，またはっきりとした胚中心をもつリンパ濾胞に接する脾臓の細動脈を示す．このPALSとリンパ濾胞の両方で白脾髄を形成する．**B**：脾臓切片の光学顕微鏡像．PALSと2次濾胞により囲まれた細動脈を示す．細動脈と2次濾胞は，脈管シヌソイド vascular sinusoid が豊富な赤脾髄に囲まれている．

洞] sinusoid)を通じて流れる．血液媒介抗原は，脾臓の樹状細胞やマクロファージにより捕捉され，濃縮される．脾臓は血液中の微生物を摂取し破壊する，豊富なファゴサイトをもっている．

- **皮膚免疫系 cutaneous immune system** と **粘膜免疫系 mucosal immune system** は，皮膚の表皮の中と下部および胃腸管と気道の中と下部にそれぞれ位置するリンパ組織とAPCの特別な集合体である．これらの組織の大部分の免疫細胞は，上皮バリアの下部に広く散在するけれども，リンパ節の場合と同様に組織化されたリンパ球とAPCの別々の集合がある．たとえば，咽頭扁桃と腸のパイエル板は，解剖学的に明確にされている2つの粘膜リンパ組織である(図 1-16)．粘膜組織と皮膚の中に，常時，少なくとも1/4の体内リンパ球が存在し(これらの組織の大きさを反映する)(図 1-13 参照)，これらの多くはメモリ細胞である．皮膚リンパ組織，粘膜リンパ組織は，上皮を突破する抗原に

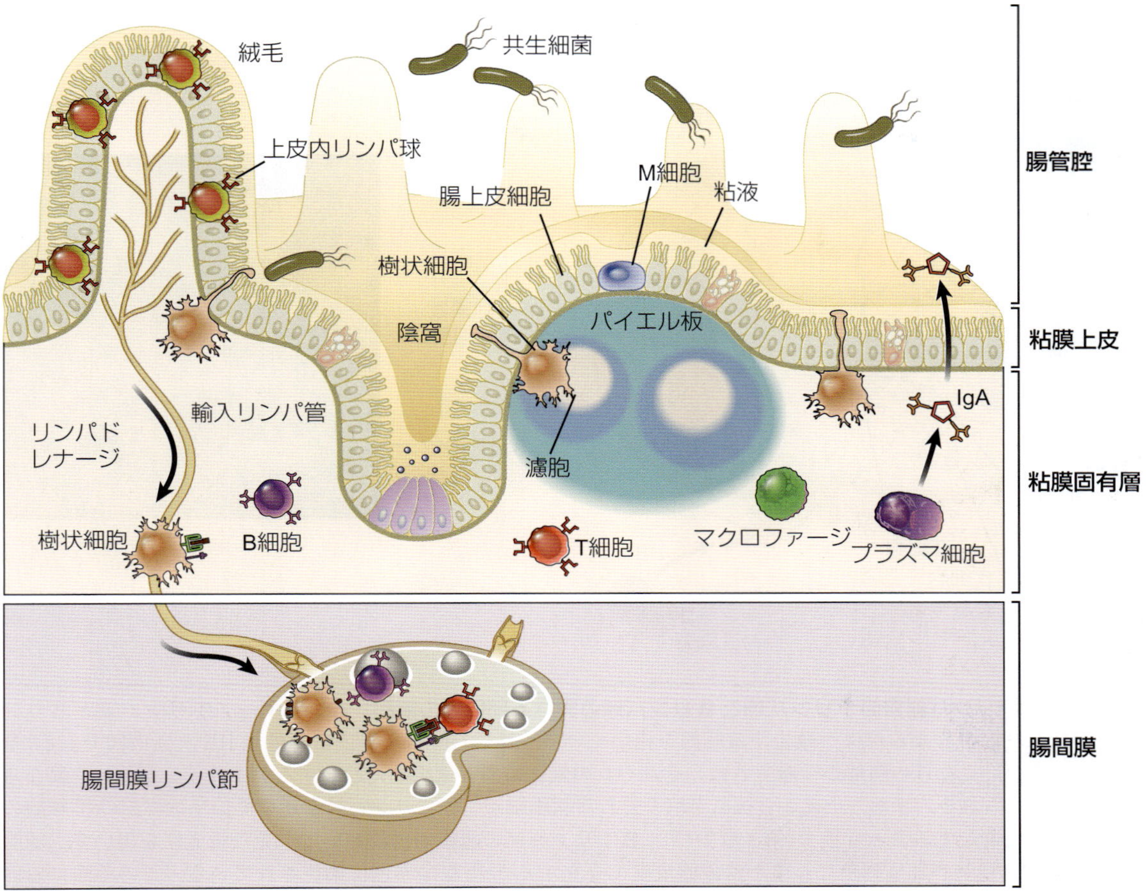

図 1-16 粘膜免疫系 粘膜免疫系の模式図は，例として小腸を用いた．多くの共生細菌は，管腔に存在する．粘液を分泌している上皮は，微生物侵入に対して，天然のバリアを提供する（**第 2 章**参照）．M 細胞などの特別な上皮細胞は，管腔から下部組織へ抗原の輸送を促進する．樹状細胞，T リンパ球とマクロファージを含む粘膜固有層の細胞は，侵入する微生物に対する自然免疫と適応免疫の防御を提供する．これらの細胞の一部は，小腸のパイエル板などの特殊な構造に組織化される．IgA は管腔に輸送される粘膜組織で豊富に産生される抗体の型であり，管腔で微生物と結合し，中和する（**第 8 章**参照）．

対する免疫応答が起こる場所である．皮膚免疫系と粘膜免疫系の特質は，病原体には反応するが，上皮バリアに存在する通常無害な莫大な数の共生［常在］微生物 commensal microbe には反応しないことである．これはTリンパ球を活性化するよりはむしろ抑制する制御性T細胞および他の細胞により成し遂げられている．

末梢リンパ器官では，T リンパ球と B リンパ球は，異なる解剖学的コンパートメント［区画］anatomic compartment へ隔離されている（図 1-17）．リンパ節では，B 細胞は分画された構造であるリンパ節の周辺，すなわち皮質に存在する**濾胞 follicle** と呼ばれる部位に集簇している．もし濾胞に存在する B 細胞が，最近抗原に応答すると，この濾胞は明るく染色される**胚中心 germinal center** と呼ばれる中心部分が含まれるようになる．抗体産生における胚中心の役割は，第 7 章で記述する．T リンパ球は濾胞に接しているが，外側の傍皮質 paracortex に集簇している．濾胞は B 細胞を活性化させる働きがある以前記述した

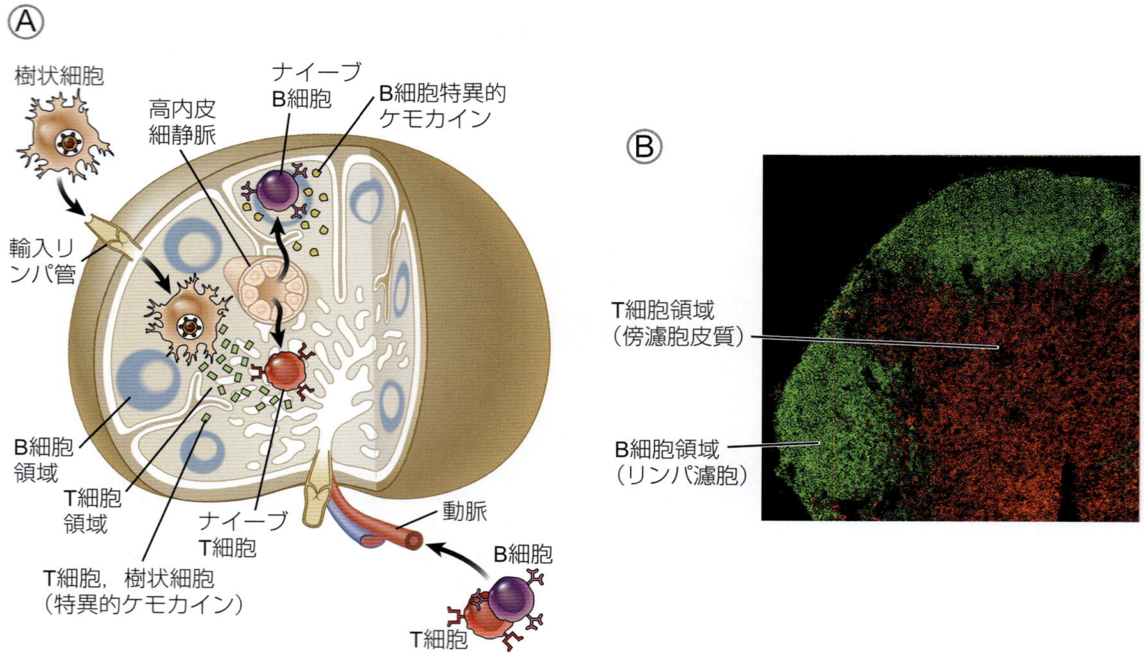

図 1-17　末梢リンパ器官の T リンパ球と B リンパ球の異なる部位での隔離　**A：**ナイーブ T リンパ球と B リンパ球がリンパ節の異なる部位へ遊走する経路を描いている．リンパ球は，高内皮細静脈 HEV（断面図で表示）を通って侵入し，これらの部位から産生され，それぞれの細胞の型に選択的に結合するケモカインにより，異なる場所に引っ張られる．また，上皮から抗原を取り込む樹状細胞が，輸入リンパ管を通じて，リンパ節の T 細胞の豊富な領域に遊走することも示す（**第 3 章**参照）．**B：**リンパ節の組織切片において，免疫蛍光法を用いて，濾胞に存在する B リンパ球は緑色に，また傍濾胞皮質に存在する T 細胞は赤色に染色されている．この手法においては，ある適切な波長により励起されると異なった色を発する蛍光色素に結合した T 細胞，B 細胞に対する特異的抗体を用いて染色した．解剖学的な T 細胞，B 細胞の隔離は，脾臓においてもみられる（図示しなかった）．（Drs. Kathryn Pape and Jennifer Walter, University of Minnesota Medical School, Minneapolis. のご厚意による）

FDC を含んでおり，傍皮質は抗原を T 細胞へ提示する樹状細胞を含んでいる．脾臓では T 細胞は小さな細動脈の周辺を取り囲む細動脈周囲リンパ球鞘 periarteriolar lymphoid sheath に集簇しており，B 細胞は濾胞の中に存在する．

末梢リンパ器官の解剖学的構造は，抗原刺激の後に免疫応答が発現するよう，厳密に制御されている．B リンパ球は，FDC が**ケモカイン chemokine**（ケモアトラクタント［走化性誘起作用］サイトカイン chemoatractant cytokine．ケモカインと他のサイトカインは，後の章でさらに詳細に記述する）と呼ばれるサイトカインの一種のタンパク質を分泌するので，濾胞内に引き寄せられ，保持されている．濾胞内の FDC は，ナイーブ B 細胞が発現する CXCR5 と呼ばれるレセプターに対する特別なケモカインを恒常的に分泌する．CXCR5 と結合するケモカインは，血液からリンパ器官の濾胞に B 細胞を引き寄せる．同様に，T 細胞は，リンパ節の傍皮質と脾臓の細動脈周囲リンパ球鞘に分画されるが，それはナイーブ T リンパ球がリンパ節と脾臓の領域に存在する細胞により産生される CCR7 と呼ばれるケモカインを認識するレセプターを発現しているからである．その結果，T リンパ球は，血液からリンパ節の傍皮質領域や，脾臓の細動脈周囲リンパ球鞘へ動員される．リンパ球が抗原により活性化されると，ケモカインレセプターの発現が変化する．その後，B 細胞と T 細胞は互いのほうへ遊走して，濾胞の端で出会い，

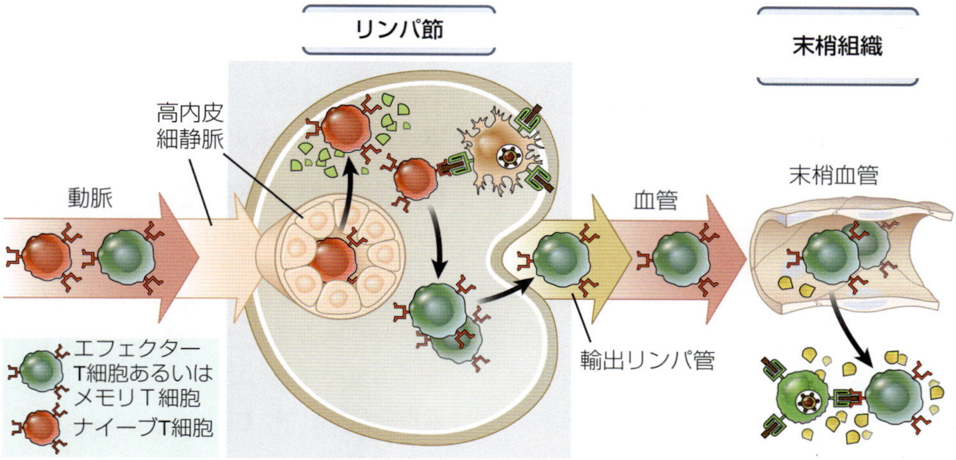

図 1-18 Tリンパ球の遊走 ナイーブTリンパ球は，高内皮細静脈を通して，血液から抗原によって活性化されるリンパ節のT細胞領域へ遊走する．活性化T細胞は，リンパ節を離れ，血流に入り，末梢の感染部位や炎症部位へと選択的に遊走する．T細胞が内皮細胞へ接触するのに関与する接着分子は，第5章，第6章で記述する．

そこで，ヘルパーT細胞は，B細胞と相互作用し，B細胞が抗体生産細胞に分化するように助ける（**第7章**参照）．このように，抗原暴露後，これらのリンパ球集団は，相互作用することが有用になるまで，離れたままの状態を保たれる．これは，リンパ器官の構造により，確実に抗原を認識し反応した細胞が，必要なときに接触し，相互作用する優れた例である．

多くの活性化リンパ球は，特にエフェクターT細胞とメモリT細胞は，輸出リンパ管を通って最終的にはリンパ節を出て行き，また静脈を通って脾臓を離れる．これらの活性化リンパ球は，最終的には循環に出て，離れた感染部位へ行くことができる．活性化T細胞の一部は，T細胞が生成されたリンパ器官に残り，また高親和性抗体を生成するB細胞をヘルプするリンパ濾胞へ遊走する．

リンパ球再循環と組織への遊走
Lymphocyte Recirculation and Migration into Tissues

ナイーブリンパ球は，血液と末梢リンパ器官の間で絶えず再循環し，そこで，抗原により活性化されてエフェクター細胞になり，エフェクターリンパ球はリンパ組織から感染部位に遊走し，微生物は排除される（図1-18）．このようにリンパ球は，その生涯のさまざまな段階において，それらの機能の必要性に応じて，さまざまな部位へ遊走する．エフェクターT細胞は感染部位に微生物をとどめ，排除する必要があるので，リンパ球の遊走はT細胞にとって最も重要である．それとは対照的に，プラズマ細胞は感染部位へ遊走する必要はない．その代わり，プラズマ細胞は抗体を分泌し，抗体は血液に入り，血液媒介病原体やトキシンと結合する．粘膜器官に存在するプラズマ細胞は，これらの器官の内腔に入る抗体を分泌し，そこで抗体は，摂取され吸入された微生物に結合する．

- 胸腺で成熟し，循環中へ入ったナイーブTリンパ球はリンパ節へ遊走し，そこで上皮や実質器官をドレナージしているリンパ管を通じて入った抗原を見いだす．これらのナイーブT細胞は，リンパ節に存在する**高内皮細静脈 high endothelial venule（HEV）**と呼ばれる特別な後毛細血管静脈を通ってリンパ節へ入る．T細胞により内皮と結合するのに使用される接着分子については，第6章で記述する．リンパ節のT細胞領域で産生されHEV表面に表提示されるケモカインは，ナイーブT細胞上に発現するCCR7ケモカインレセプターと結合し，これによりT細胞は強固にHEVと結合する．それから，ナイーブT細胞はT細胞領域に遊走し，そこで樹状細胞により抗原が提示される．ナイーブB細胞もまた，リンパ組織に入り，これらのB細胞上に発現されるCXCR5ケモカインレセプターを結合するケモカインに応答して濾胞に遊走する．

- リンパ節において，T細胞が樹状細胞上で抗原を特異的に認識すると，そのT細胞は樹状細胞と安定性のある結合をして活性化される．このような抗原と特異的なリンパ球との遭遇はランダムな事象であるが，体内のほとんどのT細胞は，1日に1回はいくつかのリンパ節を循環する．すでに言及したように，また第3章でも詳細を記述するが，微生物抗原は，ナイーブT細胞が循環する器官の同じ領域で遭遇するので，抗原に正しく対応したT細胞がその抗原を見つける機会は，末梢のリンパ器官，特にリンパ節で多くなる．このように，T細胞は認識可能な抗原を見つけ，これらのT細胞は増殖し，分化するために活性化される．特異抗原に遭遇しなかったナイーブ細胞は，リンパ節を離れ，再び循環に入る．
- T細胞活性化により生成されるエフェクター細胞は，選択的に微生物に感染した組織に遊走し，そこで，Tリンパ球は感染を根絶する機能を実行する．特異的なシグナルは，ナイーブT細胞と活性化T細胞の遊走のこれらの正確なパターンを制御する（**第6章**参照）．
- リンパ節の濾胞で抗原を認識し，応答するBリンパ球は，抗体産生細胞に分化し，抗体産生細胞はリンパ節に停留するか，あるいは骨髄に遊走する（**第7章**参照）．
- メモリT細胞は，異なる集団から構成される．いくつかの細胞はリンパ節を通して再循環し，捕捉された抗原に対する2次応答を開始することができ，また他の細胞は，感染部位に遊走し，感染を根絶するために急速に応答することができる．

脾臓や他のリンパ組織を通ってのリンパ球の循環については，あまりよく知られていない．脾臓はHEVを保有していないが，脾臓を通ってのリンパ球の一般的な遊走のパターンは，たぶんリンパ節を通っての遊走と類似している．

微生物に対する免疫応答の概要
Overview of Immune Responses to Microbes

免疫系の主要な構成要素を解説したので，微生物に対する免疫応答の重要な特徴を要約することは有益である．ここでの焦点は，免疫系の生理機能（感染に対する防御）である．以降の章に，それぞれのこれらの特徴をさらに詳細に記述する．

微生物に対する初期の自然免疫応答
Early Innate Immune Response to Microbes

健康な感染していない個体において，環境の微生物有機体による感染に対して，また，皮膚と粘膜バリア（肺，胃腸管，尿生殖路）を含む上皮バリアに定住する共生微生物に対して，自然免疫系は絶えず防御している．大部分は，自然免疫がこれらの微生物のバリア通過を防ぐ．もし微生物がこれらのバリアを通過すると，自然免疫系は，微生物に対して常に準備ができているので，速く反応し，侵入微生物を排除するよう働く．

免疫系が微生物に対処する2つの主要な方法は**炎症 inflammation**と**抗ウイルス機構 antiviral mechanism**である．すべての種類の微生物によって引き起こされる炎症は，感染の部位への循環する血液白血球（たとえば，ファゴサイトとリンパ球）とさまざまな血漿タンパク質（たとえば，補体，抗体，フィブリノゲン）の動員であり，微生物を破壊し，ダメージ組織を修復するために機能する．いくつかの異なるサイトカインは，炎症反応に関与する．抗ウイルス機構により，宿主細胞をウイルスの感染と複製から守っている．これらの自然応答は，組織あるいは血液内での感染を防止するのにしばしば十分である．

この準備状態を維持するために，自然免疫系はマクロファージ，樹状細胞，マスト細胞を含むセンチネル［監視］細胞 sentinel cellをすべての組織に定住させ，これらのセンチネル細胞は，細菌の細胞壁やウイルス核酸などの，微生物の異なる種類の何千ものありふれた特徴を認識する多くの異なる細胞表面と細胞内分子を発現する．これらのレセプターの一部は，上皮バリア細胞にも存在する．これらの細胞による微生物産物の認識には，炎症応答および抗ウイルス応答を引き起こす細胞の生化学的変化を誘導する．

組織常在性細胞 tissue-resident cell と循環から動員される細胞に加えて，微生物を認識し，応答することができる可溶性分子が，血液と組織液にも存在する．たとえば，微生物がファゴサイトによりすぐに摂取されるように，可溶性補体タンパク質は微生物の表面を修飾する．

微生物構造を認識することに加えて，自然免疫系はまた，微生物感染や無菌傷害の場合に微生物が容易に侵入し成長できる部位であるために，死細胞や傷害細胞を認識し応答する．自然免疫応答はまた，ダメージ組織を修復するために，また構造と機能を回復するために重要な組織修復の過程を開始する．

たとえ自然免疫系が生存にとって必須であり，またしばしば微生物防御に十分であっても，自然免疫応答を回避するために進化した病原性微生物を排除するか，あるいは制御するには不十分である．自然免疫は外傷あるいは火傷などのダメージバリアを通して多数の微生物が出現すると，これらの微生物に対して防御することができない．適応免疫系が重要な役割を果たすのはこれらの状況である．

適応免疫応答 Adaptive Immune Response

適応免疫系は，大多数の微生物と戦うために，以下の戦略を使用する．

- 分泌された抗体は細胞外微生物と結合して，宿主細胞に感染する能力を阻止し，ファゴサイトによる摂取と以降の破壊を促進する．
- ファゴサイトは微生物を摂取してキリングし，ヘルパー T 細胞はファゴサイトの殺菌活性を増強する．
- ヘルパー T 細胞は微生物を破壊するために白血球を動員し，微生物を排除するために上皮のバリア機能を増強する．
- CTL は微生物感染細胞をキリングする．

適応免疫応答は，段階を踏んで発達し，それぞれの段階はリンパ球の特定の反応と対応する（図 1-19）．

適応免疫応答の開始
Initiation of Adaptive Immune Response

微生物が自然免疫系の最初の防御を通り抜けると，適応免疫系は警告を受け，応答する．適応免疫系は，微生物抗原に対する何百万もの異なる特異性をもつナイーブ B リンパ球と T リンパ球のクローンの多様なレパートリーを生成し，維持するが，これらのすべての異なるクローンは抗原暴露前に発達する．これらのリンパ球は，末梢リンパ器官（リンパ節，脾臓，粘膜リンパ組織）を回りながら，体内を通して循環する．リンパ球の多様性のために，いつでも，大部分の微生物により生成されるいくつかの分子を認識することができる少数のナイーブリンパ球が存在するという蓋然性が高い．適応免疫応答が開始されるために，微生物によってつくられる抗原は，抗原に特有のナイーブリンパ球を選択（クローン選択 clonal selection）し，リンパ球は微生物感染を排除することができる同一の特性のある何万個ものエフェクターリンパ球を生成するために，増殖して反応する．

微生物抗原の捕捉と提示
Capture and Display of Microbial Antigens

抗原によるナイーブリンパ球の活性化が効率的に起こるために，免疫系は感染組織部位あるいは血液から抗原を集め，ナイーブリンパ球が循環している末梢リンパ器官に届ける．上皮を通過して入る微生物ばかりでなく，微生物のタンパク質抗原は，これらの上皮に定住している樹状細胞により捕捉され，細胞に結合した抗原は所属リンパ節へ輸送される．タンパク質抗原は，MHC 分子に密接に結合している APC の表面に提示されるペプチドを生成するために，樹状細胞でプロセシング［加工処理］される．ナイーブ T 細胞は，これらのペプチド MHC 複合体を認

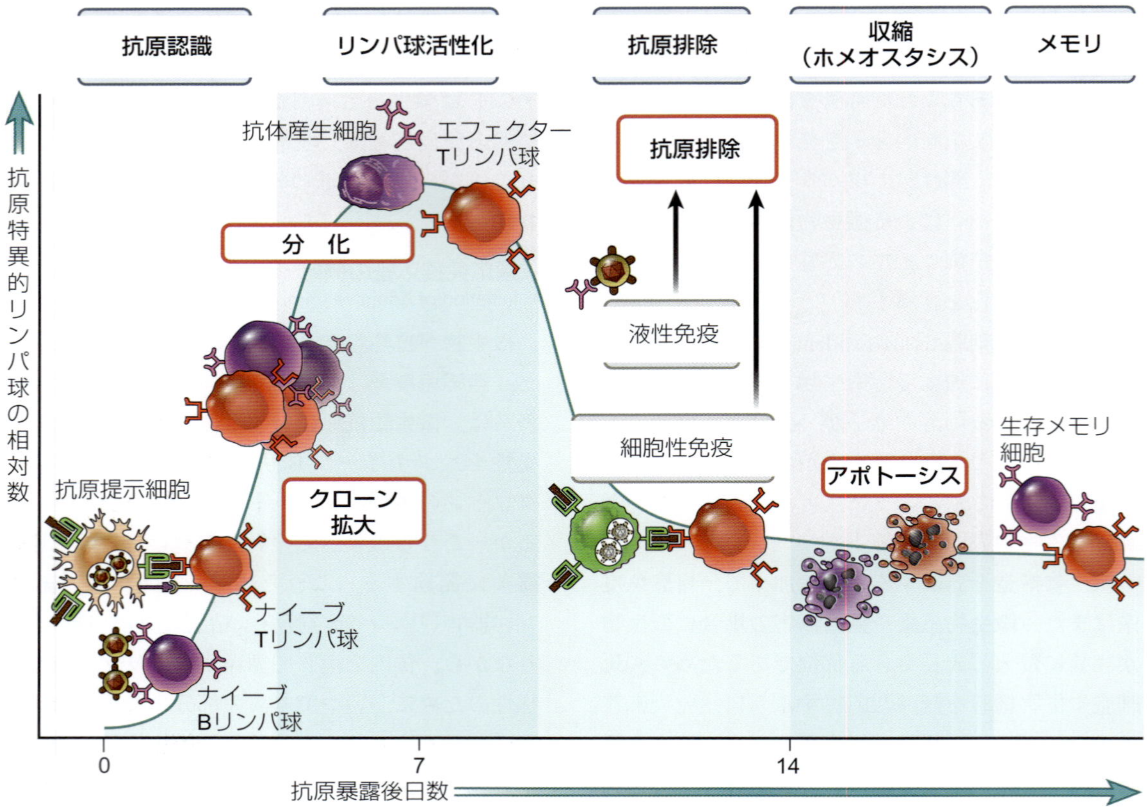

図 1-19　適応免疫応答の相　適応免疫応答は，区別される相により構成される．最初の3つの相は，抗原認識，リンパ球活性化，抗原排除(エフェクター相)から構成されている．抗原刺激リンパ球がアポトーシスにより死滅すると，免疫応答は減弱し，ホメオスタシスと呼ばれる基底状態を回復し，生存している抗原特異的細胞はメモリを担うことになる．それぞれの相の持続時間はさまざまな種類の免疫応答により異なる．これらの原則は，液性免疫(Bリンパ球媒介性)においてもあてはまり，また細胞性免疫(Tリンパ球媒介性)においてもあてはまる．

識し，これがT細胞応答開始の第一歩となる．タンパク質抗原はまた，末梢リンパ器官のリンパ濾胞でBリンパ球により認識される．ポリサッカライドと他の非タンパク抗原は，リンパ器官で捕捉されて，T細胞ではなくBリンパ球により認識される．

自然免疫応答の一部としてTリンパ球の増殖と分化を刺激するために，抗原をナイーブT細胞に提示する樹状細胞は，活性化され，コスティミュレーター［共刺激分子］costimulatorと呼ばれる分子を発現し，またサイトカインを分泌する(Tリンパ球の増殖と分化の刺激のためには，抗原に加えてコスティミュレーターとサイトカインの両方とも必要である)．いくつかの微生物に対する自然免疫応答は，ナイーブBリンパ球の抗原に対する応答を増強する補体タンパク質のペプチドフラグメントを生成する．このように，抗原(しばしばシグナル1と呼ばれる)と自然免疫応答の間に産生される分子(シグナル2)は，抗原特異的リンパ球を活性化するために，共同して機能する．微生物により引き起こされるシグナル2の必要性は，適応免疫応答が無害な物質によってではなく，微生物により誘導されることを示している．抗原レセプターとコスティミュレーターレセプターの共同によりリンパ球において生成されるシグナルは，サイトカイン，サイトカインレセプター，エフェクター分子，細胞の生存と細胞回転を調節するタンパク質を生成するさまざまな遺伝子の転写を引き起こす．これらのすべての分子は，リンパ球の応答に関与する．

細胞性免疫：T リンパ球の活性化と細胞結合微生物の排除
Cell-Mediated Immunity:Activation of T Lymphocytes and Elimination of Cell-Associated Microbes

リンパ器官で抗原とコスティミュレーターにより活性化されると，ナイーブ T 細胞は，成長因子として機能するサイトカインを分泌し，樹状細胞により分泌される他のサイトカインに応答する．シグナル（抗原，コスティミュレーション［共刺激］costimulation，サイトカイン）の組み合わせにより，T 細胞の増殖およびエフェクター T 細胞への分化が刺激される．リンパ器官で生成されるエフェクター T 細胞は，血液に戻り，抗原（あるいは微生物）が存在するどのような部位にでも遊走する．これらのエフェクター細胞は感染部位で抗原により再活性化し，微生物の除去に対して責任ある機能を実行する．ヘルパー T 細胞は，サイトカインを分泌して，ヘルパー T 細胞の機能を媒介する表面分子を発現する．ヘルパー T 細胞はさまざまなエフェクター細胞サブセットに分化する．これらのヘルパー T 細胞の一部は，感染部位に好中球と他の白血球を動員するために機能する．他のヘルパー細胞は，摂取された微生物をキリングするために，マクロファージを活性化する．またさらに他のヘルパー T 細胞は，リンパ器官にとどまり，B リンパ球をヘルプする．CTL は，細胞質に微生物が停留している細胞を直接キリングする．感染細胞を破壊することにより，CTL は感染のレザバー［保有宿主］reservoir を取り除く．

液性免疫：B リンパ球の活性化と細胞外微生物の排除
Humoral Immunity:Activation of B Lymphocytes and Elimination of Extracellular Microbes

活性化すると B リンパ球は増殖し，異なった機能をもつ異なるクラス［種類］class の抗体を分泌するプラズマ細胞に分化する．ポリサッカライドと脂質などの多くの非タンパク質抗原は，それぞれの B 細胞上で多くの抗原レセプター分子に結合することができ，また B 細胞活性化の過程を開始することができる，多数の同一の抗原決定基 antigenic determinant（エピトープ epitope）をもつ．タンパク質抗原は典型的にはフォールディング［折り畳み］されており，多数の同一なエピトープをもたないので，タンパク質抗原は多くの抗原レセプターと結合することができず，B 細胞のタンパク質抗原への完全な反応は，$CD4^+$T 細胞のヘルプを必要とする．B 細胞はタンパク質抗原を摂取し，分解し，ヘルパー T 細胞による認識のために，またヘルパー T 細胞の活性化のために，MHC 分子に結合するペプチドを提示する．ヘルパー T 細胞は，次に B 細胞を活性化するために共同して働く，サイトカインと細胞表面タンパク質を発現する．

拡大した B 細胞クローンのプロジェニーの一部は，抗体分泌プラズマ細胞に分化する．それぞれの B 細胞は，抗原を最初に認識した細胞表面抗体（B 細胞抗原レセプター）と同じ抗原結合部位をもつ抗体を分泌する．非タンパク質抗原は機能が限られており，また抗原に対して低親和性の抗体の分泌を促進する．タンパク質抗原は T 細胞のヘルプを受け，異なる機能をもち，また抗原に対して高親和性のいくつかの異なる抗体の産生を刺激する．さらに，タンパク質抗原は非常に長期に生存する抗体産生細胞とメモリ B 細胞を誘導する．

液性免疫応答は，多くの方法で微生物に対して防御する．抗体は，微生物と結合して細胞感染を防ぎ，それにより微生物を中和する．ファゴサイト（好中球とマクロファージ）は抗体に対するレセプターを発現するので，抗体は微生物を被覆（オプソニン化）し，ファゴサイトーシスのための対象とする．さらに，抗体は補体系を活性化し，ファゴサイトーシスと微生物の破壊を促進するタンパク質フラグメントを生成する．抗体の特別な型と抗体の特別な輸送機構は，気道腔，胃腸管腔，あるいは胎盤と胎児を含む特定の解剖学的部位で異なった役割を果たしている．

免疫応答の減弱と免疫メモリ
Decline of Immune Responses and Immunologic Memory

微生物が除かれた後，感染性病原体により誘導される大多数のエフェクターリンパ球は，アポトーシスにより死滅し，免疫系は**ホメオスタシス homeostasis** と呼ばれる基底休止期 basal resting state に戻る．これは微生物がリンパ球の生存と活性化に必須である刺激を提供し，またエフェクター細胞が短命であるからである．したがって，刺激が排除されると，活性化されたリンパ球はもはや生存できない．リンパ球の最初の活性化により，長期生存メモリ細胞が生成され，これらの長期生存メモリ細胞は感染後長期間生存して，抗原との繰り返される遭遇に対して，迅速で頑強な応答を開始する．

要 旨
SUMMARY

- 免疫系の生理機能は，感染から個体を防御することである．
- 自然免疫は，防御の初期の段階であり，恒常的に存在し，感染微生物を排除するよう常に準備している細胞や分子により媒介される．
- 適応免疫は，微生物抗原により刺激されるリンパ球により媒介され，効果的になる前にリンパ球のクローン拡大と分化を必要とし，微生物のそれぞれの連続的な暴露に対してより効果的に応答する．
- リンパ球は適応免疫の細胞であり，さまざまな抗原に対する細かな特異性をもち，クローン性に分布するレセプターを保有する唯一の細胞である．
- 適応免疫は，抗体が細胞外微生物やトキシンを中和し，根絶する液性免疫と，Tリンパ球が細胞内微生物を根絶する細胞性免疫から構成される．
- 適応免疫応答は，連続的な相から構成されている．リンパ球による抗原認識，エフェクター細胞やメモリ細胞へ増殖し，また分化するためのリンパ球の活性化，微生物の排除，免疫応答の減弱，長期間持続するメモリである．
- リンパ球のさまざまな集団は，異なった機能を提供し，特定の細胞膜分子の表面発現により区別される．
- Bリンパ球は，抗体を産生する唯一の細胞である．Bリンパ球は，抗原を認識する細胞膜型抗体を発現し，プラズマ細胞と呼ばれる活性化されたB細胞のプロジェニーは抗原を中和し，排除する抗体を分泌する．
- Tリンパ球は，他の細胞表面に提示されるタンパク質抗原のペプチドフラグメントを認識する．ヘルパーTリンパ球は，摂取された微生物を破壊するためのファゴサイトを活性化し，白血球を動員し，また抗体産生するためにBリンパ球を活性化する．CTLは，細胞質内に停留する微生物が感染した細胞をキリングする．
- APCは，上皮を通って浸入した微生物の抗原を捕捉し，これらの抗原をリンパ器官において濃縮し，これらの抗原をT細胞による認識のために提示する．
- リンパ球とAPCは，免疫応答が開始して発達する末梢リンパ器官において最適に配置されている．
- ナイーブTリンパ球は，外来抗原を捜しながら末梢リンパ器官を通って循環する．エフェクターTリンパ球は，微生物を排除する機能を発揮する部位である末梢の感染部位に遊走する．プラズマ細胞は，リンパ器官や骨髄にとどまり，それらの部位で，循環に入り，微生物を見つけて，排除する抗体を分泌する．

復習問題
REVIEW QUESTIONS

1. 適応免疫の2つの型は何であり，またどのような型の微生物が，このような適応免疫応答と戦うか．
2. リンパ球の主要なクラスは何であり，また機能においてどのように異なるか．
3. ナイーブTリンパ球・Bリンパ球，エフェクターTリンパ球・Bリンパ球，メモリTリンパ球・Bリンパ球における重要な差異は何か．

4. Tリンパ球，Bリンパ球は，リンパ節のどこに位置し，またTリンパ球，Bリンパ球の位置する解剖学的に分離されている状態はどのように維持されているのか．

5. ナイーブTリンパ球とエフェクターTリンパ球は，どのように遊走パターンが異なるか．

復習問題の解答とそれに関する解説は，*https://studentconsult.inkling.com* に記述した（オンラインコンテンツは英語のみ）．

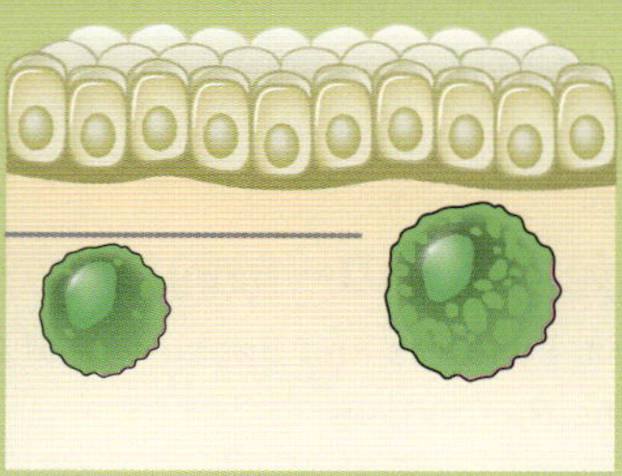

第 2 章

自然免疫
Innate Immunity
感染に対する初期防御
The Early Defense Against Infections

植物，無脊椎動物，脊椎動物などの多細胞有機体は，進化の過程で出現したので，微生物感染に対して身体を防御するための，また，ダメージ［損傷］細胞 damaged cell および壊死細胞 necrotic cell を除去するための機構を発達させなければならなかった．最初に進化した防衛機構は，有機体に常に存在し，微生物と死細胞を容易に認識し，排除する．そのためこの型の宿主防御は，**自然免疫 innate immunity** として知られているが，また，自然免疫 natural immunity，あるいは天然免疫 native immunity とも呼ばれる．自然免疫を担当とする細胞と分子は，自然免疫系を構成する．

自然免疫は，感染に対する宿主防御の重要な第一歩である．自然免疫は，上皮バリア［障壁］epithelial barrier を通過する微生物の侵入を阻止し，体内に実際に侵入した多くの微生物を破壊することにより，感染を制御し，根絶させることができる．自然免疫応答は，感染が起こると直ちに微生物と戦うことができる．それとは対照的に，適応免疫応答は抗原により誘導される必要があるため遅延する．また自然免疫応答は，さまざまな微生物に対して適応免疫が効果的に戦えるように適応するよう指示する．また自然免疫は，死滅組織の一掃と修復の開始の重要な担い手である．

本書の主題である適応免疫の記述を開始する前に，本章では自然免疫の初期応答について記述する．この記述では下記の3つの疑問に焦点をあてる．

1. 自然免疫系は，微生物とダメージ細胞をどのようにして認識するか．
2. 自然免疫機能の異なった構成成分は，さまざまな種類の微生物とどのように戦うか．
3. 自然免疫反応は，適応免疫応答をどのように刺激するか．

自然免疫応答の一般的な特徴と特異性
General Features and Specificity of Innate Immune Responses

自然免疫系は，限られた反応の組み合わせで防御機能を実行するので，より多彩であり，またより特異的である適応免疫の応答よりも制限されている．自然免疫の特異性はまた，適応免疫で抗原認識するリンパ球の特異性といくつかの点において異なっている（図2-1）．

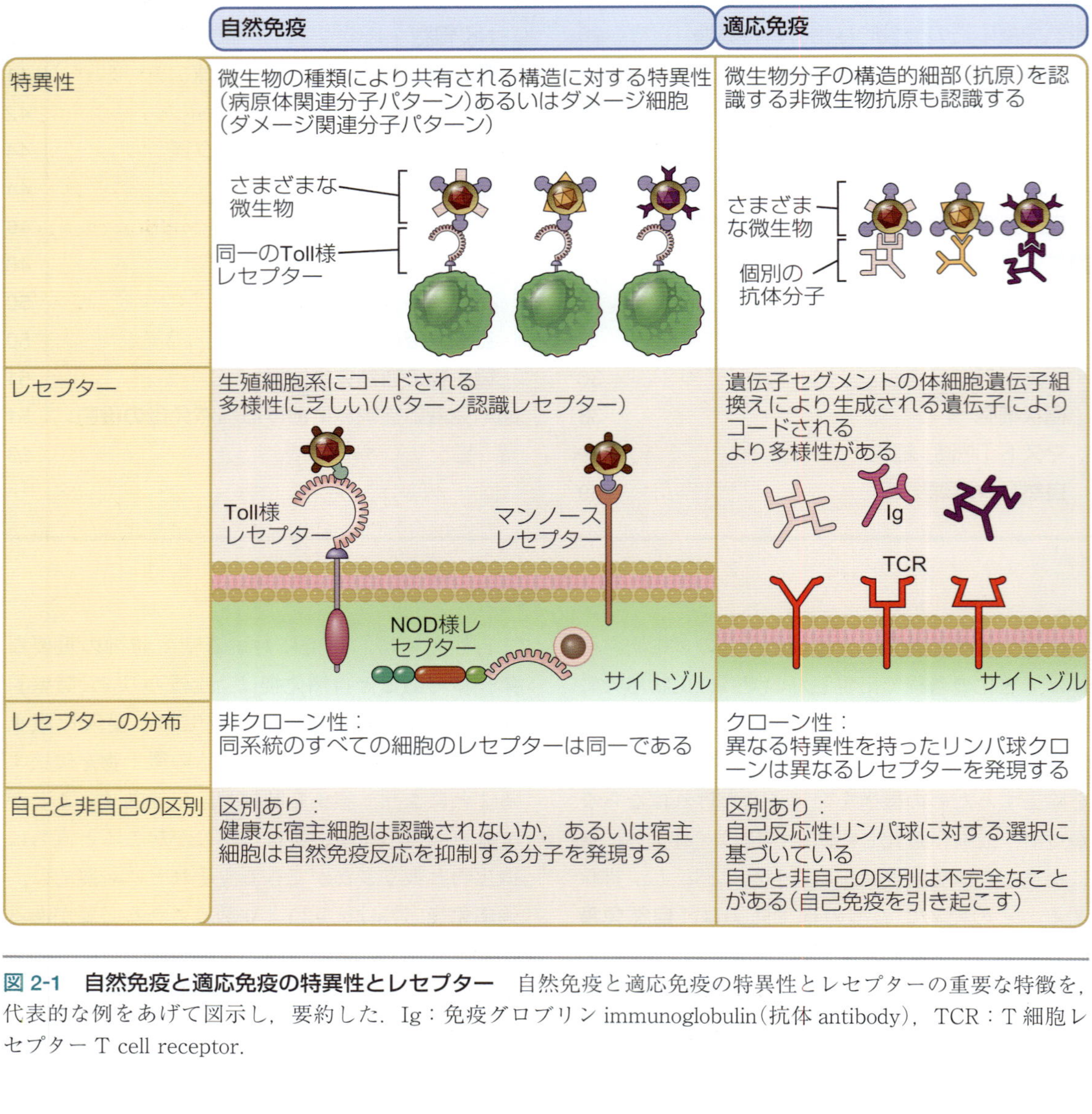

自然免疫
適応免疫
特異性
微生物の種類により共有される構造に対する特異性（病原体関連分子パターン）あるいはダメージ細胞（ダメージ関連分子パターン）
さまざまな微生物
同一のToll様レセプター
微生物分子の構造的細部（抗原）を認識する非微生物抗原も認識する
さまざまな微生物
個別の抗体分子
レセプター
生殖細胞系にコードされる
多様性に乏しい（パターン認識レセプター）
Toll様レセプター
マンノースレセプター
NOD様レセプター
サイトゾル
遺伝子セグメントの体細胞遺伝子組換えにより生成される遺伝子によりコードされる
より多様性がある
Ig
TCR
サイトゾル
レセプターの分布
非クローン性：
同系統のすべての細胞のレセプターは同一である
クローン性：
異なる特異性を持ったリンパ球クローンは異なるレセプターを発現する
自己と非自己の区別
区別あり：
健康な宿主細胞は認識されないか，あるいは宿主細胞は自然免疫反応を抑制する分子を発現する
区別あり：
自己反応性リンパ球に対する選択に基づいている
自己と非自己の区別は不完全なことがある（自己免疫を引き起こす）

図2-1　自然免疫と適応免疫の特異性とレセプター　自然免疫と適応免疫の特異性とレセプターの重要な特徴を，代表的な例をあげて図示し，要約した．Ig：免疫グロブリン immunoglobulin（抗体 antibody），TCR：T細胞レセプター T cell receptor．

自然免疫系反応の 2 つの主要な型は，炎症と抗ウイルス性の防御である． 炎症は，感染部位あるいは組織傷害部位における，白血球の集簇と活性化および血漿タンパク質から構成される．これらの細胞とタンパク質は，主に細胞外微生物をキリングし，ダメージ組織を排除するために，共同して作用する．細胞内ウイルスに対する自然免疫防御は，主にウイルス感染細胞を傷害するナチュラルキラー細胞 natural killer（NK）cell，および宿主細胞の中でウイルス複製を阻止するⅠ型インターフェロン interferon（IFN）と呼ばれるサイトカインにより媒介される．

自然免疫系は，微生物との繰り返しの遭遇に対して通常同一の方法で応答するが，適応免疫系は，より強力に，またより効率的に微生物とのそれぞれの連続した遭遇に対して応答する． 言い換えると，自然免疫系は以前の微生物との遭遇を覚えておらず，それぞれの遭遇の後，リセットされて元に戻るのに対して，メモリ［記憶］memory は適応免疫系においては基本的な特徴である．ある自然免疫の細胞（マクロファージと NK 細胞など）は，繰り返される遭遇によりよく応答するように，微生物との遭遇によって変化するという新しい証拠が明らかになっている．しかし，この過程が反復感染に対して防御が改善される結果となるのか，あるいはさまざまな微生物に特異的なのかどうかは明らかでない．

自然免疫系は，微生物のさまざまな種類により共有されるが，正常の宿主細胞には出現していない構造を認識する． 自然免疫の機構は，適応免疫系により認識される，ほとんど無制限に存在する微生物および非微生物抗原の数より非常に少ない限られた数の微生物分子を認識し，応答する．自然免疫のそれぞれの構成成分は，多くの細菌，ウイルス，真菌を認識する．たとえば，ファゴサイト［貪食細胞］phagocyte は，多くの細菌の種類に存在するが，哺乳類の細胞からは生成されない，細菌のエンドトキシン［内毒素］endotoxin〔リポポリサッカライド lipopolysaccharide（LPS）とも呼ばれる〕およびペプチドグリカンに対する他のレセプター［受容体］receptor を発現する．ファゴサイトの他のレセプターは，細菌には特徴的であるが，哺乳類の糖タンパク質には特徴的ではない糖タンパク質の末端のマンノース残基を認識する．哺乳類の細胞は，多くのウイルスにはみられるが，哺乳類の細胞にはみられない 2 本鎖 RNA（dsRNA）を，また，細菌の DNA にはよくみられるが哺乳類の DNA には豊富にはみられない非メチル化シトシングアニンリッチオリゴヌクレオチド unmethylated CG-rich（CpG）oligonucleotide を認識し，応答する．感染性の微生物（病原体 pathogen）に存在し，同じ型（すなわち分子パターン molecular pattern である）の微生物により共有されていることを示すので，自然免疫を刺激する微生物分子は，しばしば**病原体関連分子パターン pathogen-associated molecular pattern（PAMP）**と呼ばれる．このような共有されている構造を認識する自然免疫のレセプターは，**パターン認識レセプター pattern recognition receptor** と呼ばれる．

自然免疫の構成要素は，微生物の生存と感染性にとってしばしば必須である微生物の構造を認識するように進化した． 微生物は，単に，突然変異，あるいは自然免疫認識の標的の不発現では自然免疫を避けることができないため，自然免疫のこの特徴は非常に効果的な防御機構となっている．このような機能的な型を発現していない微生物は，宿主への感染能とコロニー［集落］形成能を喪失する．それとは対照的に，微生物はしばしばリンパ球により認識される抗原の突然変異により，適応免疫から免れるが，これらの抗原は，通常は微生物の生存にとって必須でないからである．

また自然免疫系はダメージ細胞あるいは壊死宿主細胞から遊離される分子を認識する． これらの分子は，**ダメージ関連分子パターン damage-associated molecular pattern（DAMP）**と呼ばれる．DAMP への引き続きの応答は，ダメージ細胞を除去し，組織修復の過程を開始するのに役立つ．このように自然免疫応答は，血液供給が途絶えるために生じる組織壊死である梗塞などの無菌的な傷害の後においても起こる.

自然免疫系のレセプターは，すべての細胞で同一の遺伝性遺伝子によってコードされている. 自然免疫系のパターン認識レセプターは，非クローン性に分布している．すなわち，同一のレセプターは，たとえばマクロファージなど特定の型の全細胞上に発現している．したがって，自然免疫の多くの細胞は，同じ微生物を認識し，また応答する．これはリンパ球発達の過程における遺伝子セグメント［断片］gene segment の体細胞再構成 somatic rearrangement によって形成される遺伝子によりコードされる適応免疫系の抗原レセプター(それぞれの B リンパ球と T リンパ球のクローンが固有のレセプターをもつ結果となる)とは対照的である．約 1,000 個の PAMP と DAMP を認識することができる約 100 種類の自然免疫レセプターが存在すると推定されている．きわめて対照的に，適応免疫系〔免疫グロブリン immunoglobulin(Ig)と T 細胞レセプター T cell receptor (TCR)〕には，2 種類の特異的なレセプターだけしかないが，多様性のため，何百万個もの異なる抗原を認識することができる.

自然免疫系は，正常の宿主に対しては反応しない. 個体自身の，すなわち自己の細胞と分子に反応することができないのは．自然免疫系のいくつかの特徴である．第 1 に，自然免疫のレセプターは，微生物構造(およびダメージ細胞の生成物)に特異的であるが，健康な細胞の中の物質には特異的でないように進化した．第 2 に，いくつかのパターン認識レセプターは，正常の細胞に存在する核酸などの物質を認識することができるが，これらのレセプターは健康な細胞の構成要素が排除される細胞コンパートメント［区画］cellular compartment(エンドソームなど，下記参照)に位置する．第 3 に，正常の哺乳類の細胞は，自然免疫反応を阻止する制御分子を発現する. 適応免疫系も，自己と非自己を区別する．適応免疫系において，自己抗原を認識することができるリンパ球が生成されるが，これらのリンパ球は自己抗原と遭遇すると死滅するか，不活化される.

自然免疫応答は，微生物感染の以下の段階の防御を提供する一連の反応と考えられる.

- 微生物の侵入門戸において：大部分の微生物感染は，皮膚と胃腸管の上皮および呼吸系を通して引き起こされる．これらの部位で最も初期の能動的な防衛機構は，物理的バリアとこれらの上皮中の抗微生物分子とリンパ球を提供する上皮である.
- 組織において：死細胞だけでなく，組織の上皮を破る微生物は，常在性マクロファージ resident macrophage，樹状細胞，マスト［肥満］細胞 mast cell により検出される．これらの細胞の一部は，炎症の過程を開始する主にサイトカインを分泌することにより反応し，ファゴサイトは微生物を破壊して，ダメージ細胞を除去する.
- 血液において：補体系タンパク質を含む血漿タンパク質は微生物に反応して，破壊を促進する.
- ウイルスは，他の細胞の感染を抑制する感染細胞から IFN を産生し，また NK 細胞による感染細胞のキリング［傷害］を含む特別な反応を惹起する.

自然免疫の構成要素と反応に関するより詳細な記述は，本章の後半に行う．微生物，ダメージ細胞，他の外来物質がどのように検出され，また自然免疫応答がどのように引き起こされるかという考察から始める.

微生物とダメージ［損傷］細胞に対する細胞レセプター［受容体］

Cellular Receptors for Microbes and Damaged Cells

微生物とダメージ細胞に反応する自然免疫系により使用されるレセプターは，ファゴサイト，樹状細胞，およびリンパ球，上皮細胞，内皮細胞を含む他の多くの型の細胞上に発現され，またこれらのレセプターは微生物が位置する異なる細胞コンパートメントで発現する. これらのレセプターは，細胞外微生物を検出する細胞表面上に存在する．また，微生物生成物が摂取される小胞(エ

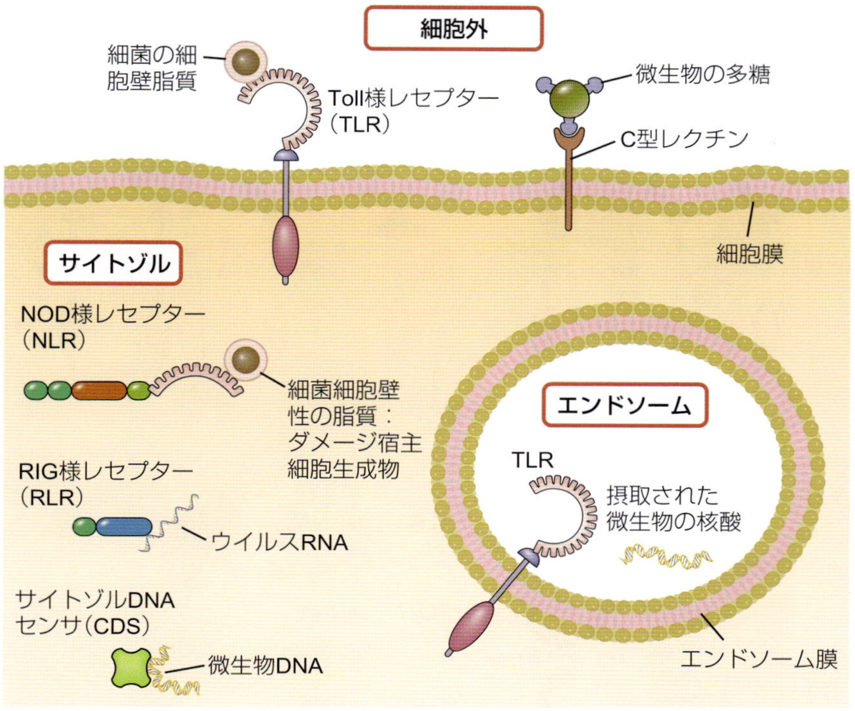

図 2-2　**自然免疫系のレセプターの細胞における位置**　Toll 様レセプター（TLR）とレクチンレセプターなどのいくつかのレセプターは，細胞表面に存在する．他の TLR は，エンドソーム内に存在する．ウイルス核酸，細菌ペプチド，ダメージ細胞生成物に対するいくつかのレセプターは，細胞質内に存在する．NOD と RIG は，それぞれ，細菌生成物およびウィルス生成物に対する，構造的に相同性のあるサイトゾルのレセプターファミリーの構成メンバーである（これらのフルネームは合成語であり，機能は反映していない）．自然免疫には５つの主要な細胞レセプターファミリーが存在する．TLR，CLR（C 型レクチンレセプター），NLR（NOD 様レセプター），RLR（RIG 様レセプター）と CDS（サイトゾル DNA センサー）がそれである．

ンドソーム endosome）に存在する．また，細胞質微生物のセンサーとして機能するサイトゾル［細胞質ゾル］cytosol に存在する（図 2-2）．PAMP と DAMP に対するこれらのレセプターは，いくつかのタンパク質ファミリーに属している．

Toll［トル］様レセプター［受容体］
Toll-Like Receptors

Toll［トル］様レセプター Toll-like receptor（TLR）は，キイロショウジョウバエ *Drosophila* の発達において役割を果たしており，また感染からの防御に必須であることが示された Toll と呼ばれるキイロショウジョウバエタンパク質と相同性がある．さまざまな TLR は，微生物のさまざまな構成要素に特異的である（図 2-3）．TLR2 は，いくつかの細菌と寄生生物 parasite の糖脂質とペプチドグリカンを認識する．TLR3，7，8 は，ウイルス 1 本鎖および 2 本鎖 RNA に特異的である．TLR4 は，細菌の LPS（エンドトキシン endotoxin）に特異的である．TLR5 は，フラジェリン flagellin と呼ばれる細菌の鞭毛タンパク質に特異的である．TLR9 は，哺乳類の DNA よりも微生物 DNA で豊富に存在する，非メチル化 CpG DNA（unmethylated CpG DNA）に特異的である．微生物のタンパク質，脂質，ポリサッカライド［多糖］polysaccharide（多くは細菌の細胞壁に存在する）などに特異的な TLR は，細胞表面に存在し，TLR は細胞外微生物の生成物を認識する．核酸

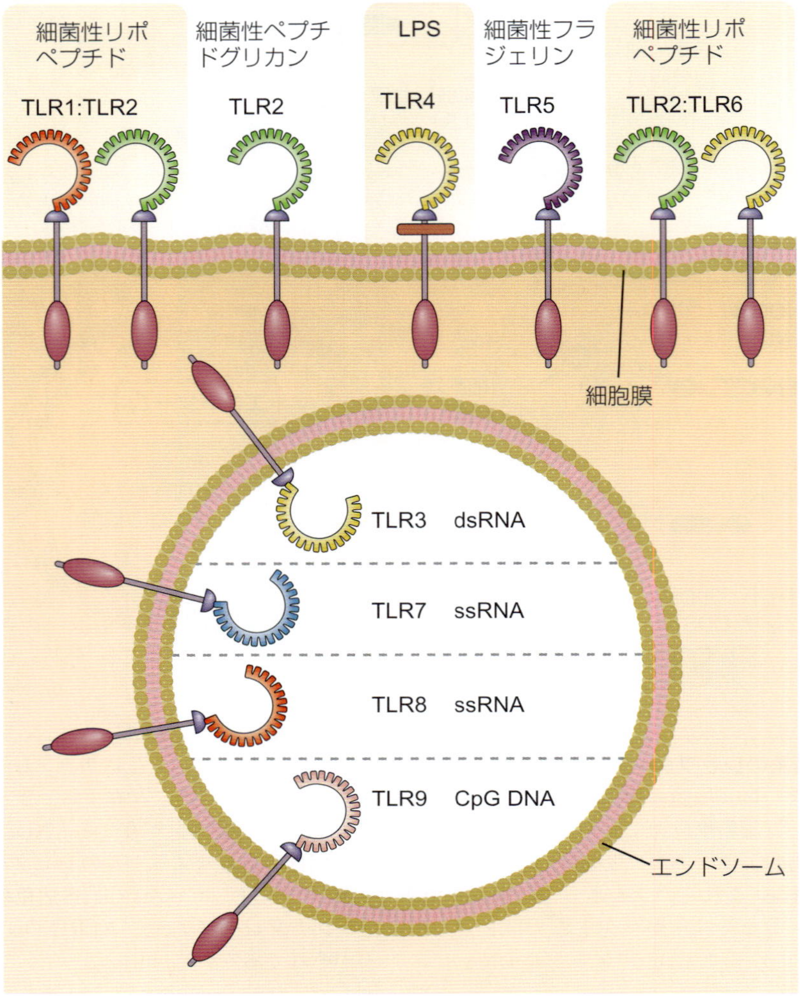

図 2-3 Toll 様レセプターの構造と特異性 さまざまな TLR は，多くの異なる，構造的に多様な微生物生成物に反応する．エンドソーム TLR は，核酸だけに反応する．すべての TLR は，ロイシンリッチモチーフから構成されるリガンド結合ドメインと，細胞質シグナル伝達ドメイン，Toll 様 IL-1 レセプター（TIR）ドメインを含む．ds：2 本鎖 double-stranded，LPS：リポポリサッカライド lipopolysaccharide，ss：1 本鎖 single-stranded.

を認識する TLR は，エンドソームの中にあり，そこへ微生物が摂取され，さらに微生物が消化され，核酸が放出される．

TLR との接触により生成されるシグナルは，活性化されたファゴサイトと他の細胞の抗微生物機能に関与するサイトカイン，酵素，他のタンパク質をコードする遺伝子発現を刺激する転写因子を活性化する（図 2-4）．TLR シグナルにより活性化される最も重要な転写因子は，さまざまなサイトカインと内皮接着分子の発現を促進する核内因子 κB nuclear factor κB（NFκB）ファミリーメンバーと，抗ウイルスサイトカイン（I 型 IFN）の産生を刺激するインターフェロン制御因子 interferon regulatory factor（IRF）である．

TLR 下流のシグナル伝達分子のまれな遺伝性の突然変異は，反復性の，また重症の感染を伴い，微生物に対する宿主防御においてこれらの経路の重要性が明らかにされた．

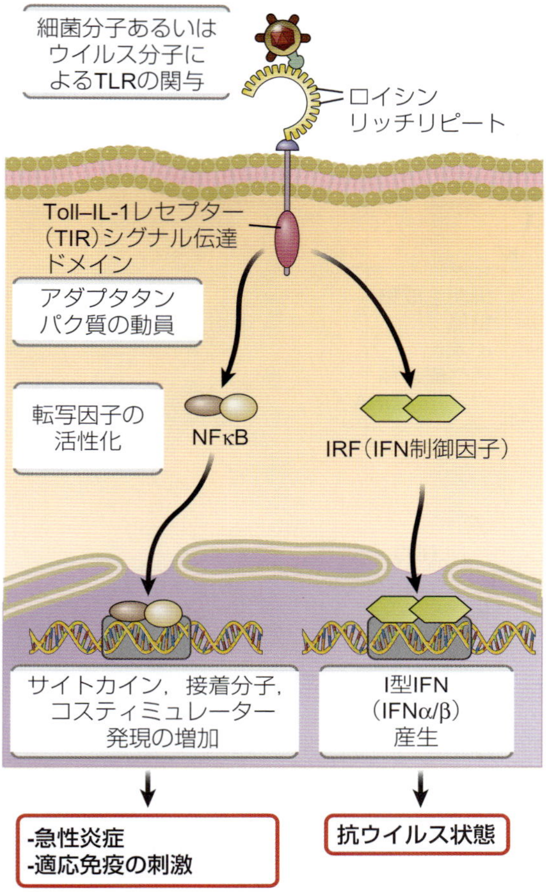

図 2-4 TLRのシグナル伝達機構 TLRは，アダプタタンパク質を含む転写因子の活性化を引き起こす，類似したシグナル伝達機構を活性化する．これらの転写因子は，炎症と抗ウイルス防御を媒介するタンパク質の産生を刺激する．NFκB：核内因子 κB nuclear factor κB.

NOD様レセプターとインフラマソーム
NOD-Like Receptors and the Inflammasome

NOD様レセプター(NLR)は，細胞質のDAMPとPAMPを感受するサイトゾルのレセプターの大きなファミリーである． すべてのNLRは，中央のNOD(ヌクレオチドオリゴマー化ドメイン nucleotide oligomerization domain)と呼ばれるドメインを含むが，異なるN末端領域を含む．3つの重要なNLRは，NOD1，NOD2，NLRP3である．

- NOD1とNOD2は，N末端CARD(カスパーゼ関連)領域を含むサイトゾルタンパク質である．NOD1とNOD2は，細菌の細胞壁の一般的な構成要素である細菌のペプチドグリカン peptidoglycan に特異的である．NOD1とNOD2の両方とも，NFκB転写制御因子を活性化させる．NOD2遺伝子のいくつかの多型は，炎症性腸疾患と関係しているが，基礎をなす機構は，十分によく理解されていない．
- NLRP3(NOD-like receptor family, pyrin domain containing 3)は，サイトゾルの多くの微生物構造と無関係な，あるいはサイトゾルの病理的変化に応答するサイトゾルNLRであり，主に炎症性サイトカインIL-1βの産生を増強することにより反応する．NLRP3は，N末端のパイリンドメイン pyrin domain を含む(発熱を引き起こすサイトカインの産生を誘導するレセプターに存在するので，パイリンドメインと命名された．ギリシア語でpyroは“燃やす burn”という意味)．NLRP3は微生物生成物を認識する．すなわち遊離されたアデノシン三リン酸 adenosine triphosphate(ATP)，核酸から誘導される尿酸の結晶，細胞内カリウムイオン(K^+)濃度の変化などの細胞ダメージと細胞死を示す物質，また過剰量で細胞と組織に沈着する内在性物質(たとえば，コレステロール結晶，遊離脂肪酸)を認識する．

これらのさまざまな物質の認識後に，NLRP3は，アダプタタンパク質，非活性型(プロ型)カスパーゼ1酵素とオリゴマー形成し，酵素の活性型を生成する結果となる(**図 2-5**)．活性型カスパーゼ1は，生物学的活性型IL-1βを生成するために，サイトカインIL-1βのプリカーサー型を分解する．後述するように，IL-1は急性炎症を誘導し，発熱を引き起こす．このNLRP3(センサ)，アダプタタンパク質とカスパーゼ1のサイトゾルの複合体は，**インフラマソーム inflammasome** として知られている．またNLRP3以外の異なるセンサタンパク質を含むカスパーゼ1活性化インフラマソームが存在する．

インフラマソームは，宿主防御のためだけでなく，いくつかの疾病の原因となるため重要である．NLRP3の機能獲得突然変異はまれである

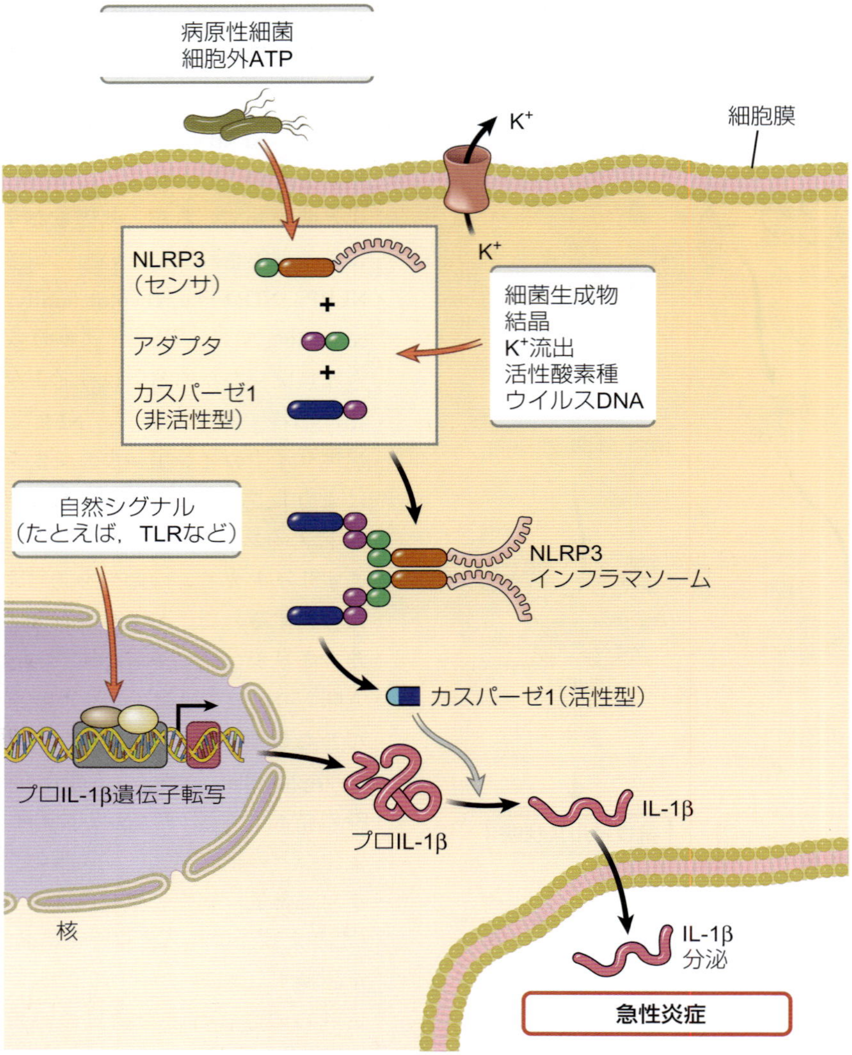

図 2-5　インフラマソーム　プロ IL-1β を活性型 IL-1 に成熟させる NLRP3 インフラマソームの活性化を示した．プロ IL-1β の生成は，パターン認識レセプターシグナル伝達を通して，さまざまな PAMP または DAMP によって誘導される．引き続き起こる生物学的活性型 IL-1β の生成は，インフラマソームによって媒介される．インフラマソームは，NLRP3，アダプタとカスパーゼ 1 のいくつかの分子から構成されることに注意すること．NLRP3 以外のセンサ（NLRP1，NLRC4 または AIM2）を含む，他の型のインフラマソームが存在する．ATP：アデノシン三リン酸 adenosine triphosphate，NLRP3：NOD 様レセプターファミリー，パイリンドメイン含有 3 NOD-like receptor family，pyrin domain containing 3，TLR：Toll 様レセプター Toll-like receptor.

が，制御不能の自然発生炎症により特徴づけられる**自己炎症症候群 autoinflammatory syndrome** と呼ばれる重症疾患の原因である．IL-1 アンタゴニスト antagonist［拮抗薬］は，これらの疾患のための効果的な治療薬である．一般的な関節疾患である**痛風 gout** は，尿酸結晶の沈着に起因し，引き続き起こる炎症は，インフラマソームの結晶認識と IL-1β 産生により媒介される．インフラマソームはまた，コレステロール結晶により引き起こされる炎症が関与するアテローム動脈硬化症 atherosclerosis，および脂質を認識すると産生される IL-1 が，組織のインスリン抵抗性を引き起こすことになる肥満関連の2型糖尿病に関与している．

自然免疫の他の細胞レセプター［受容体］ Other Cellular Receptors of Innate Immunity

多くの他の型のレセプターが微生物に対する自然免疫応答に関与している（図2-2参照）．

- RIG様レセプターファミリー RIG-like receptor（RLR）family は，サイトゾルにおいてウイルスにより生成されるRNAを認識し，またI型IFN産生を引き起こすシグナル伝達経路を活性化する．
- サイトゾルDNAセンサ cytosolic DNA sensor（CDS）にはサイトゾルウイルスDNAを認識し，またI型IFN産生を誘導するいくつかの構造的に関連したタンパク質が含まれる．
- レクチン（炭水化物を認識する）レセプターは，真菌のポリサッカライドに対して（これらのレセプターはデクチン dectin と呼ばれる），また，末端のマンノース残基に対して（これらのレセプターはマンノースレセプターと呼ばれる）特異的である．レクチンレセプターは，真菌と細菌のファゴサイトーシス［貪食］phagocytosis およびこれらの病原体に対する炎症応答に関与する．
- ファゴサイト上に主に発現される細胞表面レセプターは，細菌のタンパク質に特異的である *N* ホルミルメチオニンから開始されるペプチドを認識し，遊走ばかりでなくファゴサイトの抗微生物活性を促進する．

ここまでは細胞レセプターを強調してきたが，後述するように，自然免疫系には，微生物を認識し，微生物に対する防御を提供するいくつかの循環する分子も含まれる．

自然免疫の構成要素 Components of Innate Immunity

自然免疫系の構成要素には，上皮細胞，組織のセンチネル［監視］細胞 sentinel cell（マクロファージ，樹状細胞，マスト細胞，その他），NK細胞を含む自然リンパ球，多数の血漿タンパク質が含まれる．次にこれらの細胞と可溶性タンパク質の特性と自然免疫応答における役割を記述する．

上皮バリア［障壁］ Epithelial Barriers

身体と外部環境の間の主要な境界面（皮膚，胃腸管，気道，尿生殖路）は，感染に対して，物理的な，また化学的なバリアを提供する連続的な上皮により防御されている（図2-6）．微生物は，外部の物理的な接触，摂取，吸入によりこれらの境界面を通って外部環境から宿主へ侵入する．すべてのこれら3つの侵入口は，微生物が侵入する物理的な境界である連続した上皮により覆われている．皮膚の表面の角質と粘膜上皮細胞により分泌される粘液は，微生物の上皮との接触を防止し，また上皮への感染を防止する．上皮細胞はまた，細菌をキリングし，そのため感染に対する化学バリアを提供する，ディフェンシン defensin，カテリシジン cathelicidin と呼ばれるペプチド抗生物質を産生する．さらに上皮は，T細胞系統に属し

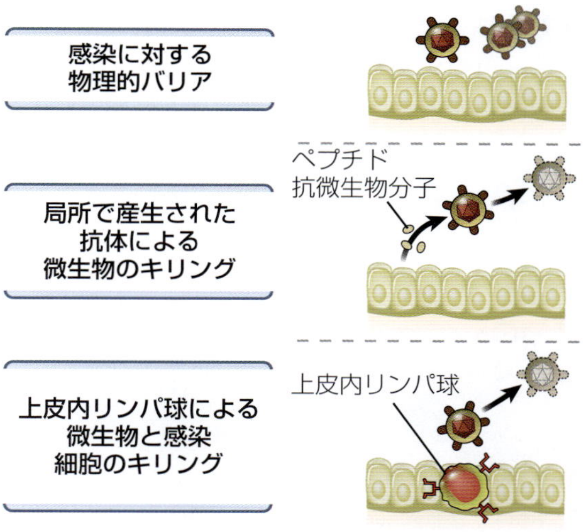

図2-6 自然免疫における上皮機能 微生物の侵入口に存在する上皮は，角質（皮膚において）または分泌された粘液（胃腸管系と気管支肺系において）により，また，上皮細胞間のタイトジャンクションにより形成される物理的なバリアを提供する．上皮は，また，抗微生物分子（たとえば，ディフェンシン）を産生し，微生物と感染細胞をキリングするリンパ球を停留させている．

ているが，限られた多様性を示す抗原レセプターを発現する上皮内Tリンパ球 intraepithelial T lymphocyte（IEL）と呼ばれるリンパ球を含んでいる．これらのT細胞のいくつかは，ほとんどのTリンパ球に発現していて非常に多様性がある αβT細胞レセプターと似ているけれども同一ではない，γ鎖とδ鎖と呼ばれる2つの鎖から構成されるレセプターを発現する（**第4章**，**第5章**参照）．上皮内リンパ球は，しばしば同種類の微生物により共有される微生物の脂質と他の構造を認識する．上皮内リンパ球は，たぶん上皮を破ろうとする感染性物質に対して作用するが，これらの細胞の特異性と機能はよく理解されていない．

ファゴサイト：好中球と単球／マクロファージ
Phagocytes: Neutrophils and Monocytes/Macrophages

循環する2つの型のファゴサイト（好中球 neutrophil と単球［モノサイト］monocyte）は，感染部位に動員される血液細胞であり，そこで，細胞内キリングのために，微生物を認識し，摂取する．

- **好中球**（多形核白血球 polymorphonuclear leukocyte，PMN とも呼ばれる）は，血液中で最も数の多い白血球であり，4,000–10,000個/μL存在する（**図2-7A**）．感染に応答して，骨髄からの好中球の産生は急激に増加し，白血球は血中で20,000個/μLまで達することがある．好中球の産生は，感染に応答して多くの種類の細胞から産生され，造血幹細胞に働き，好中球のプロジェニターの増殖と成熟を刺激するコロニー刺激因子 colony-stimulating factor（CSF）として知られているサイトカインにより刺激される．好中球はほとんどの感染に対して，特に細菌と真菌の感染に対して応答する最初の細胞であり，後述するように，急性炎症における主要な細胞である．好中球は循環中の微生物を摂取し，また感染部位の血管外組織へ急速に浸潤し，またそこで微生物をファゴサイトーシス（摂取）し，破壊する．好中球は補体活性化生成物に対する，また微生物を被覆する抗体に対するレセプターを発現する．これらのレセプターはファゴサイトーシスを増強し，摂取された微生物をキリングする好中球の能力を増強する活性化シグナルを伝達する．ファゴサイトーシスと微生物の細胞内破壊の過程は後で記述する．好中球は感染がない組織ダメージ部位にも動員され，細胞破壊片の一掃を開始する．好中球は組織中では2，3時間だけしか生存しないので，初期応答細胞ではあるけれども，長期間の防御は提供しない．
- **単球**は好中球よりも数が少なく，血液中では500–1,000個/μLである（**図2-7B**）．単球は，また血液中や組織中において微生物を摂取する．炎症反応の間，単球は血管外の組織に侵入し，**マクロファージ macrophage** と呼ばれる細胞に分化し，好中球と異なり，組織中で長期に生存する．このように，血液中の単球と組織中のマクロファージは，同一の細胞系統における2つの段階であり，単球とマクロファージはしばしば単核ファゴサイト系 mononuclear phagocyte system と呼ばれる（**図2-8**）（歴史的な理由のために，これは細網内皮系 reticuloendothelial system とも呼ばれているが，この名前は誤った名称なので，避けられなければならない）．脳，肝臓と肺などの，異なる組織に定住するいくつかのマクロファージは，循環する単球ではなく，器官発達の初期の間の卵黄嚢あるいは胎児の肝

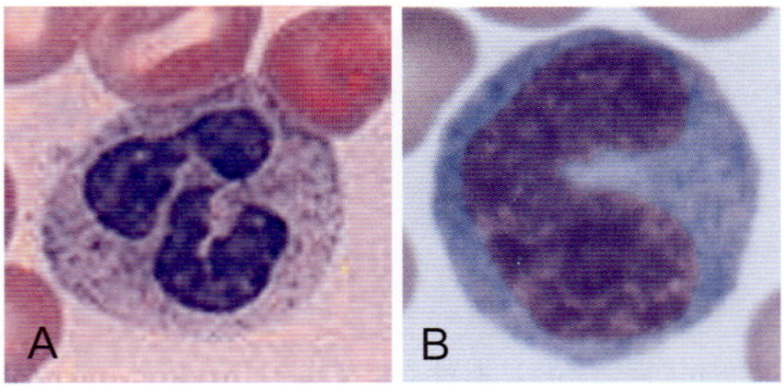

図2-7 好中球および単球の形態 **A**：血液好中球の光学顕微鏡写真では，分葉した核と淡くみえる細胞質の顆粒（ほとんどがリソソームである）を示している．この分葉した核のために，これらの細胞は多形核白血球とも呼ばれる．**B**：血液単球の光学顕微鏡写真では，典型的な馬蹄型の核を示す．

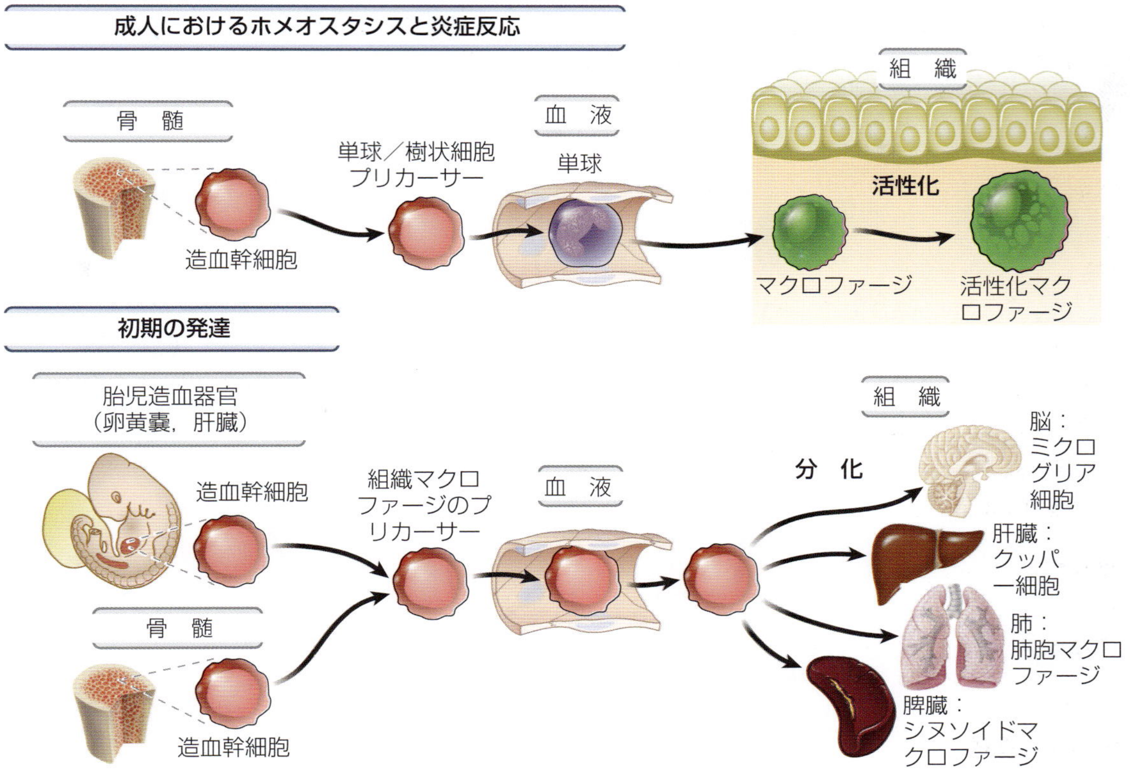

図 2-8 単核ファゴサイトの成熟 成人の定常状態，また炎症反応時では，骨髄のプリカーサーは循環している単球を生成し，単球は末梢組織に入り，マクロファージを形成するよう成熟し，局所で活性化される．卵黄嚢と胎児の肝臓におけるプリカーサーは，胎児期などの初期の発達においては，特別な組織常在性マクロファージを組織に播種する細胞を生成する．

臓のプロジェニターに由来する．マクロファージはすべての結合組織と身体の器官に存在する．

マクロファージは宿主防御において，炎症を開始し，また炎症を制御するサイトカインを産生し，微生物を摂取して破壊し，死滅組織を一掃し，また組織修復の過程を開始するなど，いくつかの重要な役割を果たしている(図 2-9)．多数のレセプターファミリーがマクロファージに発現しており，これらの細胞の活性化と機能に関与している．先述したTLRとNLRを含むパターン認識レセプターは，微生物とダメージ細胞の生成物を認識し，マクロファージを活性化する．ファゴサイトーシスは，微生物(および他の微粒子)を直接結合するマンノースレセプターとスカベンジャーレセプターなどの細胞表面レセプター，および好中球にも発現する補体活性化生成物と抗体に対するレセプターにより媒介される．これらのファゴサイトレセプターのいくつかは，またマクロファージの微生物のキリング機能を活性化する．またマクロファージはさまざまなサイトカインに応答する．

マクロファージは異なる機能を提供する2つの異なる経路により活性化される(図 6-9 参照)．これらの経路は**クラシカル［古典］経路活性化マクロファージ classical macrophage activation** および**第2［代替］経路活性化マクロファージ alternative macrophage activation** と呼ばれる．クラシカル経路活性化マクロファージは，たとえばTLRからの自然免疫シグナルにより，また自然免疫応答と適応免疫応答で産生されるサイ

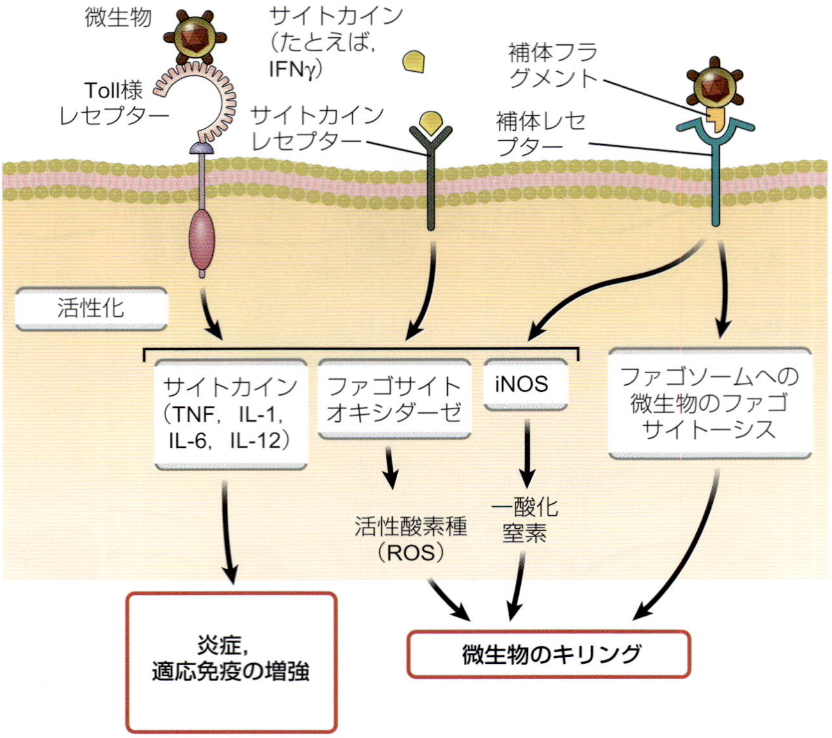

図 2-9　マクロファージの活性化と機能　自然免疫応答において，マクロファージはTLRへの結合による微生物生成物により，また，細胞の炎症性機能と抗微生物機能を媒介するタンパク質の産生を引き起こすNK細胞に由来するIFNγなどのサイトカインにより活性化される．細胞表面補体レセプターは，補体被覆微生物のファゴサイトーシスばかりでなく，マクロファージの活性化を促進する〔IgGに対するマクロファージFcレセプタ（図示していない）は，抗体被覆微生物と結合し，補体レセプターと同様な機能を実行する〕．IL：インターロイキン interleukin，iNOS：誘導型一酸化窒素シンターゼ inducible nitric oxide synthase，TNF：腫瘍壊死因子 tumor necrosis factor.

トカインIFNγにより誘導される．クラシカル経路活性化マクロファージはM1とも呼ばれるが，微生物を破壊し，炎症を引き起こすことに関与している．第2経路活性化マクロファージは，強いTLRシグナルがない場合に起こり，サイトカインIL-4とIL-13により誘導される．これらのマクロファージはM2と呼ばれ，組織修復にとってより重要であり，炎症を終結させる．活性化マクロファージのこれら2つの型における相対的な量の多さは，宿主反応の結果に影響し，またさまざまな疾患の原因となる．第6章で細胞性免疫を記述するとき，再びこれらのマクロファージ集団 macrophage population の機能に言及する．

これまでは自然免疫におけるファゴサイトの役割の記述に限っていたが，第6章および第8章で記述するように，マクロファージは適応免疫の細胞性免疫機能と液性免疫機能における重要なエフェクター［効果］細胞 effector cell でもある．

樹状細胞 Dendritic Cells

2つの主要な機能に関与する多数のサイトカインを産生することにより，樹状細胞は微生物に応答する．樹状細胞は炎症を開始し，適応免疫応答を刺激する．微生物を感受して，リンパ球（特にT細胞）と相互作用することにより，樹状細胞は自然免疫と適応免疫の間の重要な架け橋を構成する．樹状細胞の主要な機能である抗原提示の関連で，これらの細胞の特性と機能について，第3章でさらに記述する．

マスト［肥満］細胞 Mast Cells

マスト細胞は，皮膚と粘膜上皮に存在する細胞質顆粒が豊富な骨髄に由来する細胞である．マスト細胞は，自然免疫の一部として，TLRに結合している微生物生成物により，あるいは，特別な抗体依存性機構により活性化する．マスト細胞顆粒は，血管拡張を引き起こし，毛細血管透過性を亢進させるヒスタミンなどの血管作動性アミンおよび細菌をキリングし，微生物のトキシン［毒素］toxinを不活性化することができるタンパク質分解酵素を含む．マスト細胞はまた，炎症を刺激する脂質メディエータ(たとえば，プロスタグランジン)とサイトカイン(たとえば，TNF)を合成し，分泌する．マスト細胞の生成物はまた，蠕虫と他の病原体に対する防御を提供し，またアレルギー疾患の症状の原因となる(**第11章**参照)．

自然リンパ球 Innate Lymphoid Cells

自然リンパ球innate lymphoid cell(ILC)は，サイトカインを産生し，Tリンパ球に類似した機能を実行するが，TCRを発現しないリンパ球様細胞である． ILCは分泌されるサイトカインに基づいて3つの主要な型に分類される．これらの型は第6章で記述する$CD4^+$T細胞のTh1，Th2，Th17サブセットに相当する．ILCが微生物とダメージ細胞をどのように認識するかは明らかではない．ILCの応答は，感染の部位の上皮および他の細胞によって産生されるサイトカインによりしばしば刺激される．ILCは感染に対する初期防御を提供し，それ以降のT細胞応答を導く．次に記述するNK細胞は1型ILCに分類される．

NK細胞 Natural Killer Cells

NK細胞は，感染細胞およびストレス細胞を認識し，これらの細胞をキリングし，またマクロファージ活性化サイトカインであるIFNγを産生することにより応答する(図2-10)．NK細胞は，血液と末梢リンパ器官ではリンパ球の約10％を占めている．NK細胞は細胞質に豊富な顆粒をもち，特徴的な細胞表面マーカーを発現するが，それぞれB細胞，T細胞の抗原レセプターであるIgレセプターやT細胞レセプターを発現しない．

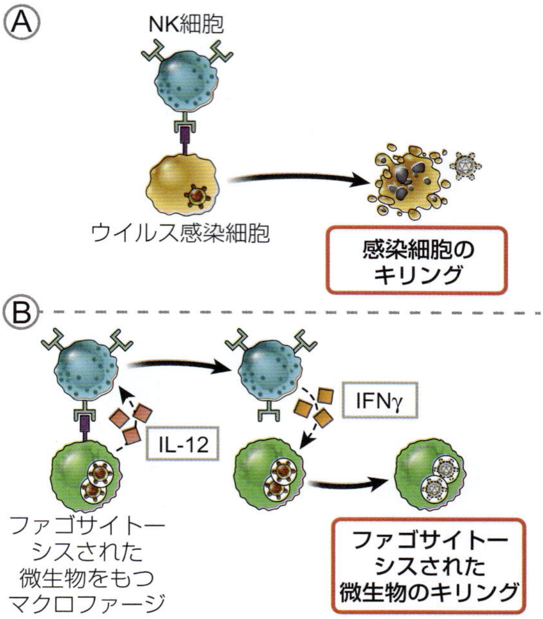

図2-10 NK細胞の機能 **A**：NK細胞は，細胞内微生物により感染した宿主細胞をキリングし，感染のレザバーを排除する．**B**：NK細胞はマクロファージにより産生されるIL-12に応答し，マクロファージを活性化し，ファゴサイトーシスされた微生物をキリングするIFNγを分泌する．

感染細胞により活性化されると，NK細胞は感染細胞との接触面で，細胞質顆粒内容を細胞外間隙に放出する．それから，顆粒タンパク質は感染細胞に入り，アポトーシスを誘導する酵素を活性化する．NK細胞の細胞傷害性機構は，細胞傷害性T細胞cytotoxic T lymphocyte(CTL)が感染細胞を傷害するときに用いる機構と同一であり(**第6章**参照)，感染細胞が死滅する結果となる．このように，NK細胞はCTLと同様に，感染レザバー［保有宿主］細胞cellular reservoirを排除し，ウイルスなどの偏性細胞内局在微生物obligate intracellular microbeによる感染を根絶することができる．

活性化NK細胞はIFNγと呼ばれるサイトカインも合成し，分泌する．IFNγはマクロファージ

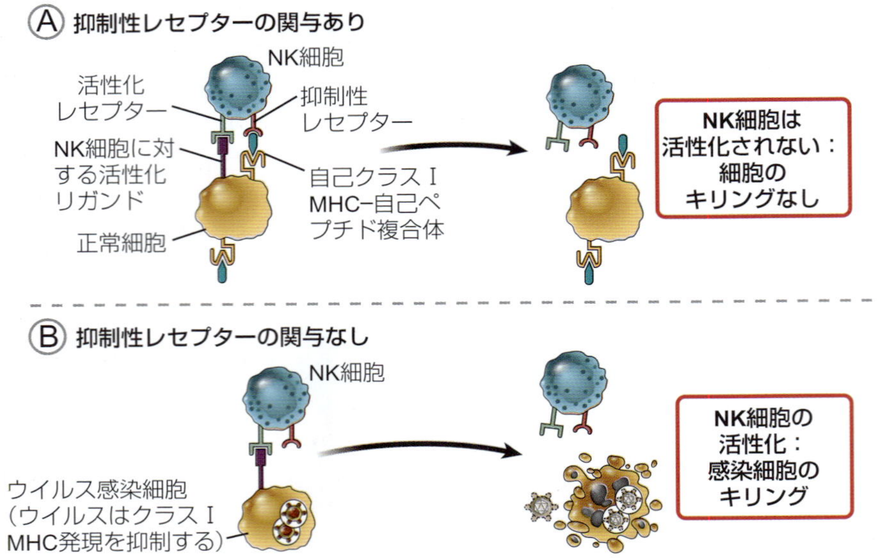

図 2-11 NK 細胞の活性化レセプターと抑制性レセプター **A**：健康な宿主細胞は，抑制性レセプターによって認識される自己クラスⅠ MHC 分子を発現するので，NK 細胞は正常の宿主細胞を攻撃しない．健康な細胞は，活性化レセプター（図示した）に対するリガンドを発現するか，あるいはこのようなリガンドを発現しないかもしれないが，抑制性レセプターが関与するので，NK 細胞によって攻撃されない．**B**：NK 細胞は，活性化レセプターに対するリガンドを発現し（しばしば高水準で），抑制性レセプターが関与しないようクラスⅠ MHC 発現が減少している感染細胞により活性化される．この結果，感染細胞はキリングされる．

を活性化し，ファゴサイトーシスされた微生物のキリングをより効果的に行うようにする．微生物に遭遇したマクロファージと樹状細胞により分泌されるサイトカインは，感染防御に対する NK 細胞の能力を増強する．3 つの NK 細胞活性化サイトカインは，IL-15，Ⅰ型 IFN，IL-12 である．IL-15 は，NK 細胞の発達と成熟にとって重要であり，Ⅰ型 IFN と IL-12 は，NK 細胞の細胞傷害機能を増強する．このように，NK 細胞とマクロファージは，細胞内微生物を排除するために共同して機能する 2 つの細胞型の例である．マクロファージは微生物を摂取して IL-12 を産生し，IL-12 は NK 細胞を活性化して IFNγ を分泌させ，IFNγ は今度はマクロファージが摂取した微生物をキリングするように活性化させる．第 6 章で記述するように，マクロファージと T リンパ球が関与する反応は，基本的には適応免疫の細胞媒介機構において中心をなすものである．

NK 細胞の活性化は，活性化レセプター activating receptor と抑制性レセプター inhibitory receptor の関与のバランスで決定される（図 2-11）．活性化レセプターは，一般的に，ウイルス感染細胞と細胞内細菌ばかりでなく，DNA ダメージ［損傷］DNA damage によるストレス細胞，悪性トランスフォーメーション［形質転換］malignant transformation により発現する細胞表面分子を認識する．これらのレセプターにより，NK 細胞は，細胞内微生物感染細胞，回復不能なほど傷害された細胞，腫瘍細胞を排除する．よく解明された NK 細胞の活性化レセプターの 1 つは，NKG2D と呼ばれる．NKG2D は，クラスⅠ MHC タンパク質に似ており，また細胞ストレスの多くの型に応答して発現する分子を認識する．CD16 と呼ばれるもう 1 つの活性化レセプターは，細胞に結合する IgG 抗体に対して特異的である．NK 細胞が抗体被覆細胞を認識すると，これらの細胞はキリングされ，この現象は**抗体依存性細胞傷害 antibody-dependent cellular cytotoxicity（ADCC）**と呼ばれる．NK 細胞は，ADCC の主要なメディエータである．この抗体媒介性免疫の反応の役割は，第 8 章で記述する．NK 細胞の活性化レセプターは，細胞質尾部に，免疫レセプターチロシン活性化モチーフ immunoreceptor tyrosine-based activation motif（ITAM）を含むシグナル伝達サブユニットをもつ．リンパ球サブユニットの抗原レセプター会合シグナル伝達分子 antigen receptor-associated signaling molecule に存在する ITAM は，レセプターが活性化リガンドを認識すると，チロシン残基がリン酸化される．リン酸化された ITAM は，細胞質タンパク質チロシンキナーゼと結合して活性化を促進し，これらの酵素は，いくつかのさまざまな下流のシグナル伝達経路で他の基質をリン酸化して活性化し，結局，細胞傷害性顆粒のエキソサイトーシス［開口分泌］exocytosis と IFNγ 産生が引き起こされる．

活性化レセプターによるシグナル伝達を阻止する NK 細胞の抑制性レセプターは，すべての健康な有核細胞上に発現される自己クラスⅠ MHC 分子に対して特異的である．したがって，クラスⅠ MHC 発現は，健康な細胞を NK 細胞による破壊から防御する（第 3 章でペプチド抗原を T リンパ球に提示するときの MHC 分子の重要な機能を記述する）．ヒトにおける NK 細胞抑制性レセプターの 2 つの主要なファミリーは Ig 分子と構造相同性［ホモロジー］homology を共有するので，キラー細胞免疫グロブリン様レセプター killer cell immunoglobulin-like receptor（KIR）（**第 4 章**参照）と呼ばれるレセプターと，CD94 と呼ばれるタンパク質および NKG2 と呼ばれるレクチンサブユニットから構成されるレセプターである．この 2 つの種類の抑制性レセプターは，抑制性レセプターがクラスⅠ MHC 分子に結合するとチロシン残基がリン酸化される免疫レセプターチロシン抑制性モチーフ immunoreceptor tyrosine-based inhibitory motif（ITIM）と呼ばれる構造モチーフ structural motif を細胞質内ドメインに保持している．リン酸化された ITIM は細胞質のタンパク質チロシンホスファターゼに結合し，活性化を促進させる．これらのホスファターゼは，さまざまなシグナル伝達分子のチロシン残基のリン酸基を除去し，ITAM の機能を打ち消して活性化レセプターを介する NK 細胞の活性化を阻止する．そのため，NK 細胞の抑制性レセプターが正常の宿主細胞上の自己 MHC 分子に遭遇すると，NK 細胞は機能を終結する（**図 2-11** 参照）．多くのウイルスは，感染細胞においてクラスⅠ分子の発現を阻止する機構（ウイルス特異的 $CD8^+$CTL による細胞傷害から免れることができる）を発達させた．クラスⅠ分子発現の阻止が起こると，NK 細胞の抑制性レセプターは結合できず，またウイルスが同時に活性化リガンドを誘導すると，NK 細胞は活性化され，ウイルス感染細胞を排除する．

NK 細胞と CTL の防御における役割は，宿主と微生物が生存のための絶え間ない戦いにどのように携わっているかについて説明している．宿主は MHC により提示されたウイルス抗原を認識して CTL を用い，ウイルスは CTL による感染細胞のキリングを回避するために MHC 発現を抑制し，NK 細胞は MHC 分子の発現のないものにより効果的に応答するために CTL による感染細胞の不完全な応答を代償することができる．宿主あるいは微生物のどちらがこのような戦いに勝利するかは，感染の結果を決定する．多くの腫瘍はクラスⅠ MHC 分子の発現を減少させることにより CTL 媒介性傷害を回避するので，同じ原理は腫瘍の根絶における NK 細胞の機能にあてはまる．

多様性が制限されたリンパ球
Lymphocytes With Limited Diversity

T リンパ球と B リンパ球のいくつかの特徴をもつ数種類のリンパ球は，微生物に対する初期の防御において機能し，自然免疫系の一部と考えられる．これらのリンパ球の統合的な特徴は，体細胞系の再構成された抗原レセプター（古典的な T 細胞と B 細胞と同様に）を発現するが，これらのレセプターは多様性が制限されている．

- 先述したように，**γδT 細胞**は上皮に存在する．
- **NKT 細胞**は制限された多様性をもつ TCR と NK 細胞に発現する特徴的な表面分子を発現する．

NKT 細胞は上皮とリンパ器官に存在する．NKT 細胞は CD1 と呼ばれるクラスⅠ MHC に関連する分子に結合する微生物の脂質を認識する．

- **B1 細胞**は，大部分が腹腔と粘膜組織に存在し，そこで，腸管壁を通過した微生物や微生物トキシンに対して反応して抗体を産生する B リンパ球集団である．**自然抗体 natural antibody** と呼ばれる正常個体の血液にみられる循環しているほとんどの IgM 抗体は B1 細胞の生成物であり，これらの多くの抗体は多くの細菌の細胞壁に存在する炭水化物に特異的である．
- **辺縁帯 B 細胞 marginal-zone B cell** と呼ばれるもう 1 つの型の B リンパ球は，脾臓と他器官におけるリンパ濾胞の端に存在し，血液媒介性ポリサッカライドの豊富な微生物に対する迅速な抗体応答に関与する．

NKT 細胞，γδ T 細胞，B1 細胞，辺縁帯 B リンパ球は，適応免疫に特徴的である方法で応答(たとえば，サイトカイン産生，抗体産生)するが，自然免疫の特徴(急速な応答，抗原認識の限られた多様性)をもっている．

補体系［システム］Complement System

補体系は，微生物に対する防御に重要な循環タンパク質と膜結合のタンパク質の集合である．多くの補体タンパク質はタンパク質分解酵素であり，補体の活性化はこの酵素の連続的な活性化を必要とする．補体カスケード［滝］complement cascade は 3 つの経路のうちの 1 つにより活性化される(図 2-12)．

- **第 2 経路 alternative pathway** は，ある補体タンパク質が微生物の表面で活性化されると微生物上には補体制御タンパク質が存在しないため(宿主細胞には存在するが)，制御することができず開始される．第 2 経路は自然免疫の構成要素である．
- **クラシカル［古典］経路 classical pathway** は，抗体が微生物や他の抗原に結合した後に開始される経路であり，そのため適応免疫の液性要因の構成要素となっている．
- **レクチン経路 lectin pathway** は，炭水化物結合性血漿タンパク質であるマンノース結合レクチン mannose-binding lectin(MBL)が微生物の表面糖脂質のマンノース残基末端に結合すると活性化される．このレクチンはクラシカル経路のタンパク質を活性化するが，抗体がなくても開始されるので，自然免疫の構成要素である．

活性化補体タンパク質は，他の補体タンパク質を分解するタンパク質分解酵素として機能する．このような酵素カスケード enzymatic cascade は，カスケードにおける他の酵素の基質となる多くの分子を生成するので，急速に増幅される．補体の主要な構成要素は C3 と呼ばれる血漿タンパク質であり，前期経路で生成される酵素により分解される．C3b と呼ばれる C3 の主要なタンパク質分解フラグメント［断片］fragment は，微生物に共有結合で結合し，微生物の表面で下流の補体タンパク質を活性化することができる．補体活性化の 3 つの経路は，開始のされかたが異なるが，後期経路を共有し，同一のエフェクター機能を発揮する．

補体系は，宿主防御において 3 つの機能を担っている．

- **オプソニン化とファゴサイトーシス**．C3b は，ファゴサイトの表面に発現している C3b レセプターと結合して微生物を被覆し，微生物のファゴサイトへの結合を促進する．このように，補体タンパク質で被覆された微生物は，ファゴサイトにより速く摂取され，破壊される．ファゴサイト上でレセプターにより認識される分子により微生物を被覆するこの過程は，**オプソニン化 opsonization** と呼ばれる．
- **炎症**．補体タンパク質における分解生成物のフラグメントの一部(特に C5a と C3a)は，白血球(主に好中球と単球)のケモアトラクタント［走化性誘起作用］chemoattractant となり，補体の活性化部位において，白血球の動員(炎症)を促進する．
- **細胞溶解**．補体の活性化により，微生物細胞膜に挿入される多量体タンパク質複合体 polymeric protein complex が形成され，透過性バリア permeability barrier が妨げられて，微生物の

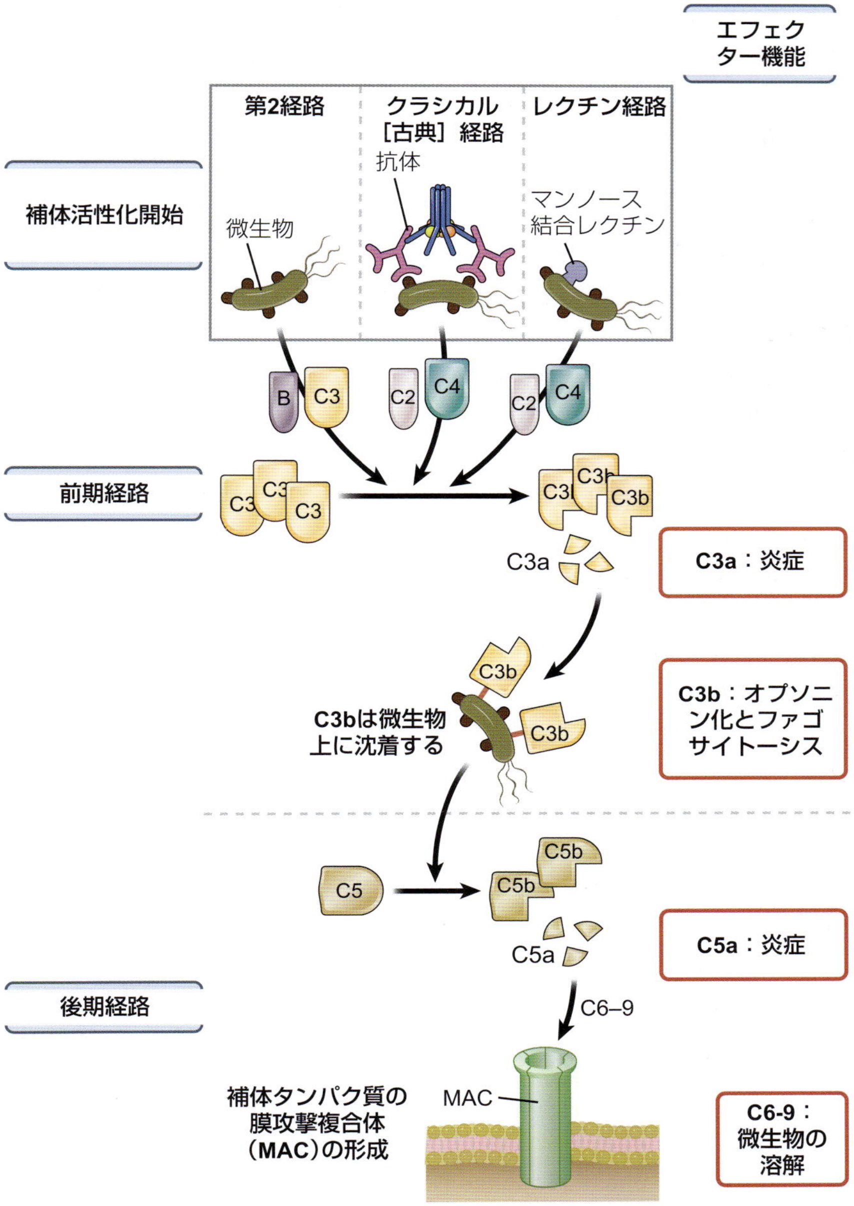

図 2-12　補体活性化経路　補体系の活性化は，3 つの異なる経路で開始され，そのすべてにおいて C3b が生成される（前期経路）．C3b は補体活性化の後期経路を開始し，薄い壁の微生物細胞溶解を引き起こす重合 C9 分子からなる膜攻撃複合体（MAC）と呼ばれる膜貫通チャネルの多量体タンパク質複合体形成をもたらす．補体活性化の間に放出されるペプチド副産物は，炎症を誘導する C3a と C5a である．さまざまな段階で産生される主要なタンパク質の機能を図示した．補体系の活性化，機能，制御は第 8 章でより詳細に記述する．

浸透圧溶解あるいはアポトーシスが引き起こされる結果となる．

補体の活性化と機能の詳細については，第8章で液性免疫のエフェクター機構を記述する．

自然免疫の他の血漿タンパク質
Other Plasma Proteins of Innate Immunity

補体タンパク質に加えて，いくつかの循環タンパク質は，感染に対する自然免疫防御に関与する．先述したように，血漿マンノース結合レクチン mannose-binding lectin（MBL）は，微生物の炭水化物を認識し，ファゴサイトーシスしやすくするために微生物を被覆し，レクチン経路による補体カスケードを活性化するタンパク質である．MBLは，コラーゲンと相同性があり，炭水化物結合（レクチン lectin）ドメインを保有しているので，コレクチン collectin と呼ばれるタンパク質ファミリーに属する．肺のサーファクタント［界面活性物質］タンパク質 surfactant protein もコレクチンファミリーに属し，気道を感染から保護している．C反応性タンパク質 C-reactive protein（CRP）は，微生物上でホスホリルコリンと結合し，CRPに対するレセプターを発現するマクロファージによるファゴサイトーシス作用のために微生物をオプソニン化するペントラキシン pentraxin（5個の頭部をもつ分子）である．CRPはまたクラシカル補体経路のタンパク質を活性化することができる．

循環している多くのこれらの血漿タンパク質は，感染後に急速に増加する．この防御反応は感染に対する**急性期反応 acute-phase response** と呼ばれる．

自然免疫のサイトカイン
Cytokines of Innate Immunity

微生物に反応して，樹状細胞，マクロファージ，マスト細胞と他の細胞は，自然免疫の多くの細胞性反応を媒介するサイトカインを分泌する（図2-13）．先述したように，サイトカインは，免疫反応と炎症反応を媒介する可溶性タンパク質であり，白血球と白血球，および白血球と他細胞との情報伝達の役割を果たしている．分子的に解明されたほとんどのサイトカインは慣習的に**インターロイキン interleukin** と呼ばれ，インターロイキン分子は白血球により産生され，白血球に対して作用すると定義されている（多くのサイトカインは白血球以外からも産生され，また白血球以外の細胞へ作用し，また白血球間の情報伝達を媒介する多くのサイトカインは，歴史的な理由により他の名前が与えられているので，実際にはこの定義はあまりにも限定されたものである）．自然免疫において，上皮細胞と他の型の細胞もサイトカインを分泌するけれども，主要なサイトカインの供給源は，微生物認識により活性化されたマスト細胞，樹状細胞とマクロファージである．LPSなどの細菌の構成要素，あるいは，dsRNAなどのウイルス分子のTLRと他の微生物センサーによる認識は，樹状細胞とマクロファージによるサイトカイン分泌のための強力な刺激である．適応免疫においては，サイトカインの主要な供給源はヘルパーTリンパ球である（**第5章，第6章**参照）．

サイトカインは，外部からの刺激に応答して少量産生され，標的細胞の高アフィニティレセプターへ結合する．ほとんどのサイトカインはそれらを産生する細胞へ作用するか（オートクライン［自己分泌］autocrine 作用），近傍の細胞へ作用する（パラクライン［傍分泌］paracrine 作用）．感染に対する自然免疫応答では，十分な量の樹状細胞とマクロファージが活性化されるので，多量のサイトカインが分泌され，これらのサイトカインは分泌部位から遠く離れていても活性がある（エンドクライン［内分泌］endocrine 作用）．

自然免疫のサイトカインは，宿主防御においてさまざまな機能をもっている．腫瘍壊死因子 tumor necrosis factor（TNF），IL-1，ケモカイン chemokine（ケモアトラクタントサイトカイン chemoattractant cytokine）は，血液の好中球と単球の感染部位への動員に関与する主要なサイトカインである（後述する）．TNFとIL-1はまた，全身効果（視床下部に作用することにより発熱 fever を誘導することを含む）があり，またこれらのサイトカインばかりでなくIL-6も，肝細胞を刺激

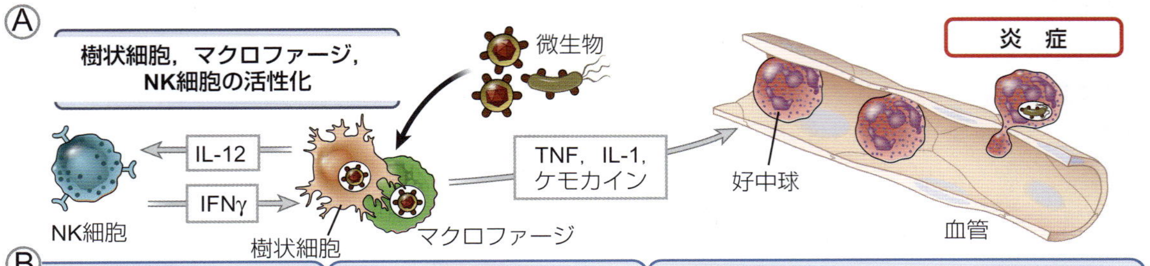

Ⓑ

サイトカイン	主な供給源細胞	主な標的細胞と生物学的効果
腫瘍壊死因子(TNF)	マクロファージ，T細胞，マスト細胞	内皮細胞：活性化(炎症，凝固) 好中球：活性化 視床下部：発熱 肝臓：急性期タンパク質の合成 筋肉，脂肪：分解(悪液質) 多くの細胞の型：アポトーシス
IL-1	マクロファージ，樹状細胞，内皮細胞，一部の上皮細胞，マスト細胞	内皮細胞：活性化(炎症，凝固) 視床下部：発熱 肝臓：急性期タンパク質の生成 T細胞：Th17分化
ケモカイン	マクロファージ，樹状細胞，内皮細胞，T細胞，線維芽細胞，血小板	白血球：インテグリンアフィニティの増加，ケモタキシス，活性化
IL-12	樹状細胞，マクロファージ	NK細胞とT細胞：IFNγ産生，細胞傷害活性の増加 T細胞：Th1細胞への分化
IFNγ	NK細胞，Tリンパ球	マクロファージの活性化 ある種の抗体応答の刺激
Ⅰ型IFN(IFNα，IFNβ)	IFNα：樹状細胞，マクロファージ IFNβ：線維芽細胞	すべての細胞：抗ウイルス状態，クラスⅠMHC発現の増加 NK細胞：活性化
IL-10	マクロファージ，樹状細胞，T細胞	マクロファージ，樹状細胞：サイトカイン，ケモカイン産生の抑制，コスティミュレーターとクラスⅡMHC分子発現の抑制
IL-6	マクロファージ，内皮細胞，T細胞	肝臓：急性期タンパク質の生成 B細胞：抗体産生細胞の増殖
IL-15	マクロファージ，他の細胞	NK細胞：増殖 T細胞：増殖
IL-18	マクロファージ	NK細胞とT細胞：IFNγの合成
TGFβ	多くの細胞の型	炎症の抑制 T細胞：Th17細胞，制御性T細胞への分化

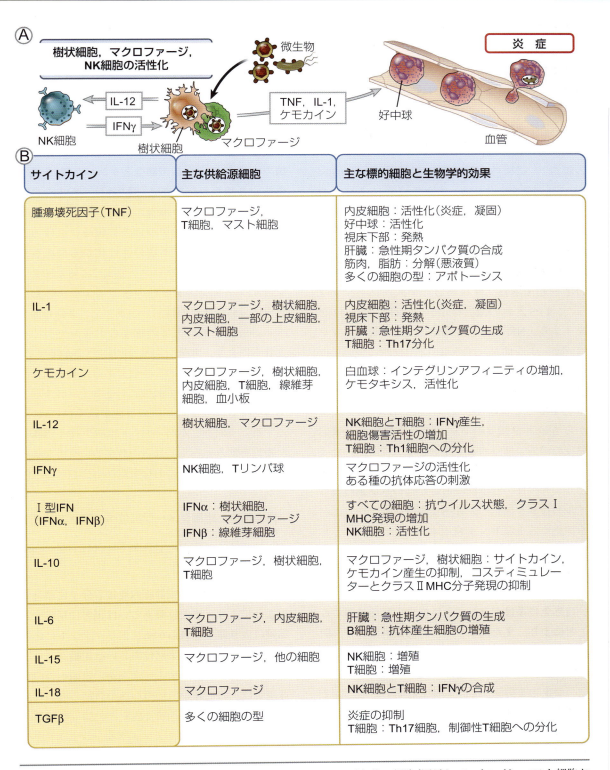

図 2-13　自然免疫のサイトカイン　**A**：樹状細胞，マクロファージと他の細胞(図示していないが，マスト細胞およびILC)は，炎症(白血球動員)を刺激するサイトカインを産生し，マクロファージ活性化サイトカインであるIFNγを産生するNK細胞を活性化して微生物に反応する．**B**：自然免疫の主要なサイトカインのいくつかの重要な特徴をリストアップした．IFNγとTGFβは自然免疫と獲得免疫の両方に関与するサイトカインであることに注意すること(**第5章**，**第6章**参照)．これらのサイトカインとサイトカインレセプターに関する詳細な情報は，付録Ⅱに記載した．MHC：主要組織適合遺伝子複合体 major histocompatibility complex.

して，微生物のキリング，および感染部位の遮蔽に関与するCRPとフィブリノゲンなどの急性期反応物質と呼ばれるさまざまなタンパク質を産生させる．高濃度では，TNFは内皮に血栓形成を促進し，心筋収縮力の低下作用，血管拡張と漏出が組み合わされて，血圧を低下させる．重篤な，全身性の細菌感染は，しばしば低血圧(ショックの特徴)，播種性血管内凝固症候群 disseminated intravascular coagulation，代謝性障害により特徴づけられる，**敗血症性ショック septic shock** と呼ばれる潜在的に致死的な臨床症状を引き起こす．敗血症性ショックの初期の臨床症状および病理的徴候は，細菌に応答して産生される高濃度のTNFに起因する．樹状細胞とマクロファージはまた，LPSと他の微生物分子に応答してIL-12を産生する．NK細胞を活性化し，最終的にはマクロファージを活性化するIL-12の役割については先に言及した．またNK細胞がマクロファージを活性化させる機能をもつサイトカインのIFNγを産生することはすでに記述した．IFNγはT細胞からも産生されるので，IFNγは自然免疫と適応免疫の両方に関与するサイトカインである．ウイルス感染においては，樹状細胞のあるサブセットと，より少ない程度ではあるが他の感染細胞はウイルス複製を阻止し，非感染細胞へ拡大することを阻止するⅠ型IFNを産生する．

自然免疫反応
Innate Immune Reactions

自然免疫系は主として急性炎症応答を誘導することにより，また抗ウイルス防御機構により，微生物を排除する． 異なる型の微生物は，異なる型の自然免疫反応を惹起し，それぞれの型はある特定の微生物を排除するのに特に有効である．さまざまな微生物に対する主要な防御的自然免疫応答は，以下のとおりである．

- 細胞外細菌と真菌は，主に好中球と単球が感染部位に動員される急性炎症応答により，また補体系により処理される．
- ファゴサイトの内部で生存することができる細胞内細菌は，Toll様レセプターと他のセンサーによってだけではなく，サイトカインにより活性化されるマクロファージにより排除される．
- ウイルスに対する防御は，Ⅰ型IFNとNK細胞により行われる．

炎　症 Inflammation

炎症は感染部位と組織ダメージ部位へ，宿主防御のメディエータ(循環細胞とタンパク質)を速く供給する組織反応である(図2-14)．炎症の過程は，血管を通しての細胞の動員と血漿タンパク質の漏出 leakage，および血管外組織におけるこれらの細胞とタンパク質の活性化から構成される．マスト細胞とマクロファージによるヒスタミン，サブスタンスPと他のメディエータの初期放出は，局所血流の増加，血漿タンパク質の滲出 exudation と神経終末での疼痛の引き金を引く．これらにより，発赤，温感，腫脹，疼痛が出現し，これらは炎症の典型的な特徴である．その後にサイトカインに反応して組織における主に好中球であるファゴサイトの局所の集簇が続く(以下に記述する)．活性化ファゴサイトは微生物と死滅した物質を飲み込み，これらの潜在的に有害な物質を破壊する．次に典型的な炎症反応における段階を解説する．

感染部位と組織ダメージ部位へのファゴサイトの動員
Recruitment of Phagocytes to Sites of Infection and Tissue Damage

好中球と単球は，細静脈内皮接着分子に結合することにより，また感染あるいは傷害に反応する組織により産生されるケモアトラクタントに応答することにより，感染部位あるいは組織ダメージ部位の血管外へ遊走する． 血液から組織への白血球遊走は，白血球の内皮細胞への最初の弱い接着相互作用，それに引き続く内皮との強固な接着，内皮を通してのトランスマイグレーション［血管外遊出］transmigration から構成される多段階の過程である(図2-15)．

もし感染性微生物が上皮を破って上皮下組織に入ると，常在性マクロファージと他の細胞は，微生物を認識して，サイトカインを産生することに

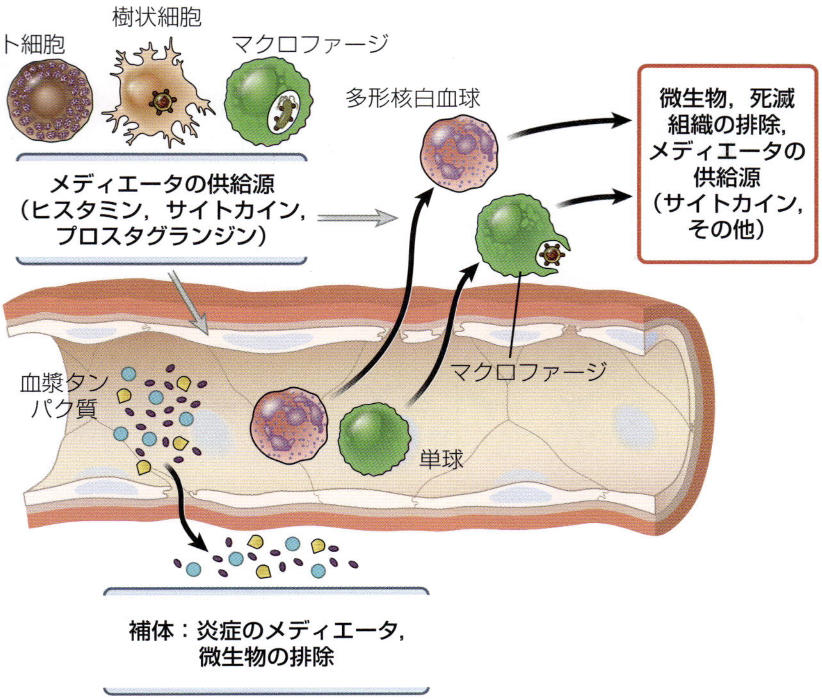

図 2-14 急性炎症反応 サイトカインと他のメディエータは，微生物生成物とダメージを受けた宿主細胞に応答して，組織中のマクロファージ，樹状細胞，マスト細胞と他の細胞により産生される．これらのメディエータは血管の透過性を増加させ，組織へ血漿タンパク質（補体タンパク質など）を流入させ，また，血液から組織への白血球の移動を促進し，そこで白血球は微生物を破壊し，ダメージ細胞を一掃し，より多くの炎症と修復を促進する．

より応答する．これら 2 つのサイトカイン，TNF と IL-1 は，感染部位近傍の細静脈の内皮に作用し，組織への白血球遊走における連続した事象を開始する．

- **白血球のローリング**. TNF と IL-1 に応答して，内皮細胞は E セレクチンと呼ばれる**セレクチンファミリー selectin family** の接着分子を発現する．トロンビンを含む他の刺激は，P セレクチンを内皮細胞表面へ急速に移行させる（セレクチン selectin という用語は，これらの分子の特性である炭水化物結合，すなわちレクチン lectin を示す）．循環する好中球と単球は，弱くセレクチンと特異的に結合する表面炭水化物を発現する．好中球は内皮にテザリング［接触］tethering され，血流はこの結合を崩壊させ，結合は下流で，また再結合しているうちに内皮表面に沿って白血球がローリング［回転］rolling する結果となる．
- **強い接着**. 白血球は，外部シグナルを細胞骨格の変化に統合させる integrate ので，**インテグリン integrin** と呼ばれるもう 1 組の接着分子 adhesion molecule を発現する．LFA-1，VLA-4 などの白血球インテグリンは，非活性化細胞上では低アフィニティ［親和性］low-affinity 状態で存在する．感染部位において，組織マクロファージと内皮細胞は**ケモカイン**を産生し，ケモカインは内皮細胞の管腔表面上で糖タンパク質と結合し，内皮上をローリングしている白血球に高濃度で提示される．これらのケモカインは，内皮上のリガンドに対する白血球インテグリンのアフィニティの急速な増加を刺激する．同時に，TNF と IL-1 は内皮に作用し，ICAM-1,

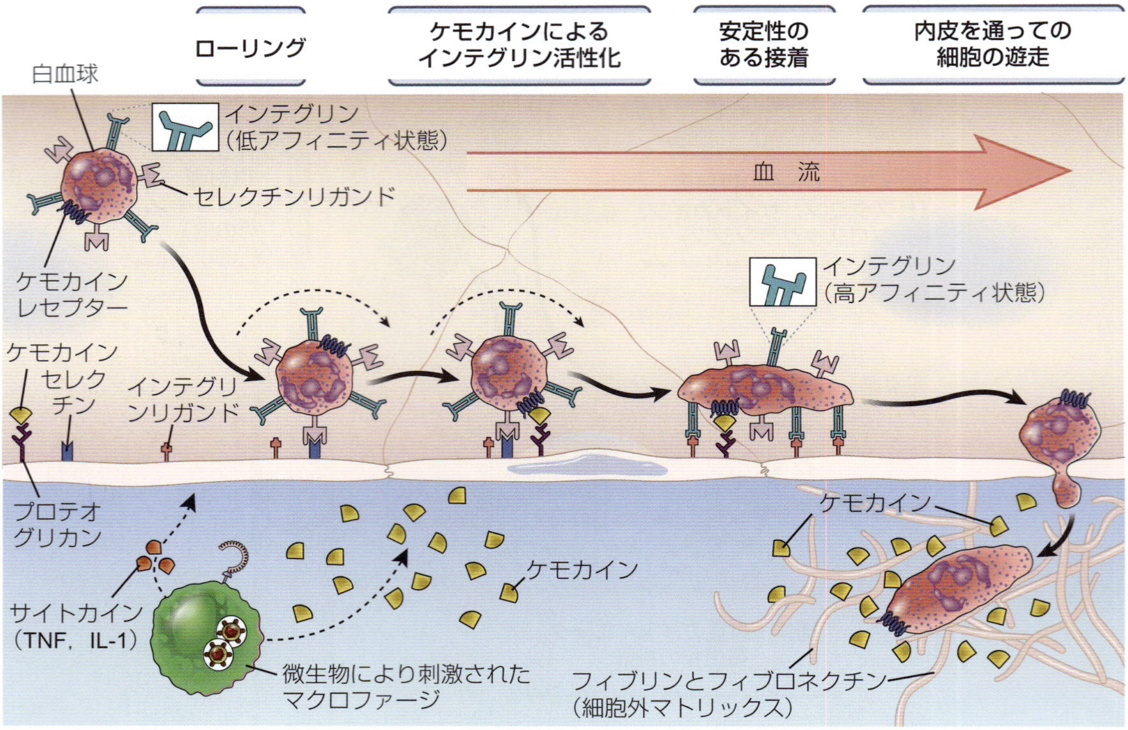

図 2-15　血液中の白血球が感染部位へ遊走する連続的な過程　感染部位で，微生物と遭遇した樹状細胞と他の細胞は近傍の細静脈の内皮細胞を活性化してセレクチンとインテグリンリガンドを発現し，ケモカインを産生させるTNFやIL-1などのサイトカインを産生する．セレクチンは，内皮細胞上における血液好中球の弱いテザリングとローリングを媒介し，インテグリンは，好中球の強い接着を媒介し，ケモカインは好中球を活性化し，好中球が内皮細胞を通って感染部位への遊走を刺激する．血液中の単球や活性化Tリンパ球は，感染部位への遊走において同一の機構を用いる．

VCAM-1を含むインテグリンに対するリガンドの発現を刺激する．リガンドへのインテグリンの強い結合は，内皮上でローリングする白血球を停止させる．白血球の細胞骨格は再編成され，細胞は内皮表面上で伸展する．

- **白血球の遊走**．ケモカインはまた，細菌生成物と補体活性化生成物と同様に，白血球の運動性motilityを刺激する．その結果，白血球は，内皮細胞の間を通過し，血管壁を通して，感染部位へ，これらのケモアトラクタントの濃度勾配に沿って遊走しはじめる．

セレクチン媒介性ローリング，ケモカイン依存性インテグリン媒介性の強い接着，ケモカイン媒介性運動の連続により，感染後数分で感染の血管外部位に血液白血球の遊走が引き起こされる．(第5章，第6章で記述するが，同じ事象の連続が，感染組織への活性化Tリンパ球の遊走に対しても引き起こされる)インテグリンとセレクチンリガンドの遺伝的欠損は，感染部位に白血球の動員が引き起こされず，感染に対する感受性が増加する．これらの疾患は**白血球接着不全症 leukocyte adhesion deficiency (LAD)** と呼ばれる．

微生物生成物とTNFなどの炎症性サイトカインは毛細管が漏出する原因になり，補体タンパク質と抗体を含む循環タンパク質は血管を出て，感染の組織部位に入ることになる．これらのタンパク質は，攻撃因子を破壊するためにファゴサイトと共同して働く．いくつかの感染では，好中球とマクロファージ以外の，たとえば好酸球などの血液白血球が感染部位に動員され，病原体に対する防御を提供する．

微生物のファゴサイトーシスと破壊
Phagocytosis and Destruction of Microbes

好中球とマクロファージは，微生物を摂取 ingest（ファゴサイトーシス phagocytosis）して，細胞内小胞で，摂取された微生物を破壊する（図 2-16）．ファゴサイトーシスは，直径 0.5μm より大きな微粒子の摂取の過程である．ファゴサイトーシスは，微生物と結合する膜レセプターから開始される．ファゴサイトの主要なレセプターは，たとえばマンノースレセプターと他レクチンレセプターなどのいくつかのパターン認識レセプターと，抗体と補体に対するレセプターである．抗体と補体フラグメントでオプソニン化される微生物は，ファゴサイト上で強く特異的レセプターと結合し，非常に増強された内部移行が起こる（**第 8 章**参照）．微生物が細胞へ結合すると，ファゴサイトは微粒子の周囲に細胞膜を広げる．細胞膜は，微生物を取り囲んでチャックで閉められ，引き離されて，微生物は膜に結合したファゴソーム［貪食胞］phagosome と呼ばれる小胞へ内在化される．ファゴソームは，リソソーム［水解小体］lysosome と融合し，ファゴリソソーム phagolysosome を形成する．

微生物がファゴサイトのレセプターに結合し，摂取されると同時に，ファゴサイトはファゴリソソームにおいて，いくつかの酵素を活性化するさまざまなレセプターからシグナルを受け取る．ファゴサイトオキシダーゼ［酸化酵素］phagocyte oxidase と呼ばれるこれらの酵素の 1 つは，酸化バースト oxidative burst（あるいは呼吸バースト respiratory burst）と呼ばれる過程で，酸素分子をスーパーオキシド［過酸化物］ラジカル superoxide anion［O_2^-］やフリーラジカル free radical に変換する．これらの物質は，**活性酸素種 reactive oxygen species（ROS）**と呼ばれ，摂取された微生物に毒性を有する．誘導型一酸化窒素シンターゼ［合成酵素］inducible nitric oxide synthase（iNOS）と呼ばれる第 2 の酵素は，また殺菌性物質であるアルギニンの**一酸化窒素 nitric oxide（NO）**

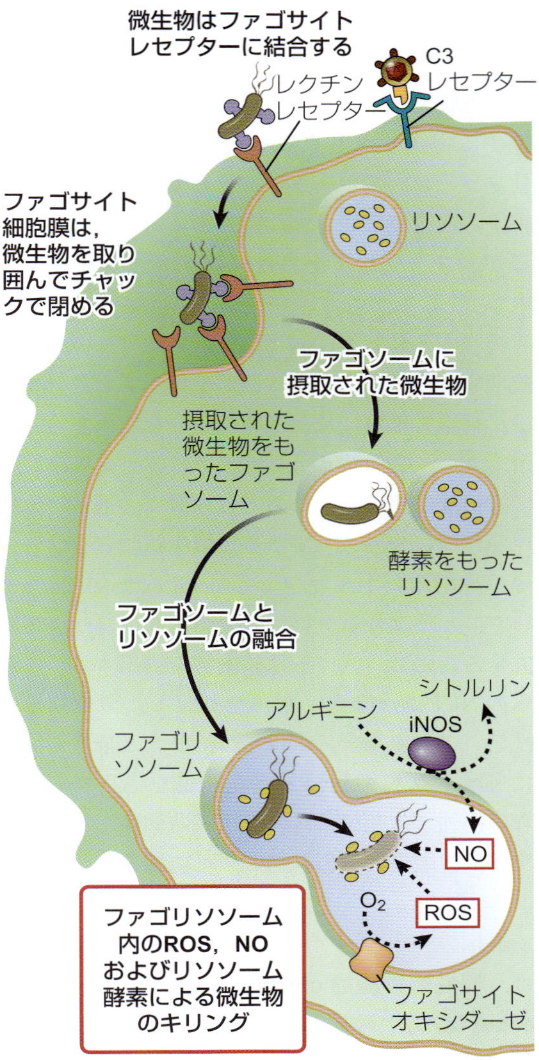

図 2-16　微生物のファゴサイトーシスと細胞内キリング　マクロファージと好中球は，引き続き起こるファゴサイトーシスのために微生物を結合する多くの表面レセプターを発現している．本図では，このようなレセプターの代表的な例を示した．微生物はリソソームと融合するファゴソームに摂取され，微生物は酵素およびファゴリソソームで産生されるいくつかのトキシンによりキリングされる．同じ物質がファゴサイトから放出され，細胞外微生物をキリングする（図示していない）．iNOS：誘導型一酸化窒素シンターゼ［合成酵素］inducible nitric oxide synthase，NO：一酸化窒素 nitric oxide，ROS：活性酸素種 reactive oxygen species.

への変換を触媒する．第3の酵素はリソソームプロテアーゼ lysosomal protease であり，微生物タンパク質を破壊する．これらすべての微生物を傷害する物質は，主としてリソソーム内やファゴリソソーム内で生成され，そこでは，微生物を傷害する物質は摂取された微生物に対しては作用するが，ファゴサイト自身にはダメージを与えない．

細胞内キリングに加えて，好中球は，微生物を破壊するためにさらなる機構を使用する．好中球は，細胞外環境に殺菌性顆粒内容を放出することができる．病原体と炎症性メディエータに応答して好中球は死滅し，この過程の間に，通常は好中球顆粒内に分画されている抗微生物物質を含む，好中球細胞外トラップ neutrophil extracellular trap（NET）と呼ばれるクロマチンのネットワークを形成するために，好中球は核内容を排出する．これらの NET は，細菌と真菌を捕捉し，微生物をキリングする．場合によっては，酵素と細胞外間隙に遊離される ROS は，宿主組織を傷害する．これは，通常は感染に対する宿主防御反応である炎症が，組織傷害も引き起こす可能性をもつ理由である．

遺伝性ファゴサイトオキシダーゼ酵素欠損症は，**慢性肉芽腫症 chronic granulomatous disease（CGD）**と呼ばれる免疫不全の原因である．CGD では，ファゴサイトは細胞内微生物を根絶することができず，宿主はより多くのマクロファージとリンパ球を呼び寄せることにより感染を封じ込めようとし，その結果，肉芽腫 granuloma と呼ばれる微生物の周囲の細胞集合が引き起こされる結果となる．

抗ウイルス防御 Antiviral Defense

ウイルスに対する防御は，IFN，NK 細胞，他の機構を含む宿主応答の特別な型である．

I 型 IFN は，ウイルス複製を抑制し，また細胞が感染に対して抵抗性となる抗ウイルス状態を誘導する． いくつかの型の IFNα と 1 つの型の IFNβ を含む I 型 IFN は，多くの型のウイルス感染細胞により分泌される．これらのサイトカインの主要な供給源は，TLR および他のレセプターにより，ウイルス核酸を認識して活性化されると I 型 IFN を分泌するプラズマサイトイド［形質細胞様］樹状細胞 plasmacytoid dendritic cell と呼ばれる型の樹状細胞である（形態学的にプラズマ細胞に似ているので，プラズマサイトイドと呼ばれる，**第 3 章**参照）．樹状細胞あるいは他の感染した細胞から分泌される I 型 IFN が，感染細胞，あるいは隣接する感染していない細胞上の IFN レセプターと結合すると，ウイルス複製を阻止し，ウイルスゲノムを破壊するシグナル伝達経路が活性化される（**図 2-17**）．この作用は，慢性ウイルス性肝炎のいくつかの型で IFNα を用いて治療される根拠となっている．

先述したように，ウイルス感染細胞は，NK 細胞により破壊される．I 型 IFN は感染細胞をキリングする NK 細胞の能力を増強する．さらに，ウイルス感染への自然免疫応答の一部には，感染細胞のアポトーシスの増強が含まれ，感染細胞の死滅により感染のレザバーが除去される．

自然免疫応答の制御
Regulation of Innate Immune Responses

自然免疫応答は，組織に対する過度のダメージを防止するように設計されているさまざまな機構により，制御されている． これらの制御機構には，抗微生物機能および炎症性サイトカイン pro-inflammatory cytokine の産生を含むマクロファージの機能を抑制する IL-10（活性化マクロファージのクラシカル経路），また IL-1 の作用を阻止する IL-1 レセプターアンタゴニストを含む，マクロファージと樹状細胞により産生される抗炎症性サイトカインが含まれる．また，炎症性サイトカイン産生を誘導するシグナルが，サイトカインシグナル伝達のインヒビター［阻害因子］inhibitor の発現を誘導する多くのフィードバック機構も存在する．たとえば，TLR シグナル伝達は IFN を含む，細胞のさまざまなサイトカインに対する反応を阻止するサイトカインシグナル抑制因子 suppressors of cytokine signaling（SOCS）と呼ばれるタンパク質発現を刺激する．

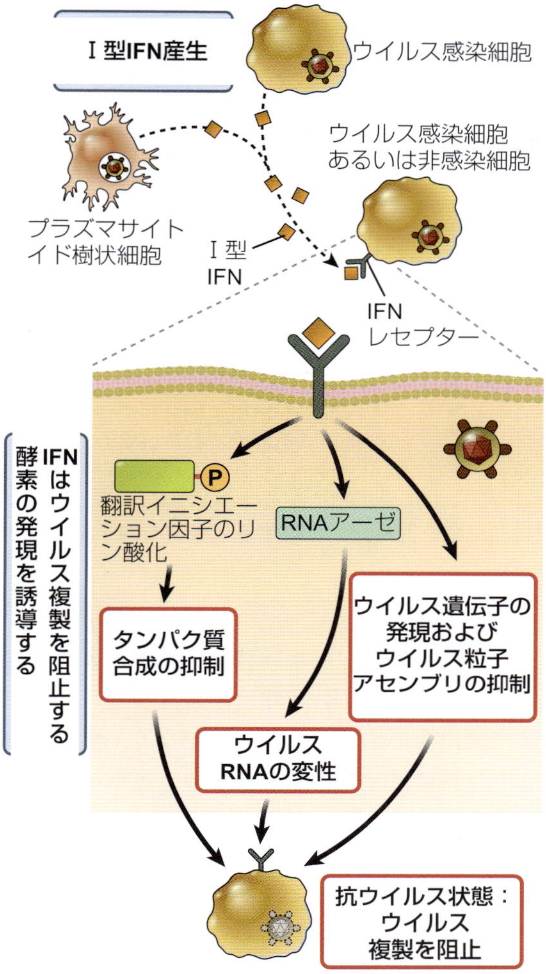

図 2-17 I 型インターフェロンの抗ウイルス作用 I 型 IFN(IFNα, IFNβ)は，細胞内 TLR シグナルと他のウイルス核酸センサに応答して，プラズマサイトイド樹状細胞およびウイルス感染細胞から産生される．I 型 IFN は，感染細胞および近隣する感染していない細胞上でレセプターに結合し，ウイルスタンパク質の翻訳の抑制，ウイルス RNA の変性の増加，ウイルス遺伝子発現とウイルス粒子アセンブリの抑制を含む，さまざまな段階において，ウイルス複製を阻止する酵素の発現を誘導するシグナル伝達経路を活性化する．また I 型 IFN は，CTL 媒介性細胞傷害に対する細胞の感受性を高める(図示しなかった)．

微生物の自然免疫回避
Microbial Evasion of Innate Immunity

病原性微生物は自然免疫の機能に抵抗するよう進化したので，宿主に侵入し，コロニー形成することが可能である(図 2-18)．細胞内細菌の中には，ファゴサイトの中での破壊に抵抗性を示すものがある．リステリア菌(リステリア–モノサイトゲネス *Listeria monocytogenesis*)は，ファゴソームから回避し，感染細胞の細胞質へ侵入することができるタンパク質を産生し，そこではもはや，活性酸素種 reactive oxygen species(ROS)あるいは一酸化窒素 nitric oxide(NO)(主にファゴリソソームで産生される)に感受性を示さない．抗酸菌［マイコバクテリア］mycobacteria の細胞壁は，ファゴサイトーシスされた細菌を含む小胞が，リソソームと融合するのを阻止する脂質を含んでいる．他の微生物は，補体タンパク質の作用に抵抗性を示す細胞壁を保有している．第 6 章，第 8 章で記述するように，微生物は細胞性免疫と液性免疫という 2 つの適応免疫の武器である，エフェクター機構に抵抗性を示す．

適応免疫応答刺激における自然免疫の役割
Role of Innate Immunity in Stimulating Adaptive Immune Responses

これまで，自然免疫系がどのようにして微生物を認識し，感染に対する戦いに機能するかについて焦点をあててきた．本章のはじめで，自然免疫の防御作用に加えて，微生物に対する自然免疫応答は，効果的な免疫応答が必要である適応免疫系に注意をあてることにより重要な警告機能を提供することについて言及した．本章の最終節では，自然免疫応答が適応免疫応答を刺激する機構のいくつかについて要約する．

自然免疫応答は，抗原に加えて，ナイーブ T リンパ球，B リンパ球を活性化するために必要なシグナルを提供する分子を生成する． 第 1 章で，抗原特異的リンパ球の完全な活性化には 2 つのシグナルが必要であるとの考え方を紹介した．抗原はシグナル 1 と呼ばれ，微生物および微生物によりダメージされた宿主細胞への自然免疫応答は，シグナル 2 として作用する(図 2-19)．適応免疫系が，応答する必要があると警告する刺激は，危険シグナル danger signal と

免疫回避機構	微生物(例)	機 序
ファゴサイトーシスに対する抵抗性	肺炎球菌 Pneumococci	莢膜のポリサッカライドがファゴサイトーシスを阻止する
ファゴサイトの活性酸素中間体に対する抵抗性	ブドウ球菌 Staphylococci	活性酸素中間体を分解するカタラーゼの産生
補体活性化(第2経路)に対する抵抗性	髄膜炎菌 *Neisseria meningitidis*	シアル酸発現がC3とC5コンバターゼを阻止する
	連鎖球菌 Streptococci	Mタンパク質が微生物へのC3の結合を阻止し，補体レセプターへのC3bの結合を阻止する
抗微生物性ペプチド抗微生物分子に対する抵抗性	緑膿菌 *Pseudomonas*	ペプチド抗微生物分子の作用に抵抗する修飾されたLPSの合成

図 2-18 微生物による自然免疫の回避 本図では微生物が自然免疫を回避し，抵抗する代表的な例を示した．LPS：リポポリサッカライド lipopolysaccharide.

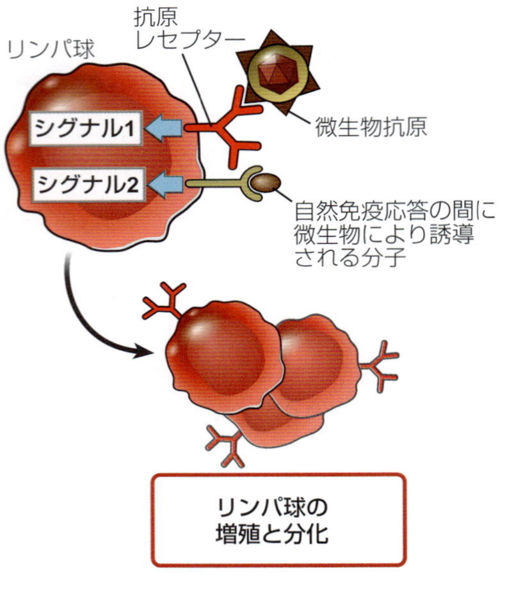

図 2-19 リンパ球活性化に必要な2つのシグナル リンパ球による抗原認識は，リンパ球の活性化のためのシグナル1を提供し，微生物(あるいは微生物の構成成分)に対する自然免疫応答の間に生成された物質は，シグナル2を提供する．本図においては，リンパ球はT細胞でもB細胞でもあてはまる．慣習として，T細胞に対する主要なシグナル2は，抗原とともに細胞を刺激するため，コスティミュレーターと呼ばれている．Tリンパ球とBリンパ球に対するシグナル2の性質については，後の章で記述する．

も呼ばれてきた．微生物依存性シグナル2の必要性のために，リンパ球は感染性物質に対しては確実に反応するが，危険性がなく，感染性のない物質に対しては反応しない．実験的状況やワクチン接種においては，適応免疫応答は，微生物の存在なしに抗原により誘導される．これらすべての状況において，抗原は，微生物が果たしていた自然免疫と同じ役割を果たすアジュバント adjuvant と呼ばれる物質とともに投与する必要がある．実際，多くの強力なアジュバントは，微生物の生成物である．Tリンパ球とBリンパ球の活性化におけるシグナル2の作用の特性や機構については，それぞれ第5章と第7章において記述する．ここでは自然免疫反応の過程で生成されるシグナル2の2種類の具体的な例を提示する．

微生物(あるいは微生物の刺激に応答してNK細胞から産生されるIFNγ)は，樹状細胞とマクロファージを刺激し，Tリンパ球を活性化することのできる2つの型のシグナル2を生成する．第1に，樹状細胞は，ナイーブT細胞のレセプターに結合し，抗原認識とともにT細胞を活性化するよう機能する**コスティミュレーター［共刺激分子］costimulator** と呼ばれる細胞表面分子を発現する．第2に，樹状細胞とマクロファージは，ナイーブT細胞を細胞性適応免疫のエフェクター細胞へと分化を刺激するIL-12，IL-1，IL-6などのサイトカインを分泌する．

血液媒介微生物 bloodborne microbe は，第2経路により補体系を活性化する．補体の活性化の間に生成されるタンパク質の1つで，C3bのタンパク質分解により生成されるC3dと呼ばれるタンパク質は，微生物へ共有結合的に結合する．Bリンパ球が，Bリンパ球の抗原レセプターにより微生物抗原を認識するときには，同時にBリンパ球は，C3dレセプターにより微生物に結合したC3dを認識する．抗原認識とC3d認識の組み合わせにより，B細胞の抗体分泌細胞への分化が開始される．このようにして，補体生成物は液性免疫応答のシグナル2として作用する．

これらの例は，シグナル2の重要な特徴を例示している．これらのシグナルは適応免疫を刺激するだけでなく，適応免疫応答の方向性を示す．細胞内微生物とファゴサイトーシスされた微生物は，細胞性免疫，すなわちTリンパ球により媒介される適応免疫応答により，排除される必要がある．樹状細胞あるいはマクロファージに遭遇し，摂取された微生物は，T細胞応答を刺激するシグナル2であるコスティミュレーターとサイトカインを誘導する．それとは対照的に，血液媒介微生物は，液性免疫応答の間にBリンパ球により産生される抗体により処理される必要がある．血液媒介微生物は，血漿補体系を活性化し，結局は，B細胞活性化と抗体産生を刺激することになる．このように，さまざまな型の微生物が，さまざまな感染性病原体に最もよく戦うことができるような適応免疫の型を刺激する，さまざまな自然免疫応答を誘導する．

要 旨
SUMMARY

- すべての多細胞生物は感染に対する内因性の防御機構をもち，自然免疫を構成する．
- 自然免疫系は，さまざまな種類の微生物に特徴的である構造に応答するために，生殖細胞系にコードされているレセプターを用い，また死細胞の生成物を認識する．自然免疫反応は，微生物の反復暴露により増強されない．
- 多くの細胞型の細胞膜上やエンドソーム内に発現するToll様レセプター(TLR)は，細菌の細胞壁構成成分とウイルス核酸を含むさまざまな微生物生成物を認識する主要な種類の自然免疫系レセプターである．NLRファミリーのいくつかのレセプターは，微生物，ダメージ細胞の生成物，他の物質を認識し，これらのレセプターは，炎症性サイトカインIL-1の分泌を誘導するために，サイトゾルの多量体タンパク質複合体(インフラマソーム)を通してシグナル伝達する．
- 自然免疫の主要な構成要素は，上皮，ファゴサイト，樹状細胞，NK細胞，サイトカイン，補体系タンパク質を含む血漿タンパク質である．
- 上皮は微生物に対する物理的バリアを提供し，抗微生物物質を生成し，感染を阻止するリンパ球を含んでいる．
- 主要なファゴサイトである好中球と単球／マクロファージは，感染部位へ動員される血球であり，そこでファゴサイトは，いくつかの種類のレセプターにより活性化される．活性化されたマクロファージは，微生物と死細胞を破壊し，組織修復を開始する．これらの機能は，マクロファージの異なる集団により実行される．
- 自然リンパ球は炎症を誘導するさまざまなサイトカインを分泌する．NK細胞は細胞内微生物に感染された宿主細胞をキリングし，マクロファージを活性化し，ファゴサイトーシスした微生物をキリングするIFNγサイトカインを産生する．
- 補体系はある種の微生物に遭遇することにより，また抗体(適応免疫の液性要因)に遭遇することにより，連続的に活性化されるタンパク質ファミリーである．補体タンパク質は，ファゴサイトーシス作用のために微生物を被覆(オプソニン化)し，炎症を刺激して，微生物を溶解する．
- 自然免疫のサイトカインは，炎症を刺激し(TNF，IL-1，ケモカイン)，NK細胞を活性化し(IL-12)，マクロファージを活性化し(IFNγ)，またウイルス感染を阻止する(Ⅰ型 IFN)機能がある．

- 炎症においては，ファゴサイトは循環から感染部位と組織ダメージ部位へ動員される．これらの細胞はサイトカイン TNF と IL-1 により誘導される内皮接着分子と結合し，ケモカイン，補体フラグメント，細菌のペプチドを含む可溶性ケモアトラクタントに反応することにより遊走する．白血球は活性化され，微生物とダメージ細胞を摂取し，破壊する．
- 抗ウイルス防御は，ウイルス複製を阻止するⅠ型 IFN により，また感染細胞をキリングする NK 細胞により媒介される．
- 自然免疫応答は，感染に対する初期の防御を提供するだけでなく，B リンパ球，T リンパ球の活性化のための抗原と共同して働くシグナルを提供する．これらのシグナル 2 を確実にするための要件として，適応免疫は微生物(自然免疫応答の誘導因子)により惹起され，非微生物によっては惹起されない．

復習問題
REVIEW QUESTIONS

1. 自然免疫の特異性は，適応免疫の特異性とどこが異なっているか．
2. 自然免疫系により認識される微生物物質の例は何であり，またこれらの物質に対するレセプターは何か．
3. インフラマソームとは何か，また，どのようにして刺激されるのか．
4. 皮膚の上皮により，微生物の侵入が阻止される機構は何か．
5. ファゴサイトは，微生物をどのように摂取し，キリングするか．
6. NK 細胞による感染細胞認識における MHC 分子の役割は何であり，またこの認識の生理的重要性は何か．
7. 感染防御における TNF，IL-12 サイトカインとⅠ型 IFN の役割は何か．
8. 自然免疫は，どのようにして適応免疫を増強するか．

復習問題の解答とそれに関する解説は，*https://studentconsult.inkling.com* に記述した(オンラインコンテンツは英語のみ)．

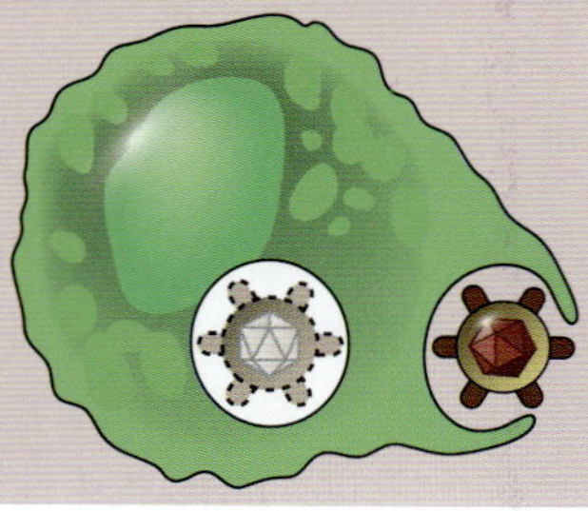

第 3 章

抗原捕捉とリンパ球に対する抗原提示

Antigen Capture and Presentation to Lymphocytes

リンパ球は何を認識するか

What Lymphocyte See.

適応免疫応答は，リンパ球の抗原レセプター［受容体］antigen receptor が抗原を認識すると開始される．B リンパ球と T リンパ球は，認識する抗原の型が異なっている．B リンパ球の抗原レセプター，すなわち膜結合抗体は，可溶性の，あるいは細胞に結合した型の広い範囲の高分子化合物（タンパク質，ポリサッカライド［多糖］polysaccharide，脂質，核酸）ばかりでなく，低分子化合物も認識することができる．そのために，B 細胞媒介性液性免疫応答は，微生物の細胞壁や可溶性抗原の多くの型に対して惹起することができる．それに対して，ほとんどの T リンパ球は，タンパク質抗原のペプチドフラグメント［断片］peptide fragment のみを認識することができるが，これらを認識することができるのは，これらのペプチドが宿主細胞上に存在する特別なペプチド提示分子により提示されるときだけである．そのため T 細胞性免疫応答は，宿主細胞により生成されるか，摂取されたタンパク質抗原に対してだけ惹起される．本章では，リンパ球により認識される抗原の性質に焦点をあてる．第 4 章では，これらの抗原認識にリンパ球が用いるレセプターについて記載する．

抗原による免疫応答の誘導は，特記すべき特徴が多くある組織化された過程である．第 1 に，任意の 1 つの抗原に対して特異的である生体内ナイーブリンパ球の頻度が，10^5–10^6 個の循環リンパ球に対して 1 個以下と割合が低いことであり，この体内リンパ球の少ない分画は抗原に遭遇したときにはいつでも，抗原に対して適切な場所に位置して急速に反応する必要がある．第 2 に，さまざまな型の適応免疫応答は，さまざまな型の微生物と戦う必要がある．実際，免疫系は同じ微生物であってもそのさまざまな生活環ごとに，さまざまな方法で対応する必要がある．たとえば，循環に入り血液中で自由に移動して存在する微生物(たとえば，ウイルス)に対する防御は，その微生物に結合し，宿主への感染を阻止し，それを排除する抗体に依存する．強力な抗体産生は$CD4^+$ヘルパーT細胞の活性化を必要とする．しかしその微生物が宿主細胞へ感染した後は，微生物は細胞内へ入ることができない抗体に対して安全である．その結果，$CD8^+$CTLの活性化は感染細胞をキリング［傷害］し，感染のレザバー［保有宿主］reservoirを排除するのに必要である．そのため，私たちは2つの重要な疑問に直面する．

- 微生物が生体のいかなる部位からも侵入可能なことを特に考慮すると，どのような微生物抗原に対しても特異的な非常に少数のリンパ球が，どのようにその微生物を見いだすのか．
- 細胞外微生物に対してヘルパーT細胞と抗体が反応し，細胞質に微生物が寄生している細胞をCTLが傷害するように，異なる型の免疫細胞や分子が異なる部位に存在する微生物をどのようにして認識するのか．

2つの疑問に対しての解答は，免疫系は抗原を捕捉し，その抗原をリンパ球へ提示するための高度に特別化したシステムを発達させたことである．非常に多くの免疫学者，細胞生物学者，生化学者たちによる研究は，どのようにしてタンパク質抗原が捕捉され，分解され，提示されて，Tリンパ球により認識されるかについての洗練された理解をもたらした．これが本章の主要な課題である．

Tリンパ球により認識される抗原
Antigens Recognized by T Lymphocytes

大部分のTリンパ球は，抗原提示細胞antigen presenting cell(APC)の主要組織適合遺伝子複合体major histocompatibility complex(MHC)に結合し，MHCにより提示されるペプチド抗原を認識する． MHCは，主要なタンパク質生成物が免疫系のペプチド提示分子として機能する遺伝子座である．すべての個体において，さまざまな$CD4^+$T細胞と$CD8^+$T細胞クローンは，これらのペプチドがその個体のMHC分子により提示されるときだけペプチドを認識することができる．このT細胞の特性は，**MHC拘束性MHC restriction**と呼ばれる．T細胞レセプターT cell receptor(TCR)は，ペプチド抗原のいくつかの残基と，そのペプチドを提示しているMHC分子の残基を同時に認識する(**図3-1**)．MHC分子の特性とMHC拘束性の重要性については，本章で後述する．どのようにしてT細胞が自己MHC分子だけにより提示されたペプチドを認識するように学習するかについては，第4章で記述する．また，T細胞の比較的少ない亜集団は，非多型クラスⅠMHC様分子により，あるいは特別な抗原提示システムの明らかな必要性なしに提示される，脂質や他の非ペプチド抗原を認識する．

微生物抗原を捕捉して，それらをT細胞による認識のために提示する細胞は，**APC(antigen-presenting cell)**と呼ばれる．ナイーブTリンパ球は，エフェクター細胞とメモリ細胞へのT細胞のクローン拡大と分化を開始するために，樹状細胞により提示されるタンパク質抗原を認識する必要がある．この理由により，樹状細胞は最も効果的であるAPCとみなされ，そのためプロフェッ

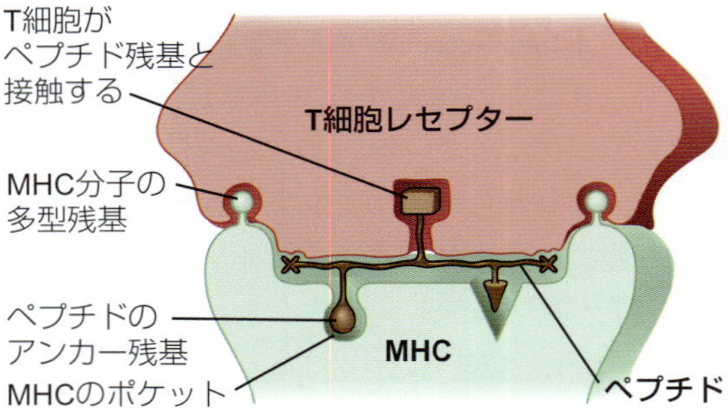

図3-1 MHC分子により提示されるペプチド抗原複合体をどのようにしてTCRが認識するかを示すモデル MHC分子はAPC上に発現し，タンパク質抗原に由来するペプチドを提示する．ペプチドは，MHC分子のポケットへ結合するアンカー残基によりMHC分子に結合する．すべてのT細胞のレセプターは，ペプチドのいくつかの残基とMHC分子のいくつかの(多型)残基を認識する．

ショナル APC と呼ばれることがある．分化したエフェクター T 細胞は，液性免疫応答や細胞性免疫応答において T 細胞のエフェクター機能を活性化する必要があるので，樹状細胞以外のさまざまな APC により提示される抗原を再び認識する必要がある．はじめに，APC が免疫応答を開始させるために，抗原を捕捉し，抗原を提示する方法について記述し，次に T 細胞に対する抗原提示における MHC 分子の役割について記述する．

抗原提示細胞によるタンパク質抗原の捕捉

Capture of Protein Antigens by Antigen Presenting Cells

生体に侵入する微生物のタンパク質抗原は，主に樹状細胞により捕捉され，免疫応答が開始される末梢のリンパ器官で濃縮される（図 3-2）．微生物は主として皮膚（接触による），胃腸管（食物摂

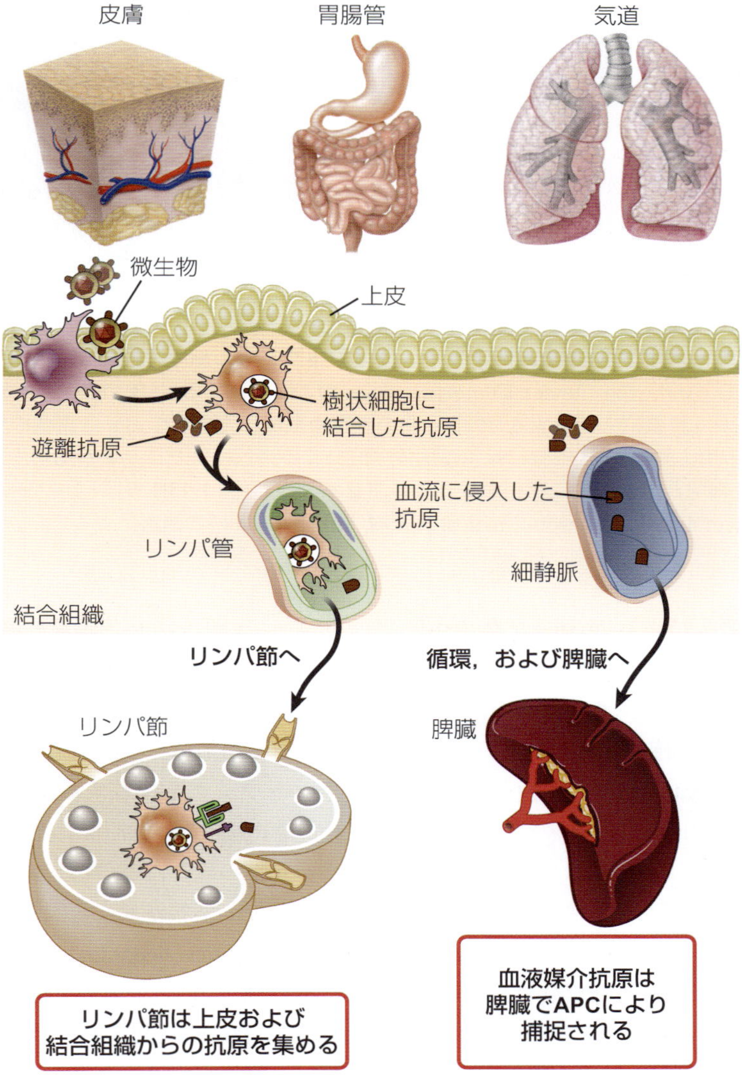

図 3-2　**微生物抗原の捕捉と提示**　微生物は上皮を通って侵入し，この組織に位置する APC により捕捉されるか，あるいは，微生物はリンパ管か血管に侵入する．微生物と微生物抗原は，末梢のリンパ器官であるリンパ節や脾臓に運搬され，そこでタンパク質抗原は T 細胞による認識のために提示される．

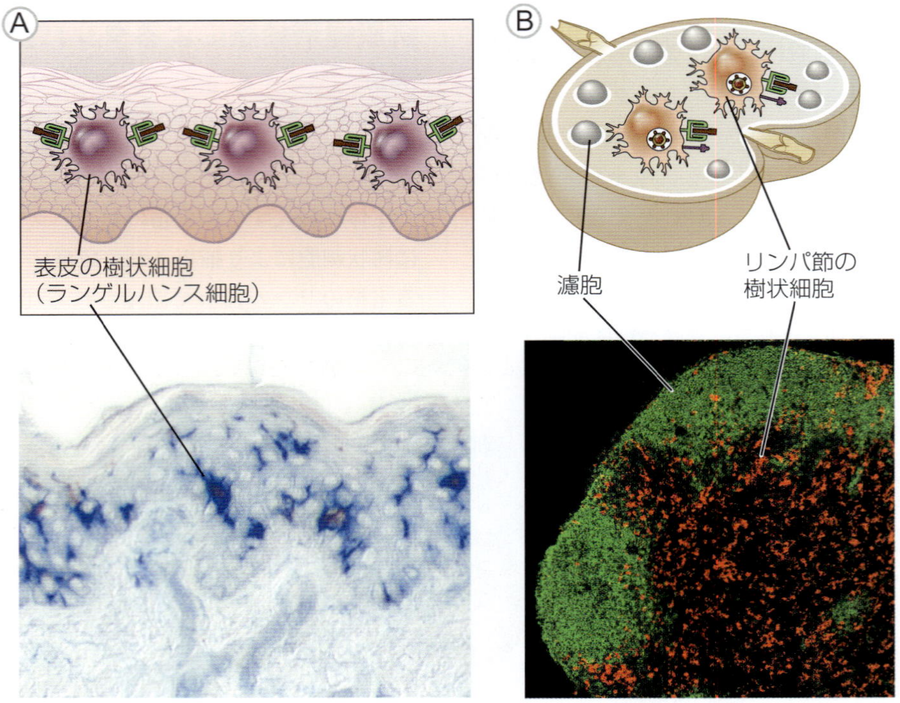

図3-3　**樹状細胞**　**A**：未熟樹状細胞は，皮膚などの上皮を含む組織に定住し，樹状細胞を認識する抗体により，皮膚切片上に青色で染色された相互連結突起を保有したネットワークの細胞を形成している．（皮膚の顕微鏡写真はDr. Y-J. Liu, MD, Anderson Cancer Center, Houstonのご厚意による）**B**：成熟樹状細胞は，リンパ節（ここには示していないが，脾臓にも存在する）のT細胞の豊富な領域に定住しており，樹状細胞に対するフルオロクロームに結合した抗体（赤色）とB細胞に対する抗体（緑色）での染色により，リンパ節切片でみられる．樹状細胞は，リンパ節のT細胞と同じ領域に存在することに注意すること（**図1-15B**参照）．（Drs. Kathryn Pape and Jennifer Walter, University of Minnesota Medical School, Minneapolisのご厚意による）

取による），気道（吸入による）を通って体内へ侵入する．昆虫媒介微生物には，昆虫の咬創insect biteの結果として，血流へ注入されるものがあり，また，尿生殖路を通して感染するものがある．微生物抗原は，どのような感染組織でも生成される．上皮バリア［障壁］epithelial barrierの表面積は非常に大きく，また血液，結合組織，内臓器官の容積は大きいので，リンパ球が外来侵入物を捜して，すべてのこれらの部位を巡視することは不可能である．その代わりに，抗原は，リンパ球が再循環するリンパ器官に収集される．この過程には，樹状細胞と微生物の遭遇に続く一連の事象，すなわち，抗原の捕捉，樹状細胞の活性化，抗原運搬細胞のリンパ節への遊走，およびT細胞への抗原の提示が含まれる．

すべての生体と外界環境との境界部分は，主要な機能が感染に対する物理的なバリアを提供する，連続的な上皮により被覆されている．上皮と上皮下組織は，**樹状細胞dendritic cell（DC）**のネットワークを保有する．同じ樹状細胞は，末梢リンパ器官のT細胞に富む領域や，少数ではあるが他のほとんどの器官に存在する（**図3-3**）．存在部位と応答が異なる，クラシカル［古典］樹状細胞classical dendritic cellとプラズマサイトイド樹状細胞plasmacytoid dendritic cellの2つの主要な集団がある（**図3-4**）．組織とリンパ器官の大部分の樹状細胞は，クラシカルサブセット［亜集団］classical subsetに属している．皮膚において，表皮樹状細胞は，ランゲルハンス細胞Langerhans cellと呼ばれる．プラズマサイトイド樹状細胞は，

特　徴	クラシカル樹状細胞	プラズマサイトイド樹状細胞
細胞表面マーカー	CD11c高発現 CD11b高発現	CD11c低発現 CD11b陰性 B220高発現
主な局在部位	組織	血液と組織
Toll様レセプターの発現	TLR4，5，8高発現	TLR7，9高発現
主なサイトカイン産生	TNF，IL-6，IL-12	I型IFN
推定される主な機能	ほとんどの抗原に対するT細胞応答の誘導	抗ウイルス自然免疫およびウイルスに対するT細胞応答の誘導

図 3-4　樹状細胞の集団　本図は樹状細胞の2つの主要な種類であるクラシカル(あるいはコンベンショナル conventional)樹状細胞とプラズマサイトイド樹状細胞の特性を示した．クラシカル樹状細胞の多くのサブセットが記述されているが(図示していない)，さまざまな組織で特殊な機能を実行する．本図にリストアップした細胞表面マーカーはマウスにおいて最も明らかにされている．IL：インターロイキン interleukin，TNF：腫瘍壊死因子 tumor necrosis factor.

プラズマ細胞との形態的な類似点のため命名された．プラズマサイトイド樹状細胞は，血液と組織に存在する．プラズマサイトイド樹状細胞はまた，ウイルス感染に対する自然免疫応答におけるI型IFNの主要な供給源である(**第2章**参照)．

樹状細胞は，微生物を結合するために，微生物糖タンパク質には特徴的ではあるが，哺乳類の糖タンパク質には特徴的でない炭水化物構造に対する，レクチンレセプターなどさまざまな膜レセプターを使用する．これらの捕捉された微生物あるいは抗原は，ファゴサイトーシスあるいはレセプター媒介性エンドサイトーシス［飲食作用］receptor-mediated endocytosis により，樹状細胞に入る．いくつかの可溶性抗原は，ピノサイトーシス［飲作用］pinocytosis から入る．樹状細胞が抗原を捕捉すると同時に，微生物の生成物は，樹状細胞，組織の上皮細胞，常在性マクロファージ resident macrophage において，Toll［トル］様レセプター(TLR)および他の自然パターン認識レセプター innate pattern recognition receptor に結合することにより，自然免疫応答を刺激する(**第2章**参照)．この結果，TNF と IL-1 などの炎症性サイトカインが産生される．TLR シグナルとサイトカインの組み合わせにより，樹状細胞が活性化され，表現型，遊走能，機能などいくつかの変化が起こる．

これらのシグナルにより活性化されると，クラシカル樹状細胞は，上皮に対する接着性を失い，リンパ内皮およびリンパ節のT細胞領域のストローマ［間質］細胞 stromal cell により産生されるケモアトラクタント［走化性誘起作用］サイトカイン chemoattractant cytokine(ケモカイン chemokine)に特異的である，ケモカインレセプター CCR7 を発現し始める．これらのケモカインは，上皮からリンパ管を通って，その上皮の所属リンパ節への遊走を樹状細胞に方向付ける(**図 3-5**)．遊走の間に，樹状細胞は抗原の捕捉に適した型から，T細胞を刺激することができる APC へと成熟する．この成熟は，抗原をT細胞へ提示する MHC 分子および第2章で記述した完全なT細胞応答に必要なコスティミュラトリー分子の生成の増加と，安定した発現を反映している．リンパの中の可溶性抗原は，リンパ節に定住している樹状細胞により捕捉され，血液媒介抗原は，脾臓の樹状細胞により，基本的に同様に処理される．

これらの現象の最終結果は，生体へ侵入した微生物のタンパク質抗原は，その抗原がTリンパ

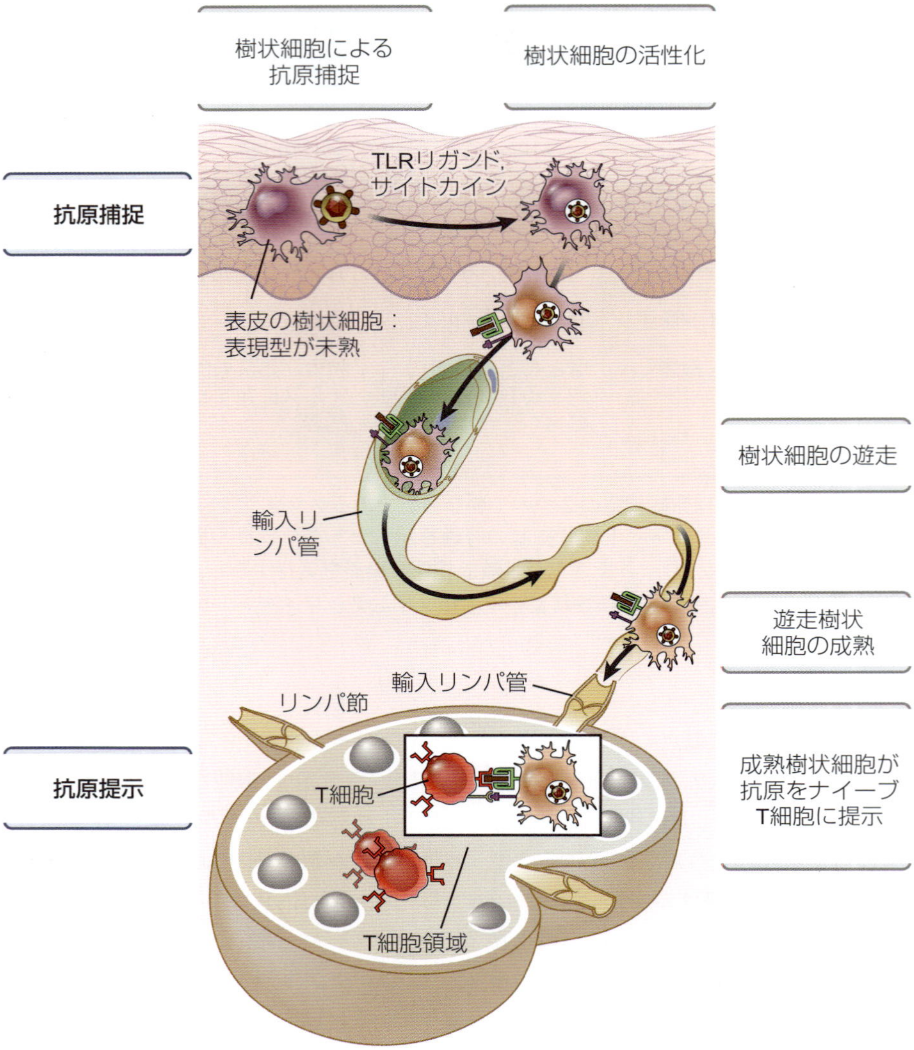

図 3-5 樹状細胞によるタンパク質抗原の捕捉と提示 上皮に存在する未熟樹状細胞(本図では皮膚を示したが，皮膚では樹状細胞はランゲルハンス細胞と呼ばれる)は，微生物抗原を捕捉し，活性化され，上皮を離れる．樹状細胞は所属リンパ節へ遊走し，リンパ管とリンパ節で産生されるケモカインにより，その部位に引き止められる．Toll 様レセプター(TLR)シグナルとサイトカインなどの微生物によって誘導されるシグナルに応答して樹状細胞は成熟し，リンパ節で抗原をナイーブ T リンパ球に提示する能力を獲得する．成熟のさまざまな段階で樹状細胞は，さまざまな細胞膜抗原を発現する．未熟樹状細胞は，微生物抗原を捕捉する細胞膜レセプターを発現するのに対して，成熟樹状細胞は，T 細胞を刺激する機能のある高レベルの MHC 分子とコスティミュレーターを発現する．

球に最もよく遭遇するリンパ節の領域へ輸送されて濃縮されることになる．ナイーブTリンパ球は，リンパ節を通して連続的に再循環しており，また，リンパ節のT細胞領域への侵入を促進する CCR7 を発現することを思い出すこと(**第1章**参照)．したがって，捕捉した抗原を保有する樹状細胞と，抗原を認識する準備ができているナイーブT細胞がリンパ節で一緒になる．この過程は，著しく効率的である．もし微生物抗原が生体のどのような場所にでも侵入した場合，これら

細胞型	発現		主な機能
	クラスⅡMHC	コスティミュレーター	
樹状細胞	構成的： 成熟とともに増加 IFNγにより増加	構成的： 成熟とともに増加TLRリガンド，IFNγ，T細胞（CD40-CD40L相互作用）により増加	タンパク質抗原に対するT細胞応答の開始におけるナイーブT細胞への抗原提示（プライミング［初回抗原刺激］）
マクロファージ	低いか陰性： IFNγにより誘導可能	低いTLRリガンド，IFNγ，T細胞（CD40-CD40L相互作用）により誘導可能	細胞性免疫応答におけるエフェクター相における$CD4^+$エフェクターT細胞への抗原提示
Bリンパ球	構成的： サイトカイン（IL-4など）により増加	T細胞（CD40-CD40L相互作用），抗原レセプタークロスリンクにより誘導	液性免疫応答における$CD4^+$ヘルパーT細胞への抗原提示（T細胞-B細胞相互作用）

図 3-6 主な抗原提示細胞（APC） 本図は，抗原を $CD4^+$ ヘルパー T 細胞に提示する，主要なクラスⅡ MHC 発現 APC の特性を示した．血管内皮細胞などの他の細胞の型は，またクラスⅡ MHC を発現するが，免疫応答における役割は確立されていない．胸腺では，上皮細胞はクラスⅡ MHC 分子を発現し，T 細胞の成熟とセレクションにおける役割を果たしている．すべての有核細胞は，クラスⅠ MHC 結合ペプチドを $CD8^+$T 細胞に提示することができる．IFNγ：インターフェロン γ interferon-γ，IL-4：インターロイキン 4 interleukin-4，TLR：Toll 様レセプター Toll-like receptor.

の抗原に対する T 細胞応答は，所属リンパ節において，12–18 時間以内に開始されると推定されている．

T 細胞依存性免疫応答において，さまざまな型の APC が，異なった機能を担っている（図 3-6）．

- 樹状細胞は，微生物進入部位に位置しており，またナイーブ T 細胞を活性化する最も強力な APC であるため，T 細胞依存性免疫応答の主要な誘導細胞である．
- 1 つの重要な APC の型は，すべての組織に豊富に存在するマクロファージである．細胞性免疫反応において，マクロファージは微生物をファゴサイトーシス［貪食］phagocytosis し，これらの微生物の抗原を，エフェクター T 細胞（微生物をキリングするためにマクロファージを活性化する）へ提示する（**第 6 章**参照）．
- B リンパ球はタンパク質抗原を摂取し，リンパ組織において，ヘルパー T 細胞へ提示する．この過程は液性免疫応答の発達に関して重要である（**第 7 章**参照）．
- 本章で後述するが，すべての有核細胞は微生物に由来する細胞質内抗原を $CD8^+$CTL へ提示することができる．

今どのようにしてタンパク質抗原が，末梢リンパ器官で捕捉され，輸送され，濃縮されるかについてわかったので，次の疑問は，どのようにしてこれらの抗原が T リンパ球へ提示されるかということである．この疑問に答えるために，まず MHC 分子は何なのか，またどのようにして MHC 分子は免疫応答において機能するかについて理解する必要がある．

主要組織適合遺伝子複合体分子の構造と機能
Structure and Function of Major Histocompatibility Complex Molecules

MHC 分子は，T リンパ球による認識のためのペプチド抗原を提示する APC 上に存在する細胞膜タンパク質である． MHC（主要組織適合遺伝子複合体 major histrocompatibility/tissue compat-

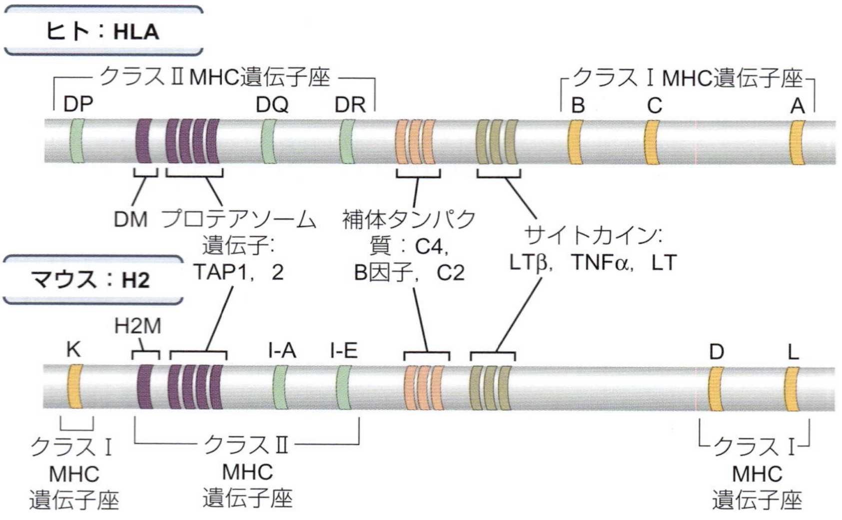

図 3-7 MHC 遺伝子座の遺伝子 免疫応答に関与する分子をコードする主要な遺伝子を描くことにより，ヒト白血球抗原（HLA）複合体と呼ばれるヒト MHC および，H2 複合体と呼ばれるマウス MHC の模式的マップを示した．遺伝子および介在する DNA セグメントの大きさは一定の比率では描かれていない．クラスⅡ遺伝子座は，1 つのブロックとして示されているが，それぞれは少なくとも 2 組の遺伝子から構成される．いくつかの遺伝子生成物（DM，プロテアソーム構成要素，TAP）は，抗原プロセシングに関与している．MHC 遺伝子座は補体タンパク質やサイトカインなどを含むペプチド提示分子以外の分子をコードする遺伝子を含む．この遺伝子座は“クラス MHC Ⅲ”とも呼ばれる．また，多くのクラスⅠ様遺伝子と偽遺伝子が存在する（図示していない）．LT：リンフォトキシン lymphotoxin，TAP：抗原プロセシング関連トランスポーター transporter associated with antigen processing，TNF：腫瘍壊死因子 tumor necrosis factor.

ibility complex）は，個体の間で交換された組織移植片［グラフト］tissue graft の，生着 acceptance あるいは拒絶 rejection の主要な抗原決定基 determinant である遺伝子座として発見された．言い換えれば，MHC 座が同一である個体（近交系動物 inbred animal と一卵性双生児 identical twin）は，互いに移植片を受け入れ，MHC 座が異なる個体はその移植片を拒絶する．移植片拒絶は，自然の生物学的現象ではないので，MHC 遺伝子と MHC 遺伝子によりコードされる分子は，他の機能を実行するために進化した．現在では，MHC 分子の生理的な機能は，微生物に対する防御的な T 細胞性免疫応答の第 1 歩として，微生物由来タンパク質抗原に由来するペプチドを，抗原特異的 T リンパ球へ提示することであることが知られている．先に言及したように，MHC 分子の機能は T 細胞の MHC 拘束性の現象の説明である．

MHC 遺伝子座は，すべての哺乳類に見いだされている遺伝子の複合体であり（**図 3-7**），MHC タンパク質と他のタンパク質をコードする遺伝子を含む．ヒト MHC タンパク質は，特異的な抗体により同定される白血球抗原として発見されたので，**ヒト白血球抗原 human leukocyte antigen（HLA）**と呼ばれる．すべての哺乳類において，MHC 遺伝子座はクラスⅠ遺伝子，クラスⅡ遺伝子と呼ばれる高度に多型の 2 組の遺伝子を含んでいる（後述するように，多型［ポリモルフィズム］polymorphism は集団におけるこれらの遺伝子が多くのバリアント［変異］variant をもっていることを示している）．これらの遺伝子は，ペプチドを T 細胞へ提示する，クラスⅠ MHC 分子，クラスⅡ MHC 分子をコードする．多型遺伝子に加えて，MHC 遺伝子座は多くの非多型遺伝子を含み，抗原提示に関与するタンパク質をコードしているものがある．

MHC 分子の構造
Structure of MHC Molecules

クラスⅠ MHC 分子，クラスⅡ MHC 分子は，そのアミノ末端に，ペプチド収容溝 peptide binding cleft をそれぞれ保有する細胞膜タンパク質である．クラスⅠ MHC 分子，クラスⅡ MHC 分子のサブユニット構成要素は異なっているけれども，総体的な構造は非常に似ている（図 3-8）．

クラスⅠ MHC 分子 Class I MHC Molecules

それぞれの**クラスⅠ MHC 分子**は，α 鎖と，MHC ではない遺伝子によりコードされる β_2 ミクログロブリンと呼ばれるタンパク質との非共有結合から構成される．α 鎖は 3 つの細胞外ドメインと，それに引き続く短い細胞膜貫通ドメイン，細胞質ドメインから構成される．

- クラスⅠ MHC 分子のアミノ末端の α_1 ドメインと α_2 ドメインは，8–9 個のペプチドを収容するに十分な大きさであるペプチド収容溝，すなわち溝 groove を形成している．ペプチド収容溝の床は，T リンパ球へ提示するためのペプチドを結合する領域であり，溝の側面と上面は，T 細胞レセプターと結合する（もちろん提示されたペプチドの一部分とも結合する）領域である（図 3-1 参照）．さまざまな個体間で異なっているクラスⅠ分子の多型残基，すなわちアミノ酸残基は，α 鎖の α_1 ドメインと α_2 ドメインに位置している．これらの多型アミノ酸残基のために，ペプチド収容溝の床には多様性が生まれ，そのためにさまざまな MHC 分子がペプチドを結合することができるようになる．他の多型アミノ酸残基のために，溝の上面に多様性が生まれ，そのため T 細胞による抗原認識に影響を与える．
- α_3 ドメインはインバリアント［非多型］invariant であり，T 細胞コレセプター［共レセプター］T cell coreceptor CD8 に対する結合部位を含むが，CD4 に対する結合部位は含まない．第 5 章で記述するように，T 細胞の活性化は，T 細胞レセプター TCR による MHC 結合ペプチドの認識と，同時にコレセプターによる MHC

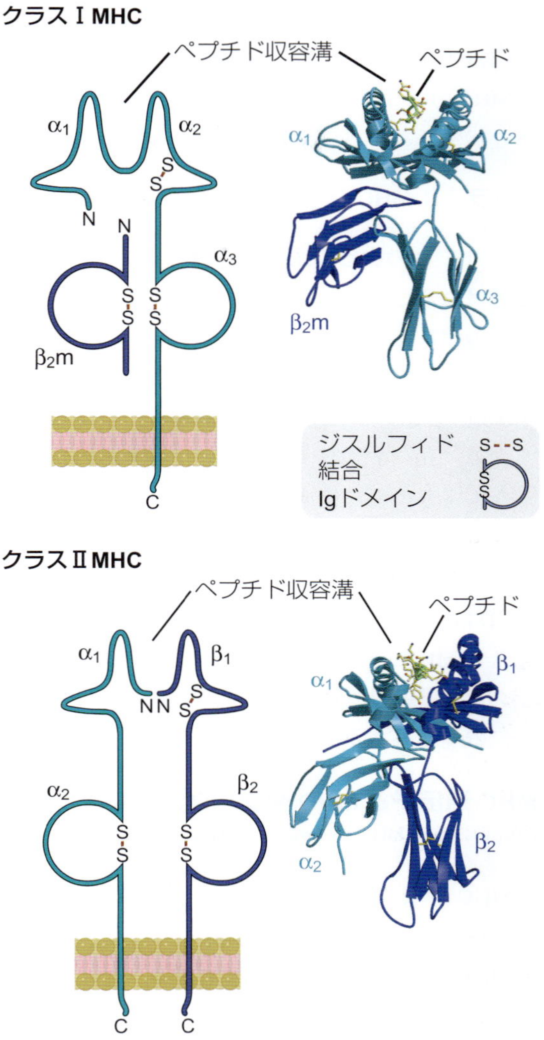

図 3-8 クラスⅠ MHC 分子，クラスⅡ MHC 分子の構造 クラスⅠ MHC 分子，クラスⅡ MHC 分子の模式図（左）と，結晶構造モデル（右）により，それらの分子のドメインと基本的な類似性を描いている．クラスⅠ MHC 分子，クラスⅡ MHC 分子とも，ペプチド収容溝と CD8（クラスⅠの α_3 ドメイン）あるいは CD4（クラスⅡの β_2 ドメイン）が結合する非多型部分を保有している．β_2m：β_2 ミクログロブリン β_2-microglobulin，Ig：免疫グロブリン immunoglobulin.（結晶構造は Dr. P. Bjorkman, California Institute of Technology, Pasadena. のご厚意による）

分子を認識することが必要である．そのため，$CD8^+$T 細胞は，CD8 コレセプターが結合する MHC 分子，すなわちクラスⅠ MHC 分子により提示されるペプチドにのみ反応する．

クラスⅡ MHC 分子 Class II MHC Molecules

それぞれの**クラスⅡ MHC 分子**は，α鎖，β鎖と呼ばれる 2 本の膜貫通鎖から構成される．それぞれの鎖は 2 つの細胞外ドメインをもち，細胞膜貫通領域と細胞質領域が続く．

- α鎖，β鎖のアミノ基末端領域は，多型残基を含み，10–30 個のペプチドを収容するのに十分な大きさの溝を構成する．
- 非多型の α_2 ドメインと β_2 ドメインは，T 細胞のコレセプター CD4 が結合する部位を含む．CD4 は，クラスⅠ MHC 分子にではなく，クラスⅡ MHC 分子と結合するので，$CD4^+$T 細胞はクラスⅡ MHC 分子により提示されるペプチドにのみ応答する．

MHC 遺伝子と MHC タンパク質の特性
Properties of MHC Genes and Proteins

MHC 遺伝子と MHC 分子のいくつかの特徴は，正常機能に重要である(図 3-9)．

- **MHC 遺伝子は非常に多型であり，**これは集団のさまざまな個体間で，多くの異なった対立遺伝子［アレル］allele(バリアント)が存在することを意味している．集団の HLA 対立遺伝子の総数は，クラスⅠが 10,000 個以上，クラスⅡが 3,000 個以上あると推定され HLA-B 遺伝子座だけでも，約 2,500 個あり，MHC 遺伝子は哺乳類のすべての遺伝子で最も多型になっている．MHC 遺伝子の多型は非常に大きいので，通常の異種交配をした集団では，まったく同一の MHC 遺伝子と MHC 分子を保有する 2 つの個体はみられない．これらの異なる多型バリアントは，個体においては遺伝し，抗原レセプター遺伝子でみられる体細胞遺伝子組換えによってはデノボ［新生］de novo 生成しない(**第 4 章**参照)．多型アミノ酸残基は，どの MHC 分子によりどのペプチドが提示されるかを決定するので，多数の対立遺伝子の存在により，どのような特定の微生物タンパク質抗原であっても，常に提示できる集団中の個体の存在を可能にしている．そのため，MHC 多型は，集団が微生物の多様性に対処することができ，また少なくともいくつかの個体がこれらの微生物のペプチド抗原に効果的な免疫応答を確実に開始できるよう進化した．このように，誰でもが新しく遭遇する，あるいは突然変異した微生物に屈してしまうわけではない．
- **MHC 遺伝子は共優性に発現しており，これは，両親から遺伝する対立遺伝子が等しく発現されていることを意味する．**共優性遺伝のために，それぞれの個体に存在する HLA 遺伝子，したがってタンパク質の数が最大にし，そのためそれぞれの個体は，多数のペプチドを提示することができる．すべての個体は，それぞれの親から受け継がれる MHC 対立遺伝子の両方のセットで発現するので，すべて同じ MHC 分子を発現する兄弟の確率は，1/4 である．
- **クラスⅠ分子はすべての有核細胞に発現するが，クラスⅡ分子は主として樹状細胞，マクロファージ，B リンパ球に発現する．**著しく異なる発現パターンの生理的な重要性は，本章で後述する．クラスⅡ分子は，また，胸腺上皮細胞と内皮細胞上に発現され，サイトカイン IFNγにより，他の種類の細胞上に誘導される．

HLA 遺伝子とタンパク質の命名法
Nomenclature of HLA Genes and Proteins

ヒトには HLA-A，HLA-B，HLA-C という 3 個の多型に富むクラスⅠ遺伝子座が存在し，個々の個体はそれぞれの両親からこれらの遺伝子の 1 組が遺伝するので，どのような細胞でも 6 個の異なるクラスⅠ分子を発現する．クラスⅡ遺伝子座においては，すべての個体は，それぞれの親から HLA-DP のα鎖とβ鎖をコードする 2 個の遺伝子，DQα と DQβ をコードする 2 個の遺伝子，DRβ(DRB1 および DRB3，4，5)をコードする 1 個，あるいは 2 個の遺伝子，および DRα をコードする 1 個の遺伝子を受け継ぐ．多型は主にβ

特　徴	重要性
多型遺伝子：集団の中には多くの異なった対立遺伝子が存在する	さまざまな微生物ペプチドを提示し，反応することができるさまざまな個体を形成する
共優性発現：それぞれのMHC遺伝子の両親の対立遺伝子が発現する	ペプチドをT細胞へ提示するさまざまなMHC分子の数の増加
MHC発現細胞型：クラスⅡ：樹状細胞，マクロファージ，B細胞	CD4$^+$ヘルパーTリンパ球は樹状細胞，マクロファージ，Bリンパ球と相互作用する
クラスⅠ：すべての有核細胞	CD8$^+$CTLはあらゆる型のウイルス感染細胞をキリングする

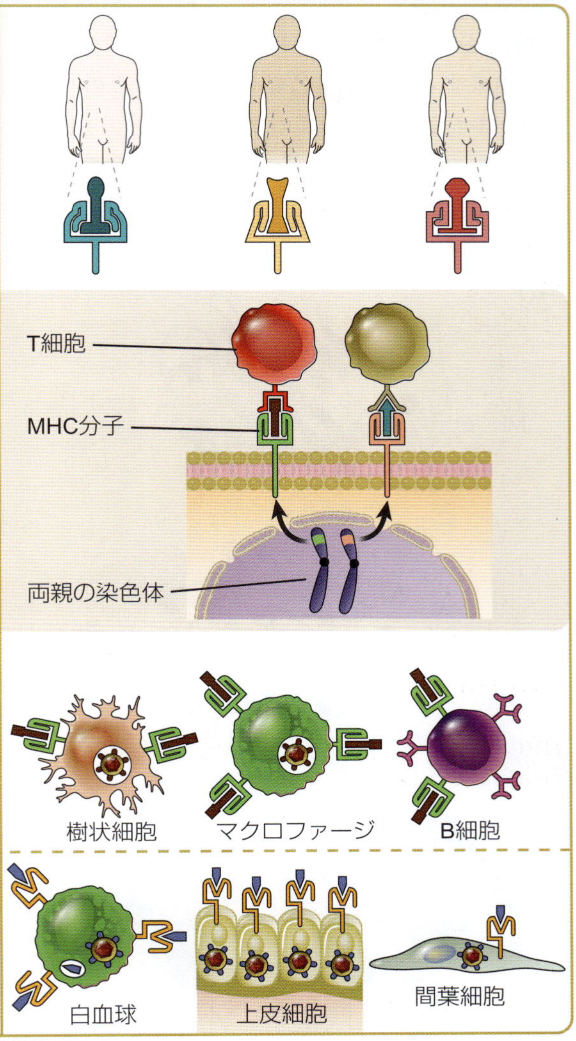

図 3-9　MHC 分子と MHC 遺伝子の特性　本図は MHC 分子の重要な特徴と，MHC 分子の免疫応答に対する重要性を示した．CTL：細胞傷害性 T 細胞 cytotoxic T lymphocyte.

鎖に存在する．余分の DRβ 遺伝子のため，それぞれの DQβ 遺伝子から 2 個のアイソフォームが生成されるため，また 1 つの染色体上でコードされるいくつかの DQα 分子が，他の染色体によりコードされる DQβ 分子と結合することができるので，発現されるクラスⅡ分子の総数は 通常は 6 個以上となる．

それぞれの染色体に存在する MHC 対立遺伝子のセットは，**MHC ハプロタイプ MHC haplotype** と呼ばれる．ヒトでは，それぞれの HLA 対立遺伝子は，数字で指定される．たとえば，ある個体の HLA ハプロタイプは，HLA-A2，B5，DR3 などである．現代の用語法では，分子タイピングに基づき，個々の対立遺伝子は，HLA-A2 の 01 サブタイプは HLA-A*0201，DR4B1 遺伝子の 01 サブタイプは HLADRB1* 0401 などと呼ばれる．

MHC 分子へのペプチド結合
Peptide Binding to MHC Molecules

MHC 分子のペプチド収容溝は，タンパク質抗原に由来するペプチドに結合し，これらのペプチドをT細胞による認識のために提示する(図3-10)．ほとんどのMHC分子ではペプチド収容溝の床にポケットが存在する．ペプチド抗原のアミノ酸側鎖はこれらのMHCポケットによくはまり込み，MHC分子の溝においてペプチドをアンカー［錨］anchorとしてしっかりと固定する．これらのアミノ酸は，アンカー残基anchor residueと呼ばれる．結合ペプチドの他の残基は，上へ突出しており，T細胞抗原レセプターにより認識される．

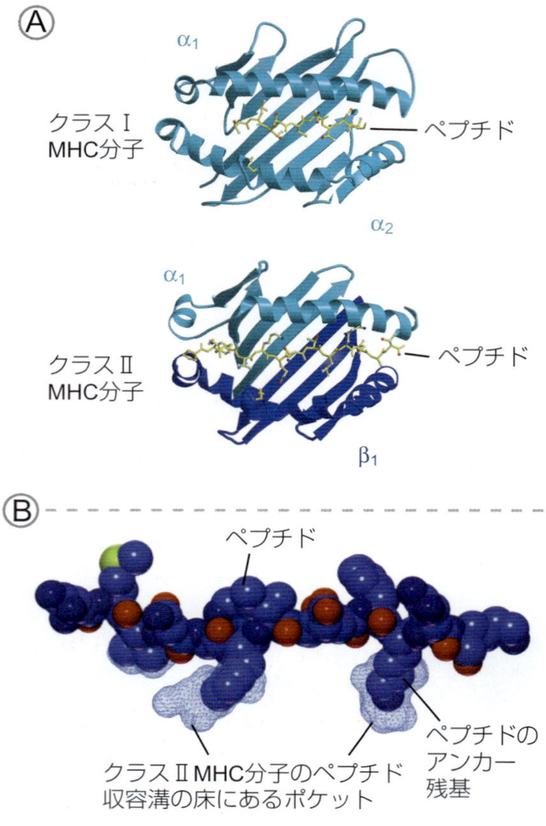

図3-10 MHC分子へのペプチド結合 **A**：MHC分子の結晶構造の上面からみた図は，どのようにペプチド(黄色で示した)がペプチド収容溝の床にはまり込み，T細胞による抗原認識に有用であるかについて示す．(Dr. P. Bjorkman, California Institute of Technology, Pasadena, Californiaのご厚意による) **B**：クラスⅡ MHC分子へ結合したペプチドの断面の側方からみた図は，どのようにペプチドのアンカー残基がMHC分子の溝のポケットの中へ保持されているかを示す．(Scott CA, Peterson PA, Teyton L, Wilson IA:Crystal structures of two I-Ad-peptide complexes reveal that high affinity can be achieved without large anchor residues. *Immunity* 8:319-329, 1998. Cell Press 版権所有；許可を得て引用)

ペプチド抗原とMHC分子との相互作用におけるいくつかの特徴は，MHC分子のペプチド提示機能を理解するために重要である(図3-11)．

- それぞれのMHC分子は1つの溝しかないため，一度に1つのペプチドしか提示することができないが，それぞれのMHC分子は，多くの異なったペプチドを提示することができる．MHC分子のポケットがペプチドのアンカー残基に適合するかぎり，そのペプチドはMHC分子により提示される．そのため，あるペプチドが特定のMHC分子の溝にはまり込むかは，ペプチド残基の1つあるいは2つで決定される．このように，MHC分子はペプチド結合に対して幅広い特異性をもつといわれる．それぞれのMHC分子は，すべてのペプチドではないが，適切な長さの範囲の多くのペプチドに結合することができる．各個体は，膨大かつ多様な抗原タンパク質を提示することのできるMHC分子を数個しかもっていないので，もちろんこれはMHC分子の抗原提示機能にとって重要な特徴である．
- MHC分子は，主にペプチドに結合し，他の型の抗原には結合しない．さまざまな種類の分子では，ペプチドだけが，MHC分子の溝に結合する，構造structureおよび荷電chargeの特徴がある．これが，MHC拘束性$CD4^+$T細胞やMHC拘束性$CD8^+$T細胞がペプチドの自然供給源である主にタンパク質抗原を認識し，応答する理由である．MHCはまた，小分子や金属イオンなどのいくつかの非ペプチド抗原に対するT細胞の反応に関与する．このような抗原に対する認識に関しては，本章で後述する．
- MHC分子は，MHC分子の生合成biosynthesis，アセンブリ［構築］assembly，細胞内輸送transportの間に，ペプチドの積荷peptide cargoを獲得する．そのためMHC分子は，宿主細胞

特　徴	重要性
幅広い特異性	多くの異なるペプチドが同一のMHC分子に結合することができる
それぞれのMHC分子は一度に1つのペプチドを提示する	それぞれのT細胞はMHC分子に結合する1つのペプチドに反応する
MHC分子はペプチドにのみ結合する	MHC拘束性T細胞は主にタンパク質抗原に反応する
ペプチドは細胞内でのアセンブリの間に獲得される	クラスⅠMHC分子，クラスⅡMHC分子は異なる細胞のコンパートメントからのペプチドを提示する
MHC分子の安定した細胞表面発現には結合したペプチドが必要である	ペプチドロードMHC分子だけがT細胞による認識のために細胞表面に発現する
非常に遅い解離速度	MHC分子は結合したペプチドを，T細胞に位置を特定されるのに十分長い間提示する

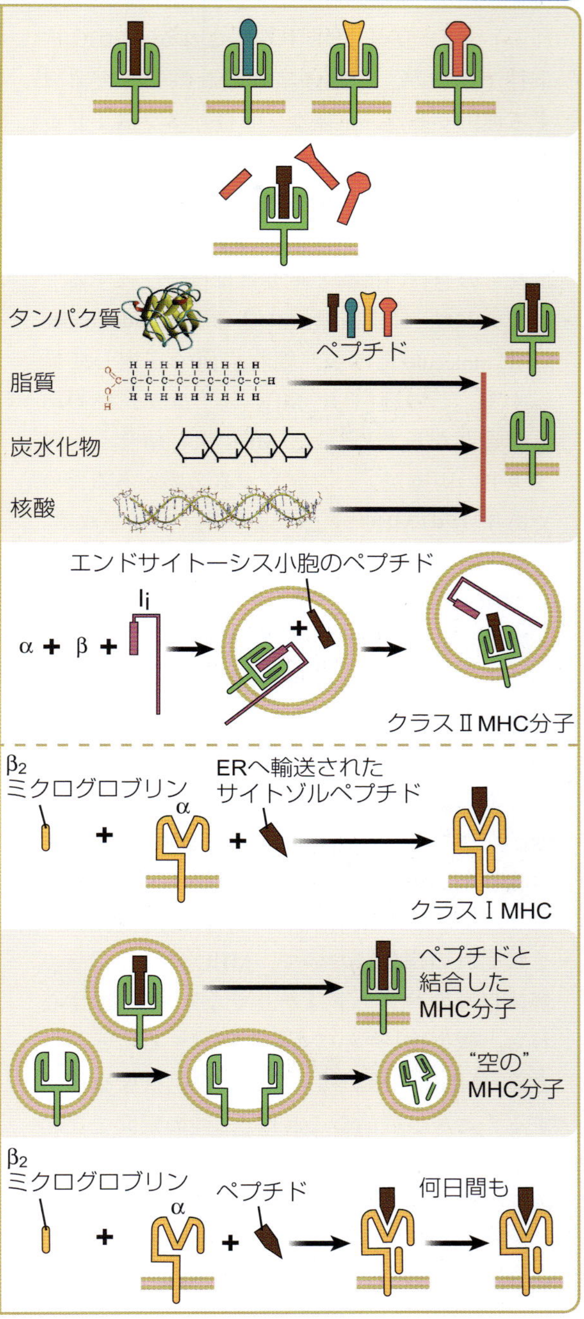

図 3-11　MHC 分子へのペプチド結合の特徴　MHC 分子へのペプチド結合の重要な特徴のいくつかを，免疫応答に対する重要性とともに図示した．ER：小胞体 endoplasmic reticulum，Ii：インバリアント鎖 invariant chain.

の内部に存在する微生物に由来する（細胞内で産生されるか，あるいは細胞外環境から摂取される）ペプチドを提示する．これが，MHC拘束性T細胞が，細胞に結合した微生物を認識する理由である．重要なことは，クラスⅠ分子はサイトゾルタンパク質からのペプチドを獲得し，クラスⅡ分子は細胞内小胞に存在するタンパク質からのペプチドを獲得することである．これらの過程の機構と重要性は後で記述する．

- ペプチドロード［積載］MHC分子 peptide-loaded MHC molecule だけが，細胞表面で安定して発現する．この理由は，MHC分子は安定性のある構造となるためには，MHC鎖と結合したペプチドの両方がアセンブリする必要があるためであり，空のMHC分子は，細胞内で分解される．このペプチド結合の必要性のために，有用であるMHC分子だけが，すなわちペプチドを提示しているMHC分子だけが，T細胞による認識のために細胞表面に発現する．いったんペプチドがMHC分子に結合すると，ペプチドは，長い間，時には何日間もの間，結合した状態のままである．遅い解離速度のために，一度MHC分子がペプチドを獲得すると，MHC分子はペプチドを長期間提示し，T細胞がペプチドを見つけだして応答を開始する機会が最大となる．
- それぞれの個体において，MHC分子は，その個体自身のペプチドばかりでなく，外来（すなわち，微生物）タンパク質も提示することができる．MHC分子が外来抗原と自己抗原を区別することが不可能なことは，2つの疑問を提起する．第1の疑問は，いかなるときでも，自己抗原の量はどのような微生物抗原の量よりも，必ずはるかに多いことである．それではなぜ，利用可能なMHC分子は，常に自己のペプチドに占拠されておらずに，外来抗原を提示することが不可能ではないのであろうか．もっともらしい解答は，新しいMHC分子が常に合成されており，ペプチドを受け入れる準備をしていて，細胞に存在するどのようなペプチドでも捕捉するのに熟達しているためである．また，1個のT細胞は，APCに存在する約10^5個のMHC分子の0.1–1%と少ない量により提示されているペプチドを認識する必要があるだけであり，そのためにペプチドを提示しているまれなMHC分子であっても，免疫応答を開始するには十分である．第2の疑問は，もしMHC分子が常に自己のペプチドを提示していれば，なぜ，自己免疫応答と呼ばれる，自己抗原に対する免疫応答が引き起こされないのであうか．この疑問に対する解答は，自己抗原に特異的なT細胞は，キリングされるか，不活性化されるからである（**第9章**参照）．このように，T細胞はMHC結合ペプチドを探しながら，体内を絶えず巡視し，感染があると微生物ペプチドを認識するT細胞だけは応答するけれども，自己ペプチド特異的T細胞は存在しないか，あるいは事前に不活化されている．

MHC分子は，ペプチドを提示することはできるが，インタクト［無傷］intact の微生物タンパク質抗原は提示することができない．したがって自然に存在するタンパク質をMHC分子へ結合することができるペプチドに変換する機構が存在することになる．この変換は**抗原プロセシング antigen processing** と呼ばれ，次に記述する．

タンパク質抗原のプロセシング［加工処理］と提示
Processing and Presentation of Protein Antigens

特別化されたAPC（樹状細胞，マクロファージ，B細胞）により小胞に内在化された細胞外タンパク質は，後期エンドソームとリソソーム［水解小体］lysosome でプロセシング［加工処理］されて，クラスⅡ MHC分子により提示されるのに対し，どんな有核細胞の細胞質のタンパク質であっても，サイトゾル［細胞質ゾル］cytosol の細胞小器官によりプロセシングされ，クラスⅠ MHC分子により提示される（**図3-12**）．これら2つの抗原プロセシングの経路は，異なるタンパク質が関与する（**図3-13**）．これらの経路は細胞外環境と細胞内環境に存在するすべてのタンパク質をサンプリングするように設計されている．抗原プロセシング経路が分離されているために，異なる種類の

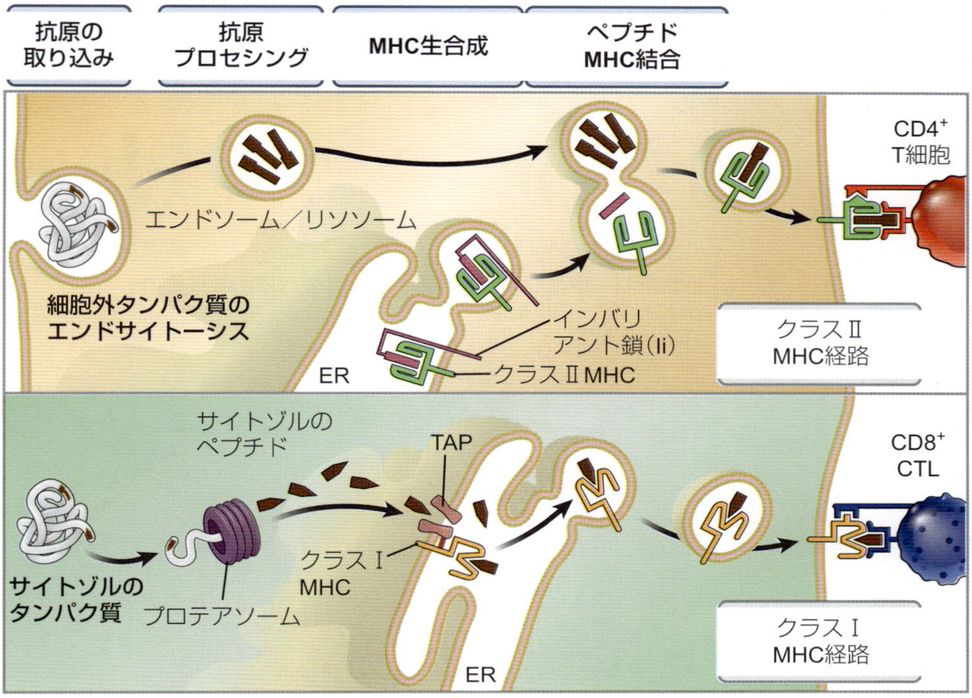

図 3-12　タンパク質抗原の細胞内プロセシング経路　クラスⅡ MHC 経路は，APC の小胞へエンドサイトーシスされたタンパク質抗原を，CD4⁺T 細胞により認識されるクラスⅡ MHC 分子と結合するペプチドへ変換する．クラスⅠ MHC 経路は，細胞質内タンパク質抗原を，CD8⁺T 細胞により認識されるクラスⅠ MHC 分子と結合するペプチドへ変換する．CTL：細胞傷害性 T リンパ球 cytotoxic T lymphocyte，ER：小胞体 endoplasmic reticulum，TAP：抗原プロセシング関連トランスポーター transporter associated with antigen processing.

T リンパ球は，確実に異なるコンパートメント［区画］compartment からの抗原を認識することができる．次に，抗原プロセシングの機構を記述するが，最初に明らかとなり，また抗原プロセシングの多くを理解する基盤であるので，クラスⅡ MHC 経路から始める．

クラスⅡ MHC 分子により提示される内在化抗原のプロセシング［加工処理］
Processing of Internalized Antigens for Display by Class II MHC Molecules

クラスⅡ MHC 分子によるペプチド提示における主要な段階は，抗原の摂取，エンドサイトーシス小胞におけるタンパク質分解とクラスⅡ MHC 分子とペプチドの結合である（図 3-14）．

- **抗原の内在化と消化．クラスⅡ MHC 経路に運命づけられている抗原は，通常は細胞外環境から内在化される．**樹状細胞とマクロファージは，ファゴサイトーシス phagocytosis，レセプター媒介性エンドサイトーシスを含むいくつかの機構により，細胞外微生物あるいは微生物タンパク質を内在化する．微生物は，微生物生成物に対する特異的表面レセプターに結合するか，あるいは，微生物に結合した抗体を認識するレセプター，あるいは補体活性化生成物（オプソニン）を認識するレセプターに結合する．B リンパ球は，リンパ球の抗原レセプターに特異的に結合するタンパク質を内在化する（**第 7 章参照**）．これらの APC はまた，まったく特異的な認識事象なしに，タンパク質をピノサイトーシスする．どのような経路であっても，APC へ内在化された後，微生物抗原は，エンドソーム endosome，あるいはファゴソーム［貪食胞］phagosome と呼ばれる酸性の細胞内小胞へ入

特　徴	クラスⅡMHC経路	クラスⅠMHC経路
安定性のあるペプチドMHC複合体の構造	MHCの多型α鎖とβ鎖，ペプチド 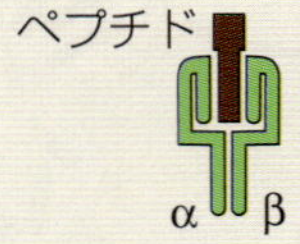	MHCの多型α鎖，β_2ミクログロブリン，ペプチド 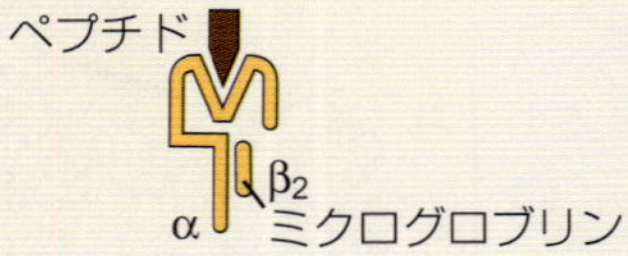
MHCを発現する細胞	樹状細胞，単核ファゴサイト，Bリンパ球，内皮細胞，胸腺上皮細胞	すべての有核細胞
応答するT細胞	$CD4^+$ T細胞 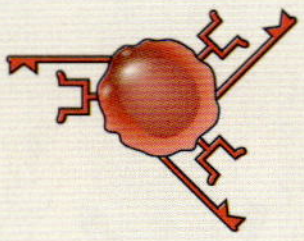	$CD8^+$ T細胞 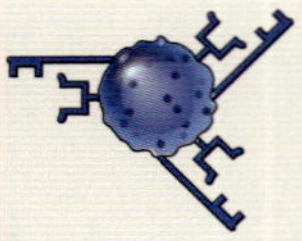
タンパク質抗原の供給源	エンドソーム／リソソームのタンパク質(大部分は細胞外環境から細胞内へ内在化されたもの)	サイトゾルのタンパク質(大部分は細胞内で合成されたもの．ファゴソームからサイトゾルへ入り込むことがある)
ペプチド生成を行う酵素	エンドソーム／リソソームのプロテアーゼ(カテプシンなど)	サイトゾルのプロテアソームの酵素コンポーネント
MHCへペプチドを積載する部位	後期エンドソーム／リソソーム	小胞体
ペプチド輸送およびMHC分子の積載に関与する分子	インバリアント鎖，DM	TAP

図3-13　抗原プロセシング経路の特徴　2つの主な抗原プロセシング経路の比較すべきいくつかの特徴を示した．MHC：主要組織適合遺伝子複合体 major histocompatibility complex，TAP：抗原プロセシング関連トランスポーター transporter associated with antigen processing.

り，そこでリソソームと融合する．これらの小胞の中で，タンパク質はタンパク質分解酵素により分解され，さまざまな長さ length とアミノ酸配列［シーケンス］sequence をもつ多くのペプチドを生じる．

- **ペプチドのMHC分子への結合．ペプチドは新しく合成されたMHC分子と特別な小胞で結合する．**クラスⅡ MHC発現APCは，小胞体 endoplasmic reticulum(ER)で，これらのMHC分子を常に合成する．新しく合成されたクラスⅡ分子は，クラスⅡ分子とともに，ペプチド結収容溝に強く結合するクラスⅡインバリアント鎖ペプチド class II invariant chain peptide(CLIP)と呼ばれる配列を保有する**インバリアント鎖**(Ii)を保持している．このようにして新たに合成されたクラスⅡ MHC分子の溝は占拠され，小胞体(ER)において，MHCクラスⅠ分子に結合する運命にあるペプチドの受け入れを防いでいる(下記参照)．このインバリアント鎖に結合したクラスⅡ分子は，摂取された細胞外タンパク質に由来するペプチドを含む後期エンドソーム／リソソーム小胞へ向けられる．これらの小胞内でインバリアント鎖は分解され，ペプチド収容溝にCLIPだけを残す．後期エンドソーム／リソソームはまた，DMと呼ばれるクラスⅡ MHC様タンパク質を含むが，DMはクラスⅡ

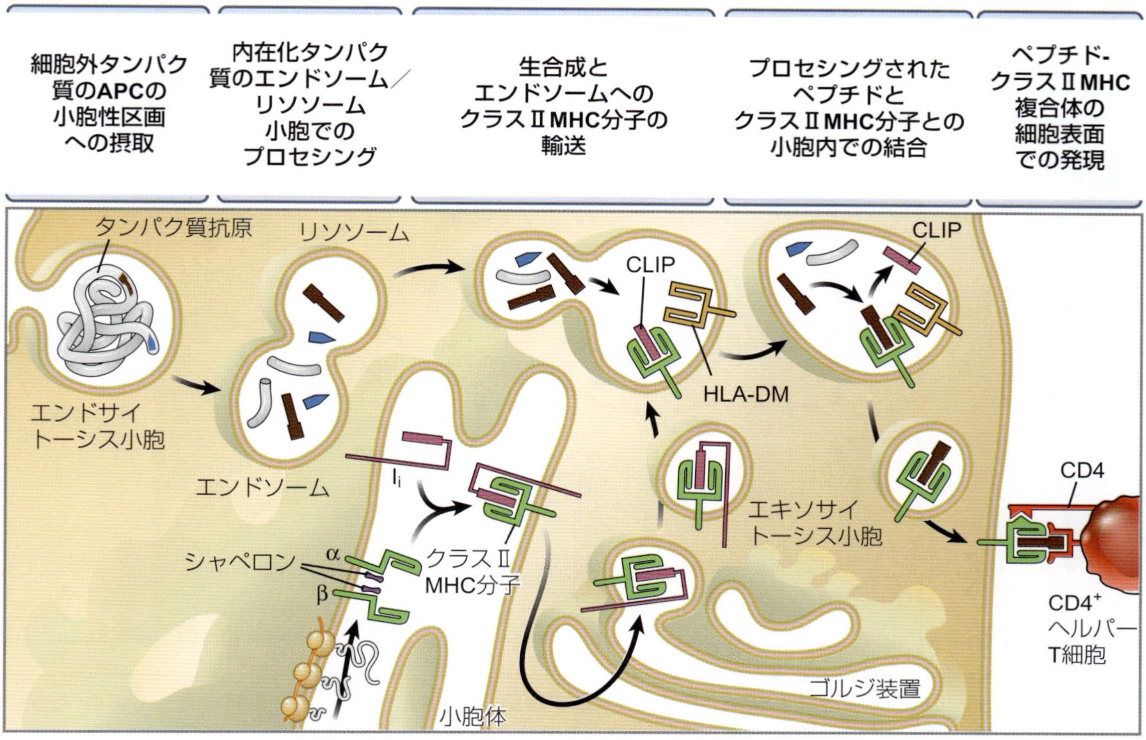

図 3-14　内在化された小胞抗原のプロセシングにおけるクラスⅡ MHC 経路　タンパク質抗原は，APC により，ペプチドへ分解される部位である小胞で消化される．クラスⅡ MHC 分子は，その同一の小胞へ入り，そこで新たに合成されたクラスⅡ分子の溝を占有している CLIP ペプチドが除去される．これらのクラスⅡ MHC 分子は，エンドサイトーシスされたタンパク質に由来するペプチドと結合することができる．DM 分子は，CLIP を除去することができ，次の抗原ペプチドが結合できるようにする．ペプチド－クラスⅡ MHC 複合体は，細胞表面へ輸送され，$CD4^{+}$T 細胞により認識される．Ii：インバリアント鎖 invariant chain.

MHC 分子内に存在する CLIP をこのコンパートメントで利用でき，また高アフィニティで MHC 分子と結合できる他のペプチドと交換するよう機能する．

- **細胞表面へのペプチド MHC 複合体の輸送．ペプチドロードは，細胞表面に輸送されるクラスⅡ MHC 分子を安定化する．** いったんクラスⅡ MHC 分子が摂取したタンパク質から生じたペプチドの 1 つに強固に結合すると，ペプチド MHC 複合体は安定化し，細胞表面に輸送される．もし MHC 分子が結合可能なペプチドを見いだすことができなければ，空の MHC 分子は不安定で，エンドソームのプロテアーゼにより分解される．どのような 1 つのタンパク質抗原でも多くのペプチドを生成することができるけれども，そのうちの少量(たぶん 1 つか 2 つだけ)が，その個体に存在する MHC 分子に結合し，その個体で免疫応答を刺激する．

クラスⅠ MHC 分子による提示されるサイトゾル抗原のプロセシング [加工処理]

Processing of Cytosolic Antigens for Display by Class I MHC Molecules

クラスⅠ MHC 分子による抗原提示における主要な段階は，サイトゾルあるいは核における抗原の生成，特別化された細胞小器官によるタンパク質分解，小胞体(ER)への輸送，新しく合成されたクラスⅠ分子へのペプチドの結合を含む(図 3-15)．

- **サイトゾルタンパク質のタンパク質分解．**

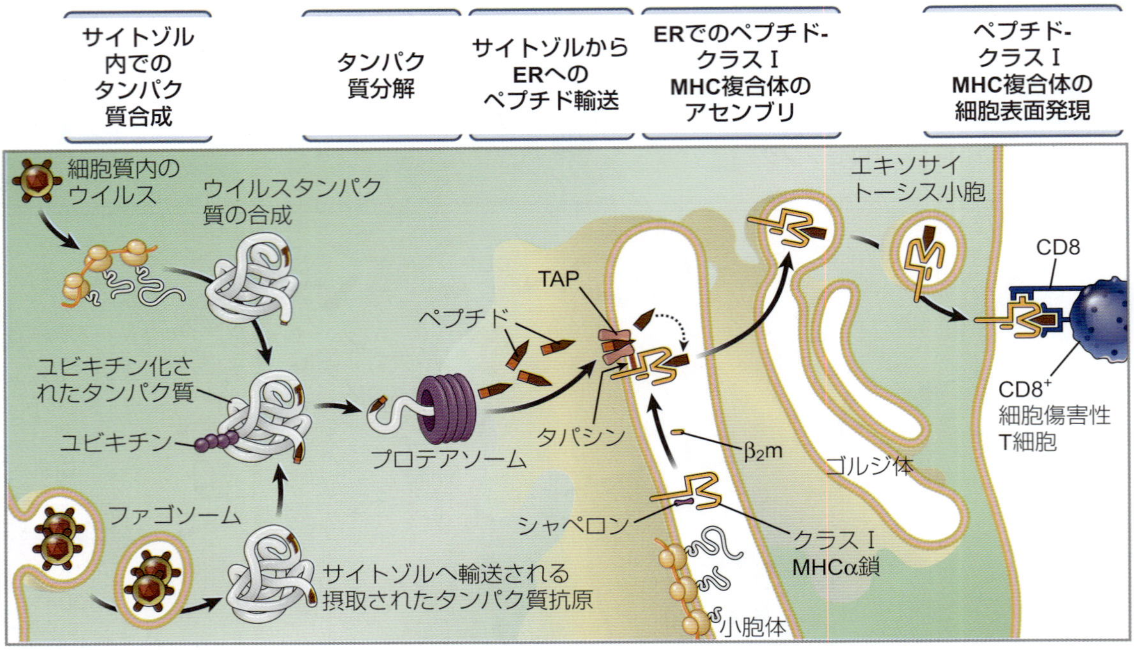

図 3-15　サイトゾル抗原のクラスⅠMHC のプロセシング経路　タンパク質は，感染細胞のサイトゾル（あるいは核，図示していない）に存在するウイルスなどの微生物による内因性合成から，あるいは摂取されたが，その抗原がサイトゾルへ輸送された（クロスプレゼンテーションの過程，後述する）微生物から，細胞の細胞質へ入る．細胞質内のタンパク質は，アンフォールディングされ，ユビキチン化され，プロテアソーム内で分解される．生成されたペプチドは，TAP により小胞体へ輸送され，さらに調整される．新しく合成されたクラスⅠMHC 分子は，最初はシャペロンにより安定化され，タパシンと呼ばれるリンカータンパク質により TAP に結合されるので，MHC 分子は TAP により ER に輸送されるペプチドを受け取るために戦略的に位置することになる．ペプチド－クラスⅠMHC 複合体は，細胞表面へ輸送されて，$CD8^+$T 細胞によって認識される．TAP：抗原プロセシング関連トランスポーター transporter associated with antigen processing.

クラスⅠMHC 分子と結合するペプチドは，ユビキチン－プロテアソーム経路 ubiquitin-proteasome pathway による消化の後，サイトゾルタンパク質から誘導される． 抗原性のあるタンパク質は，感染細胞中に生存しているウイルスから，また，ファゴソームから細胞質へ漏れだし，あるいは，輸送されるいくつかのファゴサイトーシスされた微生物から，また，腫瘍の場合のように，サイトゾルタンパク質あるいは核タンパク質をコードする突然変異，あるいは，変異した宿主の遺伝子から，細胞質に生成される．これらすべてのタンパク質だけでなく，細胞自身のミスフォールディング［誤った折り畳み］misfolding された細胞質タンパク質，核タンパク質は，ユビキチン－プロテアソーム経路による，タンパク質分解による破壊のための標的となる．これらのタンパク質はアンフォールディング［変性］unfolded /unfolding され，ユビキチン ubiquitin と呼ばれる複数の小さなコピーのペプチドで共有結合的に印がつけられて，アンフォールディングしたタンパク質が，酵素により分解されるタンパク質分解酵素の積み重なった輪から構成される**プロテアソーム proteasome** と呼ばれる小器官を通り抜ける．アンフォールディングされたタンパク質はプロテアソームによりペプチドへ分解される．炎症性サイトカインに暴露された細胞の内部では（炎症時），プロテアソームの酵素の組成が変化する．その結果，炎症性サイトカインに暴露された細胞においては（感染の場合のように），プロテアソームは，非常に効率的にサイトゾルタンパク質と核タンパク質を，ペプチドがクラスⅠ MHC 分子によく結合する大きさと塩基配列特性 sequence property のペプチドへ分解する．

- **ペプチドのクラスⅠ MHC 分子への結合．ペプチド MHC 複合体を形成するためには，ペプチドは小胞体(ER)に輸送される必要がある．** プロテアソーム消化により生成されたペプチドはサイトゾルにあるが，MHC 分子は ER 内で合成され，ペプチドと MHC 分子の 2 つは一緒になる必要がある．この輸送機能は，小胞体膜に存在する**抗原プロセシング関連トランスポーター transporter associated with antigen processing(TAP)**と呼ばれる特別な輸送分子により行われる．TAP は，小胞体膜のサイトゾル側面でプロテアソーム生成のペプチドと結合し，これらのペプチドを，能動的に小胞体の内部へ汲み入れる．結合したペプチドを含まない新しく合成されたクラスⅠ MHC 分子は，小胞体膜において，TAP 分子に結合するタパシン tapasin と呼ばれる橋渡しタンパク質と結合する．このようにしてペプチドが小胞体へ入ると，ペプチドは，容易に空のクラスⅠ MHC 分子に捕捉される(小胞体において，クラスⅡ MHC 分子はインバリアント鎖のためにペプチドと結合できないことを思い出すこと)．
- **ペプチド MHC 複合体の細胞表面への輸送．** もし，クラスⅠ MHC 分子が溝に正しくあてはまるペプチドを見いだすと，クラスⅠ MHC 分子ペプチド複合体は安定化して，TAP との結合が解き放たれ，細胞膜表面へ輸送される．

微生物とその宿主の間の進化の闘争は，ウイルスが抗原提示のクラスⅠ MHC 経路を阻止するように発達したという多くの戦略によってよく示されている．これらの戦略は ER から新たに合成した MHC 分子を除去し，MHC 遺伝子の転写を抑制し，また TAP トランスポーターによるペプチド輸送を阻止することが含まれる．クラスⅠ MHC 経路を阻止することにより，$CD8^+T$ 細胞へのウイルス抗原の提示を減弱させて，適応免疫系から回避することができる．ウイルスによる免疫回避の機構は，第 6 章で記述する．

内在化抗原の $CD8^+T$ 細胞へのクロスプレゼンテーション［交差提示］
Cross-Presentation of Internalized Antigens to $CD8^+T$ Cells

ある樹状細胞はウイルス感染細胞を摂取し，クラスⅠ MHC 分子に結合したウイルス抗原を $CD8^+T$ リンパ球に提示することが可能である． この抗原提示経路は，内在化されたタンパク質がクラスⅡ MHC 分子により $CD4^+T$ 細胞に提示されるという原則に反するようにみえる．ナイーブ $CD8^+T$ 細胞の最初の応答は，$CD4^+$ 細胞と同様に，成熟した樹状細胞により提示される抗原を認識する必要がある．しかし，いくつかのウイルスはある特定の細胞型に感染し，樹状細胞には感染しないかもしれず，またこれらの感染細胞はリンパ節まで運ばれないか，あるいは T 細胞活性化を開始するために必要なすべてのシグナルを産生しない．それではどのようにして，ナイーブ $CD8^+T$ リンパ球は感染細胞の細胞内抗原に応答するのであろうか．同様に，腫瘍は多くの異なる型の細胞から発生するが，どのようにして多様な腫瘍抗原が樹状細胞により提示されるのであろうか．

クラシカル樹状細胞の 1 つのサブセットは，感染した宿主細胞，死滅した腫瘍細胞，微生物，微生物抗原および腫瘍抗原を摂取して，サイトゾルに摂取した抗原を輸送し，サイトゾルでプロテアソームにより処理することができる．生成された抗原性のあるペプチドは小胞体に入って，クラスⅠ分子と結合し，$CD8^+T$ リンパ球による認識のために提示する(図 3-16)．この過程は**クロスプレゼンテーション［交差提示］cross-presentation**(あるいはクロスプライミング［交差プライミング］cross-priming)と呼ばれ，1 つの細胞の型である樹状細胞が，感染細胞である他の細胞の抗原を提示することができ，またこれらの抗原に特異的なナイーブ T リンパ球をプライム［呼び水をさす］prime(あるいは，活性化 activate)することができることを示す．一度 $CD8^+T$ 細胞が CTL へ分

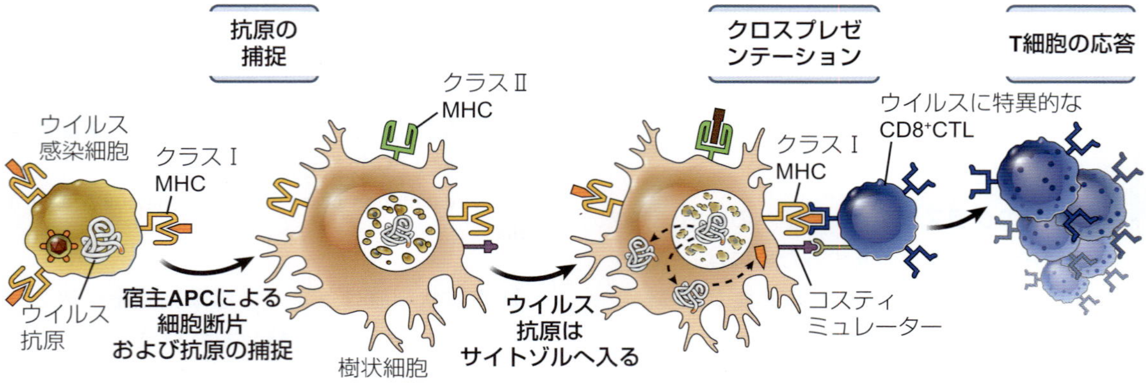

図 3-16 樹状細胞による，感染細胞からの微生物抗原のクラスⅠ MHC 拘束性クロスプレゼンテーション 細胞内寄生微生物(ウイルスなど)に感染した細胞のフラグメント，あるいはこれらの細胞により生成された抗原は，樹状細胞により摂取され，感染性微生物抗原は分解され，APC 上の MHC 分子とともに提示される．T 細胞は，APC 上の微生物抗原とコスティミュレーターを認識し，T 細胞は活性化される．慣例により，クロスプレゼンテーション(またはクロスプライミング)という用語は，クラスⅠ MHC 結合の抗原を認識する CD8⁺T 細胞(CTL)に適用される(本図で示した)．これと同様なクロスプレゼンテーションとして，APC は微生物からのクラスⅡ MHC 結合抗原を CD4⁺ ヘルパー T 細胞による認識のために提示する．

化すると，CTL は樹状細胞の必要性なしに，また抗原認識のシグナル以外の必要性なしに，感染宿主細胞あるいは腫瘍細胞をキリングすることができる(**第 6 章**参照)．クロスプレゼンテーションの同じ経路は，臓器移植においていくつかの抗原への CD8⁺T 細胞反応の開始に関係している(**第 10 章**参照)．

MHC 結合抗原提示の生理的重要性
Physiologic Significance of MHC-Associated Antigen Presentation

T 細胞性免疫の多くの基本的な特徴は，MHC 分子のペプチド提示機能に密接に関連している．

- MHC 結合ペプチドに対する T 細胞認識拘束性のため，T 細胞は細胞結合抗原だけを認識し，応答することができる．この理由は，MHC 分子は細胞膜に結合するタンパク質であり，また，ペプチドロードとそれに引き続く MHC 分子の発現は，細胞内生合成とアセンブリの段階に依存するからである．言い換えれば，MHC 分子は，細胞内抗原と摂取された抗原が存在する細胞内ペプチドのみをロードする．したがって，T リンパ球は，T 細胞媒介エフェクター機構を必要とする細胞内微生物抗原を認識することができるばかりでなく，抗体反応が引き起こされる細胞外環境から摂取された抗原を認識することができる．
- 抗原提示のクラスⅠ MHC 経路とクラスⅡ MHC 経路の分離により，免疫系は細胞外微生物と細胞内微生物に対して最もよく防御する方法で応答することができる(**図 3-17**)．多くの細菌，真菌，また細胞外のウイルスでさえ，マクロファージにより捕捉され，また摂取され，これらの抗原はクラスⅡ分子により提示される．CD4 のクラスⅡに対する特異性のために，クラスⅡ結合ペプチドは，ヘルパー T 細胞として機能する CD4⁺T リンパ球により認識される．これらの T 細胞はマクロファージが摂取した微生物を破壊するのを助け，そのため，細胞外環境から内在化された微生物を排除するエフェクター機構を活性化する．B リンパ球は微生物のタンパク質抗原を摂取し，また CD4⁺ ヘルパー T 細胞による認識のためにプロセシングされたペプチドを提示する．これらのヘルパー T 細胞は細胞外微生物を排除するよう作用する抗体産生を刺激する．ファゴサイトも抗

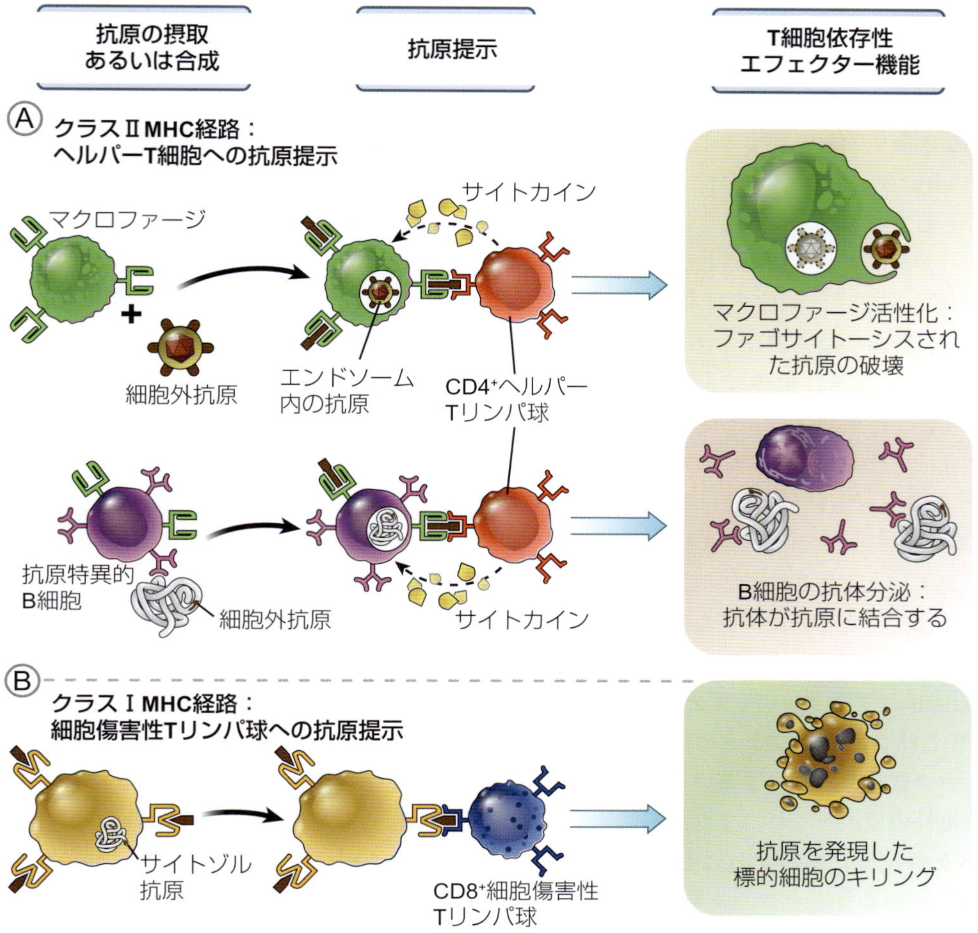

図 3-17　CD4⁺T 細胞と CD8⁺T 細胞による微生物認識における MHC 結合抗原提示の役割　**A**：マクロファージとＢリンパ球により細胞外環境からエンドサイトーシスされた微生物のタンパク質抗原は，抗原プロセシングのクラスⅡ MHC 経路へ入る．その結果，これらのタンパク質は，CD4⁺ ヘルパー T リンパ球により認識される．CD4⁺ ヘルパー T リンパ球の機能は，ファゴサイトーシスされた微生物を破壊するためにマクロファージを活性化し，細胞外微生物とトキシンに対する抗体を産生するためにＢ細胞を活性化することである．**B**：感染細胞の細胞質に生存している微生物のタンパク質抗原は，抗原プロセシングのクラスⅠ MHC 経路へ入る．その結果，これらのタンパク質は，感染細胞をキリングする CD8⁺CTL により認識される．

体も宿主細胞の細胞質で生存し，また複製する細胞内のウイルス，および病原体に対しては効果がない．ウイルスはすべての有核細胞へ感染するので，予想されるように，サイトゾル抗原は，すべての有核細胞に発現するクラスⅠ MHC 分子により，プロセシングされ，提示される．クラスⅠ結合ペプチドは，CTL へ分化する CD8⁺T リンパ球により認識される．CTL は感染細胞をキリングし，感染を根絶するが，この方法は，細胞質内微生物を排除する最も効果的な方法である．

このように，さまざまな微生物に対する防御的免疫応答の性質は，抗原提示のいくつかの特徴と T 細胞認識の関連づけにより最適化されている．すなわち，小胞内抗原とサイトゾル抗原のプロセシング経路，クラスⅡ MHC 分子とクラスⅠ MHC 分子の細胞発現，クラスⅡ MHC 分子とクラスⅠ MHC 分子に対する CD4 コレセプター，

CD8コレセプターの特異性，ヘルパー細胞としてのCD4$^+$細胞とCTLとしてのCD8$^+$細胞の機能などである．T細胞の抗原レセプターは，細胞外および細胞内微生物を区別することができないので，このMHC結合抗原プロセシング経路の機能は重要である．実際，先に言及したように，同一のウイルスが感染直後は細胞外に存在し，いったん感染が確立すると，細胞内に存在するようになる．その細胞外のライフサイクル［生活環］life cycleの間，ウイルスは抗体により攻撃を受け，ファゴサイト［貪食細胞］phagocyteはヘルパーT細胞により活性化されるが，いったんウイルスが避難場所を細胞質内に見いだしても，ウイルスはCTL媒介性感染細胞傷害により根絶される．クラスⅠおよびクラスⅡ抗原提示経路の分離により，異なる部位で正しい，特別な免疫応答が確実となる．

長さlengthとアンカー残基を含む，異なるMHC分子と結合するペプチドの構造的制約は，複合タンパク質抗原に由来するいくつかのペプチドの免疫優性の原因となり，またある個体が特定のタンパク質抗原に応答することができない原因となる． どのようなタンパク質でもAPC内でタンパク分解性に分解されると，多くのペプチドが生成されるが，その個体においてMHC分子に結合することができるペプチドだけが，T細胞による認識のために提示することができる．これらのMHC結合ペプチドは，抗原の**イムノドミナント［免疫優性］ペプチドimmunodominant peptide**である．複合タンパク質抗原をもつ微生物であっても，限られた数の免疫優性ペプチドを発現する．ワクチンを開発するために，これらのペプチドを同定する多くの試みがなされたが，集団のMHC分子の巨大な多型polymorphism（可変性variability）のため，多数の個体において免疫原性があるどんな微生物からでも，少数のペプチドを選ぶことは困難である．MHCの多型はまた，いくつかの個体が特定の抗原に由来するどんなペプチドも結合するMHC分子を発現しないことを意味する．これらの個体は，その抗原へのノンレスポンダー［非応答個体］nonresponderである．最も初期の観察の1つにより，ある近交系動物が単純タンパク質抗原に反応せず，またMHC遺伝子座の遺伝子であることが後で示された，免疫応答immune response（Ir）遺伝子と呼ばれる遺伝子にマッピングされている応答性responsiveness（あるいは欠損lack）という発見によりMHCの生理的重要性を確立した．

最後に，T細胞はMHC拘束性に小分子および金属イオンであっても認識し，反応することができることに言及する．実際，しばしば治療薬として用いられるいくつかの小分子への暴露およびニッケルやベリリウムなどの金属への暴露は，ときに病的T細胞反応（いわゆる過敏症）を引き起こす（**第11章**参照）．これらの非ペプチド抗原がMHC拘束性CD4$^+$T細胞およびCD8$^+$T細胞によって認識されるいくつかの方法がある．化学物質の中には，共有結合して自己ペプチドあるいはMHC分子自身を修飾すると考えられ，異物であると認識される変異分子を生成するものがある．他の化学物質の中には，非共有結合的にMHC分子と結合して，MHC分子が通常は提示しないペプチドを提示することができるように，また，これらのペプチドMHC複合体が異物であるとみなされるように，ペプチド収容溝の構造を変えるものがある．

本章は2つの疑問から開始した．どのようにして，まれな抗原特異的リンパ球は抗原を見つけ，また，適切な免疫応答はどのようにして細胞外微生物および細胞内微生物に対して惹起されるのか．APCの生物学およびタンパク質抗原のペプチドを提示するMHC分子の役割を理解することは，両方の疑問に対する十分な解答，特にT細胞性免疫応答に対する解答となった．

抗原提示細胞の抗原提示以外の機能
Functions of Antigen Presenting Cells in Addition to Antigen Display

APCは，T細胞による認識のためのペプチドを提示するだけでなく，微生物に応答し，T細胞活性化のための追加のシグナルを発現する． リンパ球活性化の2シグナル仮説two-signal hypothesisは，第1章，第2章で紹介し(**図 2-19** 参照)，第5章，第7章でT細胞とB細胞の応答を記述するときに，もう一度この概念を復習する．抗原は必要なシグナル1であり，シグナル2は，微生物に反応したAPCにより提供されることを思い出すこと．リンパ球活性化のためのシグナル2として提供するAPC上の分子の発現は，さまざまな微生物生成物への自然免疫応答の一部である．たとえば，多くの細菌はリポポリサッカライド(LPS，エンドトキシン［内毒素］endotoxin)と呼ばれる物質を産生する．細菌がタンパク質抗原の提示のためにAPCにより捕捉されると，LPSはTLRを介して，同じAPCに作用し，コスティミュレーター［共刺激分子］costimulatorの発現とサイトカインの分泌を促進する．コスティミュレーターとサイトカインは，T細胞による抗原認識と共同し，T細胞の増殖およびエフェクター［効果］細胞 effecter cellとメモリ［記憶］細胞 memory cellへの分化を刺激するために作用する．

B細胞と他のリンパ球による抗原認識
Antigens Recognition by B Cells and Other Lymphocytes

Bリンパ球は，タンパク質，ポリサッカライド，脂質，低分子化合物を含む，幅広い抗原を認識するために，細胞膜結合抗体を用いる．これらの抗原は，微生物の表面(たとえば，莢膜抗原 capsular antigen，あるいはエンベロープ［外被膜］抗原 envelope antigen)の上に発現し，あるいは可溶性型(たとえば，分泌されたトキシン)で存在している．B細胞は，抗原と他のシグナルに応答して，抗体産生細胞へ分化する(**第7章**参照)．分泌された抗体は，循環と粘膜組織液に入って抗原と結合し，抗原を中和し，排除へと導く．B細胞の抗原レセプターと分泌された抗体は通常，抗原プロセシングすなわち特別な系による提示を必要とせず，抗原を自然のコンフォメーション［立体配座］conformationで認識する．リンパ洞のマクロファージと濾胞近傍の樹状細胞は，リンパ節に入る抗原を捕捉し，抗原をインタクトの(プロセシングされていない unprocessed)型で濾胞のBリンパ球に提示する．

リンパ節と脾臓のB細胞の豊富なリンパ濾胞は，活性化B細胞へ抗原を提示する機能をもつ**濾胞樹状細胞 follicular dendritic cell(FDC)**と呼ばれる細胞集団を含んでいる．FDCは骨髄由来ではなく，また抗原をプロセシングし，T細胞に提示する樹状細胞とは関係がない．FDCが提示する抗原は，抗体，あるいは，C3b，C3dなどの補体副産物 byproductにより被覆されている．FDCは，抗体分子の尾部に特異的な，また抗原抗体複合体と結合するFcレセプターと呼ばれるレセプターを使用し，また，これらの補体タンパク質が結合している抗原に結合する補体タンパク質に対するレセプターを使用する．これらの抗原は液性免疫応答の間に特異的Bリンパ球により見いだされ，主に高アフィニティに抗原に結合するB細胞を選択するように機能する．この過程は，第7章で記述する．

本章はMHC拘束性$CD4^+$T細胞，$CD8^+$T細胞によるペプチド認識に焦点をあてたが，他の異なる型の抗原を認識するT細胞のより小さな集団がある．第2章で記述したNK細胞とは異なるNKT細胞は，クラスⅠ様CD1分子により提示される脂質に対して特異的であり，また$\gamma\delta$T細胞は，一部はクラスⅠ様分子により提示され，また一部は明らかな特異的プロセシングあるいは提示を必要としない，広範囲の分子を認識する．これらの細胞の機能と通常と異なる特異性の重要性は，よく理解されていない．

要 旨
SUMMARY

- 微生物のタンパク質抗原に対する免疫応答の誘導は，どのような抗原に対しても特異的でまれなナイーブT細胞による認識のために，抗原を捕捉し，提示する専門化された系に依存する．上皮を通って侵入する微生物と微生物抗原は，上皮に位置し，所属リンパ節へ輸送される樹状細胞により，あるいはリンパ節と脾臓の樹状細胞により捕捉される．微生物のタンパク質抗原は，リンパ器官を通って再循環するナイーブTリンパ球へAPCにより提示される．

- MHCによりコードされる分子はタンパク質抗原に由来するペプチドを提示する機能を実行する．
- MHC遺伝子は非常に多型である．MHC遺伝子の主要な生成物は，多型残基が集積しているペプチド収容溝と，それぞれコレセプターCD8とCD4が結合するインバリアント領域を含む，クラスⅠおよびクラスⅡ MHC分子である．
- 細胞外環境からAPCにより摂取されたタンパク質は，タンパク質分解的にAPCの小胞中で分解され，生成されたペプチドは，新たに合成されたクラスⅡ MHC分子のペプチド収容溝へ結合する．CD4はクラスⅡ MHCのインバリアント部分に結合するので，$CD4^{+}$ヘルパーT細胞は主として小胞で分解された細胞外タンパク質に由来するクラスⅡ MHC結合ペプチドだけにより活性化される．
- 感染細胞のサイトゾルで生成され，あるいは，ファゴソームから細胞質に侵入したタンパク質は，プロテアソームにより分解され，TAPにより小胞体に輸送され，新しく合成されたクラスⅠ MHC分子のペプチド収容溝に結合する．CD8はクラスⅠ MHC分子と結合するので，$CD8^{+}$CTLは，サイトゾルのタンパク質に由来するクラスⅠ MHC結合のペプチドだけにより，活性化される．
- 抗原提示におけるMHC分子の役割は，T細胞が細胞結合タンパク質抗原のみを認識し，また正しい型のT細胞（ヘルパーT細胞あるいはCTL）が，最もよく戦うことができる微生物の型と反応することを確実にすることである．
- 微生物は特異的T細胞を刺激するために，抗原とともに機能するシグナルを提供する，細胞膜タンパク質（コスティミュレーター）を発現し，またサイトカインを分泌するAPCを活性化する．これらのシグナル2が必要なために，T細胞は微生物抗原にだけ応答し，害のない，非微生物の物質に対しては応答しない．
- Bリンパ球は天然のままのコンフォメーションであっても，タンパク質や非タンパク質抗原を認識する．FDCは胚中心のB細胞へ抗原を提示し，液性免疫応答の間に，高アフィニティB細胞を選択する．

復習問題
REVUEW QUESTIONS

1. 抗原が皮膚を通って侵入すると，どのような器官で濃縮されるか．この抗原捕捉の過程でどのような種類の細胞が重要な役割を果たすか．
2. MHC分子とは何か．ヒトMHC分子は何と呼ばれるか．MHC分子はどのようにして発見され，またその機能は何か．
3. クラスⅠ MHC分子とクラスⅡ MHC分子により提示される抗原の違いは何か．
4. クラスⅠ MHC分子とクラスⅡ MHC分子が提示のための抗原を獲得する経緯を記述せよ．
5. クラスⅠ MHC分子とクラスⅡ MHC分子により提示される抗原をどのT細胞サブセットが認識するか．クラスⅠ MHC分子結合ペプチド抗原あるいはクラスⅡ MHC分子結合ペプチド抗原に対してT細胞のどのような分子が特異性に関与するか．

復習問題の解答とそれに関する解説は，*https://studentconsult.inkling.com* に記述した（オンラインコンテンツは英語のみ）．

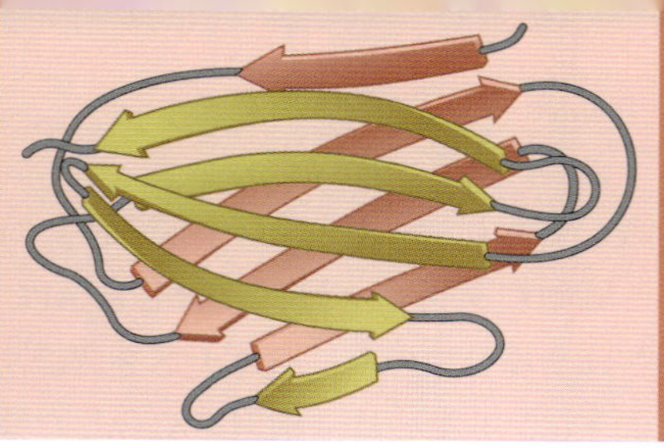

第4章

適応免疫系における抗原認識

Antigen Recognition in the Adaptive Immune System

リンパ球抗原レセプターの構造と免疫レパトワの発達

Structure of Lymphocyte Antigen Receptors and the Development of Immune Repertoires

抗原レセプター［受容体］antigen receptor は，プロジェニター［前駆細胞］progenitor からリンパ球成熟において，またすべての適応免疫応答において，重要な役割を果たしている．適応免疫においては，ナイーブリンパ球は，応答を開始するために抗原を認識し，エフェクター［効果］T細胞 effector T cell と抗体は，これらの機能を実行するために抗原を認識する．

Bリンパ球とTリンパ球は，抗原を認識する異なるレセプターを発現する．B細胞の細胞膜上に結合した抗体とTリンパ球上のT細胞レセプター T cell receptor（TCR）である． 免疫系における細胞レセプターの主な機能は，他の生物系と同様であるが，外部の刺激（適応免疫系の抗原レセプターに対する抗原）を検出し，それに対するレセプターを発現している細胞の応答を開始することである．非常に多数の，そして多種類の抗原を認識するために，リンパ球の抗原レセプターは，多くの，またしばしば構造が似ている化学構造へ結合し，区別できることが必要である．抗原レセプターは，クローン性に分布しており，このことは，ある特定の特異性をもつそれぞれのリンパ球クローンはすべての他クローンのレセプターとは異なる固有のレセプターをもつことを意味している（1つのクローンは親細胞 parent cell とそのプロジェニー［子孫細胞］progeny から構成されていることを思い出すこと）．異なるリンパ球クローンの総数は，非常に大きく，このすべての集合は**免疫レパトワ immune repertoire** を構成する．Bリンパ球あるいはTリンパ球のそれぞれのクローンは，さまざまな抗原を認識するけれども，抗原レセプターは基本的にすべてのリンパ球で同一であり，また特異性とは無関係である生化学的シグナルを伝達する．リンパ球認識と抗原レセプターのこれらの特徴は，以下の疑問を提起する．

- リンパ球の抗原レセプターは，非常に多様性のある抗原をどのようにして認識し，細胞へ活性化シグナルを伝達するか．
- B細胞とT細胞の抗原レセプターにおける認識特性の違いは何か．

- 非常に多様性のあるリンパ球レパトワのレセプター構造は，どのようにして生成されるのか．抗原認識の多様性は，多くの構造的に異なる抗原レセプタータンパク質が，遺伝されたゲノム（生殖細胞系［ジャームライン］germline）により理論的にコードされるよりも，もっと多く存在していることを意味している．そのため，この多様性を生成するために特別な機構が存在するに違いない．

本章では，B リンパ球と T リンパ球の抗原レセプターの構造と，またこれらのレセプターが抗原をどのようにして認識するかについて記述する．さらに，抗原レセプターがリンパ球の成熟過程でどのようにして生成され，成熟リンパ球のレパトワ形成を行うのかについても記述する．抗原誘導リンパ球活性化の過程については後の章で記述する．

リンパ球の抗原レセプター［受容体］
Antigen Receptors of Lymphocytes

B リンパ球と T リンパ球の抗原レセプターは，適応免疫においてこれらのレセプターの機能に重要ないくつかの特徴をもっている（図 4-1）．これらのレセプターには，構造とシグナル伝達機構に関して多くの類似点があるが，B 細胞と T 細胞が認識する抗原構造の型に関しては，基本的な相違がある．

- **B リンパ球の抗原レセプターとして機能する細胞膜結合抗体は，幅広い範囲の化学構造を認識することができるが，ほとんどの TCR は，MHC 分子に結合したペプチドだけを認識する．B リンパ球抗原レセプターと B 細胞が分泌する抗体は，タンパク質，脂質，糖質，核酸ばかりでなく単純な低分子の化学基を含む天然の高分子の形 shape，すなわちコンフォメーション［立体配座］conformation を認識することができる．** 分子の構造的に異なる型に対する B 細胞のこの広い特異性のため，抗体が多様な微生物とトキシン［毒素］toxin を天然の型で認識することが可能となる．それとは著しく対照的に，ほとんどの T 細胞はペプチドだけを認識しており，また MHC 遺伝子座にコードされる細胞膜タンパク質に結合した APC 上に提示された場合にのみ，ペプチドを認識する．このように，T 細胞は，細胞に結合した微生物だけを検出することができる（**第 3 章**参照）．
- **抗原レセプター分子は，抗原認識に関与し，リンパ球クローンごとに異なる領域［部分］region（ドメイン［領域］domain）と，構造保持とエフェクター機能に必要な，すべてのクローン間で比較的保持されている領域から構成される．** レセプターの抗原認識部位は可変（V）領域 variable（V）region と呼ばれ，保持されている部分は**定常（C）領域 constant（C）region** と呼ばれる．V 領域の中であっても，多くのアミノ酸配列の多様性は短い範囲内に集中しており，抗原が結合するレセプターの部分を構成しているため，超可変領域 hypervariable region，あるいは相補性決定領域 complementarity-determining region（CDR）と呼ばれる（すなわち抗原の形と相補的であるため）．小さな領域にアミノ酸配列を集中させることにより，レセプターの基本的構造を保ちながら多様性を最大限にすることが可能である．後述するように，それぞれのクローンにおいて，リンパ球を発達させるために，抗原レセプタータンパク質の異なる可変領域をコードする遺伝子を生成する特別な機構が存在する．
- **抗原レセプター鎖は，抗原認識により引き起こされる細胞内シグナルを伝達する機能のある他のインバリアント［非多型］膜型タンパク質 invariant membrane protein に，非共有結合的に会合 associate している**（図 4-1 参照）．サイトゾル［細胞質ゾル］cytosol と核に伝達されるこれらのシグナルは，リンパ球を分裂させ，分化させ，あるいは，特定の状況においては，死滅する原因を引き起こす．このように，リンパ球抗原レセプターの 2 つの機能（特異的抗原認識とシグナル伝達）は，異なるポリペプチドにより媒介される．このためリンパ球抗原レセプターの 2 つの機能は 1 セットの分子，すなわちレセプター自身とシグナル伝達の保存された

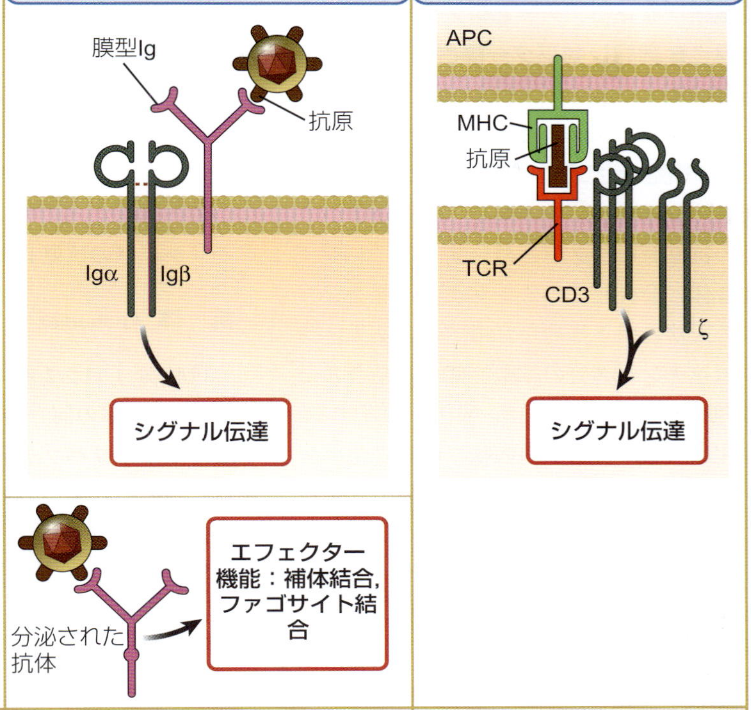

	機能の特徴 抗体（免疫グロブリン）	T細胞レセプター（TCR）
認識される抗原の型	高分子（タンパク質，ポリサッカライド，脂質，核酸），低分子化合物 コンフォメーション（立体配座）と線状エピトープ	APC上のMHC分子により提示されるペプチド 線状エピトープ
多様性	それぞれのクローンは固有の特異性をもつ：＞10^9の区別される特異性の能力	それぞれのクローンは固有の特異性をもつ：＞10^{11}の区別される特異性の能力
媒介される抗原認識	膜型IgのL鎖とH鎖の可変（V）領域	α鎖，β鎖の可変（V）領域
媒介されるシグナル伝達機構	膜型Igと会合するタンパク質（IgαとIgβ）	TCRに会合するタンパク質（CD3とζ）
エフェクター機構の媒介	分泌されたIgの定常（C）領域	TCRはエフェクター機能を実行しない

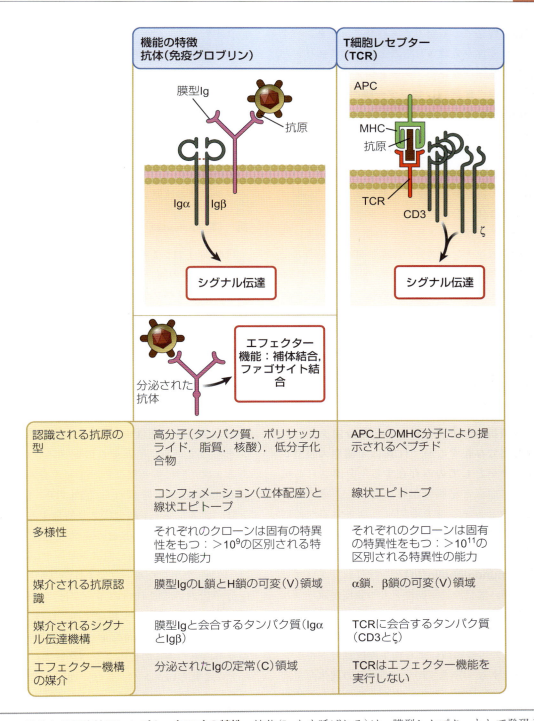

図 4-1　抗体とT細胞抗原レセプター（TCR）の特性　抗体（Igとも呼ばれる）は，膜型レセプターとして発現されるか，あるいは分泌タンパク質として分泌される．TCRは，膜型レセプターとして機能するだけである．IgまたはTCR分子が抗原を認識すると，シグナルは抗原レセプターと会合するタンパク質によってリンパ球に伝達される．抗原レセプターと会合するシグナル伝達タンパク質は，B細胞レセプター（BCR）複合体とTCR複合体を形成する．1つの抗原レセプターが抗原を認識しているように示されてはいるが，一般的には，シグナル伝達は抗原分子の結合による隣接した2つ以上のレセプターのクロスリンクを必要とする点に注意すること．これらの抗原認識分子の重要な特徴をまとめた．APC：抗原提示細胞 antigen presenting cell，MHC：主要組織適合遺伝子複合体 major histocompatibility complex.

機能を残している他のインバリアントタンパク質に可変性が分離されることになる．Bリンパ球の細胞膜抗原レセプターとシグナル伝達分子の全体は，**B細胞レセプター複合体B cell receptor(BCR)complex**と呼ばれ，Tリンパ球の細胞膜抗原レセプターとシグナル伝達分子の全体は，**T細胞レセプター複合体T cell receptor(TCR)complex**と呼ばれる．抗原分子がリンパ球の抗原レセプターと結合すると，レセプター複合体に会合しているシグナル伝達タンパク質は，近傍に引き寄せられる．この結果，シグナル伝達タンパク質の細胞質部分に結合した酵素は，他のタンパク質のリン酸化を触媒する．リン酸化は，多くの遺伝子の転写の活性化，および，リンパ球の反応を媒介する多数のタンパク質の産生を増大させる複合的なシグナル伝達カスケード［滝］cascadeを引き起こす．Tリンパ球とBリンパ球の活性化の過程を，それぞれ第5章と第7章で記述する．

- **抗体は2つの型として，すなわち，B細胞の膜結合型抗原レセプターあるいは分泌タンパク質として存在するが，TCRはT細胞の膜型レセプターとしてのみ存在する．**分泌される抗体は，血液と粘膜分泌物に存在し，そこで，微生物とトキシンを中和し，除去するために機能する(すなわち抗体は液性免疫のエフェクター分子である)．抗体は，また**免疫グロブリンimmunoglobulin(Ig)**とも呼ばれ，グロブリンの遅い電気泳動易動性をもつ免疫が賦与されたタンパク質である．分泌された抗体は，ちょうどBリンパ球の膜結合型抗原レセプターと同様に，可変領域により微生物抗原とトキシンを認識する．分泌されたいくつかの抗体の定常領域には，抗原の除去に役立つ他の分子と結合する能力がある．これらの分子には，ファゴサイト［貪食細胞］phagocyte上のレセプターと，補体系タンパク質が含まれる．このように，抗体は液性免疫応答のさまざまな段階で，さまざまな機能を担っている．B細胞膜結合抗体は免疫応答を開始するために抗原を認識し，分泌された抗体は，このような液性免疫応答のエフェクター相で，微生物とトキシンを除去する．細胞性免疫では，微生物除去のエフェクター機能は，Tリンパ球自身およびT細胞に応答する他の白血球により実行される．T細胞の抗原レセプターは，抗原認識とT細胞活性化だけに関与しており，これらのタンパク質は，分泌されず，またエフェクター機能を媒介しない．

この導入の後，最初は抗体，次にTCRの順番でリンパ球の抗原レセプターを記述する．

抗　体 Antibodies

抗体分子は，2本の同一のH鎖［重鎖］heavy chainと2本の同一のL鎖［軽鎖］light chainを含む4本のポリペプチド鎖から構成されており，それぞれの鎖は1つの可変領域と1つの定常領域を含んでいる(図4-2)．4本の鎖は組み立てられてY字型分子を形成する．すべてS-S結合により，それぞれのL鎖は1つのH鎖に結合し，2つのH鎖は互いに結合している．L鎖は1つのVドメインと1つのCドメインから構成され，H鎖は1つのVドメインと3つあるいは4つのCドメインをもっている．それぞれのドメインは特徴のある3次元形に折り重なり，Igドメインimmunoglobulin domainと呼ばれる(図4-2D)．Igドメインは，ジスルフィド結合により結合する2枚のβプリーツ層β-pleated sheetから構成される．それぞれのβシートの隣接したストランド［鎖］strandは，短い，突出したループによりつながれている．Ig分子においてこれらのループは，抗原認識に関与する3個のCDRを構成する．Igドメインは免疫系［システム］immune systemばかりでなく免疫系以外の多くの他のタンパク質に存在し，大部分のこれらのタンパク質は，周囲の環境から，また他の細胞からの刺激に応答するときに使用される．すべてのこれらのタンパク質はIgスーパーファミリーメンバーと呼ばれ，これらは共通する祖先の遺伝子ancestral geneから進化した．

抗体の抗原結合部位は，H鎖とL鎖の両方のV領域から構成され，抗体のコア構造は，2つの同一の抗原結合部位を含んでいる(図4-2参照)．H鎖の可変領域(V_Hと呼ばれる)あるいはL鎖の

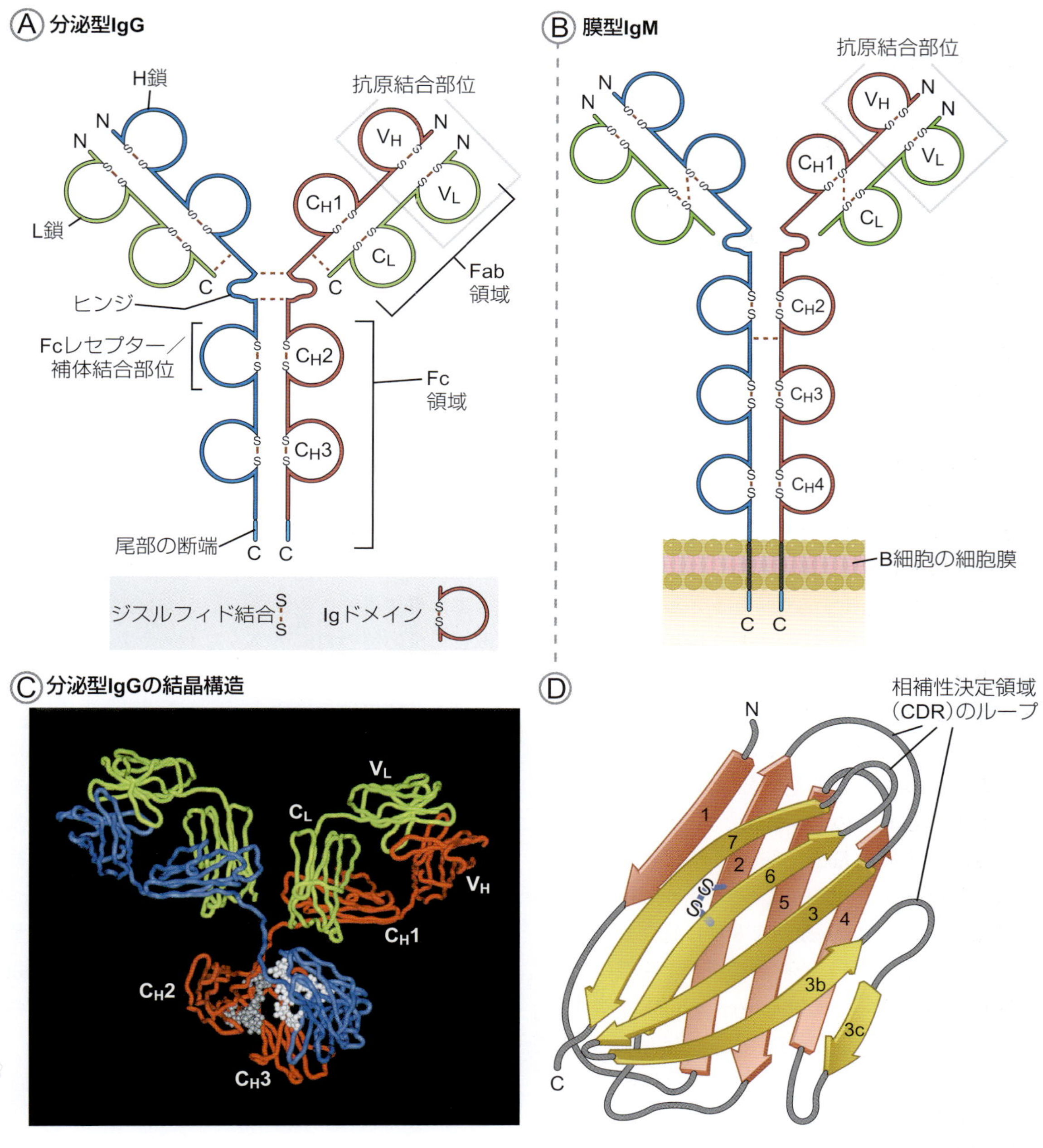

図 4-2　**抗体の構造**　分泌型 IgG の模式図(**A**)と，膜型 IgM の模式図(**B**)を示し，H 鎖および L 鎖のドメインと，抗原認識とエフェクター機能に関与するタンパク質の領域を示した．N と C はそれぞれ，ポリペプチド鎖のアミノ基末端(N 末端)とカルボキシル基末端(C 末端)を示す．分泌型 IgG 分子の結晶構造(**C**)は，ドメインと空間配位を例示する．H 鎖は青色と赤色で示され，L 鎖は緑色で示され，炭水化物は灰色で示されている．Ig V ドメインのリボン図(**D**)は，基本的な β プリーツのシート構造と，3 個の CDR を形成する突出したループを表す．CDR：相補性決定領域 complem entarity determining region.　(**C**：Dr. Alex McPherson, University of California, Irvine. のご厚意による)

可変領域(V_Lと呼ばれる)のそれぞれは，3個の超可変領域すなわちCDRを含んでいる．これら3個のうちで最も可変性に富むのはCDR3であり，V領域とC領域の接合部に位置している．この可変性から予想されるとおりCDR3は，また最も抗原結合に関与するIg分子の部分である．

タンパク質分解により生成されるフラグメント［断片］fragmentに基づいて，最初に抗体分子の機能的に異なった部分が同定された．H鎖のV領域と最初のC領域に結合する全体のL鎖(1つのV領域と1つのC領域)を含む抗体フラグメントは，抗原認識のために必要な抗体の部分を含んでおり，そのために**Fab**(フラグメントfragment, 抗原結合antigen- binding)と呼ばれる．残りのH鎖C領域は，**Fc**(フラグメントfragment，結晶化crystalline)領域を形成する．このフラグメントは溶液中で結晶化する傾向がある．それぞれのIg分子では，抗原と結合する2つの同一のFab領域と，抗体の大部分の生物学的活動とエフェクター機能を担う1つのFc領域がある(後述するように，いくつかの抗体は，互いに結合した2つあるいは5つのIg分子多量体として存在する)．ほとんどの抗体分子のFab領域とFc領域の間は，ヒンジ(蝶番)領域hinge regionと呼ばれる折り曲がる部分である．ヒンジは，それぞれの抗体分子の2つの抗原結合Fab領域を互いに独立して動かすことができ，同時に，互いに離れた距離の抗原決定基［抗原エピトープ］antigen epitopeと結合することができる．

B細胞レセプターでみられるように，H鎖のC末端の端C-terminal endは，細胞膜にアンカー［錨］をおろしているanchoredか，あるいはC末端の端は抗体が分泌タンパク質として生産されるように，膜のアンカーが欠如している尾部分で終わる．B細胞レセプターのL鎖は，細胞膜に結合しない．

μ鎖，δ鎖，γ鎖，ε鎖，α鎖と呼ばれるC領域において異なる5つの型のH鎖がある．ヒトにおいては，4つのγ鎖サブタイプと2つのα鎖サブタイプがある．異なるH鎖を含む抗体は，異なる**クラス［種類］class**あるいは**アイソタイプisotype**に属し，L鎖クラスには関係なくH鎖(IgM，IgD，IgG，IgE，IgA)により命名される．それぞれのアイソタイプは，異なる物理学的，生物学的特性およびエフェクター機能をもっている(図4-3)．ナイーブBリンパ球(抗原に遭遇しなかった成熟B細胞)の抗原レセプターは，膜結合型のIgMとIgDである．抗原とヘルパーTリンパ球による刺激の後，抗原特異的Bリンパ球クローンは，抗体を分泌するプロジェニーに拡大expandし，分化differentiateする．いくつかのIgMおよびIgD発現B細胞のプロジェニーはIgMを分泌し，その同じB細胞の他のプロジェニーは，他のH鎖クラスの抗体を産生する．Igアイソタイプ産生のこの変化は，**H鎖クラス(アイソタイプ)スイッチheavy chain class (isotype)switching**と呼ばれる．その機構と重要性は第7章でさらに記述する．H鎖C領域は，液性免疫応答の間にクラススイッチするが，V領域は変わらないので，B細胞のそれぞれのクローンはその特異性を維持している．

κとλと呼ばれるL鎖の2つの型は，C領域において異なる．それぞれのB細胞は，κかλかを発現するが，両方ともは発現しない．それぞれ型のL鎖は抗体分子においてどの型のH鎖とも複合体を形成するが，H鎖とは異なり，L鎖の2つの型には機能的な違いがない．H鎖クラススイッチが起こったか否かを問わず，L鎖クラス(κ鎖あるいはλ鎖)は，それぞれのB細胞クローンの一生を通じて固定されたままである．

抗体による抗原の結合
Binding of Antigens by Antibodies

抗体は，高分子macromoleculeと低分子化学物質small chemicalを含む多種多様な抗原を結合することができる．この理由は抗原が結合する抗体分子のCDRループは，小さな分子を収容することができる溝を形成するか，あるいはタンパク質部分を含む多くのより大きな分子を収容することができる平面を形成して対応することができるからである(図4-4)．水素結合，疎水性相互作用，荷電相互作用を含む，可逆的な，また非共有結合的相互作用により，抗体は抗原と結合する．抗体

抗体のアイソタイプ	サブタイプ(H鎖)	血清濃度(mg/mL)	血清半減期(日)	分泌される型	機　能
IgA	IgA1，2 (α1またはα2)	3.5	6	主に2量体，単量体，3量体のこともある 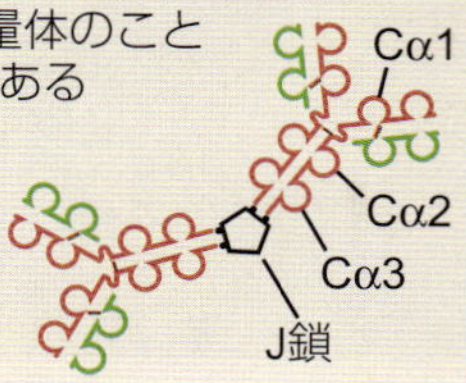	粘膜免疫
IgD	なし (δ)	ごくわずか	3	単量体	ナイーブB細胞抗原レセプター
IgE	なし (ε)	0.05	2	単量体 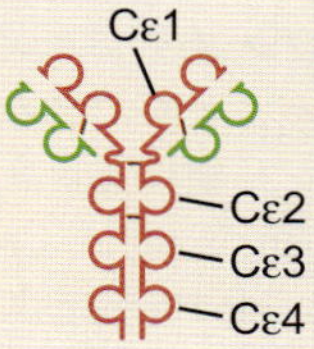	寄生虫の蠕虫に対する防御，即時型過敏症
IgG	IgG1-4 (γ1，γ2，γ3あるいはγ4)	13.5	23	単量体 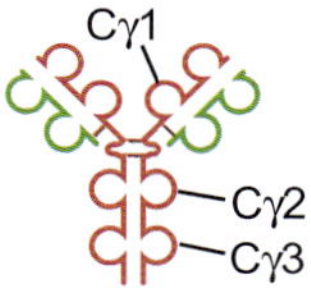	オプソニン化， 補体活性化， 抗体依存性細胞媒介性細胞傷害， 新生児免疫， B細胞のフィードバック抑制
IgM	なし (μ)	1.5	5	5量体 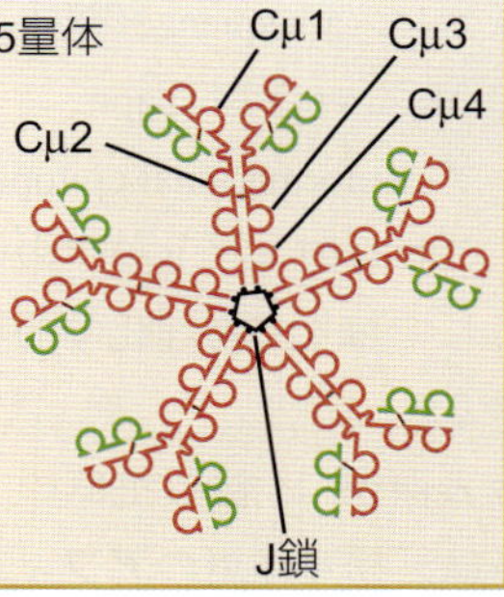	ナイーブB細胞抗原レセプター(単量体型)， 補体活性化

図 4-3　抗体の主要なアイソタイプ(クラス)の特徴　本図は，ヒトの主要な抗体アイソタイプの重要ないくつかの特徴をまとめた．アイソタイプはH鎖に基づいて分類される．それぞれのアイソタイプは，κL鎖かλL鎖を含む．模式図は，これらの抗体の分泌される型の異なった様子を例示する．IgAがIgA1，IgA2と呼ばれる2つのサブクラスから構成され，IgGはIgG1，IgG2，IgG3，IgG4と呼ばれる4つのサブクラスから構成される点に注意すること(歴史的な理由のために，他の種ではIgGサブクラスは，異なる名前が与えられている．マウスにおいてはIgG1，IgG2a，IgG2b，IgG2c，IgG3と呼ばれている)．それぞれのアイソタイプのH鎖ドメインを表記した．血清濃度は，正常の個体の平均値である．

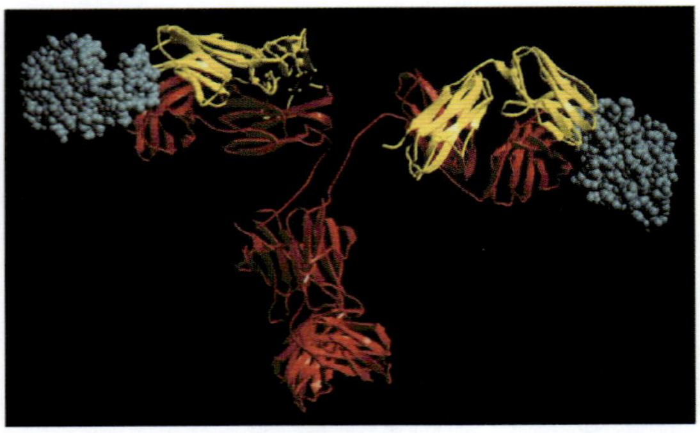

図 4-4 抗体による抗原の結合 本抗体分子に結合されるタンパク抗原の模型は，抗原結合部位が天然のままの(折り畳まれた)コンフォメーションでどのように可溶性高分子に適合することができるかについて示す．抗体のH鎖は赤色，L鎖は黄色，抗原は青色で示されている．(Dr. Dan Vaughn, Cold Spring Harbor Laboratory, Cold Spring Harbor, NY. のご厚意による)

により認識される抗原の部分は，**エピトープ epitope**，あるいは**抗原決定基 determinant** と呼ばれる．タンパク質抗原のさまざまな抗原決定基は，アミノ酸1次配列［シーケンス］sequence(線状エピトープ linear epitope)，あるいは型 shape(コンフォメーションエピトープ conformational epitope)に基づいて認識される．これらのエピトープの一部は，抗原分子内に隠されており，物理化学的な変化の結果として露出する．

1個の抗体の抗原結合表面が，1個の抗原のエピトープと結合する強さは，相互作用の**アフィニティ［親和性］affinity** と呼ばれる．アフィニティは，解離定数 dissociation constant(K_d)としてしばしば表現され，利用できる抗体分子の半分を占拠するのに必要な，溶液中の抗原のモル濃度である．すなわち解離定数(K_d)の価が低ければ低いほど，アフィニティは高いことになる．1次免疫応答で産生されるほとんどの抗体は，10^{-6}–10^{-9}M の範囲の K_d をもつが，しかし，度重なる刺激では(たとえば，2次免疫応答では)アフィニティは 10^{-8}–10^{-11}M の K_d まで増加する．この抗原結合力の強さの増加は，**アフィニティ成熟 affinity maturation** と呼ばれる(第7章参照)．それぞれの IgG，IgD，IgE 抗体分子は，2個の抗原結合部位をもつ．分泌された IgA は2量体であり，そのため4個の抗原結合部位をもち，また分泌された IgM は5量体であり，そのため10個の抗原結合部位をもつ．したがって，それぞれの抗体分子は，1個の抗原の2–10個のエピトープ，あるいは2個以上の近傍の抗原のエピトープと結合することができる．結合の全体の強さは，1つの抗原抗体結合のアフィニティより非常に大きく，相互作用の**アビディティ［結合力］avidity** と呼ばれる．1つの抗原に対して産生される抗体は，他の構造的に類似の抗原と結合する．このような類似したエピトープへの結合は，**交差反応 cross-reaction** と呼ばれる．

Bリンパ球においては，膜に結合した Ig 分子は，2つの他のタンパク質に非共有結合的に会合しており，それらは Igα と Igβ と呼ばれ，これら3つのタンパク質はB細胞レセプター複合体 BCR complex を構成する．B細胞レセプターが抗原を認識すると，Igα と Igβ は，B細胞の内部にB細胞活性化過程を開始するため，シグナルを伝達する．液性免疫応答における Igα，Igβ シグナルと他のシグナルについては，第7章で記述する．

モノクローナル抗体 Monocloanal Antibodies

1つのB細胞クローンが1つの特異性のある抗体を作製するという認識は，臨床医学と研究への広範囲にわたる有用性を含み，免疫学の最も重要な技術的な進歩のうちの1つである**モノクローナル［単クローン性］抗体 monoclonal antibody** を産生するために利用された．モノクローナル抗体を産生するために，in vitro［試験管内］では短い寿命であるB細胞は，抗原で免疫された動物から得られ，組織培養において無期限に増殖する骨髄腫［ミエローマ］細胞 myeloma cell(プラズマ［形質］細胞 plasma cell の腫瘍)と融合された(図 4-5)．使用される骨髄腫セルライン［細胞株］myeloma cell line は，ある特定の酵素が欠損し，その結果，この骨髄腫セルラインは，ある特定の細胞毒性をもつ薬剤の存在下では成長できな

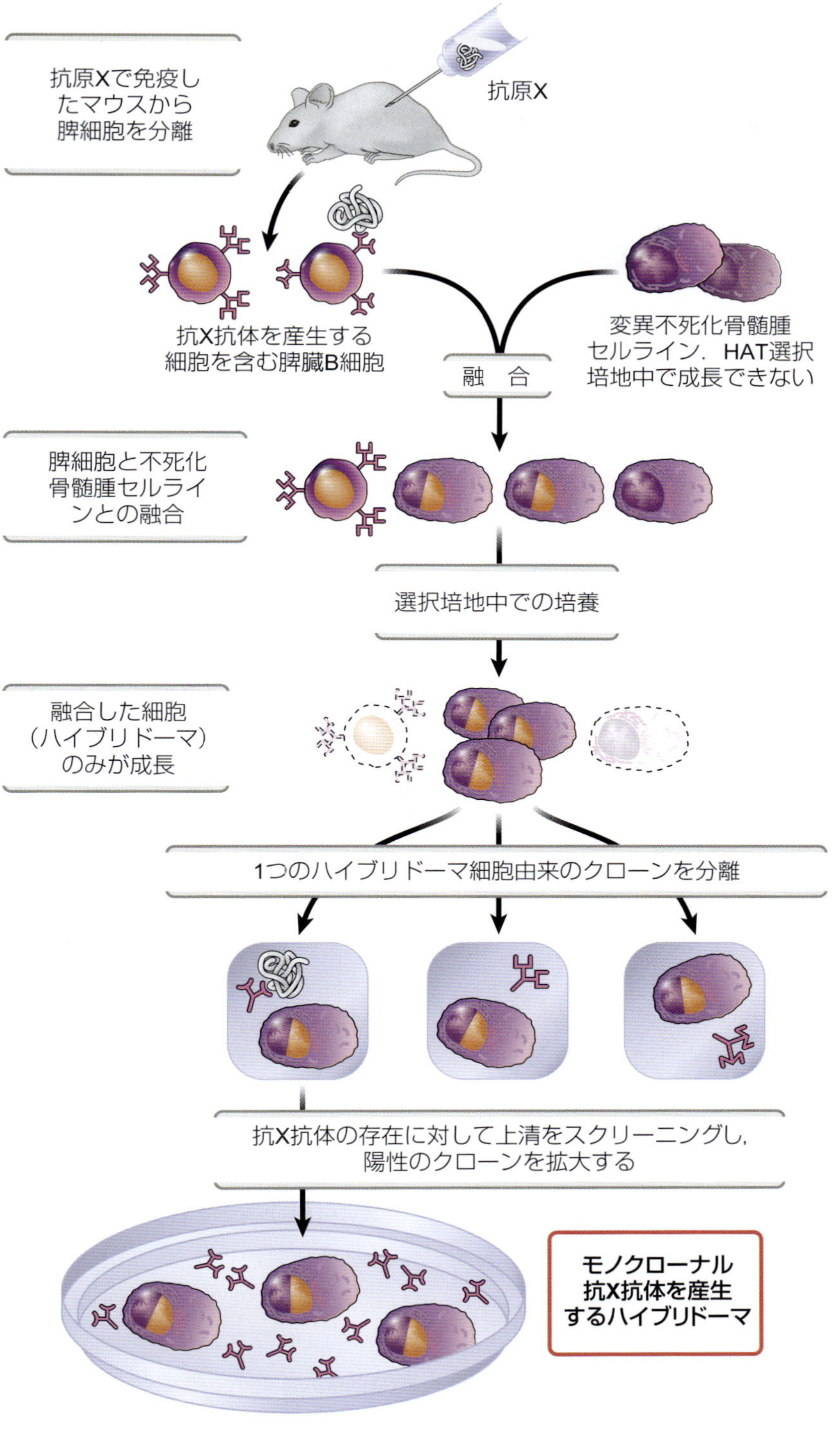

図 4-5　ハイブリドーマとモノクローナル抗体の作製　本方法では，既知の抗原で免疫されたマウス脾細胞と，自身の免疫グロブリンを分泌しない，酵素欠損の骨髄腫セルラインを融合する．ハイブリドーマは，不死化融合細胞だけが生存することができる選択培地（正常のB細胞が骨髄腫細胞の欠損する酵素を提供し，融合しなかったB細胞は無期限に生存することができない）で選択される．その後，これらのハイブリドーマ細胞は，単細胞クローンとして成長し，望ましい特異性をもつ抗体分泌かどうか検査される．この抗体を産生しているクローンは，拡大され，モノクローナル抗体の供給源になる．

い．しかし，骨髄腫細胞と正常のB細胞との両方の核を含む融合細胞は，この薬剤の存在下でも正常のB細胞が酵素を提供するので成長する．このように，2つの細胞集団を融合させて，薬剤で培養により選択することにより，B細胞と骨髄腫細胞に由来する融合細胞を成長させることは可能であり，それは**ハイブリドーマ［融合細胞腫］hybridoma**と呼ばれる．これらのハイブリドーマ細胞は，持続的に増殖し，骨髄腫腫瘍の不死化特性を獲得している．ハイブリドーマの集団から，望ましい特異性をもつ抗体を分泌する細胞を選択し，拡大することができる．1つのB細胞クローンに由来するこのような抗体は，均一なモノクローナル抗体であり，実際どのような抗原に対してでも，モノクローナル抗体を作製することが可能である．

大部分のこれらのモノクローナル抗体は，マウス骨髄腫を用い，免疫されたマウスからの細胞を融合させることにより作製される．ヒト免疫系は，マウスIgを異物と認識し，注射された抗体に対して免疫応答を惹起するので，そのようなマウスモノクローナル抗体は繰り返しヒトに注射することができない．この問題は，マウスモノクローナル抗体の抗原結合V領域を保持しながら，残りのIgをヒトIgと入れ替える遺伝子工学手法により乗り越えられた．このようなヒト化抗体humanized antibodyは，ヒトへの投与に適している（長期間での投与では，ヒト化モノクローナル抗体であっても，治療中の患者において，抗Ig抗体反応を惹起することがある）．もっと最近では，モノクローナル抗体は，ヒト抗体をコードするDNAをクローン化する組換え［リコンビナント］DNA技術recombinant DNA technologyを用いて望ましい特異性をもつ抗体を選択することにより，作製されてきた．もう1つの方法は，マウスIg遺伝子をヒト抗体遺伝子と入れ替え，その後，特異的ヒト抗体を産生するために，抗原でこれらのマウスを免疫する方法である．モノクローナル抗体は，現在多くのヒト疾患における治療薬，診断用試薬として広範囲に使用されている（図4-6）．

抗原に対するT細胞レセプター［受容体］
T Cell Receptors for Antigens

TCR（MHC分子により提示されるペプチド抗原を認識する）は，α鎖とβ鎖から構成される膜結合したヘテロダイマー［2量体］タンパク質heterodimeric proteinであり，それぞれの鎖は1つの可変（V）領域と1つの定常（C）領域を含む（図4-7）．TCRのV領域とC領域は，IgのV領域とC領域に相同性［ホモロジー］homologyがある．それぞれのTCR鎖のV領域では，3つの超可変領域hypervariable region，すなわち相補性決定領域complementarity-determining region（CDR）があり，それぞれのVドメインのループに相当する．抗体の場合と同様に，CDR3は異なるTCRの間で最も多様性がある．

TCRによる抗原認識
Antigen Recognition by the TCR

TCRのα鎖とβ鎖の両方とも，MHC分子と結合したペプチドの特異的な認識に関与する（図4-8）．MHCペプチド複合体に結合したTCRのX線結晶解析から明らかとなったT細胞抗原認識の注目に値する特徴のうちの1つは，それぞれのTCRがMHC結合ペプチドのわずか1–3個のアミノ酸残基を認識するということである．

TCRは抗原を認識するが，B細胞の膜型Igと同様に，単独では，T細胞にシグナルを伝達することができない．TCRと会合して，TCR複合体を形成するCD3とζタンパク質と呼ばれるタンパク質の複合体が存在する（図4-1参照）．CD3とζ鎖は，TCRが抗原を認識すると開始されるいくつかのシグナルを伝達する．それに加えて，T細胞活性化は，MHC分子の非多型部分を認識し，活性化シグナルを伝達するCD4あるいはCD8のコレセプター［共レセプター］分子coreceptor moleculeの関与を必要とする．これらのTCR関連のタンパク質とコレセプターの機能は，第5章で記述する．

Bリンパ球とTリンパ球の抗原レセプターは，重要な点で異なっている（図4-9）．抗体は，しばしば高アフィニティで，多くの異なる化学構造に結合するので，抗体は循環中において低い濃度で

炎症性(免疫)疾患		
標　的	**効　果**	**疾　病**
CD20	B細胞の除去	B細胞リンパ腫，関節リウマチ，多発性硬化症，他の自己免疫疾患
IgE	IgE機能の阻止	アレルギー関連気管支喘息
IL-6レセプター	炎症の阻止	関節リウマチ
TNF	炎症の阻止	関節リウマチ，クローン病，乾癬
癌		
標　的	**効　果**	**疾　病**
CD52	リンパ球の除去	慢性リンパ性白血病
CTLA-4	T細胞の活性化	メラノーマ
EGFR	上皮腫瘍の成長抑制	結腸直腸癌，肺癌，頭頸部癌
HER2/Neu	EGFシグナル伝達の抑制；腫瘍細胞の除去	乳癌
PD-1	エフェクターT細胞の活性化	メラノーマ，他の腫瘍
PD-L1	エフェクターT細胞の活性化	メラノーマ，他の腫瘍
VEGF	腫瘍の血管新生の阻止	乳癌，大腸癌，加齢黄斑変性
他の疾患		
標　的	**効　果**	**疾　病**
グリコプロテインIIb/IIIa	血小板凝集の抑制	心血管疾患

図 4-6　臨床で使用される代表的なモノクローナル抗体　本図は，さまざまな型の疾病治療のために承認されている，あるいはこれらの疾病のために臨床試験中であるモノクローナル抗体のいくつかのリストである．

存在する多くのさまざまな微生物とトキシンに結合し，中和することができる．TCRは，ペプチドMHC複合体を認識するだけであり，これらのペプチドとのアフィニティは比較的低いので，T細胞がAPCに結合するときに，細胞表面接着分子により強化される必要がある(**第5章**参照)．TCRの3次元構造は，Ig分子のFab領域と類似している．抗体とは異なり，両方のTCR鎖は，細胞膜にアンカーをおろして固定されている．TCRはT細胞の生涯を通じて，クラススイッチあるいはアフィニティ成熟を起こさない．

体内の5–10%のT細胞は，γ鎖とδ鎖から構成されるレセプターを発現する．このレセプターはαβ TCRと構造的に類似しているが，非常に異なる特異性をもつ．γδ TCRは通常，古典的なMHC分子により提示されない，さまざまなタンパク質と非タンパク抗原を認識する．γδ TCRを発現するT細胞は上皮に豊富に存在する．この観察は，γδ T細胞が上皮の表面で一般に遭遇する微生物を認識することを示唆しているが，これらのT細胞の特異性も機能も，よく確立されていない．T細胞のもう1つの亜集団は，すべてのT細胞の5%未満を占め，NK細胞のマーカーを発現しており，NKT細胞と呼ばれている．NKT細胞はαβ TCRを発現しているが，NKT細胞は非多型クラスI MHC様分子により提示される脂質抗原を認識する．NKT細胞の機能もまだよく理解されていない．

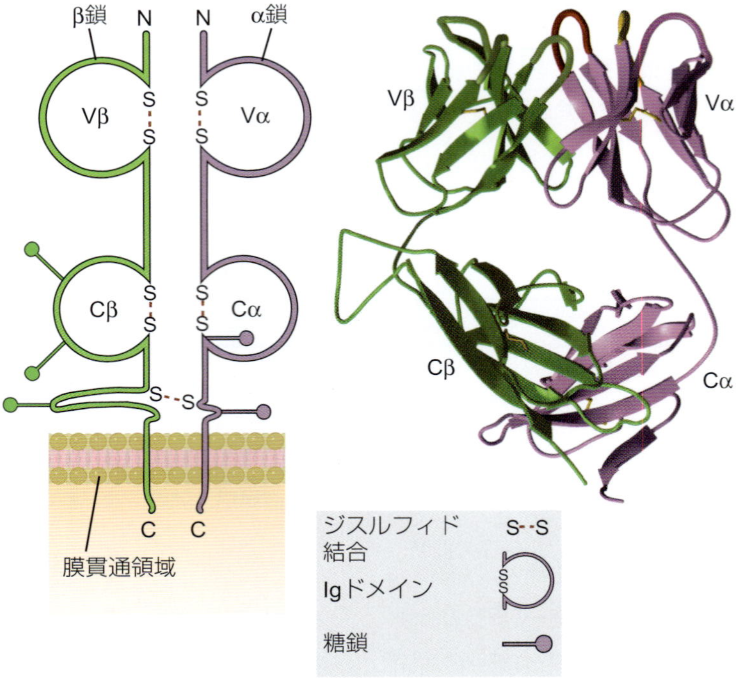

図 4-7　T細胞抗原レセプター(TCR)の構造　αβ TCR の模式図(**左**)は，ペプチド MHC 複合体特異的な，典型的な TCR のドメインを表す．TCR の抗原を結合する部分は，Vα と Vβ ドメインによって形成されている．N と C は，ポリペプチドのアミノ基末端(N 末端)とカルボキシル基末端(C 末端)を示している．X 線結晶回析によって明らかにされたリボン図(**右**)は，TCR の細胞外部分の構造を示す．（Bjorkman PJ. MHC restriction in three dimen- Transmembrane sions: a view of T cell receptor/ligand interactions. *Cell* 89:167-170, 1997.Cell Press 版権所有．許可を得て引用）

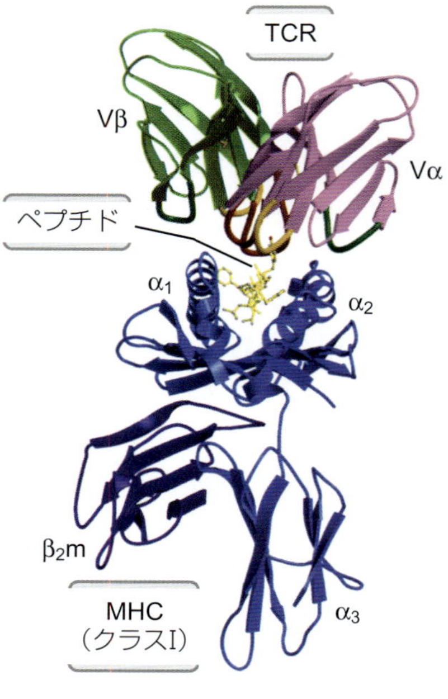

図 4-8　TCR によるペプチド MHC 複合体の認識　本リボン図は，MHC 分子によって提示されるペプチドに特異的な TCR に結合したペプチド MHC 複合体の細胞外部分の結晶構造を示している．MHC 分子の最上位の溝に付着したペプチドが存在し，ペプチドの 1 個のアミノ酸残基が TCR の V 領域と接触している．MHC 分子の構造とペプチド提示タンパク質としての機能は，第 3 章で記述した．$β_2m$：$β_2$ ミクログロブリン $β_2$-Microglobulin，MHC：主要組織適合遺伝子複合体 major histocompatibility complex，TCR：T 細胞レセプター T cell receptor．（Bjorkman PJ: MHC restriction in three dimensions: a view of T cell receptor/ligand interactions. *Cell* 89:167-170, 1997. Cell Press 版権所有．許可を得て引用）

特　徴	抗原結合分子	
	Ig	TCR
	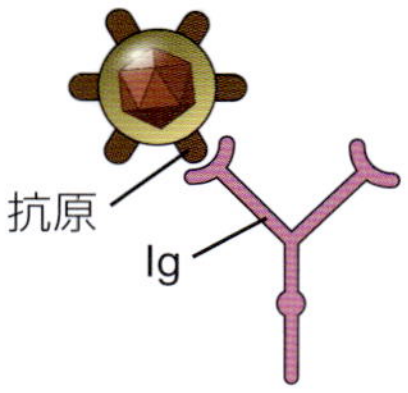	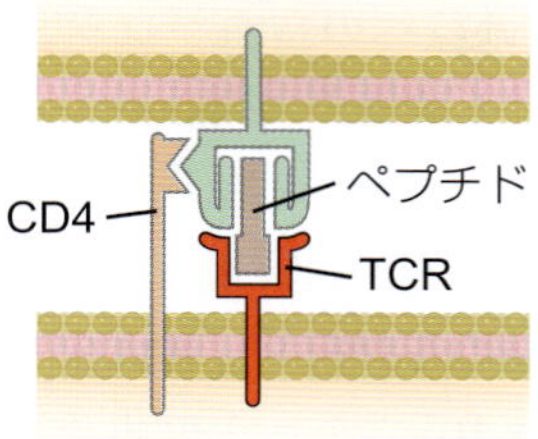
抗原結合	V_Hにおける3個のCDRと V_Lにおける3個のCDRから構成	Vαにおける3個のCDRとVβにおける3個のCDRから構成
C領域の変化	H鎖クラススイッチと膜型Igから分泌型Igへの変化	なし
抗原結合のアフィニティ	Kdは10^{-7}–10^{-11}M：免疫グロブリンの平均のアフィニティは免疫応答の間に増強する	Kdは10^{-5}–10^{-7}M：免疫応答の間に変化しない
結合速度と解離速度	急速な結合速度，解離速度はさまざま	緩徐な結合速度，緩徐な解離速度

図 4-9　Ig と TCR による抗原認識の特徴　本図は，それぞれ B リンパ球と T リンパ球の抗原レセプターである，Ig 分子と TCR 分子による抗原認識の重要な類似点と差異を示した．

免疫レパトワの発達
Development of Immune Repertoires

ここまで，B リンパ球と T リンパ球の抗原レセプターが何から構成され，そして，これらのレセプターがどのように抗原を認識するか記述したが，次の疑問はこれらのレセプターの非常に大きな多様性がどのようにして生成されるかに関するものである．クローン選択仮説が予測したように，たぶん 10^9 個もの異なる特異性をもつリンパ球の多くのクローンがあり，これらのクローンは抗原との遭遇以前に出現している．ヒトゲノム human genome には，異なる遺伝子によりコードされるあらゆる種類のレセプターに対する十分な遺伝子 gene は存在しない．実際，免疫系は，限られた数の遺伝した遺伝子から，B リンパ球と T リンパ球の非常に多様なレパトワを生成するための機構を発達させ，多様なレセプターの生成は，B リンパ球と T リンパ球の成熟の過程と密接に関連している．

リンパ球成熟の目標は，異なる抗原レセプター（それぞれの細胞に 1 つのレセプター）をもつ可能なかぎり最も多く細胞を生成することであり，また，有用なレセプターを保有する細胞を保持することである． 非常に多数（数十億個もの）のレセプターの生成は，認識がレセプター生成と発現の後に起こるので，レセプターが何を認識するかによっては影響されない分子過程である．いったんこれらの抗原レセプターが発達しているリンパ球に発現すると，有用なレセプターをもつ細胞の生存が促進され，また個体の抗原を認識することができない，あるいは，危害を引き起こす可能性がある細胞を除去する選択過程が起こる．次にこれらの事象を記述する．

リンパ球の発達
Lymphocyte Development

骨髄幹細胞からのリンパ球の発達は，**B 細胞系統あるいは T 細胞系統への造血プロジェニターのコミットメント［系統決定］commitment，これらのプロジェニターの増殖，抗原レセプター遺伝子の再構成と発現，潜在的に有用である抗原レセプターを発現する細胞を保持し，拡大する選択事象が含まれる**（図 4-10）．これらの事象は，B リンパ球は骨髄で成熟し，T リンパ球は胸腺で成熟するけれども，B リンパ球と T リンパ球で共通である．それぞれのリンパ球の成熟の間に起こるこれらの過程は，リンパ球レパトワの生成において特別な役割を果たしている．

- **B 細胞あるいは T 細胞系統へのコミットメントは，骨髄におけるコモン［共通］リンパ球系プロジェニター common lymphoid progenitor の変化と関連がある．** これらの変化は，いくつかの系統特異的転写因子の活性化を含み，また，後述するように Ig 遺伝子と TCR 遺伝子を遺伝子組換え機構へ容易に導きやすくする．
- 未熟なリンパ球は，成熟の間に，いくつかの段階で増殖する．発達するリンパ球の増殖は，有用である抗原レセプターを発現し，機能的に有能なリンパ球を成熟させるために利用できる細胞の数を最大にするために必要である．最も初期のリンパ球プリカーサー［前駆体］lymphocyte

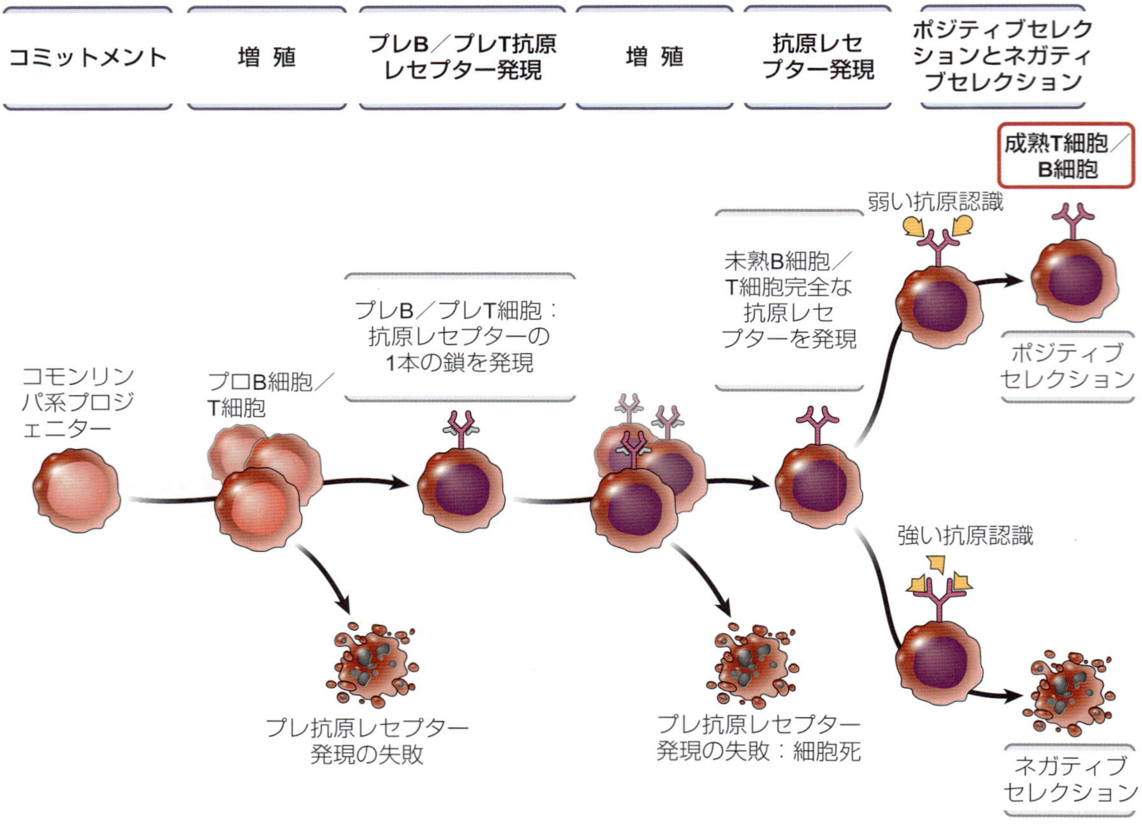

図 4-10　リンパ球の成熟の段階　成熟の間，B リンパ球と T リンパ球は，増殖の周期と遺伝子組換えによる抗原レセプタータンパク質の発現を経過する．インタクトの，また機能的なレセプターを発現することができない B リンパ球と T リンパ球は，必要な生存シグナルを受けられないので，アポトーシスによって死滅する．この過程の終わりに，細胞はポジティブセレクションとネガティブセレクションを受ける．図示したリンパ球は，B 細胞あるいは T 細胞である．

precursorの生存と増殖は，骨髄と胸腺のストローマ［間質］細胞 stromal cellにより産生される成長因子のIL-7により，主に刺激される．リンパ球が抗原レセプターを発現する前に，IL-7は，Bリンパ球とTリンパ球のプロジェニター（主にヒトではT細胞プロジェニター，マウスではB細胞プリカーサーとT細胞プリカーサーの両方）の増殖を刺激し，多様な抗原レセプターが生成される大きな細胞プールを生成する．発達中のリンパ球が最初の抗原レセプター遺伝子の再構成とプレ抗原レセプターのアセンブリ［構築］assemblyが完成された後においても，B細胞系統とT細胞系統は，さらにより大きな増殖性拡大が起こる（後述する）．この段階は，機能的レセプターをもつ細胞の維持を確実にする，リンパ球発達における品質管理のチェックポイントである．

- **リンパ球は，有用である特異性を保つために，成熟過程の間，多くの段階で選択される．** 選択は，インタクト［無傷］intactの抗原レセプター構成要素の発現と，これらの構成要素が何を認識するかに基づいている．後述するように，遺伝子組換え過程の間の失敗のため，抗原レセプターを生成する多くの試みは成功しない．したがって，インタクトで，機能的な抗原レセプターを保持する細胞だけが生存し，増殖するように選択されるチェックポイントが必要である．抗原レセプターを発現することができないプレリンパ球と未熟リンパ球は，アポトーシスにより死滅する（**図4-10**参照）．発育過程のリンパ球における遺伝子再構成は，非常に多様な特異性をもつ抗原レセプターをランダムに生成する．たとえば，もしTCRがある個体に存在しないMHC分子を特異的に認識すると，これらの抗原レセプターは，その個体において抗原を認識することができない．機能的なT細胞を保持するためには，未熟なT細胞は胸腺内でMHC分子を認識する場合だけ生存するよう選択される．この過程は，**ポジティブセレクション［正の選択］positive selection**と呼ばれ，完全に成熟した後で，これらのT細胞が活性化されるために，APC上の同じMHC分子（これらの細胞が通常遭遇する唯一のMHC分子である）の認識を確実にしている．他の抗原レセプターは自己抗原を認識することがある．そのため，潜在的に危険なリンパ球を除去し，自己免疫応答の発現を防止するために，他の選択過程が必要である．強い自己反応性のB細胞あるいはT細胞を除去する機構は，**ネガティブセレクション［負の選択］negative selection**を構成する．

Bリンパ球とTリンパ球の成熟と選択の過程は，いくつかの重要な特徴を共有するが，また，多くの点で異なっている．まず両方の系統に共通である中心的事象，すなわち，抗原レセプター遺伝子の組換えと発現から始める．

多様な抗原レセプター［受容体］の生成
Production of Diverse Antigen Receptors

Bリンパ球とTリンパ球の抗原レセプターをコードする機能的な遺伝子の形成は，レセプターの可変領域をコードする遺伝子セグメント［断片］gene segmentの体細胞遺伝子組換えにより開始され，また多様性はこの過程で生成される．

遺伝した抗原レセプター遺伝子
Inherited Antigen Receptor Genes

骨髄の造血幹細胞ばかりでなく，初期のリンパ球プロジェニターにおけるIg遺伝子とTCR遺伝子は，遺伝したまま，すなわち，生殖細胞系の遺伝子構成 germline configurationを含んでいる．この構成では，Ig H鎖とL鎖の座には，またTCR α鎖，TCR β鎖の座には，それぞれ約45個の可変（V）領域遺伝子セグメントと数個の定常（C）領域遺伝子を含んでいる（**図4-11**）．V遺伝子とC遺伝子の間には，いくつかの短いコード配列のグループがあり，これらは，多様性（D）遺伝子セグメント diversity gene segment，結合（J）遺伝子セグメント joining gene segmentと呼ばれる（すべての抗原レセプター遺伝子座は，V，J，C遺伝子を含むが，Ig H鎖とTCR β鎖遺伝子座は，D遺伝子セグメントも含む）．

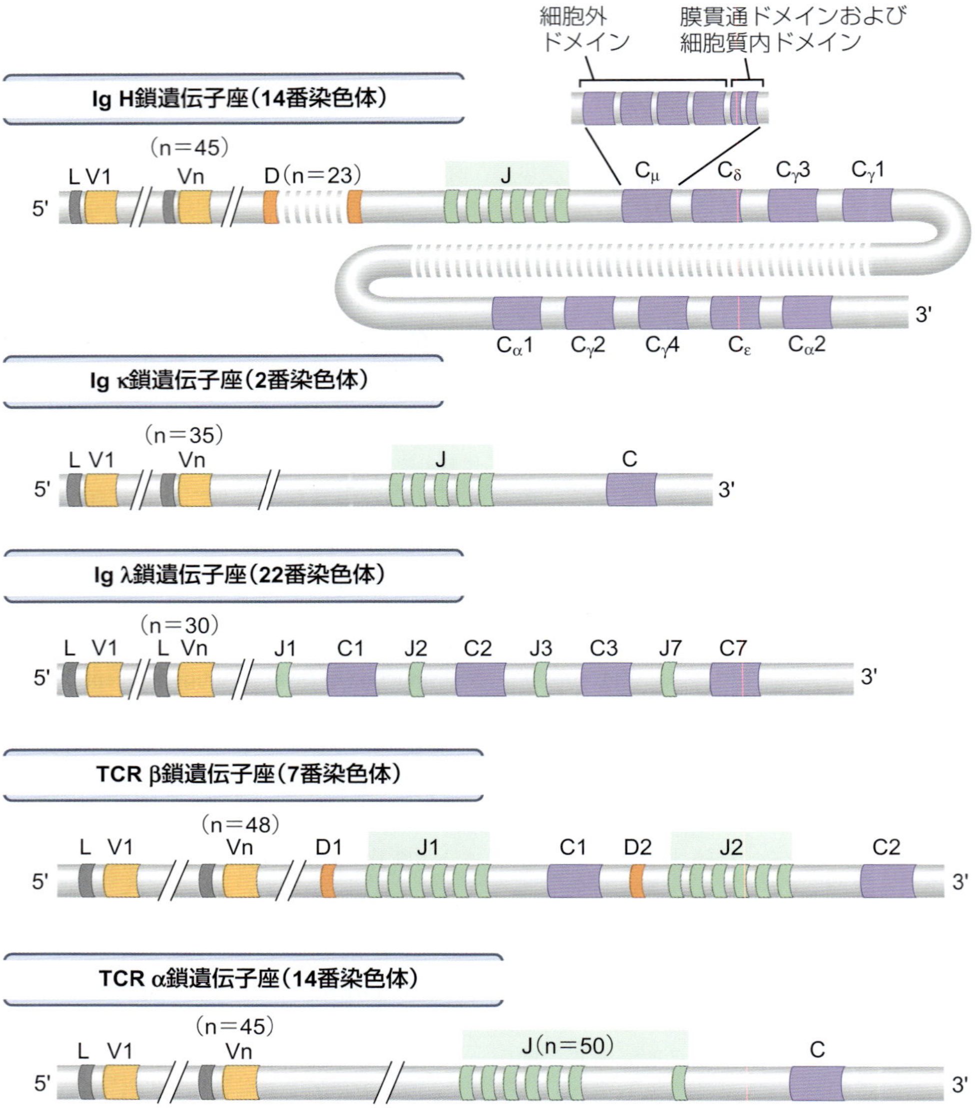

図 4-11 抗原レセプター遺伝子座の生殖細胞系構成 生殖細胞系では，遺伝する抗原レセプター遺伝子座は，発現されないセグメント(イントロン，灰色の線として示す)によって切り離されるコードセグメント(エクソン，さまざまなサイズの色の付いたブロックとして示す)を含んでいる．それぞれの Ig H 鎖定常(C)ドメインと TCR C ドメインは，C ドメインをコードする多くのエクソンから構成されている．図には Ig H 鎖遺伝子座の Cμ エクソンの構成を例示した．本図はヒトの抗原レセプター遺伝子座を例示した．基本的構造はすべての種で同じであるが，正確な順序と遺伝子セグメントの数はさまざまである．セグメント部分の大きさのサイズとそれらの間の距離は，一定の比率で示されていない．D：多様性 diversity，J：結合 joining，L：リーダー配列 leader sequence(小胞体を通してタンパク質を導き，成熟したタンパク質から切り離されるペプチドをコードするヌクレオチドの小さな一区切り)，V：可変 variable.

抗原レセプター遺伝子の体細胞組換えと発現
Somatic Recombination and Expression of Antigen Receptor Genes

Bリンパ球になるリンパ球プロジェニターのコミットメントは，ランダムに選択されるIg H鎖遺伝子セグメントの組換えと関係しており，はじめに1つのDセグメントと1つのJセグメントが，その後，融合D-JエレメントへのVセグメントの再構成が起こる(図4-12)．このようにコミットされてはいるが，まだ発達しているB細胞は，H鎖座において，V-D-Jエクソン［構造配列］exonをもっている．この遺伝子は転写され，1次転写産物において，V-D-Jエクソンは，完全なμ mRNA［メッセンジャーRNA］μ messenger RNAを形成するために，μ鎖のC領域(ほとんどは5′領域)エクソンへスプライスspliceされる．このμ mRNAはμ H鎖を生成するために翻訳され，B細胞成熟の間に合成される最初のIgタン

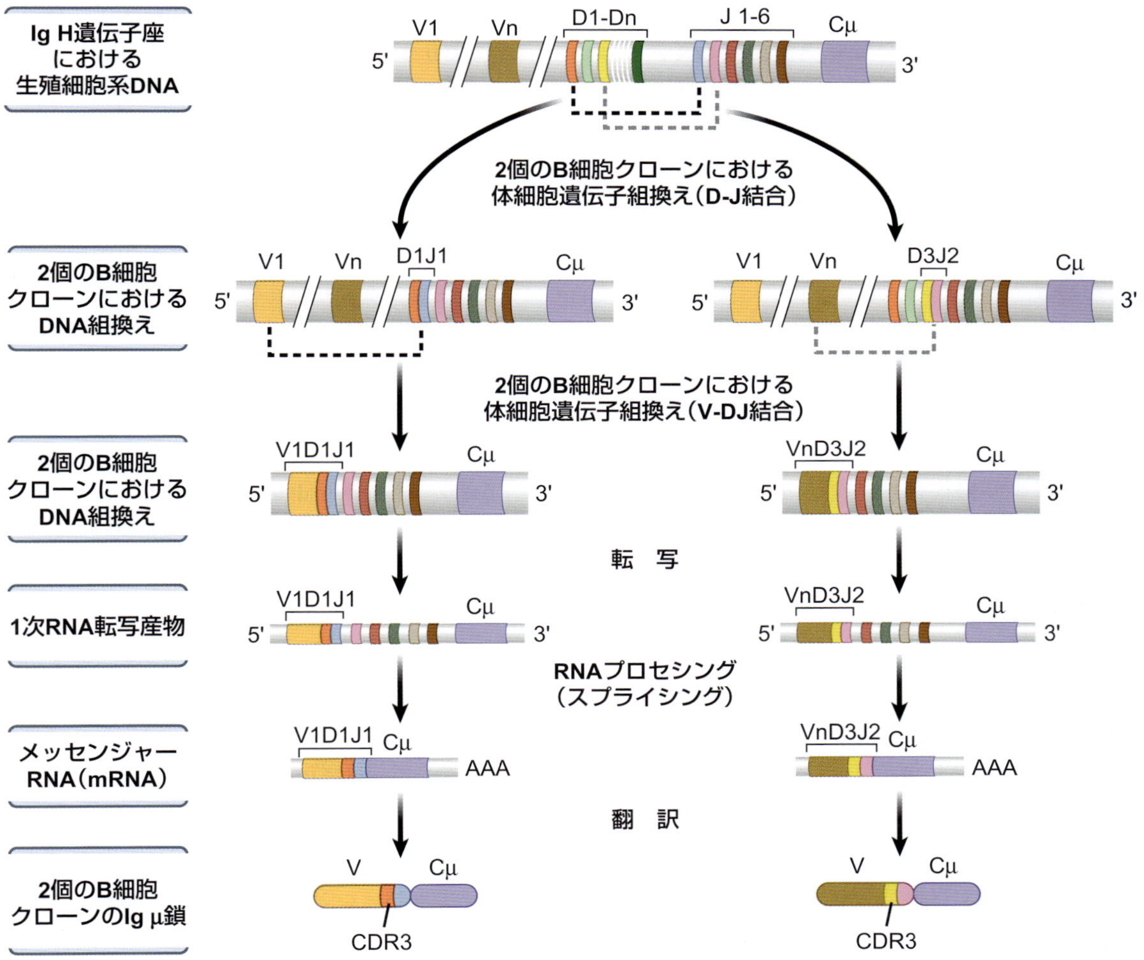

図4-12 Ig遺伝子の組換えと発現 Ig H鎖の発現は，2つの遺伝子組換え事象(D-J結合が起こり，それに引き続き介在遺伝子セグメントの欠失と除去を伴ってDJ複合体にV領域が結合する)が関与する．組換えされた遺伝子は転写され，VDJセグメントは，最初のH鎖RNA(μ)へスプライスされ，μ mRNAが生成される．mRNAはμ H鎖タンパク質を生成するために，翻訳される．他の抗原レセプター遺伝子の組換え，すなわちIg L鎖，TCR α，β鎖の抗原レセプター遺伝子の組換えは，基本的に同じ順序で起こるが，Dセグメントが欠如している座(Ig L鎖とTCR α鎖)では，V遺伝子は直接J遺伝子セグメントと組換えする．

パク質となる．DNA組換えとRNAスプライシングは，L鎖遺伝子座はDセグメントを欠如するので，V領域エクソンは直接Jセグメントに再結合することを除き，B細胞のL鎖の生成は基本的に同様な順序により，引き起こされる．Tリンパ球におけるTCR α鎖とTCR β鎖の再構成は，それぞれ，Ig L鎖とIg H鎖と類似している．

V（D）VDJ遺伝子組換えの機構
Mechanisms of J Recombination

V，J遺伝子セグメントあるいはV，D，J遺伝子セグメントの体細胞遺伝子組換えは，リンパ球特異的酵素のVDJリコンビナーゼ，および，ほとんどはリンパ球特異的ではなく，リコンビナーゼにより導入された2本鎖DNA切断の修復に関与する酵素により媒介される． VDJリコンビナーゼは，リコンビナーゼ活性化遺伝子RAG（recombinase-activating gene）1タンパク質とRAG2タンパク質から構成される．VDJリコンビナーゼは，すべての抗原レセプターV，DとJ遺伝子セグメントを挟むDNA配列を認識する．この認識の結果，リコンビナーゼは，2つのIgあるいはTCR遺伝子セグメントを近傍に呼び寄せ，特異的部位でDNAを切断する．DNA切断はリガーゼにより修復され，DNAセグメントの介在配列なしの完全長［フルレングス］full-lengthの再結合されたVJあるいはVDJエクソンを生成する（図4-12参照）．VDJリコンビナーゼは，未熟なBリンパ球とTリンパ球だけに発現されている．同じ酵素がすべてのIg遺伝子とTCR遺伝子の組換えを媒介することができるが，インタクトのIg H鎖とL鎖遺伝子は，B細胞だけに再構成されて発現され，TCR α遺伝子とTCR β遺伝子は，T細胞だけに再構成されて発現される．レセプター遺伝子再構成の系統特異性は，系統特異的転写因子の発現にリンクしている．B細胞においては，B細胞系統特異的転写因子はクロマチンレベル［水準］chromatin levelでのIg遺伝子座を“開ける”がTCR遺伝子座は開けないのに対して，発達中のT細胞においては，転写制御因子はTCR遺伝子座は開けるがIg遺伝子座は開けない．“開いている”遺伝子座は，リコンビナーゼrecombinaseが作用する場所である．

IgとTCRの多様性の生成
Generation of Ig and TCR Diversity

抗原レセプターの多様性は，リンパ球のさまざまなクローンで，V，D，J遺伝子セグメントのさまざまな組み合わせの使用により（組み合わせによる多様性 combinatorial diversityと呼ばれる），またV，D，J遺伝子セグメントのジャンクション［接合部］junctionにおいて導入されるヌクレオチド配列の変化（ジャンクショナルダイバーシティ［接合部多様性］junctional diversityと呼ばれる）により生成される（図4-13）．組み合わせによる多様性は，利用できるV，D，J遺伝子セグメントの数により制限されるが，ジャンクショナルダイバーシティは，ほとんど無制限である．このジャンクショナルダイバーシティは3つの型の配列の変化により生成され，それぞれ生殖細胞系遺伝子に存在するより多くの配列を生成する．

- エキソヌクレアーゼは遺伝子組換え部位でV，D，J遺伝子セグメントからヌクレオチドを取り除く．
- ターミナルデオキシヌクレオチジルトランスフェラーゼ terminal deoxyribonucleotidyl transferase（TdT）と呼ばれるリンパ球特異的酵素は，生殖細胞系遺伝子の部分でないヌクレオチドを，V，Dセグメント間およびD，Jセグメント間のジャンクションへのランダムな添加を触媒し，いわゆるN領域を形成する．
- V（D）J組換えの過程の中間過程において，DNAの切断が修復される前に，Pヌクレオチドにより満たされて付加されたDNAが生成され，組換え部位でより多くの多様性が導入されたオーバーハング［突出］overhangしたDNA配列が生成する．

これらの多様性の結果，1つのクローンによりつくられる抗体分子あるいはTCR分子におけるV（D）J遺伝子組換え部位のヌクレオチド配列は，他のリンパ球クローンによりつくられる抗体分子あるいはTCR分子のV（D）J部位のヌクレオチド

	Ig			TCR	
	H鎖	κ	λ	α	β
V遺伝子セグメントの数	45	35	30	45	48
多様性(D)遺伝子セグメントの数	23	0	0	0	2
接合(J)遺伝子セグメントの数	6	5	4	50	12

機　構

組み合わせによる多様性：

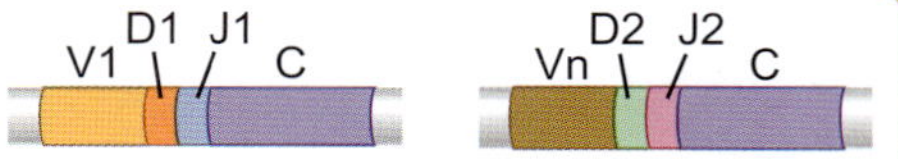

V-(D)-Jの可能な組み合わせの数	Ig：3×10^6	TCR：6×10^6

ジャンクショナルダイバーシティ：

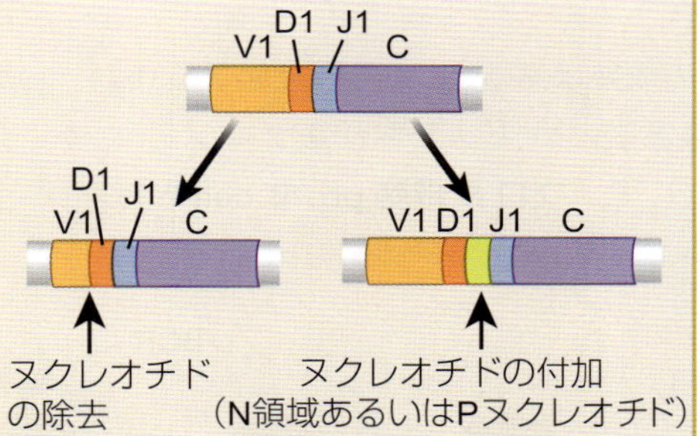

ジャンクショナルダイバーシティに伴う可能なレパトワの合計	Ig：10^{11}	TCR：10^{16}

図 4-13　抗原レセプターの多様性の機構　Ig と TCR の多様性は，V，D，J 遺伝子セグメントのランダムな組み合わせ(数に制限のある)によって，また VJ 結合部あるいは VDJ 結合部のヌクレオチドの除去と付加(数はほとんど無制限である)によって生成される．遺伝子セグメントの数は機能的な遺伝子(RNA あるいはタンパク質として発現していることが知られている)の平均の値を示している．CDR3 領域は，V-J 組換え，あるいは V-D-J 組換えの部位であるので，ジャンクショナルダイバーシティは，抗原レセプタータンパク質の CDR3 領域における多様性が最大化される．成熟した B 細胞と T 細胞レパートリーの潜在的サイズへのこれらの機構の推定された貢献度を示した．また，さまざまな細胞に結合してさまざまなレセプターを形成するので，多様性は，異なる Ig H 鎖および L 鎖または異なる TCR α と β 鎖が存在することによって増加する(ここでは図示していない)．発現される Ig タンパク質と TCR タンパク質の数の上限は非常に大きいけれども，それぞれの個体は異なった特異性とレセプターをもつ 10^7 個の階数の B 細胞と T 細胞のクローンを含むと推定されている．言い換えると，潜在的レパトワの一部分だけが実際に発現している．(Davis MM, Bjorkman PJ: T-cell antigen receptor genes and T-cell recognition. *Nature* 334:395-402, 1988. を改変)

配列と異なっている．これらのジャンクション塩基配列とDJセグメントは，CDRで最も多様性があり，最も抗原認識にとって重要であることを先に言及したCDR3ループのアミノ酸をコードする．このように，ジャンクショナルダイバーシティは，抗体とTCRの抗原結合領域の多様性を最大にする．ジャンクショナルダイバーシティを形成する過程において，タンパク質をコードすることができない多くの遺伝子が生成され，それらの遺伝子はしたがって役に立たないことになる．これは，免疫系が非常に多くの多様性を生成するために払う代価である．機能しない遺伝子を生成するリスクは，リンパ球成熟の過程が，有用なレセプターをもつ細胞だけが生存するように選択されるチェックポイントを含んでいる理由でもある．

Bリンパ球の成熟と選択
Maturation and Selection of B Lymphocytes

Bリンパ球の成熟は，主として骨髄で起こる（図4-14）．B細胞系統にコミットされるプロジェニターは，増殖して，**プロB細胞 pro-B cell** と呼ばれるB細胞の多数のプリカーサーを生じる．引き続き起こる成熟には，抗原レセプター遺伝子発現と選択が含まれる．

B細胞成熟における初期段階．Ig H鎖遺伝子座は最初に再構成し，Ig μ H鎖タンパク質をつくることができる細胞だけが生存するよう選択され，プレB細胞 pre-B cell になる． まず最初にH鎖遺伝子座において，これらの細胞は，Ig遺伝子を再構成し始める．Ig H鎖遺伝子座で機能的VDJ再構成 productive VDJ rearrangement を行う細胞は，主に細胞質に存在するIg μ H鎖タンパク質の存在により定義されるプレB細胞に発達する．いくつかのμタンパク質は，L鎖に似ており，またH鎖と結合するため，サロゲート（代替）surrogate L鎖と呼ばれる他の2種類のインバリアント［非多型］タンパク質 invariant protein と結合し，細胞表面に発現する．μ鎖とサロゲートL鎖は，プレB細胞レセプター（プレBCR）複合体を形成するために，Igα とIgβ シグナル伝達分子と会合する．

B細胞成熟におけるプレBCR複合体の役割．

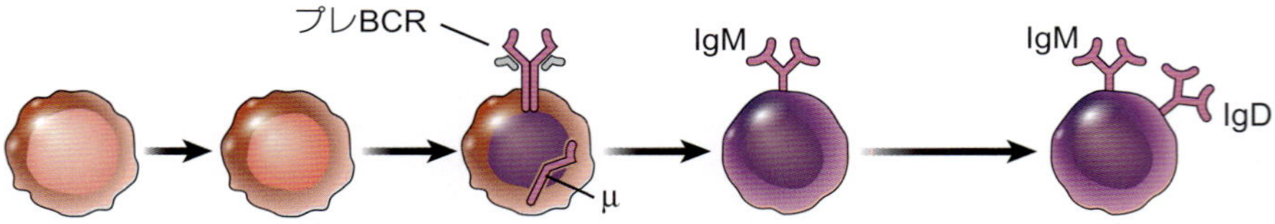

	幹細胞	プロB細胞	プレB細胞	未熟B細胞	成熟B細胞
Ig DNA, RNA	生殖細胞系DNA	生殖細胞系DNA	H鎖組換え遺伝子（VDJ）：μ mRNA	H鎖組換え遺伝子，κまたはλ遺伝子：μとκまたはλ mRNA	CμおよびCδ mRNAを形成するための1次転写産物の選択的スプライシング
Ig発現	なし	なし	細胞質内μ鎖とプレBレセプター結合μ鎖	膜型IgM（μ＋κあるいはλ L鎖）	膜型IgMとIgD

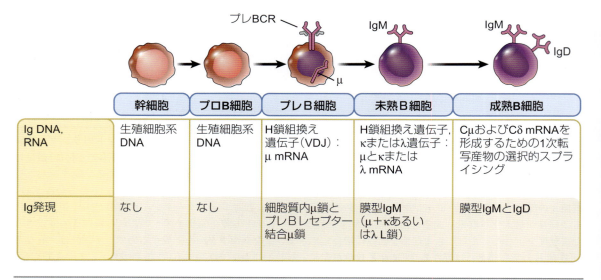

図4-14 Bリンパ球の成熟と選択の段階 Bリンパ球の成熟は，Ig遺伝子発現とIgタンパク質発現のパターンにおける特定の変化によって特徴づけられる，連続した段階を通して進行する．プロB細胞とプレB細胞段階では，機能的な抗原レセプター発現に関する破綻（それぞれ，プロB細胞におけるIg H鎖，プレB細胞におけるIg L鎖）は，アポトーシスのデフォルト経路による細胞死を引き起こす．プレBCRは完全なIg分子ではL鎖に代わるので，サロゲートL鎖と呼ばれる他の2種類のタンパク質が結合する膜結合のIg μタンパク質から構成される．BCR：B細胞レセプター B cell receptor.

アセンブリしたプレ BCR は，B 系統細胞の成熟において必須の機能を供給する．

- プレ BCR 複合体からのシグナルは，Ig H 鎖遺伝子座で機能的再構成をした B 細胞系統の生存と増殖を促進する．これは B 細胞発達の最初のチェックポイントであり，このチェックポイントは，機能的な μ H 鎖（プレ BCR と BCR の重要な構成要素）を発現するプレ B 細胞を選択して，増殖させる．H 鎖遺伝子座で，フレームシフト（非機能的な nonproductive）遺伝子再構成 out-of-frame rearrangement が起こると，μ 鎖タンパク質が生産されず，プレ BCR を発現することができないか，あるいはプレ BCR シグナルを受けることができず，プログラム細胞死（アポトーシス）により死滅する．
- プレ BCR 複合体は，それぞれの B 細胞が受け継いだ 2 つの親対立遺伝子［アレル］allele のうちの一方のみから Ig H 鎖を発現するために，次位の染色体 second chromosome 上で Ig H 鎖遺伝子の再組換えを遮断するためのシグナルを出す．この過程は**対立遺伝子排除 allelic exclusion** と呼ばれ，それぞれの細胞が単一の特異性をもつレセプターを発現することができるようにする．
- プレ BCR は，Ig κ L 鎖遺伝子座で遺伝子組換えを活性化させる．λ L 鎖は，遺伝子組換えされた κ 鎖遺伝子座が，機能的なタンパク質を発現することができない場合にのみ産生され，また，κ 鎖が潜在的に有害な自己反応性レセプターを生成する場合には，レセプター編集［エディティング］receptor editing と呼ばれる過程により取り除かれなければならない（**第 9 章**参照）．

どちらの機能的な L 鎖が産生されても，μ 鎖と結合し，完全な膜結合 IgM 抗原レセプターを生成する．このレセプターは，生存を促進するシグナルを出して，完全な抗原レセプターを発現する細胞を保持する（成熟の間の第 2 のチェックポイント）．抗原レセプターからのシグナルは，リコンビナーゼ酵素の生成と非結合性の L 鎖遺伝子座でのさらなる組換えを停止する．その結果，それぞれの B 細胞は，1 つの κ の鎖か λ L 鎖を，遺伝した親の対立遺伝子のうちの 1 つから産生する．2 セットの L 鎖遺伝子が存在するために，成功した遺伝子組換えを完了して，レセプター発現の機会が単純に増える．

B 細胞成熟の完成． IgM を発現する B リンパ球は，**未熟 B 細胞 immature B cell** である．未熟 B 細胞のさらなる成熟は骨髄中で，あるいは，未熟 B 細胞が骨髄を離れた後で，脾臓に入って起こる．最終的な成熟段階は，どのような B 細胞においても，再結合された VDJ H 鎖エクソンが，1 次 RNA 転写産物として Cμ エクソンあるいは Cδ エクソンへとスプライスされ，それぞれ，μ mRNA あるいは δ mRNA を生成するので，IgM と IgD の共発現に関与することになる．抗原に反応する B 細胞の能力は，IgM と IgD の共発現とともに発達することは知られているが，レセプターの両方のクラスが必要である理由は知られていない．$IgM^{+}IgD^{+}$ 細胞は，末梢のリンパ組織で抗原に反応することができる**成熟 B 細胞 mature B cell** である．

成熟 B 細胞の選択． 発達中の B 細胞は，これらの細胞の認識の特異性においてではなく，主に完全な抗原レセプターの発現に関してポシティブセレクションを受ける（後述するが，これは成熟 T 細胞とは基本的に異なる）．B 細胞レパトワは，ネガティブセレクションにより，さらに形成される．この過程において，未熟な B 細胞が骨髄において高いアフィニティで多価抗原と結合すると，VDJ リコンビナーゼ酵素を再活性化させ，さらなる L 鎖 V-J 遺伝子組換えを引き起こし，異なる L 鎖を生成し，抗原レセプターの特異性を変えるので，この過程は**レセプター編集 receptor editing** と呼ばれる．骨髄中で抗原に遭遇した一部の B 細胞は，デリーション［削除］deletion の過程として知られているアポトーシスにより死滅する．骨髄中で最も一般的に見いだされる抗原は，血液タンパク質とすべての細胞に共通の膜分子などの体中に豊富に発現する（すなわち，いたるところにある ubiquitous）自己抗原である．ネガティブセレクションは，自己反応性 B

細胞のデリーションも含むことがある．したがって，ネガティブセレクションは，いたるところにある自己抗原を認識し，反応することができる潜在的に危険な細胞を除去する．

Ig 遺伝子組換えの過程は，ランダムであり，微生物の認識のほうへ遺伝的に一方に偏ることができない．しかし，生成するレセプターは，免疫系が防御する必要がある非常に多くの，また多種の微生物抗原を認識することができる．B リンパ球のレパトワがランダムに生成されて，インタクトのレセプターの発現のためにポジティブセレクションを行い，自己抗原の強い認識に対してネガティブセレクションを行う．これらの選択過程の後には，遭遇するすべての微生物抗原を認識することができる成熟した B 細胞の多数の集合ができあがる．

成熟 B 細胞サブセット [亜集団]． 大部分の成熟 B 細胞は，リンパ節と脾臓の濾胞に存在するので，濾胞 follicular B 細胞と呼ばれる．脾臓濾胞の周辺に存在する辺縁帯 marginal-zone B 細胞は，濾胞 B 細胞と同じプロジェニター（プロ B 細胞）から発達する．リンパ器官と腹腔に存在する異なった集団の B1 リンパ球は，初期に，また異なるプリカーサーから発達する．液性免疫におけるこれらの B 細胞サブセットの役割は，第 7 章で記述する．

T リンパ球の成熟と選択
Maturation and Selection of T Lymphocytes

T 細胞プロジェニターは骨髄から胸腺へ遊走し，そこですべての成熟過程が起こる（図 4-15）．T リンパ球の成熟過程には，主にさまざまな種類の MHC 分子により提示されるペプチドに対する T 細胞のさまざまなサブセットの特異性に関係する，いくつかの固有の特徴がある．

T 細胞成熟の初期段階． 最も未熟なプロジェニターは，CD4 あるいは CD8 を発現しないので，**プロ T 細胞 pro-T cell**，あるいは**ダブルネガティブ T 細胞 double-negative T cell**（あるいはダブルネガティブ胸腺細胞 double-negative thymocyte）と呼ばれる．これらの細胞は，主に胸腺で産生される IL-7 の影響を受けて増殖し，数を増加させる．VDJ リコンビナーゼにより媒介される TCR β 遺伝子組換えは，これらのダブルネガティブ細胞において起こる（γδ T 細胞は，TCR は遺伝子座と TCR は遺伝子座を含む類似した遺伝子組換えを受けるが，γδ T 細胞は異なる系統であるので，さらには記述しない）．もし VDJ 遺伝子組換えが 2 つの遺伝された遺伝子座のうちの 1 つで成功し，TCR β 鎖タンパク質が合成されると，β 鎖タンパク質は**プレ T 細胞 pre-T cell** のプレ TCR 複合体を構成するプレ Tα と呼ばれるインバリアントタンパク質に会合して細胞表面に発現する．もし遺伝子組換えが 2 つの遺伝された遺伝子座のうちの 1 つで成功しないと，遺伝子組換えは他の遺伝子座で起こる．もし他の遺伝子座でも起こらないと，完全な TCR β 鎖がプロ T 細胞で生成されず，その細胞は死滅する．

プレ TCR 複合体は，アセンブリすると，発達中の B 細胞におけるプレ BCR 複合体からのシグナルと同様に，細胞内にシグナルを伝達する．これらのシグナルは，プレ T 細胞の生存と増殖，TCR α 鎖遺伝子組換えを促進し，また次位の TCR β 鎖遺伝子座における VDJ 遺伝子組換えを抑制する（対立遺伝子排除 allelic exclusion）．α 鎖が発現されず，そのため完全な TCR が発現されない場合には，細胞は死滅する結果となる．生存している細胞は，完全な αβ TCR と CD4 と CD8 の両方のコレセプターを発現する．これらの細胞はダブルポジティブ T 細胞 double-positive T cell（あるいはダブルポジティブ胸腺細胞 double-positive thymocyte）と呼ばれる．

成熟 T 細胞の選択． ダブルポジティブ T 細胞のさまざまなクローンは，さまざまな αβ TCR を発現する．もし T 細胞の TCR が胸腺内で自己ペプチドを提示する自己 MHC 分子を認識し，またもし相互作用が弱い，あるいは中程度のアフィニティであると，その T 細胞は生存するように選択される．胸腺で MHC 分子を認識しない T 細胞は，アポトーシスにより死滅する．胸腺で MHC 分子を認識しない T 細胞は，その個体で MHC 提示される細胞結合抗原を認識することができない

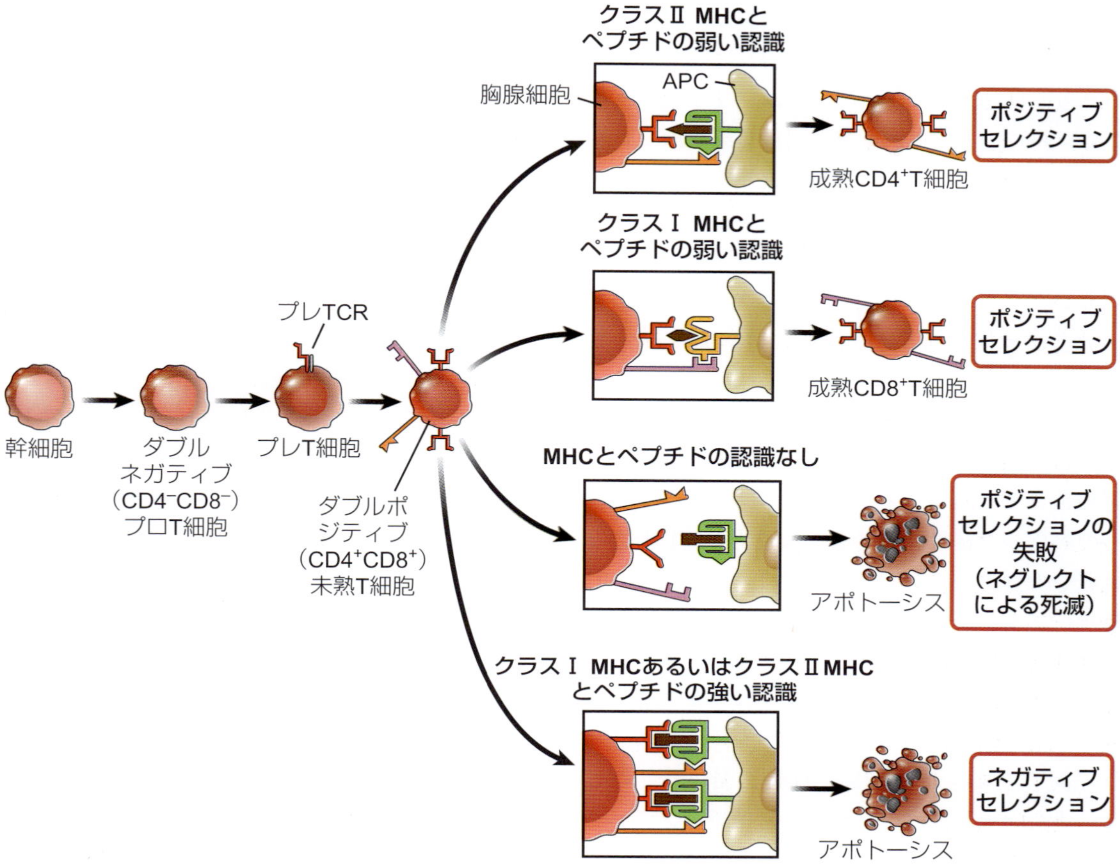

図 4-15 MHC 拘束性Tリンパ球の成熟と選択の段階 胸腺のTリンパ球の成熟は，CD4，CD8 コレセプターの発現によってしばしば定義される連続した段階で進行する．TCR β 鎖は，ダブルネガティブプレ T 細胞段階で最初に発現し，完全な TCR はダブルポジティブ細胞で発現する．プレ TCR はプレ TCR α と呼ばれるタンパク質と結合する TCR β 鎖から構成される．T 細胞の成熟は，CD4⁺，CD8⁺ シングルポジティブT細胞の発達まで達する．B細胞の場合と同様に，どんな段階でも抗原レセプター発現が失敗すると，細胞はアポトーシスにより死滅する．

ので役に立たない．この自己 MHC 拘束性(すなわち，有用である)T 細胞の維持は，**ポジティブセレクション positive selection** の過程である．この過程では，TCR がクラスⅠ MHC ペプチド複合体を認識する T 細胞は，MHC をクラスⅠに結合するコレセプターである CD8 の発現を維持し，クラスⅡ MHC 分子に特異的なコレセプターである CD4 の発現を失う．反対に，T 細胞がクラスⅡ MHC ペプチド複合体を認識すると，その細胞は CD4 の発現を維持して，CD8 の発現を失う．このように，出現してくる細胞は，**シングルポジティブ T 細胞 single-positive T cell**(シングルポジティブ胸腺細胞 single-positive thymocyte)であり，CD8⁺ クラスⅠ MHC 拘束性シングルポジティブ T 細胞か，あるいは CD4⁺ クラスⅡ MHC 拘束性シングルポジティブ T 細胞のどちらかである．このポジティブセレクション過程では，T 細胞も機能的に分離される．CD8⁺T 細胞は活性化により CTL になることができ，CD4⁺ 細胞はヘルパー細胞である．

未熟な，ダブルポジティブ T 細胞のレセプターが，胸腺で強く MHC ペプチド複合体を認識すると，アポトーシスを受ける．これは**ネガティブセレクション negative selection** の過程であり，胸腺に存在する自己タンパク質に対して有害な方法で反応するTリンパ球を除去するのに役立つ．これらの自己タンパク質の一部は，身体全体を通して存在し，また自己寛容の関係で第9章で記述するように，他の自己タンパク質の一部は，特別な機構により胸腺上皮細胞に発現する組織タンパク質である．ポジティブセレクションとネガティブセレクションが胸腺の中の自己MHCと自己ペプチド複合体の同じセットの認識により媒介されていることは驚くべきことである(胸腺が自己MHC分子と自己ペプチドのみを含む点に注意すること．微生物ペプチドは末梢のリンパ組織で濃縮されて，胸腺に入らない傾向がある)．これらの異なった結果のありそうな説明は，T細胞の抗原レセプターは低いアビディティで自己MHC自己ペプチド複合体を認識すると，ポジティブセレクションの結果となり，高いアビディティで認識するとネガティブセレクションにつながるということである．もしT細胞が自己ペプチドに対して高アフィニティをもつTCRを発現していると，また，もし自己ペプチドが胸腺でポジティブセレクションするペプチドよりも高濃度に存在すると，高いアビディティの認識が起こる．もし，これらのT細胞が成熟することになると，抗原認識は，自己抗原に対して有害な免疫応答を引き起こすので，T細胞は除去されなければならない．

B細胞と同様に，外来抗原を認識するT細胞の能力は，非常に多様なクローン性抗原レセプターのレパトワの生成に依存する．胸腺で弱く自己抗原を認識するT細胞は，末梢で外来微生物抗原を強く認識して，反応する．

要旨
SUMMARY

- 適応免疫系において，抗原特異的な認識の原因になる分子は，抗体とTCRである．
- 抗体(Igとも呼ばれる)は，Bリンパ球の膜型レセプターとして，また抗体分泌プラズマ細胞に分化した抗原刺激B細胞により分泌されるタンパク質として産生される．分泌された抗体は，微生物と微生物のトキシンを中和して，さまざまなエフェクター機構を活性化することにより，それらを排除することができる液性免疫のエフェクター分子である．
- TCRは膜型レセプターであり，分泌されない．
- 抗体の中心構造は，ジスルフィド結合された複合体を形成する2本の同一のH鎖と，2本の同一のL鎖から構成される．それぞれの鎖は，抗原を認識する部分である可変(V)領域と，構造安定性を提供する定常(C)領域から構成されており，またH鎖は抗体のエフェクター機能を実行する．1本のH鎖と1本のL鎖のV領域は，共同して抗原結合部位を形成し，中心構造は，2個の同一の抗原結合部位をもつ．
- TCRは，α鎖とβ鎖から構成される．それぞれの鎖は1つのV領域と1つのC領域を含み，両方の鎖とも，ほとんどのT細胞に対してMHC分子により提示されるペプチドである抗原の認識に関与する．
- IgとTCR分子のV領域は，超可変セグメントを含み，抗原との接触領域であるため，相補性決定領域(CDR)とも呼ばれる．
- 抗原レセプターをコードする遺伝子は，生殖細胞系において別々に存在し，リンパ球の成熟の間に集合する複数のセグメントから構成される．B細胞では，Ig遺伝子セグメントは，骨髄で成熟する細胞として遺伝子組換えを受け，T細胞では，TCR遺伝子セグメントは，胸腺での成熟の間に遺伝子組換えを受ける．
- さまざまな特異性をもつレセプターは，V，D，J遺伝子セグメントのさまざまな組み合わせにより，一部は生成する．遺伝子組換えの過程では，遺伝子組換えの部位で，ヌクレオチドをジャンクションに加えるか，取り除くことにより，ヌクレオチド配列の可変性を導入する．この導入された可変性の結果，さまざまな抗原特異性細胞をもつクローンが配列と認識において異なるレセプターを発現し，大部分の差異が，遺伝子組換えの領域で集中しているリンパ球の多様なレパトワが発達する．
- リンパ球の成熟の間，リンパ球は，いくつかのチェックポイントで生存するよう選択される．すなわち，完全な機能的な抗原レセプターを保有する細胞だけが保存され拡大する．さらに，Tリンパ球は，自己MHC分子により提示されるペプチド抗原を認識するため，また保持されたコレセプターと適合するMHC分子の適切な型の認識が確実となるために，ポジティブセレクションを受ける．

- 強く自己抗原を認識する未熟なリンパ球は，ネガティブセレクションを受けて，成熟が完了しないようになり，その結果，自己組織に対して潜在的に反応する細胞は除去される．

復習問題
REVIEW QUESTIONS

1. 抗体分子とTCR分子の機能的に異なるドメインは何か．これらの領域のアミノ酸配列のどのような特徴が，これらの機能にとって重要か．
2. 抗体とTCRにより認識される抗原の型の違いは何か．
3. 抗体分子とTCR分子の多様性にどのような機構が関与しているか．これらの機構のうちどちらが多様性に最も関与するか．
4. 有用である細胞の生残を確実にするリンパ球成熟の間のチェックポイントは何か．
5. ネガティブセレクションとはどのような現象か．またその重要性は何か．

復習問題の解答とそれに関する解説は，*https://studentconsult.inkling.com* に記述した(オンラインコンテンツは英語のみ)．

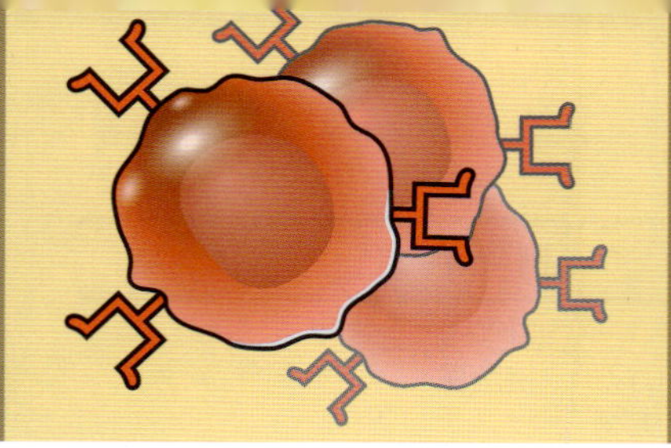

第 5 章

T 細胞性免疫
T Cell-Mediated Immunity

細胞結合抗原による T リンパ球の活性化
Activation of T Lymphocytes by Cell-Associated Antigens

T リンパ球は，さまざまな微生物による感染に対する防御において，多くの機能を果たしている．T リンパ球の主要な役割は，細胞内微生物による感染に対する防御を提供する**細胞性免疫 cell-mediated immunity（CMI）**であるいくつかの型の感染は，微生物が細胞内の避難所を見いだすよう導くが，細胞性免疫応答により，その避難所から微生物を排除する必要がある（図 5-1）．

- 多くの微生物は自然免疫の初期防御機構の一部分としてファゴサイト［貪食細胞］phagocyte により摂取されるが，これらの微生物の中には，ファゴサイトの微生物傷害活性に抵抗するように進化したものがある．多くの細胞内細菌と原虫 protozoa は，ファゴサイトの小胞の中で生存し，複製さえ行うことができる．このような感染においては，T 細胞は摂取した微生物をキリング［傷害］するマクロファージの能力を刺激する．
- 微生物の中には，特にウイルスは，幅広いさまざまな細胞へ感染し，複製することができ，生活環の一部がサイトゾル［細胞質ゾル］cytosol で起こる．これらの感染した細胞は，特にサイトゾルにおいて，微生物を破壊するための固有の機構をしばしば備えていない．マクロファージ内のファゴサイトーシス［貪食］phagocytosis されたいくつかの微生物でさえ，サイトゾルに逃げることができ，小胞性コンパートメント［区画］vesicular compartment の微生物傷害機構を回避する．T 細胞は感染した細胞をキリングし，感染のレザバー［保有宿主］reservoir を排除する．

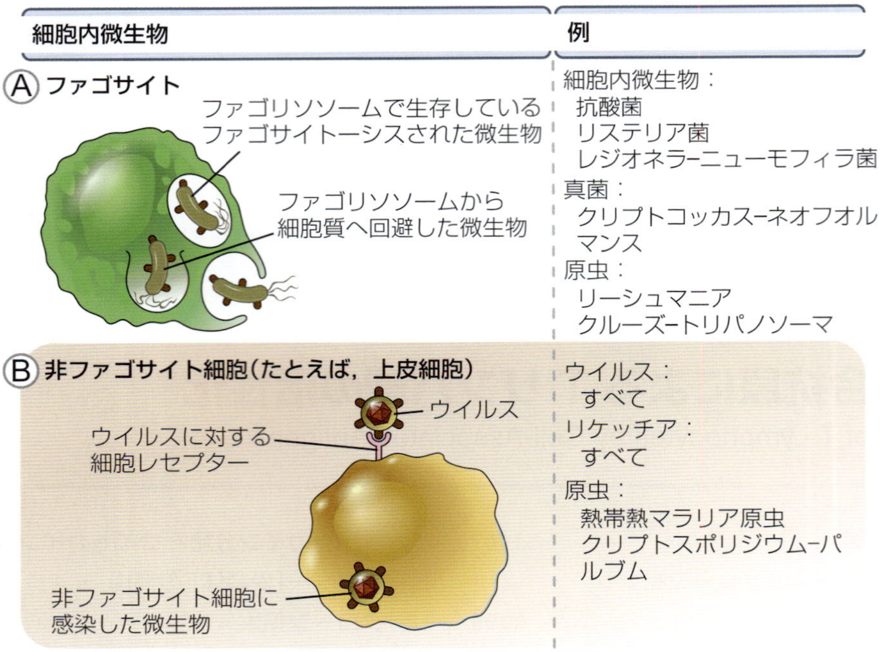

図 5-1　T細胞性免疫により攻撃される細胞内微生物の型　**A**：微生物はファゴサイトにより摂取され，小胞（ファゴリソソーム）内で生存するか，ファゴサイトの殺菌作用に感受性のない細胞質へ回避する．**B**：ウイルスは，非ファゴサイトを含む多くの細胞の種類のレセプターに結合し，感染細胞の細胞質で複製する．リケッチアと一部の原虫は，非ファゴサイト細胞に定住する偏性細胞内寄生生物である．

細胞性免疫に加えて，いくつかの型の細菌，真菌，寄生生物 parasite の蠕虫を含む細胞内部では生殖せず，またファゴサイト内でも生存しない微生物に対する防御において，T リンパ球はまた重要な役割を果たしている．ある T 細胞は，細胞外微生物をキリングするのに特別に効率的である活性化白血球が豊富な炎症性応答を誘導する．これらの T 細胞サブセットと機能について第 6 章で記述する．他の T 細胞サブセット［亜集団］T cell subset は，液性免疫応答の一部として，B 細胞の抗体産生をヘルプする（**第 7 章**参照）．

ファゴサイトの活性化，感染細胞のキリング，B 細胞に対するヘルプなど，T リンパ球のほとんどの機能は，ファゴサイト，感染した宿主細胞あるいは B リンパ球などの他の細胞との相互作用を必要とする．さらにまた，T 細胞反応の開始には，抗原を捕捉して，リンパ器官で濃縮する樹状細胞により提示される抗原を認識する必要がある．このように，T リンパ球は，他の細胞とコミュニケーションすることにより機能する．MHC 分子により提示されるペプチドに対する T 細胞の特異性のために，T 細胞は，他の細胞に結合した抗原だけを認識し，応答することが確実となることを思い出すこと（**第 3 章，第 4 章**参照）．本章では T リンパ球が細胞に結合する抗原と，他の刺激の認識により活性化される機序について討論する．以下の疑問について記述する．

- T リンパ球を活性化するのにどのようなシグナルが必要であり，またこれらのシグナルを受け取って反応するのに用いられる細胞レセプター［受容体］cellular receptor は何か．
- どんな微生物に対しても特異的であるほんの少数のナイーブ T 細胞が，どのようにしてその微生物を排除する特別な機能と能力をもつ非常に多数のエフェクター［効果］T 細胞 effector T cell に変化するか．
- マクロファージ，B リンパ球，他の白血球など，他の細胞とのコミュニケーションを媒介するどのような分子が，T リンパ球により生成されるのか．

T 細胞は細胞に結合した微生物の抗原をどのように認識して応答するかについて記述した後，第 6 章では T 細胞がこれらの微生物をどのようにして排除するよう機能するかについて記述する．

T 細胞応答の相
Phases of T Cell Responses

ナイーブ T リンパ球は，末梢(2 次)リンパ器官において，エフェクター細胞とメモリ［記憶］細胞 memory cell への増殖と分化を刺激する抗原を認識し，エフェクター細胞は，末梢組織あるいは末梢リンパ器官で，同一の抗原により活性化され，またエフェクター細胞は末梢組織あるいはリンパ器官で同一の抗原によって活性化されると，機能を果たす(図 5-2)．ナイーブ T 細胞は，微生物を内部に保有する細胞を認識する機構をもつ抗原レセプターとコレセプター［共レセプター］coreceptor を発現するが，微生物を排除するために必要なエフェクター機能を実行することができない．分化したエフェクター細胞は，これらの機能をリンパ器官において，また，末梢の非リンパ系組織において実行することができる．本章では，ナイーブ T 細胞の抗原に対する応答に焦点をあてる．エフェクター T リンパ球の発達と CMI の機能は，第 6 章において，また抗体反応におけるヘルパー T 細胞の役割は，第 7 章でそれぞれ記述する．

細胞に結合した微生物抗原に対する T リンパ球の応答は，抗原特異的 T 細胞の数の増加と，ナイーブ T 細胞のエフェクター細胞への転換を引き起こす連続して起こる段階により構成される(図 5-3)．

- 最も初期の反応の 1 つは，**サイトカイン cytokine** の分泌と，さまざまなサイトカインに対するレセプター発現の増加である．
- いくつかのサイトカインは，抗原活性化 T 細胞の**増殖 proliferation** を刺激し，抗原特異的リンパ球の数の急速な増加という結果となり，この過程は**クローン拡大 clonal expansion** と呼ばれる．
- これらの活性化されたリンパ球は**分化**の過程を経て，ナイーブ T 細胞は，微生物を除去する機能をもつ**エフェクター T 細胞**の集団へ転換される．
- 多くのエフェクター T 細胞は，リンパ器官を離れて循環に入り，感染を根絶することができるどのような感染部位へも遊走する．いくつかのエフェクター T 細胞は，リンパ節の感染細胞を根絶するか，あるいは微生物に対して抗体応答を促進する B 細胞にシグナルを提供するために，リンパ節の中に残り，機能する．
- 抗原に反応して増殖した T 細胞の他のプロジェニー［子孫細胞］progeny は，長期に生存し，機能的に不活発で，何か月間も，あるいは何年間も循環し，同じ微生物への繰り返しの暴露に急速に応答する**メモリ T 細胞 memory T cell** へ発達する．
- エフェクター T 細胞が感染性物質を取り除くので，T 細胞の拡大と分化を誘導した刺激も取り除かれる．その結果，抗原特異的リンパ球の非常に拡大したクローンのほとんどは死滅するので，この系は，免疫応答を残すメモリ細胞を保持しながら，もとの休止状態に戻る．

第 6 章で記述するように，$CD4^+$ と $CD8^+$ 細胞の特性とエフェクター機能には重要な違いがあるが，この一連の事象は，$CD4^+$T リンパ球と $CD8^+$T リンパ球に共通である．

ナイーブ T 細胞およびエフェクター T 細胞は，循環と組織への遊走の異なるパターンをもっており，免疫応答での役割が異なるため重要である． これまでの章で記述したように，ナイーブ T リンパ球は，外来タンパク質抗原を捜しながら末梢のリンパ器官を通過し，絶えず再循環している．微生物のタンパク質抗原は，微生物の侵入門戸から，ナイーブ T 細胞が再循環する同じ領域の末梢リンパ器官まで輸送される．これらの器官では，抗原は，ナイーブ T 細胞の最も効率的な刺激細胞の APC である樹状細胞上で，MHC 分子によりプロセシング［加工処理］され，提示される(**第 3 章参照**)．T 細胞が抗原を認識すると，抗原は樹状細胞上で一時的に捕捉され，活性化プログラム

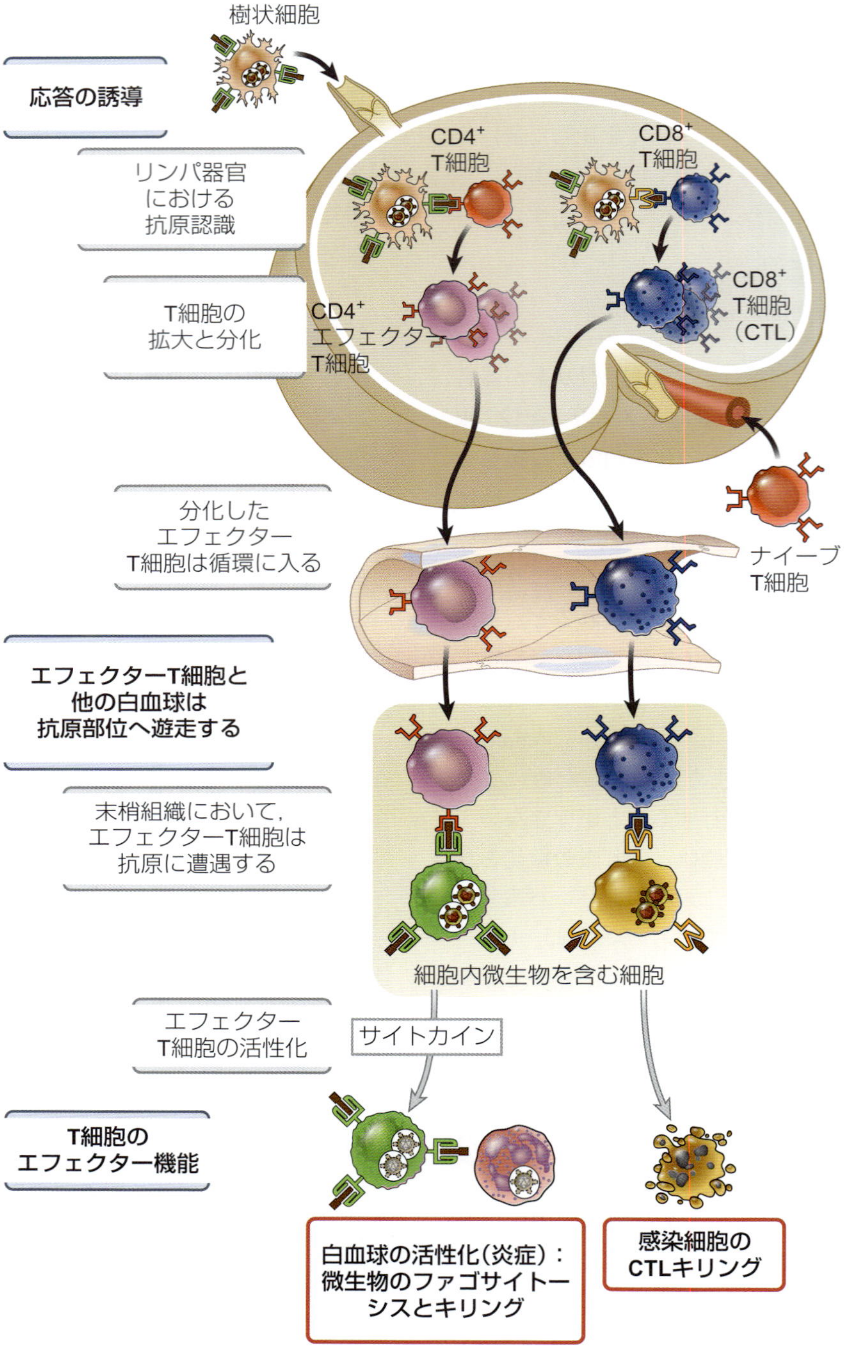

図 5-2　細胞性免疫の誘導とエフェクター相　応答の誘導：ナイーブ CD4⁺T 細胞と CD8⁺T 細胞は，タンパク質抗原に由来し，末梢リンパ器官で樹状細胞によって提示されるペプチドを認識する．T リンパ球は刺激され，また増殖して，エフェクター細胞に分化し，多くは循環に入る．活性化 CD4⁺T 細胞の一部はリンパ節にとどまり，濾胞へ遊走し，B 細胞の抗体産生を助ける(**図 5-13** に示した)．エフェクター T 細胞と他の白血球の抗原の部位への遊走：エフェクター T 細胞と他の白血球は，これらの組織で感染に応答して産生されたサイトカインにより活性化された内皮細胞に結合することにより，末梢の組織において，血管を通過して遊走する．T 細胞のエフェクター機能：CD4⁺T 細胞は微生物を破壊するためにファゴサイトを動員して活性化し，CD8⁺CTL は，感染細胞をキリングする．

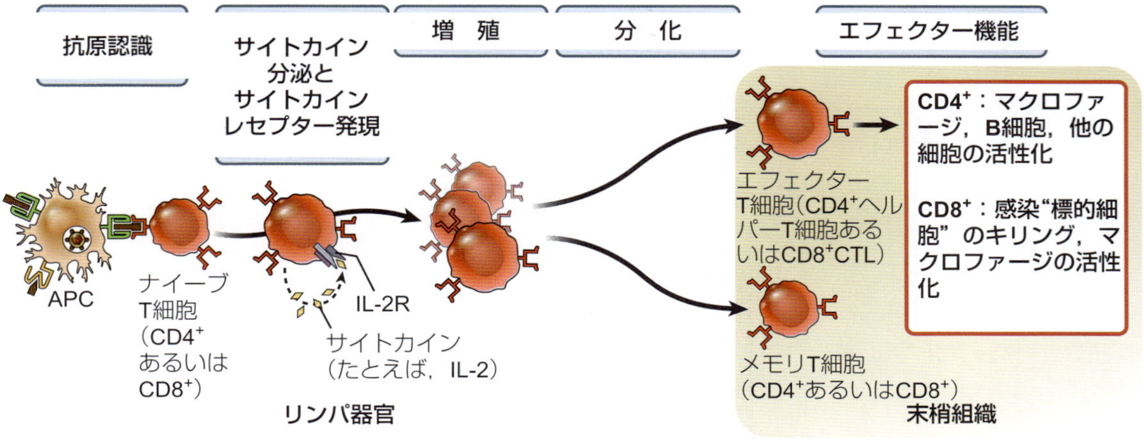

図 5-3　Tリンパ球活性化の段階　ナイーブT細胞は，APCにより提示されたMHC結合ペプチド抗原と，他のシグナル（図示していない）を認識する．T細胞はIL-2などのサイトカインを産生することにより反応し，これらのサイトカインに対するレセプターを発現し，オートクライン経路の細胞増殖へと導かれる．この結果，T細胞のクローン拡大が起こる．増殖，分化したプロジェニーの中には，細胞性免疫におけるさまざまな機能を提供するエフェクター細胞へ分化し，また長期間生存するメモリ細胞へと分化するものがある．さまざまな細胞表面分子発現などの活性化に伴う他の変化は示さなかった．APC：抗原提示細胞 antigen presenting cell，CTL：細胞傷害性Tリンパ球 cytotoxic T lymphocyte，IL-2R：IL-2レセプター interleukin-2 receptor.

が開始される．活性化と分化後に，細胞はリンパ器官を離れ，抗原の最初の供給場所である炎症を起こした組織に，選択的に遊走する．この方向づけられた遊走のコントロールは，本章で後述する．

このことを背景に，T細胞活性化と制御のために必要とされる刺激の説明まで進む．その後，抗原認識により生成され，リンパ球の生物学的反応に変換される生化学的シグナルを記述する．

抗原認識とコスティミュレーション［共刺激］
Antigen Recognition and Costimulation

T細胞応答の開始には，APC上のリガンドを認識するT細胞上の多数のレセプターを必要とする（図 5-4）．

- TCRはMHC結合のペプチド抗原を認識する．
- T細胞上のCD4コレセプターあるいはCD8コレセプターはAPC上のMHC分子を認識し，TCR複合体が活性化シグナルの伝達を助ける．
- 接着分子はT細胞のAPCへの結合を強化する．
- 微生物に遭遇したAPC上に発現するコスティミュレーター［共刺激分子］costimulatorと呼ばれる分子は，ナイーブT細胞上のコスティミュレーターレセプターと結合し，感染微生物に対する応答を促進する．
- サイトカインはT細胞応答を増幅し，さまざまな分化経路を指示する．

抗原へのT細胞応答におけるこれらの分子の役割は次に記述する．サイトカインは，主に第6章で記述する．

MHC結合ペプチドの認識
Recognition of MHC-Associated Peptides

TCRとCD4コレセプターあるいはCD8コレセプターは，APC上のペプチド抗原とMHC分子の複合体を同時に認識し，この認識はT細胞活性化のための最初の，すなわち開始のシグナルを提供する（図 5-5）．すべての$CD4^+$T細胞と$CD8^+$T細胞上で発現されるTCRは，両方とも抗原認識に関与するα鎖とβ鎖から構成される（図 4-7 参照）（T細胞の小さなサブセットは，γ鎖とδ鎖から構成されるTCRを発現するが，この

Ⓐ

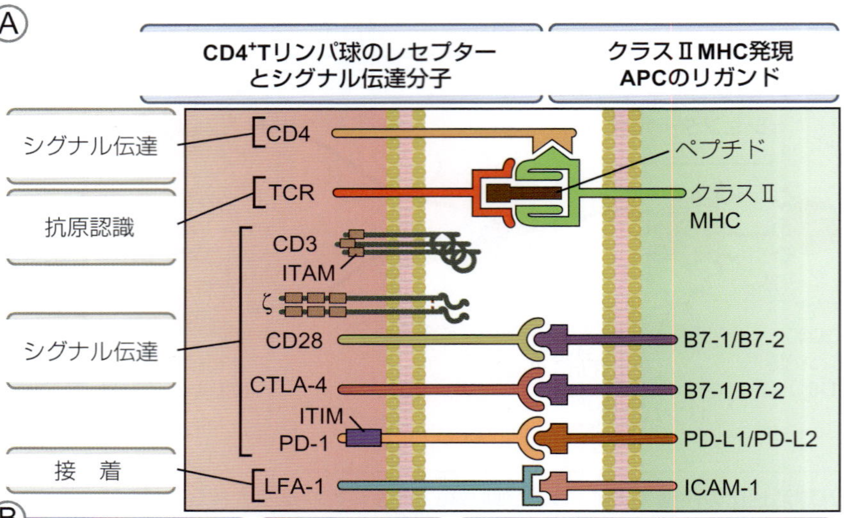

Ⓑ

T細胞の細胞表面分子	機 能	リガンド 名 称	リガンド 発現細胞
CD3	TCR複合体によるシグナル伝達	なし	
ζ	TCR複合体によるシグナル伝達	なし	
CD4	シグナル伝達	クラスⅡMHC	抗原提示細胞
CD8	シグナル伝達	クラスⅠMHC	すべての有核細胞
CD28	シグナル伝達（コスティミュレーション）	B7-1/B7-2	抗原提示細胞
CTLA-4	抑制	B7-1/B7-2	抗原提示細胞
PD-1	抑制	PD-L1/PD-1	抗原提示細胞，組織細胞，腫瘍細胞
LFA-1	接着，シグナル伝達	ICAM-1	抗原提示細胞，内皮細胞

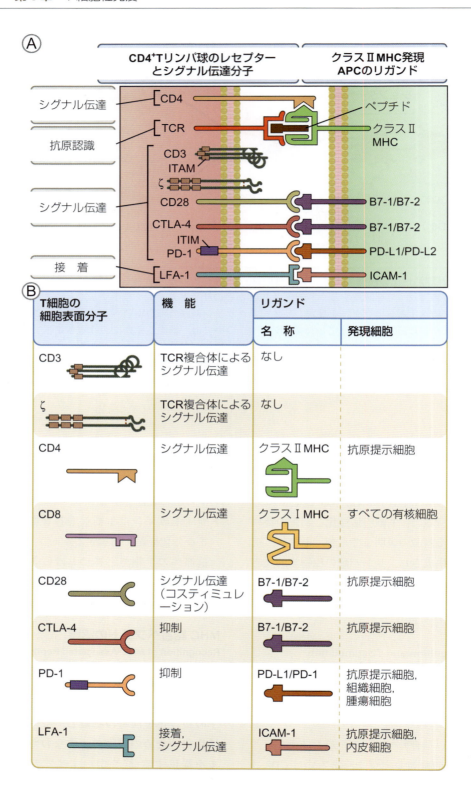

図 5-4　T 細胞活性化に関与するレセプターとリガンド　A：$CD4^+$T 細胞の活性化に関与する主要な細胞表面分子と，APC 上の対応するリガンドを示した．$CD8^+$T 細胞は，TCR がペプチド-クラス I MHC 複合体を認識し，クラス I を認識するコレセプターが CD8 であることを除いて，大部分同じ分子を用いる．CD3 は 3 本のポリペプチド鎖（δ，ε，γ）から構成される（δε と γε の 2 組のペアの組み合わせ）．ここでは CD3 は 3 本のタンパク質の鎖として示す．免疫レセプターチロシン活性化モチーフ（ITAM）は，チロシン残基がリン酸化されるシグナル伝達タンパク質の領域であり，他のシグナル伝達分子の結合部位になる（図 5-10 参照）．免疫レセプターチロシン抑制性モチーフ（ITIM）は，ITAM と対抗するチロシンホスファターゼ部位のシグナル伝達タンパク質領域である．**B**：機能的応答に関与する T 細胞の主要な細胞表面分子の重要な特性を示した．サイトカインとサイトカインレセプターはここではリストアップしなかった．ほとんどのこれらの分子の機能はこの章で記述した．T 細胞応答を終結させる CTLA-4 と PD-1 の役割は，第 9 章で記述する．LFA-1 は，内皮と他の細胞への白血球の結合に関与するインテグリンである．APC：抗原提示細胞 antigen presenting cell，ICAM-1：細胞間接着分子 1 intercellular adhesion molecule 1，LFA-1：白血球機能関連抗原 1 leukocyte function-associated antigen 1，MHC：主要組織適合遺伝子複合体 major histocompatibility complex，PD-1：プログラム死タンパク質 1 programmed deathprotein-1，TCR：T 細胞レセプター T cell receptor.

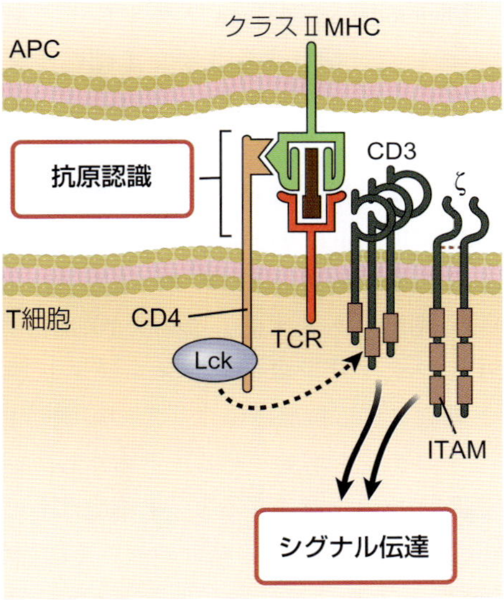

図 5-5　T 細胞活性化における抗原認識とシグナル伝達　異なる T 細胞分子は，抗原を認識し，抗原認識の結果として生化学的シグナルを細胞の内部に伝達する．CD3 と ζ タンパク質は，これらのタンパク質の膜貫通領域の荷電されたアミノ酸の間の相互作用により，TCR α 鎖と TCR β 鎖に非共有結合的に会合している（図示していない）．本図では，$CD4^+$T 細胞を示した．$CD8^+$T 細胞の活性化においても，コレセプターが CD8 であり，TCR がペプチドクラス I MHC 複合体を認識することを除いて，同じ相互作用が関与する．APC：抗原提示細胞 antigen presenting cell，ITAM：免疫レセプターチロシン活性化モチーフ immunoreceptor tyrosine-based activation motif，MHC：主要組織適合遺伝子複合体 major histocompatibility complex.

TCR は MHC 結合ペプチド抗原を認識しない）．外来（たとえば，微生物）ペプチド特異的 T 細胞は，提示されたペプチドを認識し，同時に，ペプチド収容溝 peptide-binding cleft の周囲に位置する MHC 分子の残基を認識する．すべての成熟した MHC 拘束性 T 細胞は，CD4 あるいは CD8 を発現し，CD4 と CD8 は両方とも MHC 分子と結合して，TCR とともに機能するので，コレセプター［共レセプター］coreceptor と呼ばれる．同時に TCR がペプチド MHC 複合体を認識するときには，CD4 あるいは CD8 は，それぞれクラス II MHC 分子あるいはクラス I MHC 分子をペプチド収容溝とは離れた場所で認識する．第 3 章で記述したように，タンパク質抗原が細胞外環境から小胞に APC により摂取されると，これらの抗原は，クラス II MHC 分子により提示されるペプチドにプロセシングされる．対照的に，サイトゾルに存在するタンパク質抗原は，プロテアソームにより，クラス I MHC 分子により提示されるペプチドにプロセシングされる．このように，$CD4^+$T 細胞と $CD8^+$T 細胞は異なる細胞コンパートメント cellular compartment に由来する抗原を認識する．TCR とそのコレセプターは，T 細胞応答を開始するために同時に関与する必要があり，T 細胞活性化を引き起こすためには，たぶん多数の TCR が必要である．いったんこれらの状況が起こると，T 細胞は活性化プログラムを開始する．

T細胞活性化を引き起こす生化学的シグナルは，TCR複合体の一部であるTCRへ結合するタンパク質のセットおよびCD4コレセプターあるいはCD8コレセプターにより引き起こされる(図5-5参照). リンパ球では，抗原認識と，それ以降に起こるシグナル伝達は，異なる分子のセットで実行される. TCR αβヘテロダイマー[2量体] TCR αβ heterodimerは抗原を認識するが，細胞内部に生化学的シグナルを送ることができない. TCRは，3つのCD3タンパク質，ζ鎖と呼ばれるタンパク質を含む膜貫通型シグナル伝達分子の複合体と非共有結合的に会合している. TCR, CD3, ζ鎖は，TCR複合体を構成する. αTCRとβTCRが多様な抗原を認識するためにT細胞クローンの間で異なっている必要があるが，TCRのシグナル伝達機能は，すべてのクローンにおいて同一であるので，CD3タンパク質とζタンパク質は異なるT細胞の間でインバリアント[非多型] invariantである. TCR複合体のこれらのタンパク質によるシグナル伝達の機構については，本章で後述する.

T細胞はまた，TCRのペプチドMHC特異性に関係なく，T細胞の多くの，あるいはすべてのクローンのTCRに結合する分子により実験的に活性化される. T細胞のこれらのポリクローナル[多クローン性]活性化物質polyclonal activatorには，TCRあるいはTCRに会合したCD3タンパク質に特異的な抗体，フィトヘムアグルチニンphytohemagglutinin(PHA)などのポリメリック[多量体]炭水化物結合タンパク質polymeric carbohydrate-binding protein，スーパー抗原superantigenと呼ばれる，ブドウ球菌エンテロトキシンを含むある種の微生物タンパク質が含まれる. ポリクローナル活性化物質は，T細胞活性化反応を研究するための実験的なツールとして，また，臨床ではT細胞機能の検査，あるいは染色体分析のための分裂中期のスプレッド[伸展] metaphase spread(染色体分析)の準備としての状況でしばしば使用される. 微生物スーパー抗原は，T細胞から過剰なサイトカイン放出を引き起こすことにより，全身性炎症疾患systemic inflammatory diseaseを引き起こす.

T細胞応答における接着分子の役割
Role of Adhesion Molecules in T Cell Responses

T細胞上の接着分子は，APC上のリガンドを認識して，T細胞のAPCへの結合を安定化させる. ほとんどのTCRは，低アフィニティで特異的なペプチドMHC複合体と結合する. 応答を誘導するためには，T細胞のAPCへの結合は，必要なシグナル伝達の閾値が得られる十分に長い期間の間，安定していなければならない. この安定化機能は，APCに発現されるリガンドに結合するT細胞上の接着分子により行われる. これらの接着分子のうちで最も重要な分子は，**インテグリンintegrin**と呼ばれるヘテロダイマータンパク質heterodimeric proteinファミリーである. APCへの結合に関与する主要なT細胞インテグリンは，白血球機能関連抗原1 leukocyte function-associated antigen-1(LFA-1)であり，APCのそのリガンドは細胞間接着分子1 intercellular adhesion molecule-1(ICAM-1)と呼ばれる.

以前に抗原により認識されず，また活性化されなかった細胞である休止ナイーブT細胞上では，LFA-1インテグリンは低アフィニティ状態である. T細胞による抗原認識は，その細胞のLFA-1のアフィニティを増加させる. そのため，いったんT細胞が抗原を認識すると，T細胞はその抗原を提示しているAPCとの結合の強さを増加させ，ポジティブフィードバックループ[正の帰還回路] positive feedback loopを引き起こす. そのため，インテグリン媒介性接着は，微生物抗原を提示しているAPCに結合するT細胞の能力のために必須である. インテグリンは，またエフェクターT細胞と他の白血球の遊走の循環から感染部位への方向づけにおいて，重要な役割を果たしている. この過程は，第2章および本章で後述する.

T細胞活性化におけるコスティミュレーション[共刺激]の役割
Role of Costimulation in T Cell Activation

T細胞の完全な活性化は，抗原に加えて，APC上のコスティミュレーターの認識に依存する(図

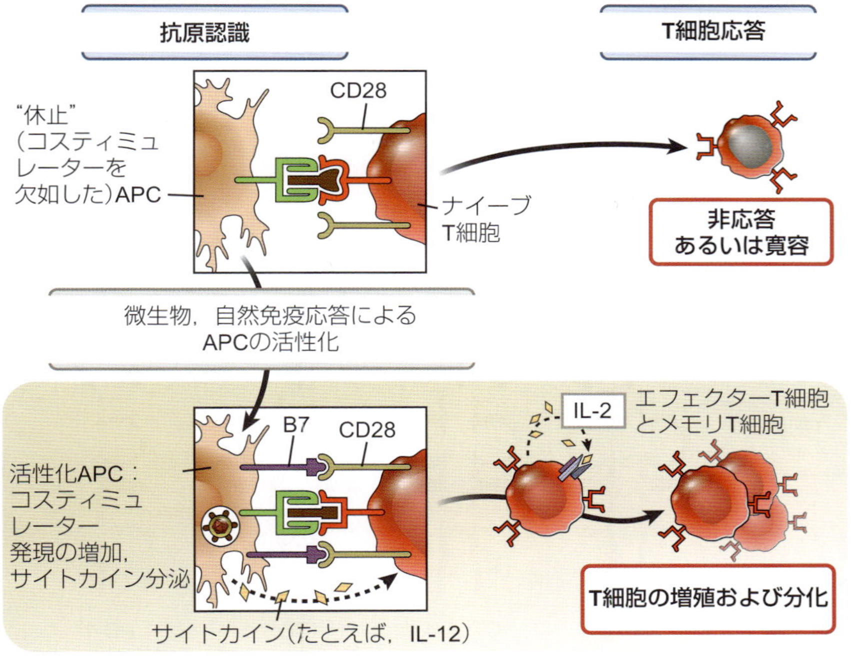

図 5-6　T細胞活性化におけるコスティミュレーションの役割　微生物あるいはアジュバントに暴露されなかった休止 APC は，ペプチド抗原を提示するが，コスティミュレーターを発現せず，ナイーブ T 細胞を活性化することができない．コスティミュレーションなしで抗原を認識したナイーブ T 細胞は，たとえコスティミュレーターが存在したとしても，引き続く抗原暴露に対して非応答(寛容)となる．微生物と微生物に対する自然免疫応答の間に産生されたサイトカインは，APC 上の B7 分子などのコスティミュレーターの発現を誘導する．B7 コスティミュレーターは，ナイーブ T 細胞上の CD28 レセプターによって認識され，シグナル 2 を提供する．抗原認識(シグナル 1)とともに，この認識は T 細胞応答を開始する．活性化 APC は，また，ナイーブ T 細胞のエフェクター細胞への分化を刺激するサイトカインを産生する．IL：インターロイキン interleukin.

5-6)．コスティミュレーターは，T 細胞活性化のためのシグナル 2 signal 2 として，すでに言及した(**第 2 章，第 3 章参照**)．**コスティミュレーター**という名前は，これらの分子が，抗原による刺激とともに機能する T 細胞への刺激を提供するという事実に由来する．

T 細胞の最もよく明らかにされたコスティミュレーターは，B7-1(CD80)と B7-2(CD86)と呼ばれる 2 つの関連したタンパク質であり，どちらも APC 上に発現され，それらの発現は APC が微生物に遭遇すると増加する．これらの B7 タンパク質は，ほとんどすべての T 細胞に発現される CD28 と呼ばれるレセプターにより認識される．B7 と CD28 の異なるファミリーメンバーは，免疫応答を刺激するか，あるいは抑制する(**図 5-7**)．APC 上の B7 に対する T 細胞での CD28 の結合は，同じ APC 上の MHC タンパク質から提示される抗原の TCR 認識により生成されるシグナルと協働する T 細胞において，シグナルを生成する．CD28 媒介性シグナル伝達は，ナイーブ T 細胞の応答を開始するのに必須である．CD28：B7 相互作用がない場合には，TCR による抗原認識は T 細胞活性化に不十分である．コスティミュレーションの必要性は，先述したように，微生物は APC 上の B7 コスティミュレーターの発現を刺激するので，ナイーブ T リンパ球は，無害な外来物質(あるいは自己抗原)によってではなく，確実に微生物抗原により十分に活性化される．

ICOS(誘導可能なコスティミュレーター inducible costimulator)と呼ばれるタンパク質は，CD28 に関連があり，T 細胞上にも発現し，ICOS は胚中心反応において，濾胞ヘルパー T 細胞の発達と機

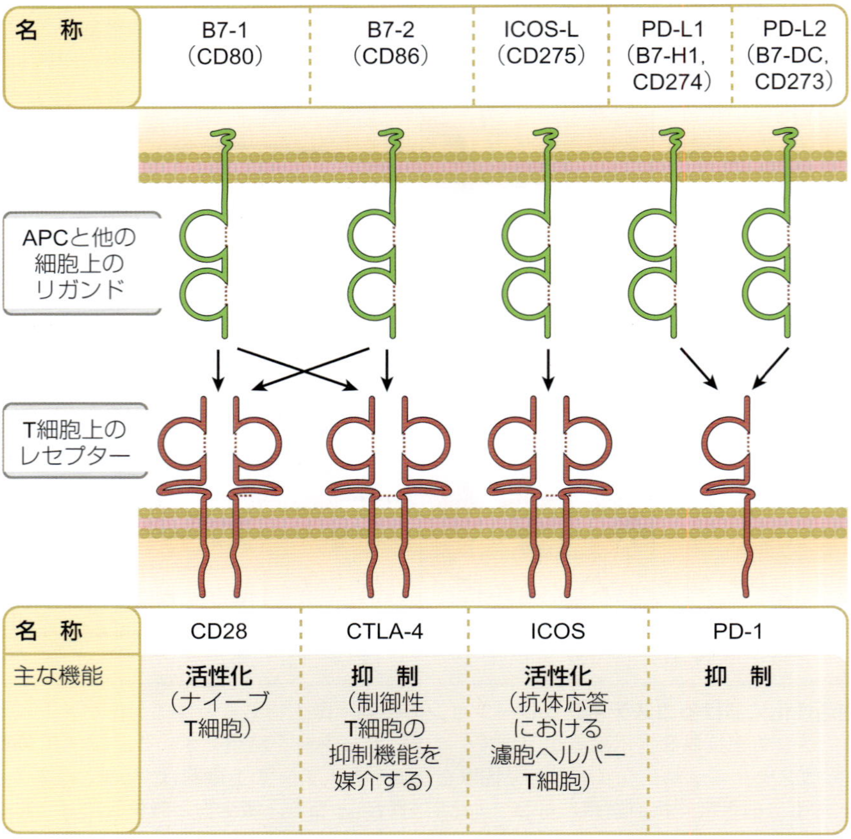

図 5-7 B7 と CD28 ファミリーのタンパク質 B7 に相同性のある APC 上のリガンドは，CD28 に相同性のある T 細胞上のレセプターと結合する．異なるリガンド - レセプターの組み合わせは，免疫応答において区別される役割を果たす．CD28 と ICOS は T 細胞の刺激性レセプターであり，CTLA-4 と PD-1 は抑制性レセプターである．これらの機能は，本文で記述する．

能において重要な役割を果たしている（**第 7 章**参照）．

T 細胞応答に関与するもう 1 組の分子は，活性化 T 細胞上の CD40 リガンド（CD40L あるいは CD154）と APC 上の CD40 である．これらの分子は，直接 T 細胞の活性化を増強しない．その代わりに，抗原刺激された T 細胞上に発現する CD40L は，APC 上の CD40 に結合し，より多くの B7 コスティミュレーターを発現するように APC を活性化し，T 細胞分化を増強するサイトカイン（たとえば IL-12）を分泌させる．このように，CD40L：CD40 相互作用は，APC をもっとよい APC に改善させることにより，T 細胞活性化を促進する．

T 細胞活性化におけるコスティミュレーションの役割は，これまでの章で言及した知見を説明している．タンパク質抗原は，たとえばワクチンとして使用されるが，APC（特に樹状細胞）を活性化する物質とともに投与されないかぎり，T 細胞依存性免疫応答を惹起することができない．このような物質は**アジュバント adjuvant** と呼ばれ，APC 上のコスティミュレーター発現を誘導することにより，また T 細胞を活性化するサイトカインを分泌する APC を刺激することにより主に機能する．ほとんどのアジュバントは，微生物（たとえば，死菌ミコバクテリウム）の生成物，あるいは微生物に類似する物質であり，Toll［トル］様レセプターおよび NOD 様レセプターなどの自然免疫系のパターン認識レセプター pattern recognition receptor と結合する（**第 2 章**参照）．このようにワクチンにおいて，アジュバントは感染性微生物の一部分であるかのように免疫系［システム］immune system をだまして精製タンパク質抗原に応答させる．

コスティミュレーターに関する知識の増加により，有害な免疫応答を阻止する新しい戦略が導かれた．B7：CD28 の相互作用を阻止する薬剤は，関節リウマチ，また他の炎症性疾患，移植片拒絶の治療に用いられており，CD40：CD40L の相互作用を阻止する抗体は，炎症性疾患および移植片拒絶の治療において現在治験中である．

T 細胞の抑制性レセプター
Inhibitory Receptors of T Cells

抑制性レセプターは，免疫応答を制限して，終結するために重要である． 2 つの重要な抑制性レセプター〔CTLA-4 と PD-1（プログラム死タンパク質 1 programmed death protein-1）〕は，CD28 に，構造的に関連がある（**図 5-7** 参照）．CTLA-4 は CD28 と同様に，APC 上の B7-1 と B7-2 を認識し，PD-1 は多くの型の細胞上で異なるが，構造的に関連したリガンドを認識する．CTLA-4 と PD-1 の両方とも，活性化 T 細胞で誘導され，これらの細胞の反応を終結するために機能する．CTLA-4 も，Treg 細胞の抑制機能において，重要な役割を果たしている（**第 9 章**参照）．これらの抑制レセプターが自己抗原に対して免疫応答を阻止するために進化したので，マウスとヒトにおけるこれらの分子の遺伝子デリーション［削除］deletion あるいは阻害は全身性自己免疫疾患の結果となる．CTLA-4 と PD-1 はまた，いくつかの腫瘍と慢性ウイルス感染への応答への抑制に関与している．これらの発見は，癌患者において腫瘍に免疫応答を強化するために CTLA-4 あるいは PD-1 を阻止する抗体の使用の根拠となっている（**第 10 章**参照）．自己抗原に対する非応答性を維持するこれらの抑制性レセプターの役割は，第 9 章でさらに記述する．

CD8⁺T 細胞の活性化に対する刺激
Stimuli for Activation of CD8⁺T Cells

CD8⁺T 細胞の活性化は，クラス I MHC 結合ペプチドの認識により刺激され，コスティミュレーションとヘルパー T 細胞を必要とする． CD8⁺T 細胞の応答は，いくつかの点で CD4⁺T リンパ球の応答と異なる．

- CD8⁺T 細胞活性化に固有の 1 つの特徴は，この活性化は，しばしば樹状細胞によりクロスプレゼンテーション［交差提示］cross-presentation される 1 つの細胞（たとえば，ウイルス感染細胞あるいは腫瘍細胞）からのサイトゾル抗原により，開始されることである（**図 3-16** 参照）．
- ナイーブ CD8⁺T 細胞の完全に活性化された CTL への，さらにメモリ細胞への分化は，CD4⁺ ヘルパー T 細胞の同時の活性化を必要とする（**図 5-8**）．ウイルス感染細胞が樹状細胞により摂取されると，APC は，クラス I MHC 分子複合体とともにサイトゾルから，また，クラス II MHC 分子複合体とともに小胞から，それ

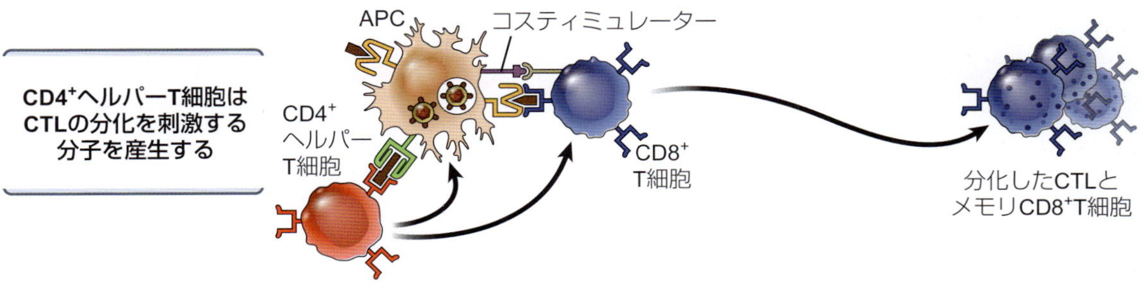

図 5-8　CD8⁺T 細胞の活性化　APC（主として樹状細胞）は，感染細胞を摂取して，微生物抗原を CD8⁺ 細胞（クロスプレゼンテーション）および CD4⁺ ヘルパー T 細胞に提示する．時には，APC が感染し，直接抗原を提示する（図示していない）．ヘルパー T 細胞は，その後 CD8⁺T 細胞の拡大と分化を刺激するサイトカインを産生する．ヘルパー細胞はまた，CD8⁺ 細胞を強力に刺激することができるように APC を活性化する．CTL：細胞傷害性 T リンパ球 cytotoxic T lymphocyte.

ぞれ，抗原を提示する．このように，ウイルス抗原特異的な $CD8^+$T 細胞と $CD4^+$T 細胞の両方が，互いの近傍で活性化される．$CD4^+$T 細胞は，$CD8^+$T 細胞の活性化をヘルプするサイトカイン，あるいは膜分子を産生する．$CD8^+$T 細胞応答における $CD4^+$T 細胞の必要性は，HIV 患者においては，$CD8^+$T 細胞でなく $CD4^+$T 細胞が傷害されるが，多くのウイルスに対して CTL 応答に欠損が生じることの説明となる．いくつかのウイルスに対する CTL 応答は，$CD4^+$T 細胞のヘルプを必要としない．

ナイーブ T リンパ球を活性化するのに必要な刺激を記述したので，次に抗原認識と他の刺激によって引き起こされる生化学的経路を説明する．

T 細胞活性化の生化学的経路
Biochemical Pathways of T Cell Activation

T 細胞が抗原とコスティミュレーターの認識を

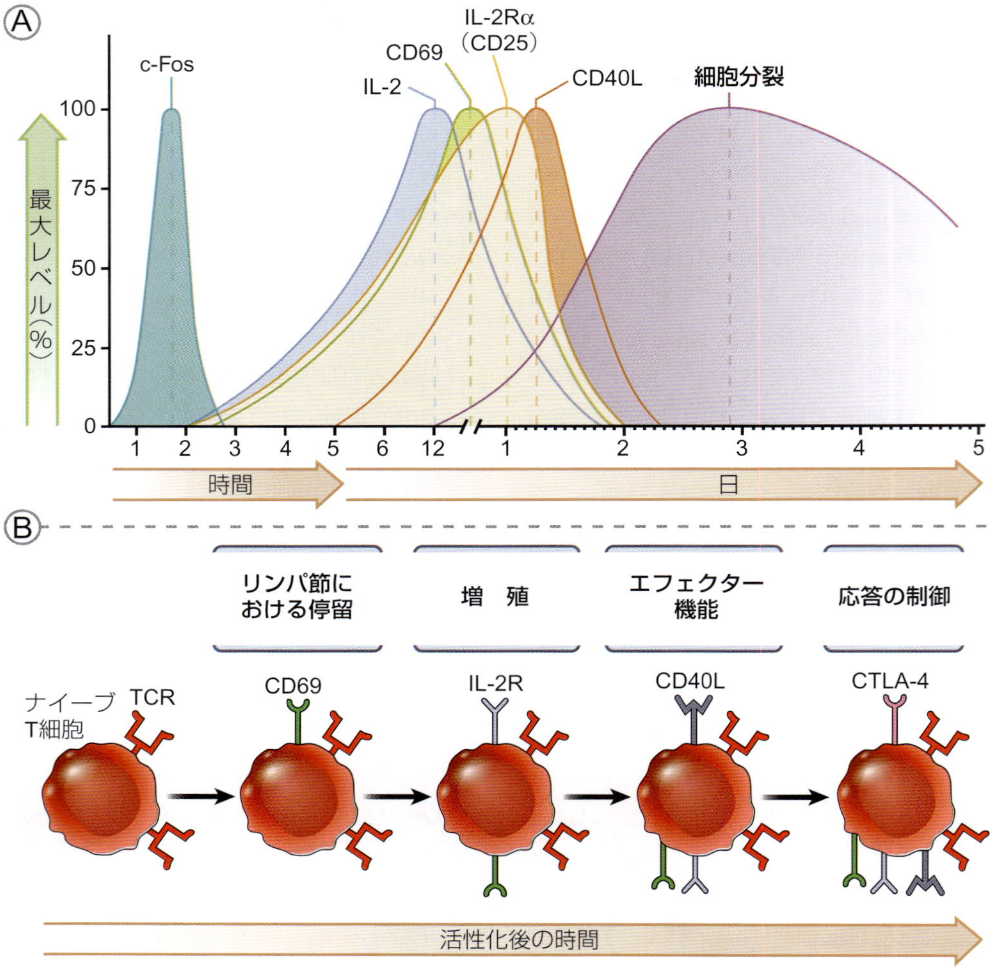

図 5-9　抗原刺激された T 細胞により産生されるタンパク質　T 細胞による抗原認識は，さまざまなタンパク質の合成と発現を惹起し，これらの例を示した．これらのタンパク質の産生の速度は概略であり（**A**），異なる T 細胞により，また，異なる型の刺激により変わる．遺伝子発現のパターンあるいは速度に対するコスティミュレーションの効果は示していない．活性化 T 細胞上に発現する細胞表面タンパク質のいくつかの機能を **B** に示した．CD69 は細胞遊走に関与する T 細胞活性化のマーカーである．IL-2R は T 細胞の生存と増殖を促進する IL-2 サイトカインシグナルを受け取る．CD40 リガンド（CD40L）は T 細胞のエフェクター分子である．CTLA-4 は免疫応答のインヒビターである．c-Fos（**A** に図示した）は，転写因子である．TCR：T 細胞レセプター T cell receptor.

行うと，T 細胞は増殖，分化，エフェクター機能に関与するタンパク質を発現する(図 5-9)．抗原に遭遇しなかったナイーブ T 細胞は，タンパク質合成のレベルは低い．抗原認識後，数分以内に，新しい遺伝子の転写とタンパク質合成が活性化 T 細胞でみられる．これらの新しく発現したタンパク質は，以降の多くの T 細胞応答を媒介する．

抗原認識により，キナーゼなどの酵素の活性化，アダプタタンパク質の動員，活性化転写因子の生成から構成される T 細胞応答を誘導するいくつかの生化学的機構を活性化する(図 5-10)．これらの生化学的経路は，TCR 複合体と適切なコレセプターが集合し，APC の表面上で MHC ペプチド複合体に結合することにより開始される．それに加えて，TCR 複合体，CD4/CD8 コレセプター，CD28 が合体して中心となり，またインテグリンは周辺にリングをつくるよう移動し，細胞と細胞との接触の部位で，APC 細胞膜と T 細胞膜の両方において，他のタンパク質の規則正しい再配置が起こる．このシグナル伝達分子と接着分子の再配置は，T 細胞における活性化シグナルの最適な誘導にとって重要である．再配置された膜タンパク質を含めて，APC と T 細胞との接触のこの領域は，免疫シナプス immune synapse と呼ばれる．シナプスは，最初は膜レセプターから細胞内部へ活性化シグナルを伝達する部位と記述されたが，他の機能も提供する．いくつかのエフェクター分子とサイトカインは，この領域で分泌されるが，このことにより，これらは拡散せず，また APC を確実に標的とすることができるようになる．またシグナル伝達分子を分解するか，あるいは阻止するのに役立つ酵素がシナプスにも動員されるので，リンパ球活性化の終結に関与している．

CD4 あるいは CD8 コレセプターは，これらのコレセプターの細胞質尾部に非共有結合的に接合する Lck と呼ばれるタンパク質チロシンキナーゼを通して，シグナル伝達を行う．第 4 章で記述したように，膜貫通型シグナル伝達タンパク質は，CD3 とζ鎖を含み，TCR と会合している．CD3 とζは，シグナル伝達のために重要である**免疫レセプターチロシン活性化モチーフ immunoreceptor tyrosine-based activation motif(ITAM)** と呼ばれる 2 つのチロシン残基のモチーフを含む．CD4 あるいは CD8 分子により TCR 複合体の近傍に集合する Lck は，ζタンパク質と CD3 タンパク質の ITAM に含まれるチロシン残基をリン酸化する．ζ鎖タンパク質のリン酸化された ITAM は，ZAP70〔zeta-associated protein of 70 kD(70 kDζ 会合タンパク質)〕と呼ばれるチロシンキナーゼの結合部位になり，ZAP70 はまた Lck によりリン酸化され，酵素的に活性化される．活性化 ZAP70 は，TCR 複合体の近傍に集合し，さらなるシグナル伝達事象を媒介する，さまざまなアダプタタンパク質と酵素をリン酸化する．

ζ鎖リン酸化と ZAP70 に関連する主要なシグナル伝達経路は，カルシウム–NFAT 経路，Ras/Rac–MAP キナーゼ経路，PKCθ–NFκB 経路，PI3 キナーゼ経路である．

- **活性化 T 細胞核内因子 nuclear factor of activated T cell(NFAT)** は，休止 T 細胞の細胞質において，非活性化リン酸化型で存在する転写因子である．NFAT の活性化とその核移行は，サイトゾルのカルシウムイオン(Ca^{2+})濃度に依存する．この NFAT 経路は，ZAP70 媒介性リン酸化とホスホリパーゼ Cγ(PLCγ)と呼ばれる酵素の活性化により開始され，PLCγ は，ホスファチジルイノシトール 4,5 二リン酸 phosphatidyl inositol 4,5-bisphosphate(PIP2)と呼ばれる細胞膜イノシトールリン脂質の加水分解を触媒する．イノシトール 1,4,5 三リン酸塩［イノシトールトリスリン酸］inositol 1,4,5-triphosphate(IP3)と呼ばれる PLCγ 媒介性 PIP2 分解産物の 1 つの副産物は，小胞体 endoplasmic reticulum(ER)膜上で IP3 レセプターに結合し，ER から Ca^{2+} の放出を刺激し，サイトゾルの Ca^{2+} 濃度を増加させる．細胞内貯蔵からのカルシウムの減少に反応して，細胞膜カルシウムチャネルは開き，細胞外 Ca^{2+} の細胞内への流入を導き，何時間も高い Ca^{2+} 濃度が持続する．細胞質の Ca^{2+} の上昇は，カルシニューリン calcineurin と呼ばれるホスファターゼの活性化を引き起こす．この酵素は，細胞質の NFAT を脱リン酸化し，核

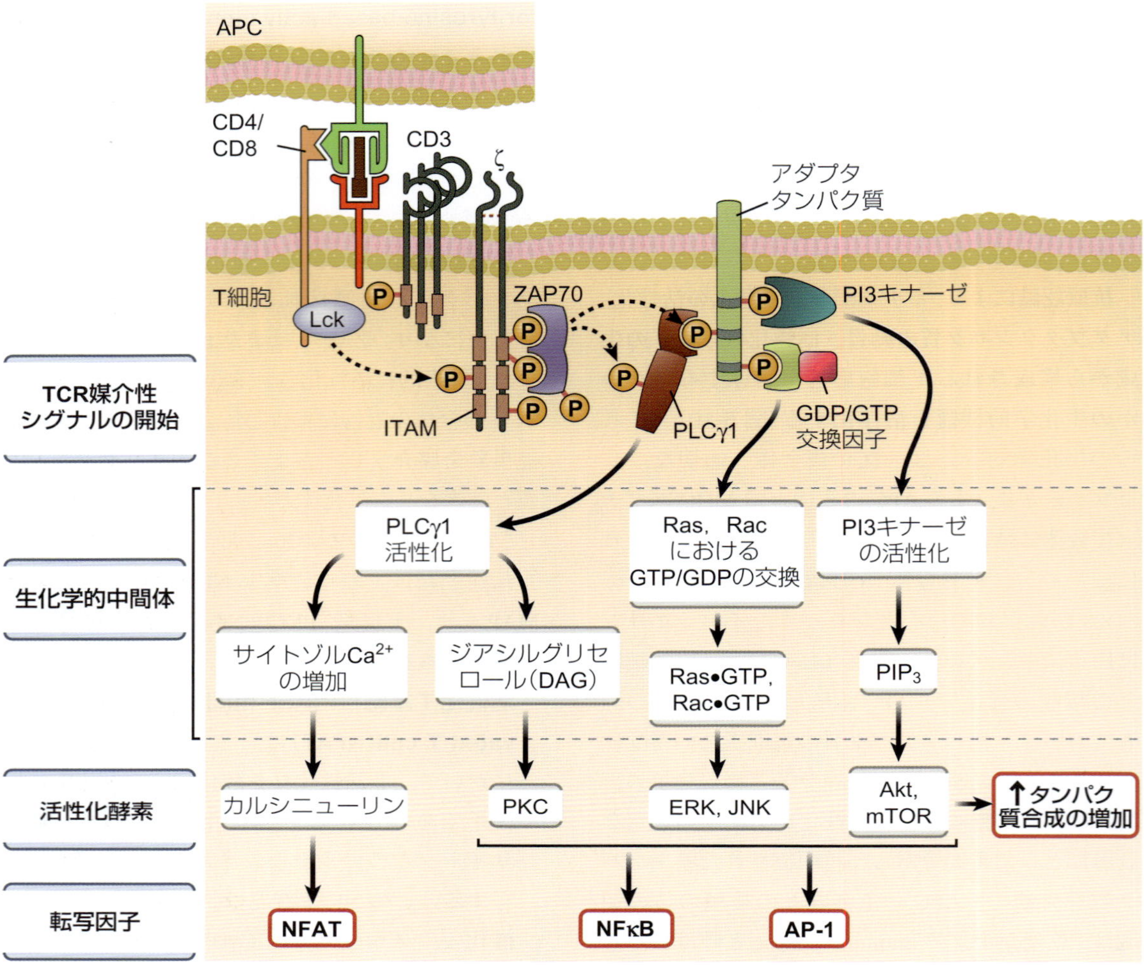

図 5-10 T リンパ球のシグナル伝達経路 T 細胞による抗原認識は，TCR 複合体の分子のチロシンリン酸化とT 細胞抗原認識部位へのアダプタタンパク質の動員を含む，初期のシグナル伝達事象を誘導する．これらの初期の事象はいくつかの生化学的中間代謝産物の活性化につながり，生化学的中間代謝産物は順番に，その生成物がT 細胞応答を媒介する遺伝子の転写を刺激する転写因子を活性化する．コスティミュレーションのこれらのシグナル伝達経路に対する効果は示していない．これらのシグナル伝達経路は，単純にするために，互いに独立しているように例示されているが，より複雑なネットワークで相互接続している．AP-1：活性化タンパク質 1 activating protein 1，APC：抗原提示細胞 antigen presenting cell，GTP/GDP：グアノシン三リン酸／二リン酸 guanosine triphosphate/diphosphate，ITAM：免疫レセプターチロシン活性化モチーフ immunoreceptor tyrosine-based activation motif，mTOR：ラパマイシンの哺乳動物標的 mammalian target of rapamycin，NFAT：活性化 T 細胞核内因子 nuclear factor of activated T cell，PKC：プロテインキナーゼ C protein kinase C，PLCγ1：ホスファチジルイノシトール特異的ホスホリパーゼ C の γ1 アイソフォーム γ1 isoform of phosphatidylinositol-specific phospholipase C，PI3：ホスファチジルイノシトール 3 phosphatidylinositol-3，ZAP70：70 kDζ 会合タンパク質 zeta-associated protein of 70 kD.

移行を可能にし，そこで，T 細胞増殖因子 IL-2 と IL-2 レセプターの構成要素をコードする遺伝子を含むいくつかの遺伝子のプロモーターに結合し，活性化する．シクロスポリン cyclosporine と呼ばれる薬は，カルシニューリンに結合し，カルシニューリンのホスファターゼ活性を阻止し，T 細胞による NFAT 依存性サイトカインの産生を阻止する．この作用薬は，移植片拒絶を防止するための免疫抑制薬として広く用いられている．この導入は，臓器移植の成功における主要な因子の 1 つであった(**第 10 章**参照)．

• **Ras/Rac–MAP キナーゼ経路**には，グアノシン三リン酸 guanosine triphosphate(GTP) 結合 Ras，Rac タンパク質，いくつかのアダプタタンパク質，最後は MAP キナーゼ(マイトジェン活性化タンパク質キナーゼ mitogen-activated protein kinase)ファミリーの 1 つを活性化する酵素カスケード［滝］enzymatic cascade が含まれる．この経路は，ZAP70 依存性リン酸化と細胞膜へのアダプタタンパク質の集積により開始され，Ras あるいは Rac を動員し，結合グアノシン二リン酸 guanosine diphosphate(GDP)の GTP への交換による活性化により開始される．Ras タンパク質と Rac タンパク質の活性型である Ras•GTP と Rac•GTP は異なる酵素カスケードを開始し，異なる MAP キナーゼの活性化を引き起こす．ERK(細胞外シグナル制御キナーゼ extracellular signal regulated kinase)および c-Jun amino-terminal(N-terminal)kinase(JNK)と呼ばれるこれらの経路の最終の MAP キナーゼは，それぞれ，c-Fos と呼ばれるタンパク質の発現および c-Jun と呼ばれるもう 1 つのタンパク質のリン酸化を誘導する．c-Fos とリン酸化された c-Jun は，結合していくつかの T 細胞遺伝子の転写を増強する **AP-1(活性化転写因子 activating protein-1)**を形成する．

• TCR シグナル伝達に関与する他の主要な経路は，プロテインキナーゼ protein kinase C(PKCθ)と呼ばれるセリン／トレオニンキナーゼ serine-threonine kinase の θ アイソフォームの活性化と，**核内因子 κB(nuclear factor κB)**の活性化から構成される．PKC はジアシルグリセロール diacylglycerol により活性化され，ジアシルグリセロールは IP3 と同様に，細胞膜イノシトール脂質の PLC 媒介性加水分解により生成される．PKCθ は，NFκB を活性化するため，TCR 複合体に動員されたアダプタタンパク質を通して作用する．NFκB は，休止 T 細胞の細胞質内に，非活性型で存在し，IκB と呼ばれるインヒビター［阻害因子］inhibitor と結合している．PKCθ の下流の TCR 誘導シグナルは，IκB をリン酸化するキナーゼを活性化し，IκB を破壊のための標的とする．その結果 NFκB は遊離して核へ移り，いくつかの遺伝子の転写を促進する．

• T 細胞レセプターシグナル伝達にはまた，PIP3 を生成するために膜 PIP2 をリン酸化する，ホスファチジルイノシトール phosphatidylinositol-3(PI3)キナーゼと呼ばれる脂質キナーゼが含まれる．リン脂質 PIP3 は，プロテインキナーゼ protein kinase B，すなわち Akt と呼ばれるセリンスレオニンキナーゼを含むいくつかの重要な標的の活性化のために必要であり，抗アポトーシスタンパク質の発現を刺激し，そのため抗原刺激 T 細胞の生存の促進を含む多くの役割がある．PI3 キナーゼ／Akt 経路は，TCR によってだけでなく，CD28 と IL-2 レセプターによっても引き起こされる．Akt 経路に密接に関連するのは，タンパク質の翻訳を刺激し，細胞の生存と成長に関与するセリン–スレオニンキナーゼである，mTOR(ラパマイシンの哺乳類の標的細胞 mammalian target of rapamycin)である．mTOR に結合し，不活性化する薬であるラパマイシンは，移植片拒絶の治療に用いられている．

NFAT，AP-1，NFκB を含む，さまざまな転写因子は，転写を刺激し，引き続き起こるサイトカイン，サイトカインレセプター，細胞周期誘導因子 cell cycle inducer，CD40L などのエフェクター分子の産生を刺激する(図 5-9 参照)．TCR とコレセプターのペプチド MHC 複合体への結合は，T 細胞におけるシグナル伝達を開始するために必要であるので，これらすべてのシグナルは，抗原認識により開始される．

先に記述したように，B7レセプターであるCD28によるB7分子などのコスティミュレーターの認識は，完全なT細胞応答にとって不可欠である．CD28がB7コスティミュレーターに結合することにより伝達される生化学的シグナルは，TCRにより開始されるシグナルほどには明らかにされていない．CD28の関与は，抗原認識(シグナル1)により引き起こされるTCRシグナル伝達経路を拡大するか，また，CD28がTCRシグナルを補う異なるシグナルの集合を開始することがある．

リンパ球の活性化は，代謝経路の著明な変化とも関係している． ナイーブ(休止)T細胞において，低レベルのブドウ糖が取り込まれ，ミトコンドリアの酸化的リン酸化により，ATPの形でエネルギーを生成するのに用いられる．活性化されると，ブドウ糖の取り込みは著しく増加し，細胞は好気性解糖 aerobic glycolysis に変わる．この過程はATPをあまり生成しないが，細胞小器官の一部をつくるために，また，新しい細胞を生成するために，より多くのアミノ酸，脂質を合成する．その結果，活性化T細胞が大きさの急速な増加のために，また，娘細胞を生産するために，必要とされる細胞構成成分をより効率的に製造することができる．

T細胞活性化における刺激と生化学的経路を記述したので，次にT細胞がどのように抗原に応答し，微生物と戦うことができるエフェクター細胞に分化するかについて記述する．

抗原とコスティミュレーション［共刺激］に対するTリンパ球の機能応答

Functional Responses of T Lymphocytes to Antigen and Costimulation

T細胞による抗原とコスティミュレーターの認識により，リンパ球の抗原特異的クローンの増殖とナイーブT細胞のエフェクター細胞とメモリ細胞への分化という結果に達する組織化された一連の応答が開始される(図5-3参照)．T細胞の多くの応答は，T細胞により分泌され，T細胞自身と免疫防御に関与する他の多くの細胞に作用するサイトカインにより媒介される．以下の節では，T細胞の生物学的応答におけるそれぞれの構成要素を記述する．

サイトカイン分泌とサイトカインレセプター［受容体］の発現

Secretion of Cytokines and Expression of Cytokine Receptors

抗原とコスティミュレーターに応答して，Tリンパ球，特に$CD4^+$T細胞は，IL-2サイトカインを急速に分泌する． サイトカインは，免疫と炎症のメディエータ［伝達物質］mediatorとして機能するタンパク質の大きなグループを形成する．すでに，自然免疫応答では，サイトカインは主に，樹状細胞とマクロファージにより産生されることを記述した(**第2章**参照)．適応免疫では，サイトカインは，主に$CD4^+$細胞のT細胞により分泌される．大部分のこれらのサイトカインはエフェクターT細胞により産生され，宿主防御での多様な役割を果たすので，細胞性免疫のエフェクター機構を記述するときに，第6章で記述する．

IL-2は$CD4^+$T細胞の活性化後1–2時間以内に産生される．活性化は，また高アフィニティIL-2レセプターの発現を増加させることにより，T細胞のIL-2との結合と応答の能力を急速に増強する(図5-11)．IL-2に対するレセプターは，3本鎖の分子から構成される．ナイーブT細胞はこのレセプターの2本のシグナル伝達鎖を発現するが，レセプターが，高アフィニティ状態でのIL-2結合を可能にするα鎖(CD25)は発現していない.抗原とコスティミュレーターによる活性化後，数時間以内にT細胞はレセプターの第3の鎖を生成し，完全なIL-2レセプターは，強くIL-2に結合することができる．このように，抗原刺激されたT細胞により産生されたIL-2は，選択的に同じT細胞に結合して作用するが，これはオートクライン［自己分泌］サイトカイン autocrine cytokine 作用の例である．

IL-2の主要な機能は，T細胞の生存と増殖を

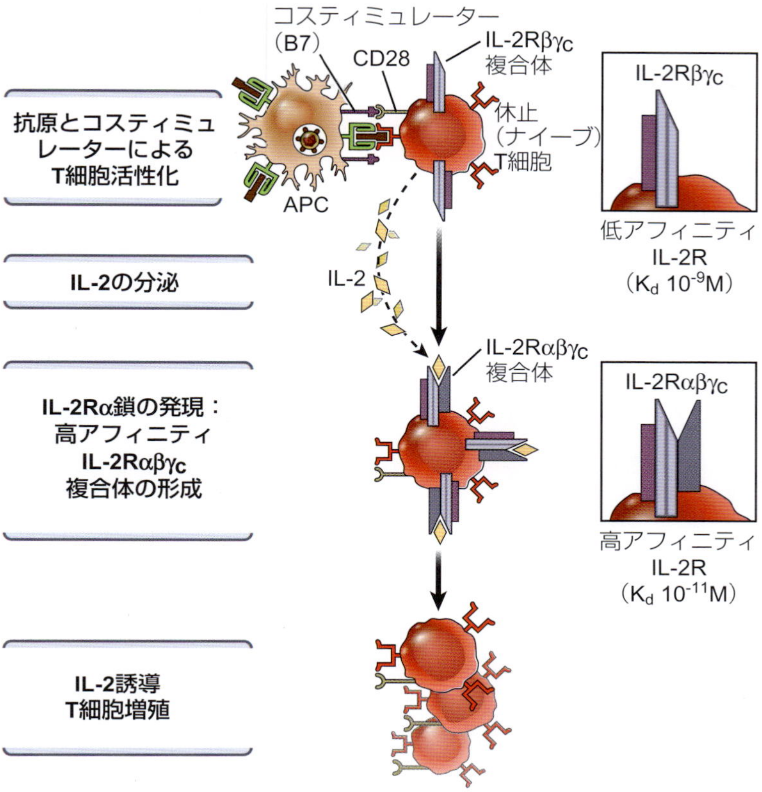

図 5-11　T細胞増殖における IL-2, IL-2R の役割　ナイーブT細胞は，β鎖とγc鎖から構成される低アフィニティIL-2R複合体を発現している（他のいくつかのサイトカインレセプターの構成要素であるので，γcはコモンγ鎖と命名されている）．抗原認識とコスティミュレーションによる活性化が起こると，細胞はIL-2を産生して，高アフィニティIL-2Rを形成するために，β鎖とγc鎖と会合するIL-2Rのα鎖（CD25）を発現する．IL-2が高アフィニティIL-2Rへ結合すると，抗原を認識したT細胞は増殖を開始する．APC：抗原提示細胞 antigen presenting cell.

刺激することであり，その結果，抗原特異的T細胞の数が増加する．これらの作用のため，IL-2は，当初T細胞増殖因子 T cell growth factor と呼ばれた．第9章で記述するように，IL-2はまた，制御性T細胞の維持のために，したがって免疫応答をコントロールするために必須である．

抗原とコスティミュレーターを認識する $CD8^+$T リンパ球は，大量の IL-2 を分泌しないが，これらのリンパ球は，免疫応答の間に桁外れに増殖する．抗原認識とコスティミュレーションは $CD8^+$T 細胞の増殖を促進する．あるいは $CD4^+$ ヘルパーT細胞により，IL-2が提供される．

クローン拡大 Clonal Expansion

抗原とコスティミュレーションにより活性化されたTリンパ球は，1–2日以内に増殖し始め，抗原特異的クローンの拡大を引き起こす（**図 5-12**）．この拡大は，エフェクター細胞が感染と戦うように生成しうる抗原特異的リンパ球の大きな蓄積プールを急速に提供する．

クローン拡大の大きさの程度，特に $CD8^+$T 細胞におけるクローン拡大の大きさの程度は著明である．たとえば，感染の前には，どのような1つの微生物タンパク質抗原に対しても特異的な $CD8^+$T 細胞の数は，体内においては約 10^5–10^6 のリンパ球に対して1個の割合である．あるウイルス感染のピーク時には，リンパ器官における全リンパ球の10–20%が，感染後1週間以内に，そのウイルスに対して特異的となっている．これは，抗原特異的なクローンが10,000倍以上増加した

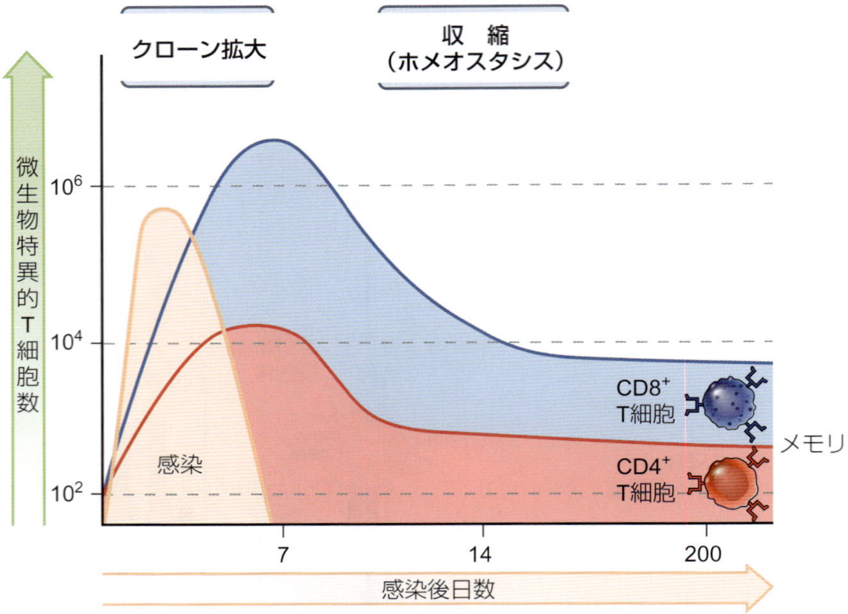

図 5-12 T 細胞応答の拡大と減弱 さまざまな抗原特異的な $CD4^+$ と $CD8^+$ の T 細胞の数，免疫応答の間のクローン拡大および収縮を例示した．数字は，近交系マウスにおけるモデル微生物と他の抗原の研究に基づく近似値である．ヒトにおいては，リンパ球数は約 1,000 倍以上大きい．

ことを意味しており，推定された倍加時間は約 6 時間である．このクローン拡大のいくつかの特徴は，驚くべきことである．第 1 に，1 つの微生物に特異的な T 細胞のこの非常に大きな拡大は，その微生物を認識しないバイスタンダー［第三者］細胞 bystander cell の検出しうる増加を伴わない．第 2 に，多くのタンパク質抗原を含む複合体微生物による感染においてさえ，大部分の増殖したクローンは，2，3 個，しばしば 5 個未満のその微生物のイムノドミナント［免疫優性］ペプチド immunodominant peptide に特異的である．

$CD4^+$T 細胞の拡大は，$CD8^+$ 細胞より，100–1,000 倍少ない．この $CD8^+$T 細胞と $CD4^+$T 細胞でのクローン拡大の大きさの違いは，これら細胞の機能の違いを反映している．$CD8^+$CTL は感染細胞を直接の接触によりキリングするエフェクター細胞であり，多数の感染細胞をキリングするために多くの CTL が必要である．それとは対照的に，それぞれの $CD4^+$ エフェクター細胞は，他のエフェクター細胞を活性化するサイトカインを分泌するので，比較的少ない数のサイトカイン産生細胞だけで十分である．

ナイーブ T 細胞のエフェクター［効果］細胞への分化

Differentiation of Naive T Cells into Effector Cells

抗原刺激され，増殖している T 細胞のプロジェニー細胞の一部は，感染を根絶するために機能するエフェクター細胞に分化する．この分化過程は，たとえばサイトカイン（$CD4^+$T 細胞），あるいは，細胞傷害性タンパク質（$CD8^+$CTL）をコードする遺伝子の活性化など，遺伝子発現における変化の結果である．この分化過程は，クローン拡大とともに始まり，分化したエフェクター細胞は，微生物に暴露後 3–4 日以内に出現する．$CD4^+$ 系統のエフェクター細胞は，異なる種類のサイトカインを産生する能力を獲得する．サイトカイン特性によって特徴づけられる T 細胞のサブセットは，Th1，Th2，Th17 と命名されている（図 5-13）．これらの細胞の多くは末梢リンパ器官を去って，

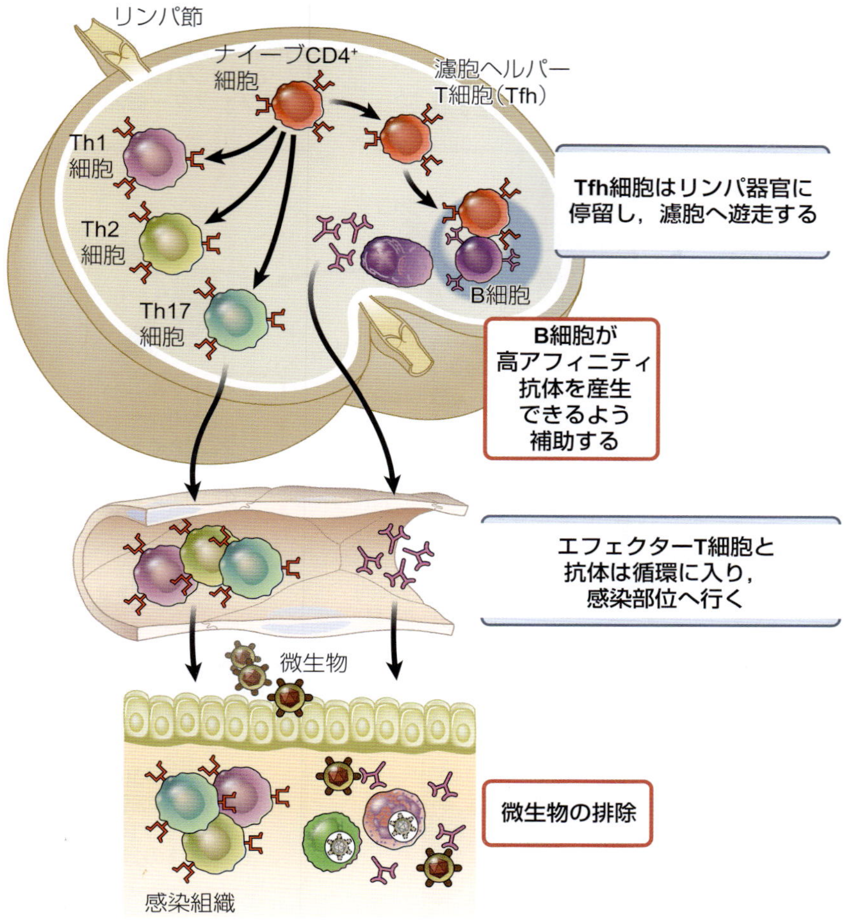

図 5-13　エフェクター CD4$^+$T 細胞の発達　ナイーブ CD4$^+$T 細胞が末梢(2 次)リンパ器官で活性化されると，ナイーブ CD4$^+$T 細胞はエフェクター細胞へ増殖し，分化する．エフェクター細胞(Th1，Th2，Th17 集団)の一部は，ほとんどリンパ器官を出て，末梢組織で微生物を根絶するよう機能する．濾胞ヘルパー T 細胞(Tfh)と呼ばれる他の分化した細胞は，リンパ器官の中に残り，B 細胞の強力な抗体産生を助ける．

感染の部位に遊走し，サイトカインは感染性病原体を破壊する他の白血球を動員する．これらのエフェクター細胞の発達と機能は，細胞性免疫を説明するときに第 6 章で記述する．他の分化した CD4$^+$T 細胞はリンパ器官の中に残り，リンパ濾胞に移動し，B リンパ球の抗体産生を助ける(**第 7 章**参照)．CD8$^+$ 系統のエフェクター細胞は，感染細胞をキリングする能力を獲得する．これらの細胞の発達と機能は，第 6 章でも記述する．

CD4$^+$ ヘルパー T 細胞は，細胞膜タンパク質を介して，またサイトカインを分泌することにより，ファゴサイトと B リンパ球を活性化する(**図 5-14**)．CD4$^+$T 細胞のエフェクター機能に関与する最も重要な細胞表面タンパク質は，構造的にサイトカインの TNF に関連するタンパク質の大ファミリーメンバーの CD40 リガンド(CD40L)である．CD40L 遺伝子は，抗原認識とコスティミュレーションに応答して CD4$^+$T 細胞で転写され，その結果，CD40L が活性化ヘルパー T 細胞上に発現される(**図 5-9** 参照)．CD40L は，CD40L のレセプターである，主にマクロファージ，B リンパ球，樹状細胞で発現される CD40 と結合する．

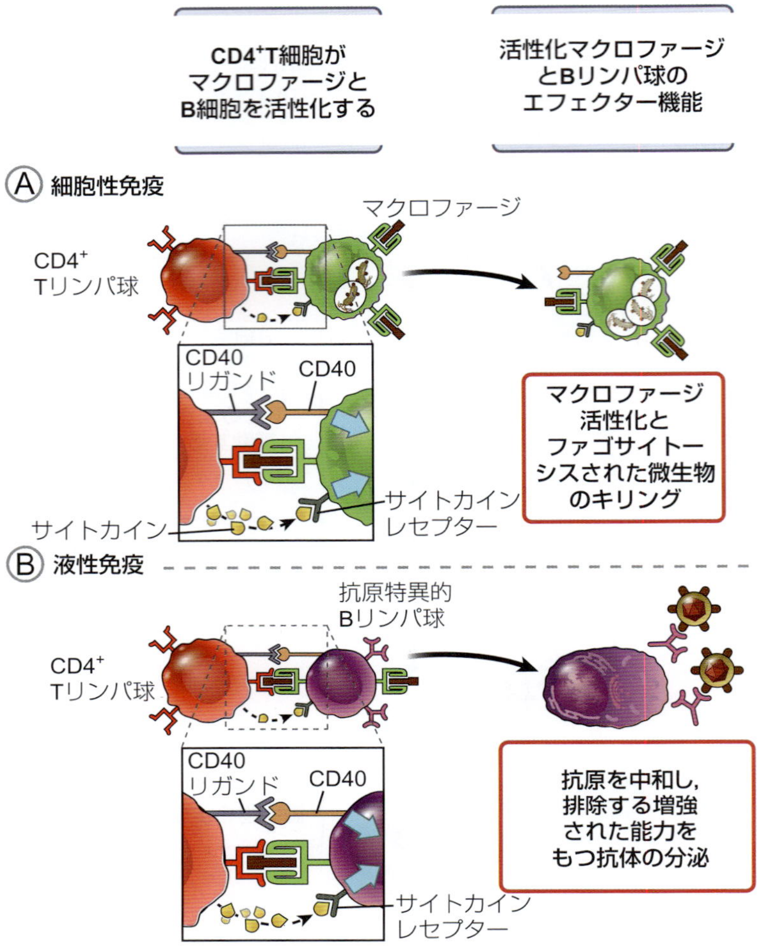

図5-14 CD4⁺ヘルパーT細胞のエフェクター機能におけるCD40Lとサイトカインの役割 エフェクター細胞に分化したCD4⁺T細胞は，CD40Lを発現して，サイトカインを分泌する．CD40LはマクロファージあるいはBリンパ球上のCD40に結合し，サイトカインはこれらの同じ細胞上のサイトカインレセプターに結合する．CD40とサイトカインレセプターによって届けられるシグナルの組み合わせ(**矢印**)は，細胞性免疫においてマクロファージを活性化し(**A**)，液性免疫応答において高アフィニティアイソタイプスイッチ抗体を産生するためB細胞を活性化する(**B**)．

CD40との結合は，これらの細胞を活性化するので，CD40LはヘルパーT細胞によるマクロファージとBリンパ球の活性化に関与する重要な分子である(**第6章，第7章**参照)．T細胞のCD40Lと樹状細胞のCD40の相互作用は，これらAPC上のコスティミュレーター発現，およびT細胞活性化サイトカインの産生を刺激し，APC誘導T細胞活性化に対するポジティブフィードバック positive feedback(あるいは増幅 amplification)機構を提供する．

メモリ［記憶］Tリンパ球の発達

Development of Memory T Lymphocytes

抗原活性化Tリンパ球の1つの分画は，長期生存するメモリ細胞に分化する．これらのメモリ細胞は，微生物によって誘導され，感染が再び起こるのを待っているリンパ球のプールである．抗原刺激されたリンパ球のプロジェニーが，どのような要因によりエフェクター細胞あるいはメモリ細胞に分化するかが決定されるのかについては明らかではない．メモリ細胞には，いくつかの重要な特徴がある．

- メモリ細胞は，感染症が根絶され，抗原がもはや存在しなかった後でさえ生存している．組織のストローマ［間質］細胞 stromal cell により産生される IL-7 と IL-15 を含む特定のサイトカインは，メモリ細胞を生存させ，またゆっくり細胞回転させるよう維持している．
- メモリT細胞は認識する抗原に遭遇すると，急速にサイトカインを産生し，あるいは感染細胞をキリングする．メモリT細胞は抗原に遭遇するまで，少しもエフェクター機能を実行しないが，いったん活性化すると，ナイーブリンパ球より強力に，また迅速に応答する．
- メモリT細胞は，リンパ器官，さまざまな末梢組織(特に粘膜と皮膚)，循環に存在する．メモリ細胞は，ナイーブ細胞とエフェクター細胞を，いくつかの基準により区別することができる(**第1章**参照)．セントラルメモリ細胞 central memory cell と呼ばれるメモリT細胞のサブセットはリンパ器官に存在し，抗原暴露後，急速にクローン拡大を引き起こす．エフェクターメモリ細胞 effector memory cell と呼ばれる他のメモリT細胞のサブセットは，粘膜組織と他の末梢組織に局在し，この部位へ抗原が再び侵入したときに急速なエフェクター機能を媒介する．

細胞性免疫反応におけるTリンパ球の遊走

Migration of Lymphocytes in Cell-mediated Immune Reactions

本章のはじめに記述したように，T細胞応答は基本的に末梢(2次)リンパ器官で開始され，エフェクター相は主に感染の末梢組織部位で起こる(図5-2参照)．そのため，異なる生活環段階のT細胞は異なる方法で遊走する必要がある．

- リンパ節あるいは脾臓の中で，T細胞が認識する抗原を提示する樹状細胞と遭遇するまで，ナイーブT細胞は，体中の血液と末梢(2次)リンパ器官の間を遊走する必要がある(**第3章**参照)．
- ナイーブT細胞が活性化されて，エフェクターT細胞の拡大されたクローンに分化した後，これらのエフェクターT細胞は，微生物をキリング機能する感染部位へ戻るように遊走する必要がある．

ナイーブT細胞とエフェクターT細胞の遊走は，すべての白血球の遊走を制御する3つのファミリータンパク質(セレクチン，インテグリン，ケモカイン)により調節されている．ナイーブT細胞とエフェクターT細胞の遊走ルートは，ナイーブT細胞とエフェクターT細胞において，異なる接着分子とケモカインレセプターが選択的に発現し，またリンパ組織と炎症部位における，内皮接着分子とケモカインの選択的な発現のため，かなり異なる(図5-15)．

ナイーブT細胞は，高内皮細静脈 high endothelial venule(HEV)と呼ばれる特別な脈管を通して，リンパ節へ選択的な遊走を媒介する接着分子Lセレクチン(CD62L)とケモカインレセプターCCR7を発現する(図5-15参照)．HEVは，リンパ組織のT細胞領域に位置し，Lセレクチンと結合する糖鎖リガンドを発現する特別な内皮細胞により裏打ちされている．HEVはまた，リンパ組織だけで生成され，CCR7と結合するケモカインを提示する．ナイーブT細胞の遊走は，すべての白血球の血管を通しての遊走と同様に，多段階の順序で進行する(**第2章**参照)．

- 血液中のナイーブT細胞は，HEVとのLセレクチン媒介性ローリング［回転］相互作用 rolling interaction に関与し，そのため，ケモカインはT細胞上のCCR7と結合する．
- CCR7は，ナイーブT細胞上の白血球機能関連抗原1(LFA-1)インテグリンを活性化する細胞内シグナルを伝達し，インテグリンの結合アフィニティを高める．
- リガンドがHEV上の細胞間接着分子1(ICAM-1)であるインテグリンのアフィニティが増加するために，インテグリンとICAM-1が強固に結合し，ローリングしているT細胞が静止する結果になる．
- T細胞は，それから，内皮結合 endothelial junction を通過して血管を出て，そこに存在するケ

Ⓐ

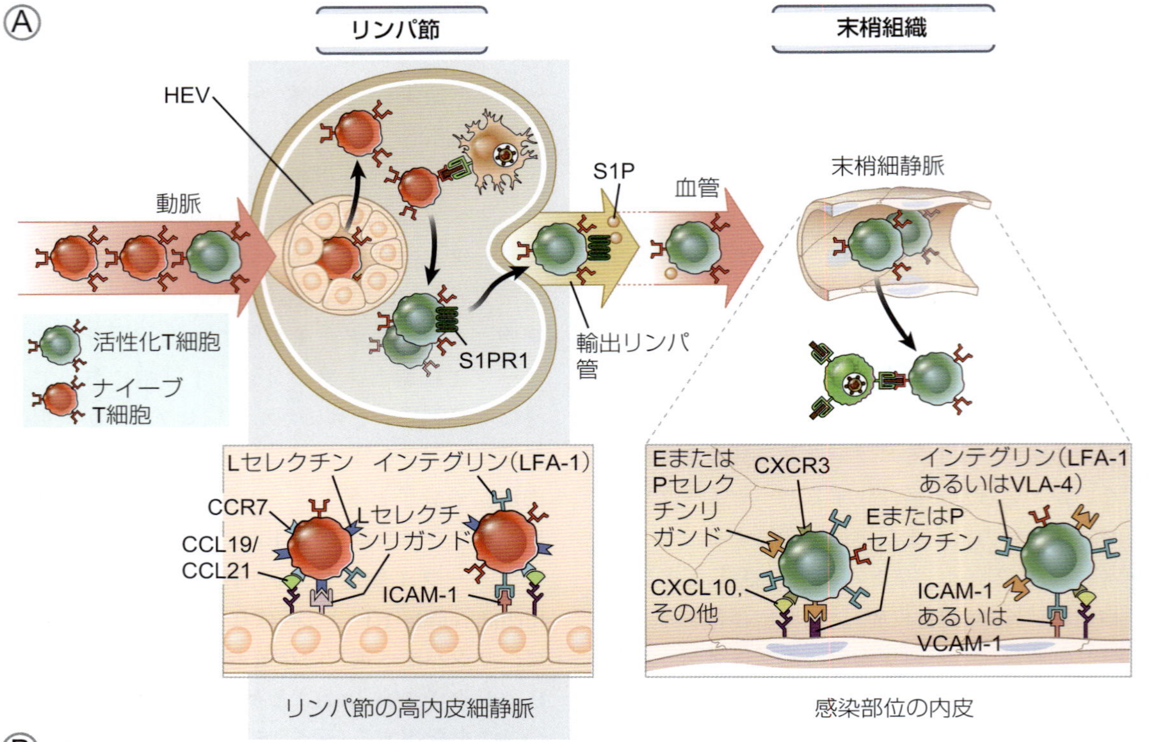

Ⓑ

T細胞ホーミングレセプター	内皮細胞上のリガンド	レセプターとリガンドの組み合わせの機能
ナイーブT細胞		
Lセレクチン	Lセレクチンリガンド	リンパ節におけるナイーブT細胞の高内皮細静脈への接着
LFA-1($β_2$インテグリン)	ICAM-1	高内皮細静脈での安定性のある停止
CCR7	CCL19あるいはCCL21	インテグリンとケモタキシスの活性化
活性化(エフェクター，メモリ)T細胞		
Eセレクチンリガンド，Pセレクチンリガンド	Eセレクチン，あるいはPセレクチン	末梢感染部位でのエフェクターT細胞，メモリT細胞のサイトカイン活性化内皮細胞への初期の弱い接着
LFA-1($β_2$インテグリン)あるいはVLA-4($β_1$インテグリン)	ICAM-1あるいはVCAM-1	末梢感染部位でのサイトカイン活性化内皮細胞への安定性のある停止
CXCR3，その他	CXCL10，その他	インテグリンとケモタキシスの活性化

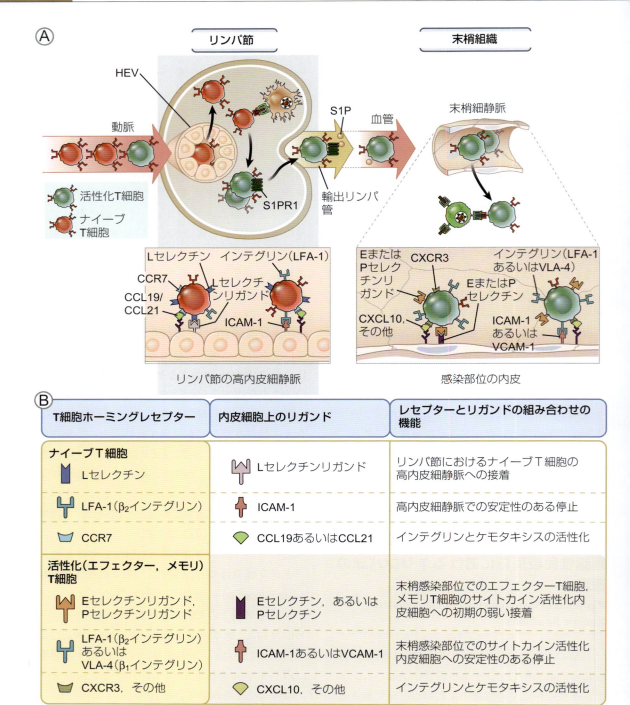

図 5-15 ナイーブTリンパ球とエフェクターTリンパ球の遊走 **A**：ナイーブTリンパ球は，Lセレクチン，インテグリンとケモカインレセプター CCR7 が，高内皮細静脈(HEV)上のそれぞれのリガンドへ結合する結果として，リンパ節にホーミングする．リンパ節において発現されるケモカインは，ナイーブT細胞上の CCR7 レセプターに結合し，インテグリン依存性接着および HEV を通過する遊走を増強する．スフィンゴシン 1-リン酸(S1P)のリン脂質は，S1PR1(1 型スフィンゴシン 1-リン酸レセプター)と呼ばれるレセプターへの結合により，リンパ節からT細胞の遊出を行う働きがある．エフェクター細胞を含む活性化Tリンパ球は，末梢組織で感染部位にホーミングするが，この遊走は，EセレクチンとPセレクチン，インテグリンと炎症部位で分泌されるケモカインにより媒介される．Tfh 細胞(図示していない)は，常在性Bリンパ球と相互作用することができるリンパ濾胞へ引き寄せられるケモカインレセプター(CXCR5)を発現するので，リンパ節に残るエフェクター細胞である．**B**：本図は主要なT細胞ホーミングレセプター，ケモカインレセプターとリガンドの機能を要約した．ICAM-1：細胞間接着分子 1 intercellular adhesion molecule 1，LFA-1：白血球機能関連抗原 1 leukocyte function-associated antigen 1，VCAM-1：血管の細胞接着分子 1 vascular cell adhesion molecule 1，VLA-4：超後期抗原 4 very late antigen 4.

モカインのため，リンパ節のT細胞領域に停留する．

このように，血液によりHEVへ運び込まれる多くのナイーブT細胞は，リンパ節のストローマのT細胞領域に遊走する．これは体中のすべてのリンパ節と粘膜リンパ組織において，常に起こっている．エフェクターT細胞はCCR7あるいはLセレクチンを発現しないので，エフェクターT細胞はリンパ節に引き込まれない．

リン脂質スフィンゴシン 1-リン酸 sphingosine 1-phosphate(S1P)は，リンパ節を通過するT細胞の侵入 entry および遊出 exit において，鍵となる役割を果たしている． S1P 濃度は，リンパ節の中よりも，血液とリンパで高い．S1P は，S1P に対するレセプターに結合し，またそのため S1P レセプターの発現を低下させるので，循環しているナイーブT細胞上でのレセプターの発現を低く保っている．ナイーブT細胞がリンパ節に侵入すると，低濃度の S1P に暴露されるので，S1P に対するレセプターの発現が増加し始める．もし，T細胞が少しの抗原も認識しないと，T細胞は，リンパへの S1P の濃度勾配により，リンパ節から輸出リンパ管へ遊出する．もし，T細胞が特異抗原に遭遇し，活性化されると，S1P レセプターの細胞表面発現は数日間抑制される．その結果，活性化されたばかりのT細胞は，クローン性の拡大と分化が引き起こされるのに十分長い期間，リンパ節に停留する．この過程が完了すると，S1P レセプターは細胞表面で再発現される．同時に，T細胞は，ナイーブT細胞をリンパ節に引き寄せていたLセレクチンと CCR7 の発現を失う．そのため，活性化されたT細胞は，リンパ節を離れ，リンパへドレーン［排出］drain され，その後，T細胞は循環へと輸送される．これらの変化の最終結果は，分化したエフェクターT細胞はリンパ節を離れ，循環に入るということである．S1P レセプターと結合して，リンパ節からT細胞の遊出を阻止する薬剤(フィンゴリモド fingolimod)の開発により，S1P 経路の重要性が脚光を浴びた．この薬剤は，炎症性疾患の多発性硬化症 multiple sclerosis の治療薬として承認された．

エフェクターT細胞は，自然免疫が微生物に応答すると，血管内皮に発現され，提示されるリガンドに結合する接着分子およびケモカインレセプターを発現するので，感染部位に遊走する． ナイーブTリンパ球のエフェクター細胞への分化の過程は，これらの細胞上に発現される接着分子およびケモカインレセプターの型の変化を伴う(図 5-15 参照)．末梢組織への活性化T細胞の遊走は，その他白血球の組織への遊走に関与する同じ相互作用により制御されている(**第 2 章**参照)．

- 活性化T細胞は，高レベルのEセレクチン，Pセレクチンに対する糖タンパク質のリガンドおよびインテグリンの LFA-1 と VLA-4(very late antigen 4)を発現する．感染部位の内皮は，TNF と IL-1 などのサイトカインに暴露され，これらのサイトカインは，内皮細胞に作用し，

Eセレクチンと Pセレクチンばかりでなく，特に VLA-4 インテグリンに対するリガンドである ICAM-1 と VCAM-1（血管細胞接着分子 1 vascular cell adhesion molecule-1）などのインテグリンに対するリガンドの発現を増強する．

- 感染部位で血管を通過していくエフェクター T 細胞は，最初に内皮のセレクチンに結合し，内皮表面に沿ってローリング相互作用する．
- エフェクター T 細胞はまた，炎症部位でマクロファージと内皮細胞により産生され，内皮細胞表面に提示されるケモカインに対するレセプターを発現する．ローリングする T 細胞は，これらのケモカインを認識し，インテグリンのリガンドに対する結合アフィニティを増加させ，T 細胞の内皮への，強固な接着を引き起こす．
- エフェクター T リンパ球が内皮上に停止した後，エフェクター T リンパ球は，内皮細胞間のジャンクション［接合部］junction において，他の接着分子と結合し，これらのジャンクションを通して組織へ侵入する．組織におけるマクロファージと他の細胞により産生されたケモカインは，トランスマイグレーション［血管外遊出］transmigration する T 細胞の運動性を刺激する．

T 細胞と内皮細胞の間におけるこれらの分子相互作用の最終結果は，T 細胞が感染部位に血管から遊走するということである．ナイーブ T 細胞は，E セレクチンあるいは P セレクチンに対するリガンドを発現せず，また，炎症部位において産生されるケモカインに対するレセプターを発現しない．したがってナイーブ T 細胞は，感染部位あるいは組織傷害部位に遊走しない．

エフェクター T 細胞の感染部位へのホーミング［帰巣］homing は，抗原認識とは独立しているが，しかし，微生物抗原を認識するリンパ球は，その部位に選択的に停留し，活性化される．感染部位へのエフェクター T 細胞のホーミングは，主に接着分子とケモカインに依存する．したがって，抗原特異性に関係なく，血液に存在するどのようなエフェクター T 細胞でも，どのような感染部位にでも侵入することができる．この選択的でない遊走は，エフェクターリンパ球が，認識する微生物に遭遇する組織に侵入する能力をたぶん最大にしている．循環を離れ，局所組織の APC により提示される微生物抗原を特異的に認識するエフェクター T 細胞は，再活性化され，APC 中の微生物のキリングに関与する．活性化の 1 つの結果は，T 細胞上での VLA インテグリンの発現増強である．これらのインテグリンのいくつかは，ヒアルロン酸 hyaluronic acid，フィブロネクチン fibronectin などの細胞外マトリックスに存在する分子に特異的に結合する．そのため，抗原刺激されたリンパ球は，抗原の近傍でしっかりと組織マトリックスタンパク質に接着し，細胞を炎症部位に停留するのに役立つ．この選択的な停留のため，感染部位において，微生物抗原特異的な T 細胞がますます多く蓄積する．

T 細胞遊走事象のこの連続した結果として，感染に対する T 細胞性免疫応答は，感染部位には関係なく，効率的に開始され，実行される．樹状細胞による抗原提示とコスティミュレーションを必要とするナイーブ T 細胞の活性化とは対照的に，分化したエフェクター細胞は，コスティミュレーションにはあまり依存しない．そのため，ナイーブ T 細胞の増殖と分化は，樹状細胞（豊富なコスティミュレーターを発現する）が抗原を提示するリンパ器官に限定されるが，エフェクター T 細胞の機能は，単に樹状細胞ではなく，MHC 分子に結合した微生物ペプチドを提示しているどのような宿主細胞によってでも再活性化される．

白血球遊走に関与する分子相互作用の解明により，組織に細胞遊走の過程を阻害するための薬剤を開発する多くの試みが刺激された．インテグリンに対する抗体は，炎症性疾患の多発性硬化症と炎症性腸疾患に効果的であるが，組織，特に中枢神経系への白血球の進入減少が，時に治療をうけている患者で潜伏ウイルスの再活性化を許すので，これらの薬剤の臨床有用性は制限されている．上記のように，S1P 経路の小分子量抑制剤が，多発性硬化症を治療するために使用されている．ケモカインレセプターを結合して，ブロックする小分子量薬剤も開発され，いくつかは炎症性腸疾患で有効性を示した．

免疫応答の減弱
Decline of the Immune Response

免疫応答のピーク時における抗原特異的リンパ球の著名な拡大のため，一度応答が終結すると，免疫系は，ホメオスタシス homeostasis と呼ばれる定常状態に戻ることが予想され，そのため免疫系は，次の感染性病原体に応答する用意ができている(図 5-12 参照)．免疫応答の間，T 細胞の生存と増殖は，抗原，CD28 からのコスティミュレーションシグナル，IL-2 のなどのサイトカインにより維持される．感染が除去され，リンパ球活性化のための刺激が消失すると，抗原に応答して増殖した細胞の多くは生存のための因子が奪われる．その結果，これらの細胞は，アポトーシス(プログラム細胞死)により死滅する．感染が根絶された後，免疫応答は 1–2 週間以内でおさまり，T 細胞性免疫応答が起こったという唯一の徴候は，生存しているメモリリンパ球のプールである．

T 細胞が有用である細胞性免疫応答の生成において，いくつかのバリア［障壁］barrier を克服するために，多くの機構が進化した．

- ナイーブ T 細胞は，抗原を見つけなければならない．この疑問は，ナイーブ T 細胞が再循環する特別化されたリンパ器官において，抗原を捕捉し，抗原を濃縮する APC により解決される．
- 正しい型の T リンパ球(すなわち $CD4^+$ ヘルパー T 細胞あるいは $CD8^+$CTL)は，エンドソームコンパートメントおよびサイトゾルコンパートメントからの抗原に応答する必要がある．この選択性は，それぞれクラス II MHC 分子とクラス I MHC 分子に対する CD4 コレセプターと CD8 コレセプターの特異性と，クラス II MHC 分子とクラス I MHC 分子により提示される細胞外(小胞)と細胞内(サイトゾル)タンパク質抗原のそれぞれの分離により決定される．
- T 細胞は微生物抗原には応答するが，無害なタンパク質には応答しない．T 細胞活性化には，微生物により APC 上に誘導されるコスティミュレーターを必要とするので，この微生物に対する優先的な選択が維持されている．
- 少数の T 細胞による抗原認識は，効果的となるのに十分大きい応答に転換されなければならない．この転換は，刺激後の強いクローン拡大により，また微生物および応答を増強する活性化 T 細胞自身により誘導されるいくつかの増幅機構により引き起こされる．
- 応答は，さまざまな微生物の型と戦うために，最適化されなければならない．これは，主に特別なサブセットのエフェクター T 細胞の発達により達成される．

要　旨
SUMMARY

- T リンパ球はファゴサイトにより摂取され，これらの細胞内で生存する微生物，あるいは非ファゴサイトに感染する微生物の，細胞内微生物と戦う適応免疫系の武器である細胞性免疫の細胞である．T リンパ球は，また，いくつかの細胞外微生物に対する防御を媒介し，B リンパ球の抗体産生をヘルプする．
- T リンパ球の応答は，連続した相から構成される．すなわち，ナイーブ T 細胞による細胞結合の微生物の認識，いくつかのエフェクター細胞とメモリ細胞へのプロジェニーの増殖と分化による抗原特異的クローンの拡大である．
- T 細胞は，引き続いて起こる応答の特異性の原因である APC 上の MHC 分子により提示される抗原と，T 細胞応答の MHC 拘束性の原因である MHC 分子の多型残基を認識するために抗原レセプターを用いる．
- TCR による抗原認識は，TCR と会合する分子(CD3 と ζ 鎖)と，それぞれクラス II MHC 分子あるいはクラス I MHC 分子を認識するコレセプターである CD4 あるいは CD8 により，細胞内部に伝達されるシグナルを引き起こす．
- APC への T 細胞の結合は，接着分子，特にインテグリンにより増強され，接着分子のリガンドに対するアフィニティは，TCRによる抗原認識により増加する．

- 微生物，あるいは，微生物に対して自然免疫反応の一部として産生されるサイトカインに暴露されたAPCは，T細胞上のレセプターに結合し，T細胞活性化のために必要なシグナル2を供給するコスティミュレーターを発現する．
- T細胞において抗原認識とコスティミュレーションにより引き起こされる生化学的シグナルは，T細胞応答に関与するサイトカイン，サイトカインレセプター，他の分子をコードする遺伝子の発現を刺激するさまざまな転写因子の活性化を引き起こす．
- 抗原認識とコスティミュレーションに応答して，T細胞は抗原刺激T細胞の増殖を誘導し，T細胞のエフェクター機能を媒介するサイトカインを分泌する．
- T細胞は抗原とコスティミュレーションによって活性化後，増殖し，抗原特異的クローンが拡大される結果となる．活性化T細胞の生存と増殖は，成長因子IL-2によって引き起こされる．
- 一部のT細胞は感染を根絶する役割を果たすエフェクター細胞に分化する．$CD4^+$エフェクター細胞は表面の分子(特にCD40L)を生成し，微生物を破壊するために他の白血球を活性化させるさまざまなサイトカインを分泌する．$CD8^+$エフェクター細胞は，感染細胞をキリングすることができる．
- 他の活性化T細胞はメモリ細胞に分化し，メモリ細胞は抗原が除去された後でさえ生存し，抗原との以降の遭遇に急速な応答ができる．
- 主に微生物が進入するドレーン部位のリンパ節である末梢リンパ器官に，ナイーブT細胞は遊走するが，リンパ器官で生成されたエフェクターT細胞の多くは感染のどんな部位にでも遊走することができる．
- ナイーブTリンパ球とエフェクターT細胞の遊走の経路は，接着分子とケモカインにより制御される．T細胞の遊走は抗原とは独立しているが，組織で微生物抗原を認識する細胞はこれらの部位にとどまる．

復習問題
REVIEW QUESTIONS

1. TCR複合体の構成要素は何か．これらの構成要素のうち，どれが抗原認識に関与し，またどれがシグナル伝達に関与するか．
2. T細胞が抗原に対する応答を開始するために使用するTCR以外の分子は何であり，またこれらの分子の機能は何か．
3. コスティミュレーションとは何か．コスティミュレーションの生理的重要性は何か．コスティミュレーションに関与するリガンド-レセプターの組み合わせにはどのようなものがあるか．
4. T細胞における抗原認識，主要な生化学的シグナル伝達経路と転写因子の生成の関連性を要約せよ．
5. T細胞のための主要な増殖因子は何か．抗原特異的T細胞は，抗原暴露に対して，なぜ，他のT細胞(傍観者)より多く増殖するか．
6. $CD4^+$エフェクターT細胞が他の白血球を活性化させる機構は何か．
7. メモリTリンパ球の主要な特性は何か．
8. なぜ，ナイーブT細胞は選択的にリンパ器官に遊走し，また分化したT細胞(抗原により活性化されている)は選択的に感染部位に遊走するか．

復習問題の解答とそれに関する解説は，*https://studentconsult.inkling.com* に記述した(オンラインコンテンツは英語のみ)．

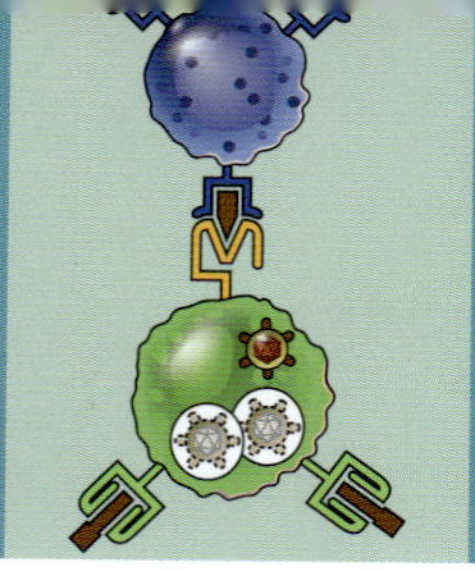

第 6 章

T 細胞性免疫のエフェクター機構
Effector Mechanisms of T Cell-Mediated Immunity

宿主防御における T 細胞の機能
Functions of T Cells in Host Defense

T リンパ球がエフェクター［効果］細胞 effector cell として作用する宿主防御は，**細胞性免疫 cell-mediated immunity** と呼ばれる．T 細胞は，細胞内で生存し，複製する微生物を排除するために，また，いくつかの細胞外微生物による感染を根絶するために必須であり，しばしば感染性病原体を一掃するために他の細胞を動員する．細胞性免疫応答は，増殖し，またエフェクター細胞に分化するために，ナイーブ T 細胞の活性化から開始される．これらのエフェクター T 細胞は，その後，感染部位に遊走し，微生物を排除するように機能する．第 3 章では，T リンパ球による認識のための細胞内微生物の抗原提示における MHC の機能について記述し，第 5 章では，どのようにしてナイーブ T 細胞がリンパ器官で抗原を認識しエフェクター細胞へと発達するかについて記述した．本章では，次の疑問に焦点をあてる．

- どの型のエフェクター T 細胞が微生物の排除に関与するか．
- どのようにしてエフェクター T リンパ球は，ナイーブ T 細胞から発達し，またどのようにしてさまざまな微生物による感染を根絶するか．
- 感染性病原体の破壊におけるマクロファージと他の白血球の役割は何か．

T 細胞性免疫反応の型
Types of Cell-Mediated Immune Reactions

2 つの型の細胞性免疫反応が，異なる型の微生物を排除する．CD4⁺ ヘルパー T 細胞は，微生物をファゴサイトーシス［貪食］phagocytosis（摂取 ingest）し，破壊するために，他の白血球を動員し，活性化するサイトカインを分泌し，また CD8⁺ 細胞傷害性 T リンパ球 cytotoxic T lymphocyte（CTL）は，サイトゾル［細胞質ゾル］cytosol あるいは核内に微生物タンパク質を含むどのような細胞でもキリング［傷害］し，感染のレザバー［保有宿主］reservoir を排除する（図 6-1）．微生物感染は体内のどこでも起こり，いくつかの感染

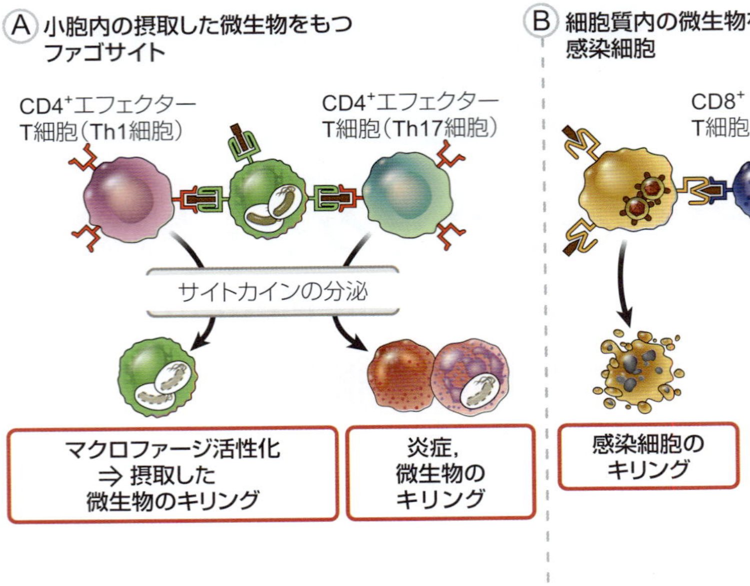

図 6-1　細胞性免疫　**A**：$CD4^+$Th1 および $CD4^+$Th17 サブセットのエフェクター T 細胞は，微生物抗原を認識し，白血球を動員（炎症）するサイトカインを分泌し，微生物をキリングするファゴサイトを活性化する．Th2 サブセット（図示していない）のエフェクター細胞は，寄生生物の蠕虫による感染の根絶において機能する．**B**：$CD8^+$CTL は，細胞質内に微生物をもつ感染細胞をキリングする．$CD8^+$T リンパ球はまた，炎症を誘導するサイトカインを産生し，マクロファージを活性化する（図示していない）．

性病原体は，宿主細胞に感染して生き延びることができる．宿主細胞に感染し宿主内部に生存する病原性微生物には，(1)ファゴサイト［貪食細胞］phagocyte により摂取されるが，これらのファゴサイトのキリング機構に抵抗して，小胞あるいはサイトゾルで生存する多くの細菌，真菌および原虫 protozoa と，(2)ファゴサイトと非ファゴサイトに感染し，これらの細胞のサイトゾルで生存し，複製するウイルスの 2 つが含まれる（**図 5-1** 参照）．異なる種類の T 細胞は，認識する微生物の細胞の位置が異なり，また惹起する応答の性質が異なる．一般的に，$CD4^+$T 細胞は，ファゴソーム［貪食胞］phagocytic vesicle で微生物の抗原を認識し，微生物をキリングする白血球を動員し，活性化するサイトカインを分泌するが，$CD8^+$細胞は，サイトゾルに存在する微生物抗原を認識し，感染細胞を破壊する．

病原体に対する細胞性免疫は，血清抗体によるのではなく，細胞（現在，T リンパ球であることが知られている）により，免疫動物からナイーブ（未感作）動物へ移入することができる細胞内細菌感染に対する免疫の型により発見された（**図 6-2**）．最も初期の研究から，さまざまな微生物に対する細胞性免疫の特異性は，リンパ球機能であるが，微生物の除去は，活性化マクロファージの機能であることが知られていた．すでに述べたように，$CD4^+$T 細胞は主にこの古典的な型の細胞性免疫を担当するが，$CD8^+$T 細胞はファゴサイトの必要なしに感染を根絶することができる．

T 細胞性免疫応答は，複数の段階から構成される（**図 5-2** 参照）．ナイーブ T 細胞は，末梢（2 次）リンパ器官で微生物抗原により刺激され，その機能は細胞内微生物を根絶するエフェクター T 細胞を生成することである．分化したエフェクター T 細胞は，その後，感染部位に遊走する．微生物を細胞内小胞へ摂取したこれらの部位のファゴサイトは，細胞表面クラスⅡ MHC 分子に結合した微生物タンパク質のペプチドフラグメント［断

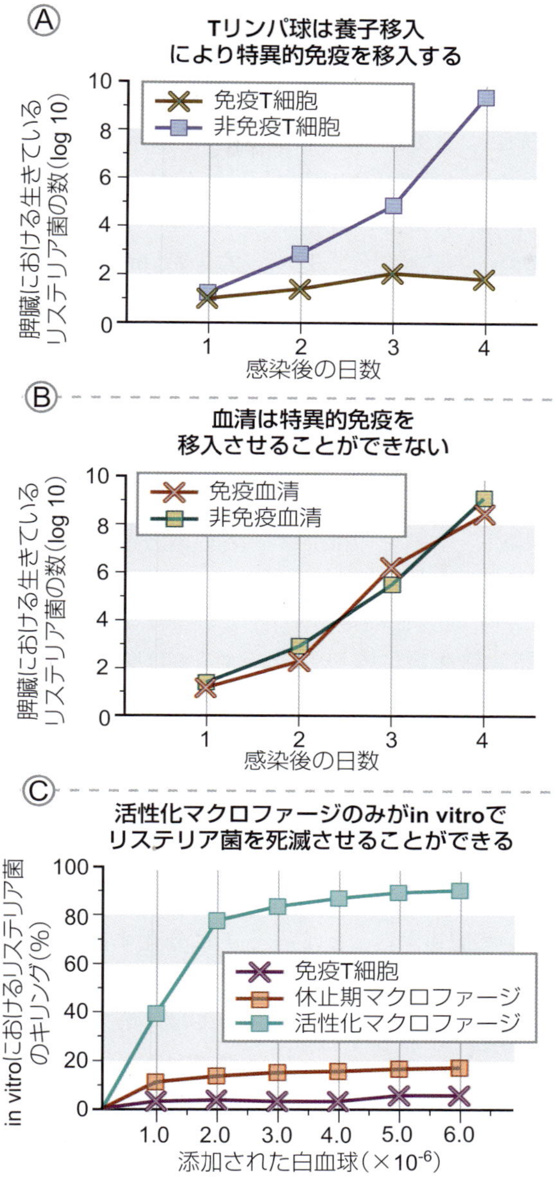

図 6-2　細胞内細菌であるリステリア菌に対する細胞性免疫　この実験では，リンパ球あるいは血清(抗体の供給源)が，以前にリステリア菌 *Listeria monocytogenes* の致死量以下の量に暴露されたマウス(免疫マウス)から採取され，正常の(ナイーブ)マウスへ移入され，養子移入されたレシピエントに，その細菌が投与された．移入が免疫を賦与されたかを決定するため，細菌の数がレシピエントマウスの脾臓で測定された．細菌投与に対する防御(生きている細菌の回収率減少として観察される)は，現在では T 細胞であることが知られている免疫リンパ球様細胞の移入によって誘導された(**A**)が血清の移入によっては誘導されなかった(**B**)．細菌は，in vitro では活性化されたマクロファージによりキリングされたが，T 細胞によってはキリングされなかった(**C**)．したがって，防御は抗原特異的 T リンパ球に依存しているが，細菌のキリングは活性化マクロファージの機能である．

片］peptide fragment を，$CD4^+$サブセット［亜集団］subset のエフェクター T 細胞による認識のために提示する．感染細胞のサイトゾルで生存する微生物に由来するペプチド抗原は，$CD8^+$エフェクター T 細胞による認識のためにクラス I MHC 分子により提示される．抗原認識は，感染性病原体を排除する役割を果たすため，エフェクター T 細胞を活性化する．このようにして細胞性免疫では，T 細胞は 2 つの段階でタンパク質抗原を認識する．第 1 に，ナイーブ T 細胞はリンパ組織で抗原を認識し，増殖することにより，また，エフェクター細胞に分化することにより応答する（**第 5 章**参照）．第 2 に，エフェクター T 細胞は体内のあらゆる場所の同じ抗原を認識し，これらの微生物を排除することにより応答する．

本章では $CD4^+$ エフェクター T 細胞と $CD8^+$ エフェクター T 細胞がどのように微生物に応じて発達して，これらの微生物を排除するかについて述べる．$CD4^+$ ヘルパー T リンパ球と $CD8^+$ CTL が感染と戦うために異なる機構を使用するので，これらのリンパ球クラス［種類］class のエフェクター細胞の発達と機能を個々に記述する．2 つのリンパ球のクラスが細胞内微生物を排除するためにどのように協力するかについて記述することにより結論とする．

$CD4^+$ エフェクター［効果］T リンパ球の発達と機能

Development and Function of $CD4^+$Effector T Lymphocytes

第 5 章では，$CD4^+$ 系統のエフェクター細胞が産生するサイトカインに基づいて識別される概念を紹介した．$CD4^+$T 細胞のこれらのサブセットは，エフェクター機能において異なり，細胞性免疫での異なる役割を果たす．

サイトカイン特性によって区別される $CD4^+$ ヘルパー T 細胞のサブセット［亜集団］

Subsets of $CD4^+$ Helper T Cells Distinguished by Cytokine Profiles

ヘルパー T（Th）細胞によるサイトカイン産生の分析により，異なるサイトカインを産生する機能的に異なる $CD4^+$T 細胞のサブセットが存在することが明らかになった．これらのサブセットの存在は，免疫系［システム］immune system がどのように異なる微生物に異なる反応をするかについて説明している．たとえば，抗酸菌［マイコバクテリア］mycobacteria のような細胞内微生物は，ファゴサイトにより摂取されるが，細胞内キリングには抵抗する．このような微生物への適応免疫応答は，摂取された微生物をキリングするために，ファゴサイトの活性化が起こる．対照的に，蠕虫への免疫応答は IgE 抗体の産生と好酸球の活性化が優勢となり，蠕虫を破壊する．これらの免疫応答の両方とも，$CD4^+$ ヘルパー T 細胞に依存するが，長年，$CD4^+$ ヘルパー細胞がどのようにしてこのような異なった免疫エフェクター機構を刺激するかは明らかでなかった．現在では異なるサイトカインを産生する $CD4^+$ エフェクター T 細胞の亜集団により，これらの反応が媒介されることが明らかとなった．

$CD4^+$ ヘルパー T 細胞は，異なるサイトカインの組み合わせを産生し，異なる機能を実行する，少なくとも 3 種類のエフェクター細胞サブセットに分化する（図 6-3）（第 4 のサブセットである液性免疫応答で重要な濾胞ヘルパー T 細胞については，第 7 章で記述する）．最初に同定されたサブセットは，Th1 細胞（1 型ヘルパー T 細胞）と Th2 細胞（2 型ヘルパー T 細胞）と呼ばれる．のちに，第 3 の集団が同定され，識別特性のあるサインサイトカイン signature cytokine が IL-17 であるので，Th17 細胞と呼ばれる．

これらの亜集団の存在は，免疫応答の理解において重要な事象であり，細胞分化の過程を研究するための優れたモデルを提供する．しかし，多くの活性化 $CD4^+$T 細胞が，サイトカインのさまざまな混合物を産生することがあるので，これらのサブセットにすぐに分類できない点に留意する必要があり，また，ある状況においては，1 つのサブセットがもう 1 つのサブセットに変わることがあるので，これらの集団において，かなりの可塑性がある．

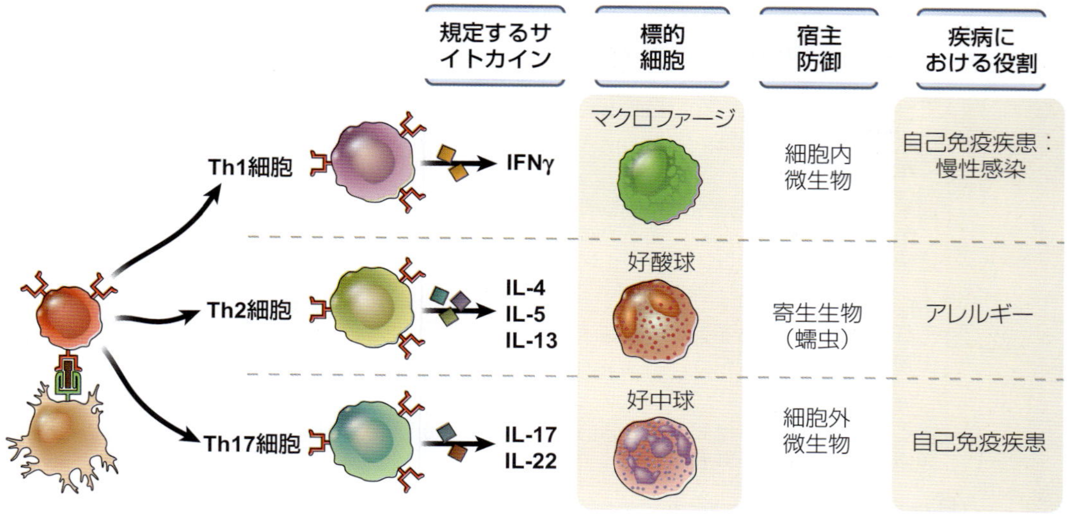

図 6-3　CD4+ ヘルパー T 細胞サブセットの特徴　ナイーブ $CD4^+T$ 細胞は，異なるサイトカインを産生し，異なる細胞型（標的細胞と呼ばれる）を動員し，また活性化させて，宿主防御において異なる型の感染と戦う異なるサイトカインを産生するサブセットに分化する．これらのサブセットはまた，さまざまな炎症性疾患に関与する．本図は，ヘルパー T 細胞の Th1，Th2，Th17 サブセット間の主な差異を要約した．IFN：インターフェロン interferon，IL：インターロイキン interleukin.

適応免疫応答で産生されるサイトカインには，これらの 3 つの主要な Th サブセットばかりでなく，$CD4^+$ 制御性 T 細胞と $CD8^+T$ 細胞により産生されるサイトカインが含まれる．これらの適応免疫のサイトカインは，いくつかの一般的な特性を共有するが，それぞれには異なる生物活性があって，エフェクター段階あるいはこれらの応答の制御において固有の役割を果たしている（図 6-4）．$CD4^+T$ 細胞サブセットの機能は，産生するサイトカインの作用を反映している．

$CD4^+T$ 細胞のサブセットは，それぞれのサブセットが最もよく根絶することができる微生物の型に応じて発達する．異なる微生物は，樹状細胞と他の細胞から異なるサイトカインの産生を引き出し，これらのサイトカインは抗原活性化 T 細胞を 1 つあるいは他のサブセットの分化に導く．このように，遭遇する病原体の多様性と戦うために“注文してデザインした custom-designed”応答を媒介するので，T 細胞のこれらのサブセットは適応免疫の専門化の優れた例である．次に，それぞれの主要サブセットを検討するとき，このような専門化の例を記述する．

Th1 細胞 Th1 Cells

Th1 サブセットは，ファゴサイトにより摂取され，またファゴサイトを活性化させる微生物によって誘導され，また Th1 細胞は摂取された微生物のファゴサイト媒介性キリングを刺激する（図 6-5）．Th1 細胞により産生される識別特性のあるサイトカインは，最も強力なマクロファージ活性化サイトカインとして知られている IFNγ である（“インターフェロン interferon”という名前はウイルス感染を阻止する inhibit あるいは干渉する interfere サイトカインとして発見されたが，IFNγ は I 型 IFN よりも，非常に弱い抗ウイルスサイトカインである．**第 2 章**参照）．

Th1 細胞は，ファゴサイトーシスされた微生物をキリングするマクロファージの能力を，CD40 リガンドと IFNγ を通して増強する（図 6-6）．マクロファージは，自然免疫応答の一部として，

Ⓐ **T細胞サイトカインの一般的な特性**

特性	重要性
抗原に応答して一過性に産生される	必要時にサイトカインを提供する
通常はサイトカインを産生した同じ細胞に作用し(オートクライン)，あるいは近傍の細胞に作用する(パラクライン)	サイトカインの全身効果は，通常重症感染または自己免疫を反映する
多形質発現：それぞれのサイトカインは多彩な生物活性をもっている	作用の多様性を提供するが，望まれない効果のため，サイトカインの臨床的有用性を制限する
リダンダンシー：多くのサイトカインは同一のあるいは類似した生物活性を共有する	ある1つのサイトカインの阻止は，望ましい効果を達成しない

Ⓑ **代表的なT細胞サイトカインの生物学的作用**

サイトカイン	主な作用	細胞供給源
IL-2	T細胞の増殖，制御性T細胞の生存	活性化T細胞
IFNγ	マクロファージの活性化	$CD4^+$T細胞と$CD8^+$T細胞，NK細胞
IL-4	IgEへのB細胞アイソタイプスイッチ	$CD4^+$細胞，マスト細胞
IL-5	好酸球の活性化	$CD4^+$細胞，マスト細胞，自然リンパ球
IL-17	急性炎症の刺激	$CD4^+$T細胞と他の細胞
IL-22	上皮バリア機能の維持	$CD4^+$細胞，NK細胞，自然リンパ球
TGFβ	T細胞活性化の抑制，制御性T細胞の分化	$CD4^+$T細胞，他の多くの細胞の型

図 6-4 $CD4^+$ ヘルパー T リンパ球によって産生される主なサイトカインの特性 **A**：適応免疫応答により産生されるサイトカインの一般的な特性．**B**：T 細胞性免疫に関与するサイトカインの作用．T 細胞活性化のすぐあとに産生され，また最初に T 細胞サイトカインと同定された IL-2 は，T 細胞活性化の関連において第 5 章で記述した．TGFβ は主に免疫応答のインヒビターとして機能する．TGFβ の役割は，第 9 章で記述する．自然免疫のサイトカインは，**図 2-14** に示した．これらのサイトカインとレセプターに関する詳細な情報は，**付録Ⅱ**に示した．IgE：免疫グロブリン E immunoglobulin E.

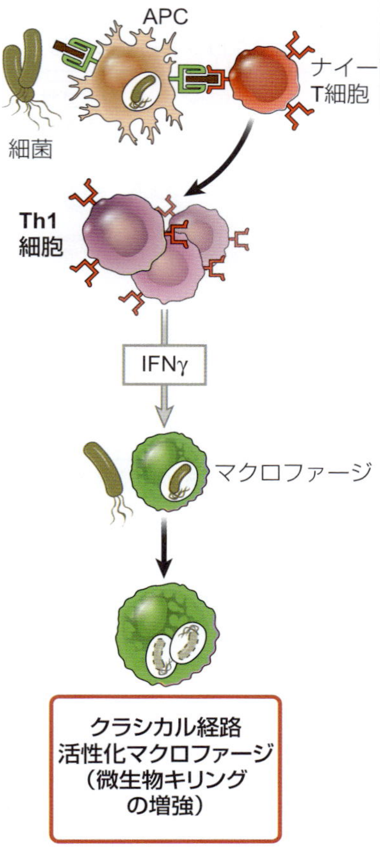

図 6-5 Th1 細胞の機能 Th1 細胞は，摂取された微生物をキリングするためにファゴサイトを活性化し(クラシカル経路活性化マクロファージ)，ファゴサイトによる微生物の摂取を促進する抗体産生を刺激する，IFNγサイトカインを産生する．ある種において，IFNγはIgG抗体の産生を刺激するが，この場合濾胞ヘルパーT細胞がIFNγの供給源であり，IgGへアイソタイプスイッチするTh1サイトカインの役割はヒトでは確立されていない．APC：抗原提示細胞 antigen presenting cell.

微生物を摂取して，破壊しようとする(**第 2 章**参照)．この過程の効率は，Th1 細胞とマクロファージとの相互作用によって，非常に増強される．微生物がマクロファージのファゴソームに摂取されると，微生物ペプチドはクラスⅡ MHC 分子の上に提示されて，$CD4^+$T 細胞によって認識される．もしこれらの T 細胞が Th1 サブセットに属していると，これらの T 細胞は CD40 リガンド(CD40L あるいは CD154)を発現して，IFNγを分泌する．マクロファージ上の CD40 が CD40L と結合すると，同じマクロファージ上でそのレセプター［受容体］receptor と結合している IFNγとともにいくつかの転写因子の活性化を引き起こす生化学的シグナル伝達経路を惹起するように機能する．これらの転写因子は，リソソームプロテアーゼ［タンパク質分解酵素］lysosomal protease をコードする遺伝子の発現，およびそのすべてが微生物の強力な破壊分子である活性酸素種 reactive oxygen species (ROS) と一酸化窒素 nitric oxide (NO) の合成を刺激する酵素をコードする遺伝子の発現を誘導する．CD40 媒介性および IFNγ媒介性の活性化の最終結果は，マクロファージが強力に殺菌性になり，大部分の摂取された微生物を破壊することができるということである．後述する Th2 によって媒介される第 2 経路活性化マクロファージ alternative macrophage activation と対照的に，CD40L と IFNγによるマクロファージ活性化のこの経路は，**クラシカル［古典］経路活性化マクロファージ classical macrophage activation** と呼ばれる．また，しばしば M1 マクロファージと呼ばれるクラシカル経路活性化マクロファージは，炎症を促進するサイトカインを分泌し，また T 細胞応答を増幅する MHC 分子とコスティミュレーター［共刺激分子］costimulator の発現が増加している．$CD8^+$T 細胞も IFNγを分泌し，マクロファージ活性化と摂取された微生物のキリングに関与する．

齧歯動物において，Th1 細胞により，あるいは濾胞ヘルパー T (Tfh) 細胞により産生される IFNγは微生物のファゴサイトーシスを促進する IgG 抗体の産生を刺激するが，この IgG 抗体が直接ファゴサイト Fc レセプターと結合し，補体を活性化させ，ファゴサイト補体レセプターと結合する産物を生成する(**第 8 章**参照)．このように，IFNγ依存性抗体とクラシカル経路活性化マクロファージは，ファゴサイト媒介宿主防御において共同して働く．

細胞内微生物に対する防御の Th1 細胞の重要な役割は，Th1 サブセットの発達あるいは機能に

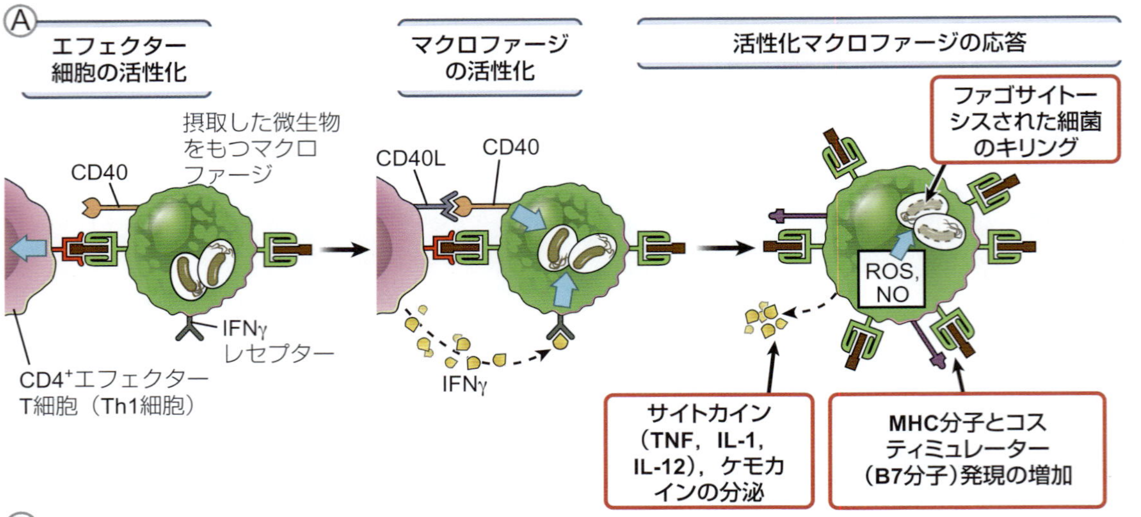

B

マクロファージの応答	細胞性免疫における役割
活性酸素種，一酸化窒素の生成，リソソーム酵素の増加	ファゴリソソームの微生物のキリング（マクロファージのエフェクター機能）
サイトカイン(TNF，IL-1，IL-12）とケモカインの分泌	TNF，IL-1，ケモカイン：白血球動員(炎症) IL-12：Th1分化，IFNγ 産生
MHC分子とB7コスティミュレーター発現の増加	T細胞活性化の増強(T細胞応答の増幅)

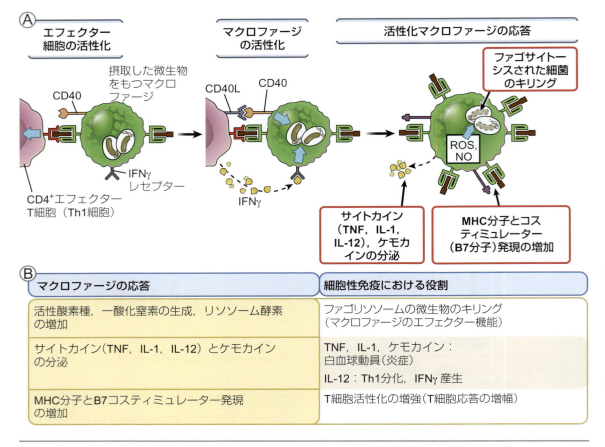

図 6-6 Th1 リンパ球によるマクロファージの活性化 Th1 サブセットのエフェクター T リンパ球は，マクロファージ上で，摂取した微生物抗原を認識する．この認識に応答して，この T リンパ球はマクロファージ上で CD40 と結合する CD40L を発現し，この T 細胞はマクロファージ上の IFNγ レセプターに結合する IFNγ を分泌する．この組み合わせのシグナルは，マクロファージを活性化して，摂取した微生物をキリングする殺菌性物質を産生する．活性化マクロファージはまた TNF，IL-1，ケモカインを分泌して炎症を誘導し，また IL-12 を分泌して Th1 応答を促進する．これらのマクロファージはより多くの MHC 分子とコスティミュレーターを発現し，T 細胞応答を増強する．**A**：本図はクラス II MHC 結合ペプチドを認識し，マクロファージを活性化する，CD4⁺T 細胞を示している．**B**：本図は，細胞性免疫におけるマクロファージの応答と役割を要約した．

おける遺伝した欠損をもつ個体が，通常無害な非結核性抗酸菌などの微生物に易感染性となる理由により明らかとなった．

基本的に，白血球動員と活性化から構成される同一の反応は，以前の感染あるいはワクチン接種によって，微生物に対して免疫された個体の皮膚に微生物タンパク質を注射することにより誘発される．この反応は**遅延型過敏症 delayed-type hypersensitivity（DTH）**と呼ばれ，有害な免疫反応について述べる際に，第 11 章で記述する．

Th1 細胞の発達 Development of Th1 Cells

CD4⁺T 細胞の Th1 サブセットへの分化は，サイトカインの IL-12 と IFNγ の組み合わせにより促進される（図 6-7A）．多くの細菌（特に細胞内細菌）とウイルスに応答し，樹状細胞とマクロファージは IL-12 を産生し，また NK 細胞は IFNγ を産生する．ナイーブ T 細胞がこれらの微生物抗原を認識すると，この T 細胞は，IL-12 と IFNγ に暴露される．ウイルス感染に応答して産生される I 型 IFN は，また Th1 分化を促進する．これら

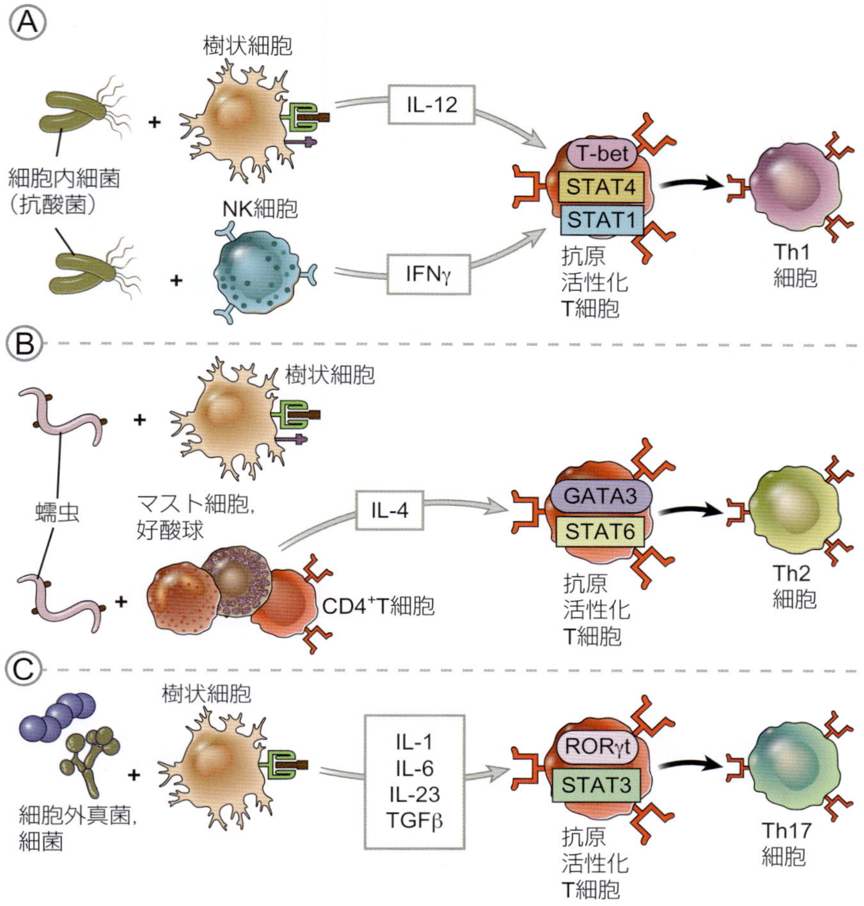

図 6-7 Th1, Th2, Th17 エフェクター細胞の発達 異なる種類の微生物に反応する樹状細胞と他の免疫細胞は，抗原活性化 CD4$^+$T 細胞の発達を Th1(**A**), Th2(**B**)と Th17(**C**)サブセットへと誘導するサイトカインを分泌する．T 細胞分化に関与する転写因子は，抗原活性化 T 細胞の中の四角内に示した．

のサイトカインは，T 細胞の Th1 サブセットへの分化を促進する転写因子(T-bet, Stat4, Stat1 と呼ばれる)を活性化させる．IFNγは，微生物をキリングするためにマクロファージを活性化させるだけでなく，より多くの Th1 発達も促進して，Th2 細胞と Th17 細胞への発達を阻止する．このように，IFNγは，Th1 サブセットへの反応をますます分極化させる．

Th2 細胞 Th2 Cells

Th2 細胞は寄生生物 parasite 感染で誘導されて，これらの寄生生物の IgE，マスト［肥満］細胞 mast cell，好酸球によって媒介される破壊を促進する(図 6-8)．Th2 細胞の識別特性のある IL-4, IL-5, IL-13 などのサイトカインは，寄生生物感染を根絶する際に，協力して機能する．蠕虫はファゴサイトーシスされるにはあまりに大きいので，マクロファージ活性化以外の機構が破壊のために必要である．Th2 細胞および Th2 細胞と関連する Tfh 細胞が蠕虫の抗原に遭遇すると，T 細胞はサイトカインを分泌する．Tfh 細胞により産生される IL-4 は，IgE 抗体の産生を刺激し，蠕虫を被覆する．好酸球は，Fc レセプターを用いて IgE と結合し，Th2 細胞により産生される IL-5 によっ

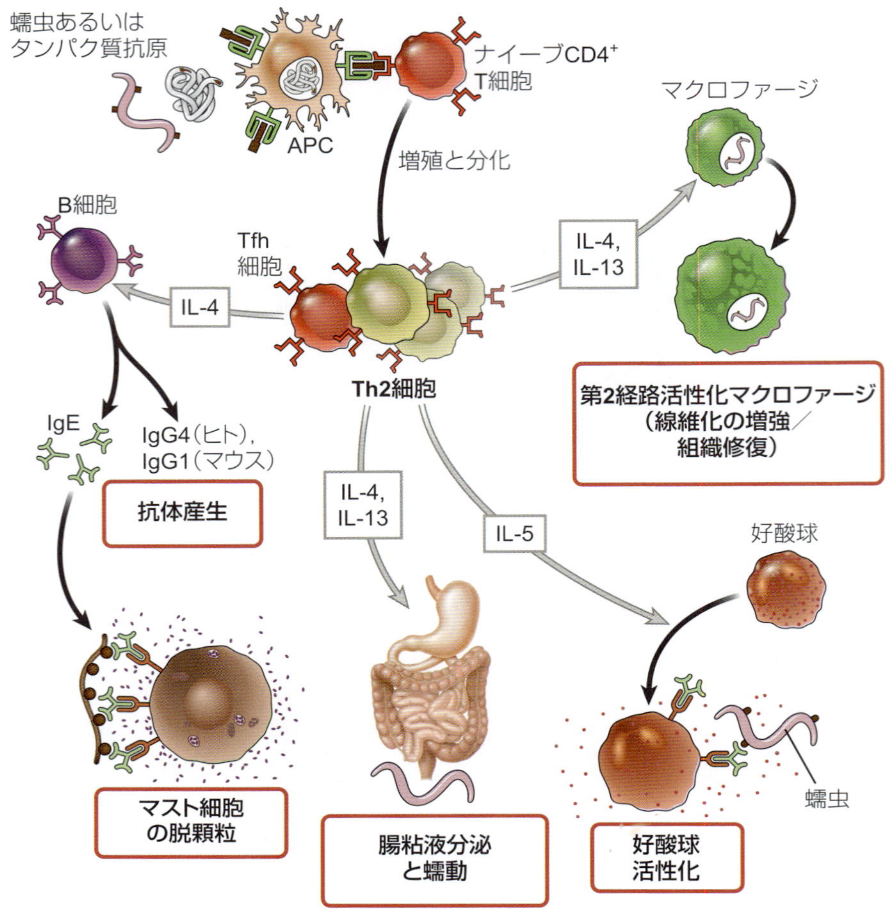

図 6-8 Th2 細胞の機能 Th2 細胞は，B 細胞に作用し，主に IgE 抗体の産生を刺激する IL-4，IL-5，IL-13 のサイトカインを産生する．IL-4（と IL-13）は B 細胞に作用し，主にマスト細胞に結合する IgE 抗体産生を刺激する．抗体産生の補助は，古典的な Th2 細胞によってではなく，Th2 サイトカインを産生し，リンパ器官に定住する Tfh 細胞により提供される．IL-5 は蠕虫を破壊するのに重要な好酸球を活性化する．APC：抗原提示細胞 antigen presenting cell，Ig：免疫グロブリン immunoglobulin，IL：インターロイキン interleukin.

て，また Fc レセプターからのシグナルによって活性化する．活性化好酸球は，寄生生物に有毒である顆粒内容を放出する．IL-13 は粘液分泌と腸の蠕動を促進し，腸からの寄生生物の追放を増加させる．IgE はまたマスト細胞を被覆し，マスト細胞の活性化の原因となる．宿主防御におけるこの反応の役割は不明である．

Th2 サイトカインはクラシカル経路活性化マクロファージを抑制し，活性化マクロファージの第 2 経路を刺激する（図 6-9）．IL-4 と IL-13 は炎症性マクロファージ活性化を終結させ，これらの潜在的に有害な反応を終結させる．これらのサイトカインもまた，マクロファージを活性化させ，コラーゲン合成を増加させ，線維化を誘導するように線維芽細胞に作用する成長因子を分泌することができる．この種のマクロファージ反応は，微生物キリング機能を増強するクラシカル経路活性化と区別するために，**第 2［代替］経路活性化マクロファージ alternative macrophage activation** と呼ばれている．Th2 サイトカインによって媒介され

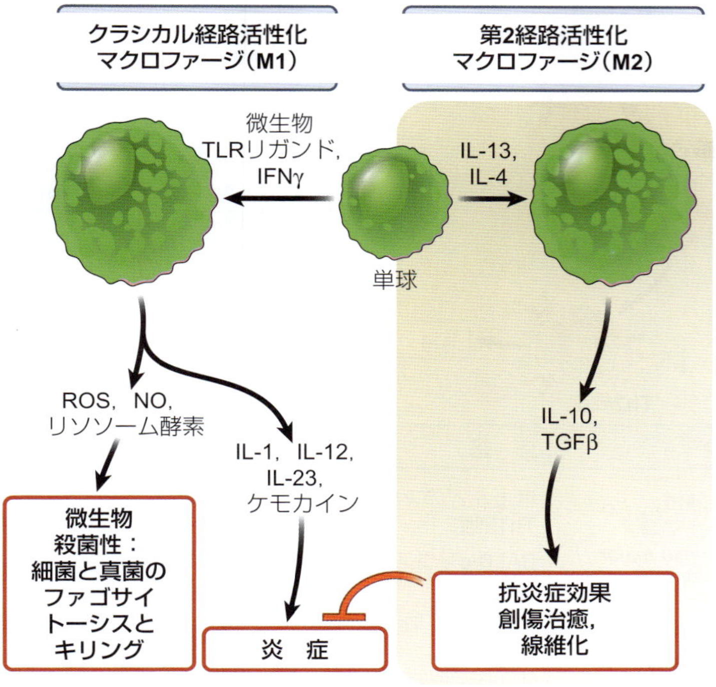

図 6-9 クラシカル経路活性化マクロファージおよび第 2 経路活性化マクロファージ クラシカル経路活性化マクロファージ(M1)は, TLR と結合する微生物生成物およびサイトカイン(特に IFNγ)によって誘導され, また殺菌性があり, 炎症性である. 第 2 経路活性化マクロファージ(M2)は, IL-4 と IL-13(T リンパ球と他の白血球の特定のサブセットによって産生)によって誘導され, 組織修復と線維化において重要である. NO:一酸化窒素 nitric oxide, ROS:活性酸素種 reactive oxygen species, TGFβ:トランスフォーミング増殖因子 β transforming growth factor β.

る第 2 経路活性化マクロファージは, 損傷の後の組織修理において役割を果たし, さまざまな疾病状態での線維化の一因となる. 第 2 経路活性化マクロファージは, M2 マクロファージとも呼ばれる.

Th2 細胞は, 環境抗原に対するアレルギー反応に関係している. このような反応を誘発する抗原は, アレルゲンと呼ばれている. アレルゲンは遺伝的に感受性のある個体に Th2 応答を誘導し, アレルゲンへの繰り返しの暴露は, マスト細胞と好酸球の活性化の引き金となる. アレルギーは免疫疾患で最も一般的な型である. 第 11 章で過敏症を検討するとき, これらの疾患を記述する. 強い Th2 応答をもつ重篤な喘息患者の治療に, IL-13 のアンタゴニスト[拮抗薬] antagonist は効果的であり, IL-4 レセプターあるいはサイトカイン IL-5 をブロックする作用薬は喘息と他のアレルギー疾患において治験がされている.

感染性微生物に応答する Th1 細胞と Th2 細胞の相対的な活性化は, 感染の結果を決定する(図 6-10). たとえば, 原虫の森林型熱帯リーシュマニア *Leishmania major* はマクロファージの中で生存し, その除去は森林型熱帯リーシュマニア特異的 Th1 細胞によるマクロファージの活性化を必要とする. 大部分の近交系マウス種は, 寄生生物への効果的 Th1 応答を行い, 感染を根絶することができる. しかし, いくつかの近交系マウス種において, 森林型熱帯リーシュマニアへの反応は Th2 細胞が優勢で, これらのマウスは感染に屈する. ハンセン病 leprosy を引き起こす細菌で

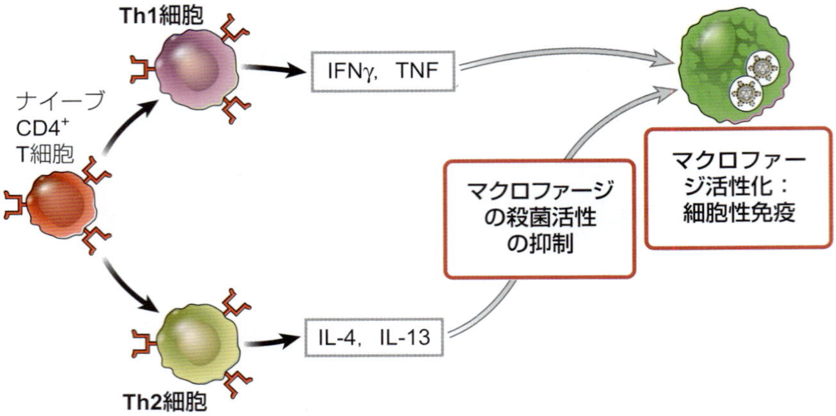

感 染	応 答	結 果
森林型熱帯リーシュマニア *Leishmania major* (*L.major*)	ほとんどのマウス系統：Th1細胞 ⇒	回復
	BALB/cマウス：Th2細胞 ⇒	播種性感染
らい菌 *Mycobacterium leprae* (*M.leprae*)	ある患者：Th1細胞 ⇒	類結核ハンセン病 Tuberculoid leprosy
	ある患者：Th1の欠損あるいはTh2優位 ⇒	らい腫ハンセン病（多い細菌数）Lepromatous leprosy

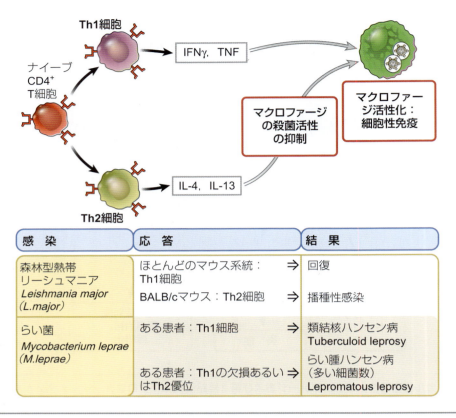

図 6-10 Th1 細胞と Th2 細胞の活性化のバランスは，細胞内感染の結果を決定する ナイーブ $CD4^+$T リンパ球は，摂取した微生物をキリングするために，ファゴサイトを活性化する Th1 細胞と，クラシカル経路活性化マクロファージを阻止する Th2 細胞に分化する．マウスではリーシュマニア感染で，ヒトではハンセン病で例示されるように，これら 2 つのサブセットのバランスは，感染の結果に影響する．IFN：インターフェロン interferon，IL：インターロイキン interleukin，TNF：腫瘍壊死因子 tumor necrosis factor.

あるらい菌 *Mycobacterium leprae* は，また，マクロファージの中に生存し，細胞性免疫機構で排除するヒト病原体である．らい菌に感染する一部の個体は感染を根絶することができず，治療しないと，らい腫ハンセン病 lepromatous leprosy と呼ばれる破壊的な感染の型へ進行する．それとは対照的に，他の患者においては，細菌は感染部位の周囲に活性化 T 細胞とマクロファージを伴い，生菌がほとんどみられない強い細胞性免疫応答を誘導する．より傷害の少ないこの型の感染は，類結核ハンセン病 tuberculoid leprosy と呼ばれている．類結核型はらい菌（*M.leprae*）特異的 Th1 細胞の活性化と関係しているが，破壊的ならい腫ハンセン病型は Th1 細胞活性化の欠損と，時に強い Th2 応答と関係している．感染性病原体への T 細胞サイトカイン応答が感染の結果の重要な決定要素であるという同じ原則は，他の感染症にとっても真実である．

Th2 細胞の発達 Development of Th2 Cells

Th2 細胞へのナイーブ $CD4^+$T 細胞の分化は，蠕虫感染の部位でマスト細胞，他の組織細胞，T 細胞により産生される IL-4 によって刺激される（図 6-7B 参照）．抗原刺激と IL-4 の組み合わせは転写因子 GATA3 と Stat6 を活性化させ，GATA3 と Stat6 はともに Th2 サブセットへの分化を促進する．これらの細胞はより多くの IL-4 を産生し，さらに Th2 応答を増幅する．

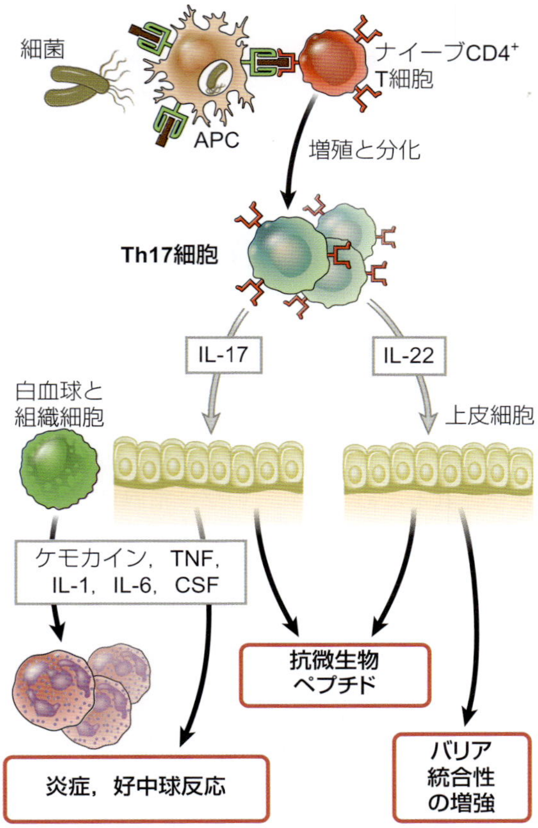

図 6-11　Th17 細胞の機能　Th17 細胞は，さまざまな細胞からケモカインと他のサイトカインの産生を誘導して好中球(また単球，図示していない)を炎症部位に動員するサイトカイン IL-17 を産生する．Th17 細胞によって生成されるサイトカインのいくつか，特に IL-22 は，腸管と他の組織で上皮のバリア機能を維持するために機能する．APC：抗原提示細胞 antigen presenting cell，CSF：コロニー刺激因子 colony-stimulating factor，TNF：腫瘍壊死因子 tumor necrosis factor.

Th17 細胞 Th17 Cells

Th17 細胞は，細菌感染や真菌感染で発達し，細胞外細菌と真菌を破壊する炎症性反応を誘発し，いくつかの炎症性疾患の原因となる(図 6-11)．Th17 細胞によって産生される主要なサイトカインは，IL-17 と IL-22 である．この Th17 細胞サブセットは，Th1 と Th2 サブセットが記述された後何年も経過して，炎症性疾患の研究の間に発見され，その後宿主防御での役割が確立された．

Th17 細胞の主要な機能は好中球と，より少ない程度であるが，単球の動員を刺激することであり，このようにして，多くの T 細胞性適応免疫応答を伴う炎症を誘導する． 炎症も自然免疫の主要な反応の 1 つであることを思い出すこと(**第 2 章**参照)．典型的には，T 細胞が炎症を刺激すると，自然免疫応答だけによって引き出されるより，反応はより強く，またより持続する．Th17 細胞により分泌される IL-17 は，他の細胞からケモカインの産生を刺激し，これらのケモカインは白血球動員の原因となる．Th17 細胞はまた，局所で産生された内在性抗微生物物質様に機能するディフェンシン defensin と呼ばれる抗微生物物質の産生を刺激する．Th17 細胞により産生される IL-22 は，上皮バリア［障壁］epithelial barrier の統合性の維持を助け，ダメージ［損傷］damage を受けた上皮の修復を促進する．

これらの Th17 細胞の反応は，真菌感染と細菌感染に対する防御のために重要である．Th17 反応の欠損を受け継いだまれな個体は，慢性皮膚粘膜カンジダ症と皮膚での細菌の膿瘍を生じる傾向がある．Th17 細胞は多数の炎症性疾患にも関与し，IL-17 のアンタゴニストは皮膚病の乾癬に非常に効果的である．IL-12 と IL-23 を中和し(これらの 2 本鎖をもつサイトカインによって共有されるタンパク質と結合することにより)，Th1 細胞と Th17 細胞の発達を阻止するアンタゴニストは，炎症性腸疾患と乾癬の治療のために使用される．

Th17 細胞の発達 Development of Th17 Cells

ナイーブ $CD4^+$ 細胞からの Th17 細胞の発達は，真菌と細胞外細菌に応答して樹状細胞(およびマクロファージ)によって分泌されるサイトカインにより引き起こされる(図 6-7C 参照)．樹状細胞上の自然免疫レセプターによる菌類のグリカンと細菌のペプチドグリカンとリポペプチドの認識は，いくつかのサイトカイン，特に IL-1，IL-6，IL-23 の分泌を刺激する．これらは協力して転写因子の RORγt と Stat3 を活性化させ，Th17

への分化を誘導する．もう1つのサイトカインのTGFβも，この過程に参加する．興味深いことに，TGFβは強力な免疫応答のインヒビター［阻害因子］inhibitorであるが，IL-6あるいはIL-1とともに存在すると，Th17細胞の発達を促進する．

CD8$^+$細胞傷害性Tリンパ球（CTL）の発達と機能

Development and Function of CD8$^+$ Cytotoxic T Lymphocytes

ファゴサイトは小胞に限局された微生物を最もよくキリングすることができ，また，直接細胞質に入るか(たとえば，ウイルス)，あるいはファゴソームからサイトゾルに回避した微生物(たとえば，いくつかの摂取された細菌)はファゴサイトの殺菌性機構に比較的抵抗する．このような病原体の根絶は，T細胞免疫のもう1つのエフェクター機構であるCD8$^+$細胞傷害性Tリンパ球cytotoxic T lymphocytes(CTL)を必要とする．

抗原と他のシグナルにより活性化されたCD8$^+$Tリンパ球は，その抗原を発現している感染細胞をキリングすることができるCTLに分化する． ナイーブCD8$^+$T細胞は抗原を認識することができるが，抗原を発現している細胞をキリングすることができない．ナイーブCD8$^+$T細胞の完全に活性化されたCTLへの分化は，細胞キリングに関与する分子の合成を伴い，これらのエフェクターT細胞に細胞傷害性であるという指定の根拠である機能的な能力を与える．CD8$^+$Tリンパ球は，感染した細胞といくつかの腫瘍細胞上のクラスⅠ MHC関連ペプチドを認識する．クラスⅠ関連のペプチドの材料は，サイトゾルで合成されたタンパク質抗原と，サイトゾルにファゴサイトの小胞から回避した，ファゴサイトーシスされた微生物のタンパク質抗原である(**第3章**参照)．さらに，いくつかの樹状細胞は，感染した細胞と腫瘍の抗原を捕捉し，これらの抗原をサイトゾルに移動させ，クロスプレゼンテーション［交差提示］cross-presentationとして知られている過程により，クラスⅠ MHC分子上で摂取した抗原を提示する(**図3-16**参照)．ナイーブCD8$^+$T細胞の機能的なCTLとメモリ［記憶］細胞memory cellへの分化は，抗原認識だけでなくコスティミュレーション［共刺激］costimulation，およびある状況では，CD4$^+$T細胞からのヘルプを必要とする(**図5-8**参照)．

CD8$^+$CTLは，感染細胞上のクラスⅠ MHC結合ペプチドを認識し，これらの細胞をキリングして，感染のレザバーを除去する． T細胞はクラスⅠ MHC関連ペプチドを，TCRにより，またCD8コレセプター［共レセプター］coreceptorにより認識する(これらの感染細胞は，CTLにより攻撃されるためにこれらの感染細胞は，CTLの標的細胞とも呼ばれる)．他のシグナル伝達タンパク質だけでなく，TCRとCD8は，標的細胞との接触部位のCTL膜にクラスター形成［集合］clusterし，LFA-1インテグリンにより囲まれる．これらの分子は，標的細胞上でリガンドと結合し，共同して2つの細胞をしっかり保持し，免疫シナプスimmune synapseを形成し，CTLは，そこへ細胞傷害性タンパク質を分泌する(**第5章**参照)．

CTLによる抗原認識により，CTLの顆粒内容をCTLと標的細胞との間の免疫シナプスへのエキソサイトーシス［開口分泌］exocytosisを導くシグナル伝達経路の活性化が引き起こされる(**図6-12**)．分化したCTLは，活性化のためにコスティミュレーションあるいはT細胞ヘルプを必要としないので，CTLは，どのような組織のどのような感染細胞によっても活性化され，またどのような組織，感染細胞でもキリングすることができる．CTLは，顆粒タンパク質を標的細胞に放出した結果として，主に標的細胞をキリングする．キリングのために重要な2つの型の顆粒タンパク質は，グランザイムgranzyme(顆粒酵素granule enzyme)と**パーフォリンperforin**である．**グランザイムB**は，標的細胞のサイトゾルに存在し，主要な機能がアポトーシスを誘導するカスパーゼ(アスパラギン酸残基でタンパク質を分解するシステインプロテアーゼ)と呼ばれる酵素を分解して活性化する．パーフォリンは，標的細胞の細胞

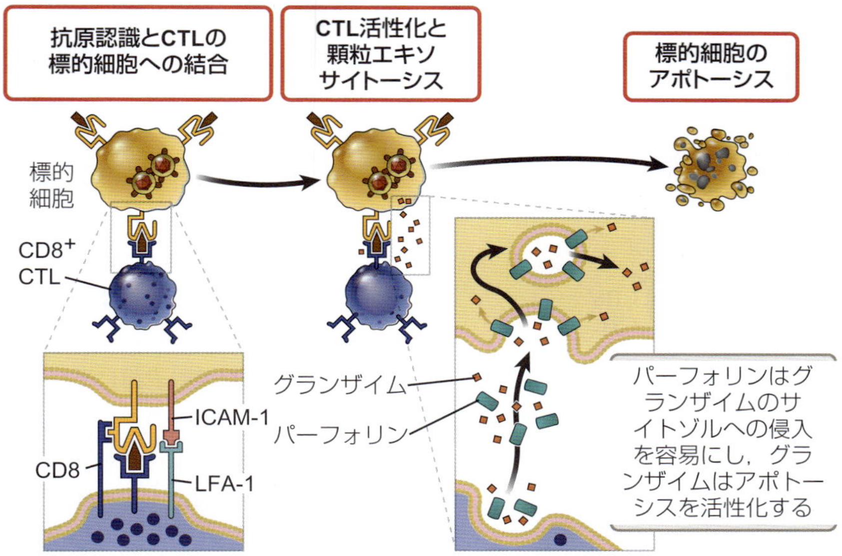

図 6-12　CD8⁺CTL による感染細胞のキリング機構　CTL は感染細胞において細胞質内微生物のクラスⅠ MHC 結合ペプチドを認識し，これら感染細胞と強固な接着(結合)を形成する．インテグリンなどの接着分子は，CTL の感染細胞に対する結合を安定化させる(ここでは図示していない)．CTL は活性化され，感染細胞(CTL キリングの標的細胞と呼ばれる)へ顆粒内容(パーフォリンとグランザイム)を放出する(エキソサイトーシス)．グランザイムは，パーフォリン依存性機構により，標的細胞のサイトゾルに運搬される．そしてグランザイムは，アポトーシスを誘導する．ICAM-1：intercellular adhesion molecule 1，LFA-1：leukocyte function-associated antigen 1.

膜とエンドソーム膜の統合性を破壊し，サイトゾルへのグランザイムの運搬を容易にして，アポトーシスを開始する．

活性化 CTL は，標的細胞上の Fas(CD95)と呼ばれる細胞死を誘導するレセプターに結合する，Fas リガンド Fas ligand と呼ばれる細胞膜タンパク質も発現する．Fas の関与はカスパーゼを活性化し，標的細胞のアポトーシスを誘導する．この経路は，顆粒のエキソサイトーシスを必要とせず，CD8⁺CTL によるキリングにおいてはあまり重要ではない経路である．

CTL のこのようなエフェクター機構の最終結果は，感染細胞はキリングされるということである．アポトーシスを受けた細胞は，急速にファゴサイトーシスされて除去される．アポトーシスの特質となっている標的細胞の DNA の断片化［フラグメンテーション］fragmentation を誘導する機構はまた，感染細胞中に生存している微生物の DNA を分解する．それぞれの CTL は標的細胞をキリングし，標的細胞から離れ，さらなる標的細胞をキリングし続ける．

CD4⁺T 細胞と CD8⁺T 細胞のエフェクター機能を別々に記述したが，これらの型の T リンパ球は，細胞内微生物を根絶するために明らかに共同して機能する(図 6-13)．もし微生物がファゴサイトーシスされ，マクロファージ小胞内で分画されたままであれば，CD4⁺T 細胞は IFNγ を分泌して，マクロファージの殺菌性機構を活性化することにより，これらの感染を十分に根絶する．もし微生物が小胞から細胞質に回避することができれば，微生物は T 細胞媒介性マクロファージ活性化に非感受性となるけれども，微生物の除去は，CD8⁺CTL による感染細胞のキリングが必要となる．

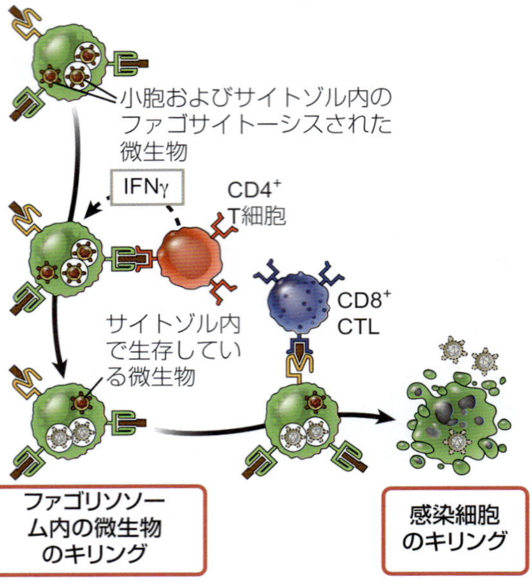

図 6-13 細胞内感染の根絶における CD4⁺T 細胞と CD8⁺T 細胞との共同作業 細胞内細菌によって感染したマクロファージにおいて，細菌の一部は小胞（ファゴソーム）に分画され，他は細胞質に回避する．CD4⁺T 細胞は，小胞に存在する微生物に由来する抗原を認識し，マクロファージを活性化して小胞内で微生物をキリングする．CD8⁺T 細胞は，サイトゾル内細菌に由来し，感染細胞をキリングするために必要である抗原を認識して，感染のレザバーを根絶する．CTL：細胞傷害性 T リンパ球 cytotoxic T lymphocyte，IFN：インターフェロン interferon.

病原性微生物の細胞性免疫への抵抗性

Resistance of Pathogenic Microbes to Cell-Mediated Immunity

さまざまな微生物は，T リンパ球性宿主防御に抵抗するために，多様な機構を発達させた（図 6-14）．結核菌 *Mycobacterium tuberculosis*，レジオネラニューモフィラ菌 *Legionella pneumophila*，リステリア菌（リステリア–モノサイトゲネス *Listeria monocytogenes*）などの多くの細胞内細菌は，ファゴソームとリソソーム［水解小体］lysosome の融合を阻止し，ファゴソーム膜に孔を生成して，サイトゾルに回避する．このように，これらの微生物はファゴサイトの殺菌性機構に抵抗することができ，ファゴサイトの内部で生存し，自己複製さえする．多くのウイルスは，クラス I 分子の生成あるいは発現を阻止することにより，細胞質から小胞体 endoplasmic reticulum（ER）への抗原ペプチドの輸送を阻止することにより，また，新しく合成されたクラス I 分子を ER から除去することにより，クラス I MHC 結合の抗原提示を阻止する．これらすべてのウイルスの機構は，ウイルスペプチドによるクラス I MHC 分子の積載量 loading を減少させる．空のクラス I 分子は不安定で，細胞表面に発現されないので，この欠損のある積載量の結果により，細胞表面クラス I MHC 分子の発現は減少する．NK 細胞が，クラス I 欠損細胞により活性化されることは興味深い（**第 2 章**参照）．このように，宿主防御は，微生物の免疫回避機構と戦うために進化した．CTL はクラス I MHC 結合ウイルスペプチドを認識し，ウイルスはクラス I MHC 発現を阻止し，NK 細胞はクラス I MHC 分子の欠如を認識する．

他のウイルスは，抑制性サイトカインを産生し，あるいは IFNγ などのサイトカインに結合し，中和する可溶性（おとり decoy）サイトカインレセプターを産生して，細胞性免疫反応を開始するために利用できるサイトカインの量を減少させる．いくつかのウイルスは，CD8⁺T 細胞上の抑制性レセプターである PD-1〔プログラム死タンパク質 1 programmed（cell）death protein 1，**第 9 章**参照〕の発現を刺激して CTL のエフェクター機能を抑制することにより，排除を回避し，慢性感染を確立する．この T 細胞がウイルスに対して初期応答を開始するが，応答が未完成のまま終結する現象は T 細胞疲弊 exhaustion と呼ばれる（図 6-15）．さらに他のウイルスは，直接 T リンパ球に感染してキリングするが，このようなウイルスの最もよい例は，CD4⁺T 細胞をキリングすることにより感染患者内で生き残ることができる HIV である．

感染の結果は，宿主防御の強さと，病原体の防御に抵抗する能力により影響される．液性免疫のエフェクター機構が考慮されるときも同じ原則が明らかに働く．宿主と微生物の間のバランスを，防御免疫に有利な方向に傾けるための 1 つの方法は，細胞性免疫応答を増強するために，個体にワ

微生物	機　構
抗酸菌 Mycobacteria	ファゴリソソーム融合の抑制
単純ヘルペスウイルス Herpes simplex virus (HSV)	抗原提示の抑制：単純ヘルペスウイルスペプチドは，TAPトランスポーターを妨げる
サイトメガロウイルス Cytomegalovirus (CMV)	抗原提示の抑制：プロテアソーム活性の抑制，小胞体(ER)からのクラス I MHC分子の除去
Epstein–Barrウイルス (EBV)	抗原提示の抑制：プロテアソーム活性の抑制
Epstein–Barrウイルス (EBV)	IL-10の産生，マクロファージおよび樹状細胞活性化の抑制
ポックスウイルス Pox Virus	エフェクター細胞活性化の抑制：可溶性サイトカインレセプターの産生

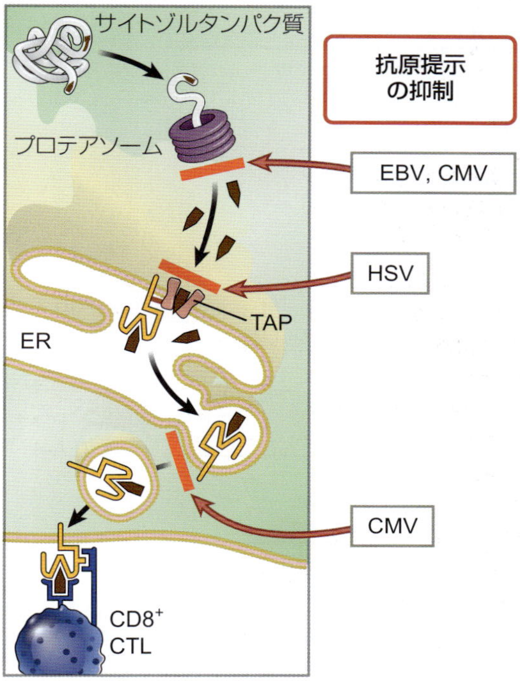

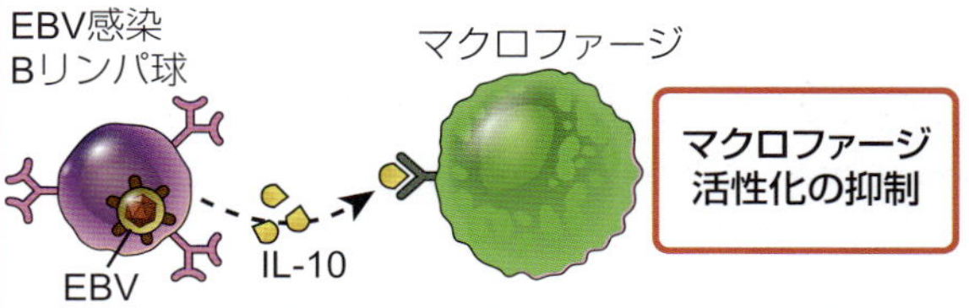

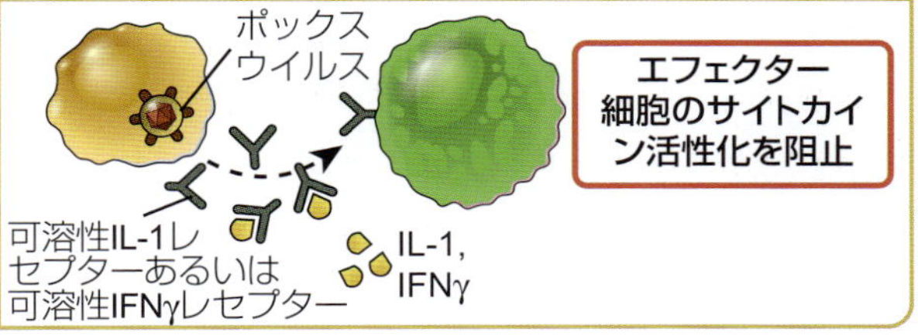

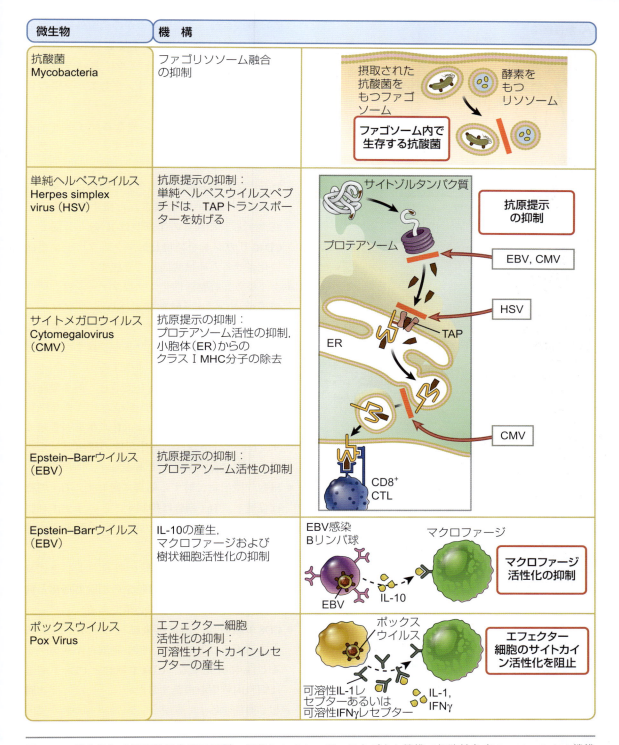

図 6-14　微生物による細胞性免疫の回避　細菌とウイルスが，さまざまな機構で細胞性免疫のエフェクター機構に抵抗する代表的な例を示した．CTL：細胞傷害性 T リンパ球 cytotoxic T lymphocyte，ER：小胞体 endoplasmic reticulum，IFN：インターフェロン interferon，IL：インターロイキン interleukin，TAP：抗原プロセシング関連トランスポーター transporter associated with antigen processing.

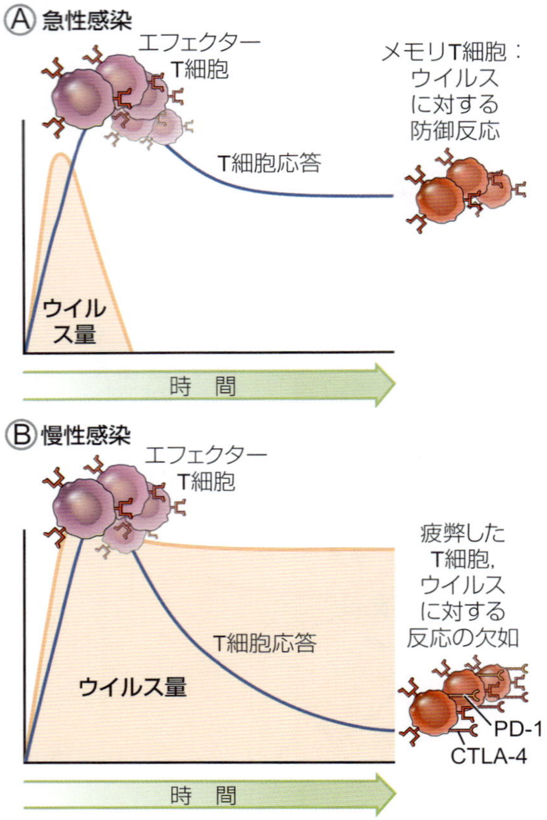

図 6-15 T細胞活性化起動と疲弊 **A**：急性ウイルス感染では，ウイルス特異的 CD8⁺T 細胞は増殖し，エフェクター CTL とメモリ細胞に分化して，ウイルスを排除する．**B**：ある慢性ウイルス感染では，CD8⁺T 細胞は初期の反応を開始するが，抑制性レセプター（PD-1，CTLA-4 など）を発現し始め，非活性化され，ウイルスが持続する結果となる．T 細胞は応答するが，短命であるので，この過程は疲弊 exhaustion と呼ばれる．

クチン接種をすることである．ワクチン接種戦略の原理は，液性免疫に関する記述の後の，第 8 章の終わりに記述する．

要　旨
SUMMARY

- 細胞性免疫は，細胞結合の微生物による感染を根絶する適応免疫の武器である．宿主防御のこの型は，2 種類の T 細胞を利用する．CD4⁺T 細胞は摂取され，またいくつかの細胞外微生物をキリングするファゴサイトを動員して活性化し，CD8⁺CTL は，サイトゾルにおいて微生物の定住している細胞をキリングして，感染のレザバーを排除する．
- CD4⁺ ヘルパー T 細胞は，異なるサイトカインを産生し，異なる機能を実行するエフェクター細胞へ分化する．
- Th1 サブセットのエフェクター細胞は，マクロファージによって摂取された微生物の抗原を認識する．これらの T 細胞は IFNγ を分泌し，CD40 リガンドを発現し，マクロファージを活性化させるために共同して機能する．
- クラシカル経路活性化マクロファージは，活性酸素種（ROS），一酸化窒素（NO），リソソーム酵素（摂取された微生物をキリングする）を含む物質を産生する．マクロファージはまた炎症を誘導するサイトカインを産生する．
- Th2 細胞は好酸球性炎症を促進し，第 2 経路活性化マクロファージを引き起こし，また平行して誘導される Tfh 細胞は IgE 産生を引き起こす．IgE と好酸球は，寄生生物の蠕虫に対する宿主防御において重要である．
- 細胞内微生物に対する防御に対して，Th1 細胞は促進し，Th2 細胞は抑制するという Th1 細胞と Th2 細胞との活性化のバランスが多くの感染の結果を決定する．
- Th17 細胞は好中球と単球の動員および急性炎症を増強させる．これは特定の細胞外細菌と真菌に対する防御にとって必須である．
- CD8⁺T 細胞は，主に感染細胞のアポトーシスを誘導することにより，感染細胞をキリングする CTL に分化する．CD4⁺T 細胞と CD8⁺T 細胞は細胞内感染を根絶するために，しばしば共同して機能する．
- 多くの病原性微生物は，細胞性免疫に抵抗するための機構を発展させた．これらの機構はファゴリソソーム融合を妨げ，ファゴサイトの小胞から回避し，クラス I MHC ペプチド複合体のアセンブリ［構築］assembly を抑制し，抑制性サイトカインあるいはおとりサイトカインレセプターを生成し，T 細胞を非活性化して T 細胞応答を終結させる.

復習問題
REVIEW QUESTION

1. ファゴサイトの小胞に分画された微生物および感染した宿主細胞の細胞質で生存する微生物を排除する T リンパ球免疫反応の型は何か.
2. $CD4^+$ エフェクター T 細胞の主要なサブセットは何か，またこれらはどのように異なり，異なる種類の感染性病原体に対する役割は何か.
3. T 細胞がマクロファージを活性化させる機構は何か，また摂取された微生物をキリングする結果となるマクロファージの反応は何か.
4. $CD8^+$CTL はどのようにしてウイルス感染細胞をキリングするか.
5. 細胞内微生物が細胞性免疫のエフェクター機構に抵抗する機構は何か.

復習問題の解答とそれに関する解説は，*https://studentconsult.inkling.com* に記述した(オンラインコンテンツは英語のみ).

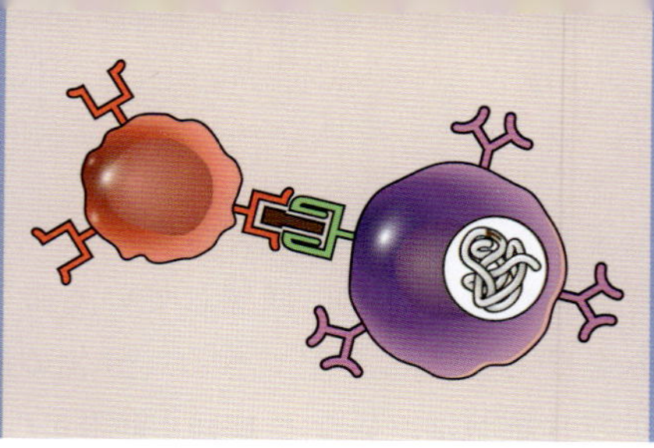

第7章

液性免疫応答

Humoral Immune Responses

B リンパ球活性化と抗体産生

Activation of B Lymphocytes and Production of Antibodies

液性免疫は抗体により媒介され，細胞外微生物と微生物トキシン［毒素］microbial toxin を中和し，除去するよう機能する適応免疫応答の武器である．抗体はポリサッカライド［多糖］polysaccharide と脂質に対して産生されるが T 細胞は非タンパク質抗原に応答できないため，液性免疫はまた，多糖類および脂質の豊富な莢膜をもつ微生物に対する主要な防衛機構である．抗体は B リンパ球とそのプロジェニー［子孫細胞］progeny により産生される．ナイーブ B リンパ球は抗原を認識するが，抗体は産生せず，ナイーブ B リンパ球の活性化は，抗体産生するプラズマ［形質］細胞 plasma cell への分化を刺激する．

本章では，次のような疑問に焦点をあて，B 細胞の活性化と抗体産生の過程と機構について記述する．

- レセプター［受容体］発現ナイーブ B リンパ球 receptor-expressing naive B lymphocyte は，どのようにして活性化され，抗体産生細胞へ転換されるのか．
- B 細胞の活性化経路は，どのように制御され，さまざまな型の微生物に応答して，最も有用である型の抗体を産生するか．

第 8 章では，液性免疫応答の間に産生される抗体が，どのようにして微生物とトキシンに対して個体を防御するように機能するかについて記述する．

液性免疫応答の相と型
Phases and Types of Humoral Immune Responses

Bリンパ球の活性化は，抗原特異的な細胞が増殖する結果となり，クローン拡大 clonal expansion が引き起こされ，活発に抗体を分泌する液性免疫のエフェクター［効果］細胞 effector cell であるプラズマ細胞への分化を引き起こす(図7-1)．ナイーブBリンパ球は，抗原レセプターとして機能するIgMとIgD抗体(Ig：免疫グロブリン immunoglobulin)の，2つのクラス［種類］class の膜結合抗体を発現する．これらのナイーブB細胞は，本章で後述する抗原，および他のシグナルにより活性化される．微生物抗原に応答して分泌される抗体は，応答を開始するための抗原を認識するナイーブB細胞膜レセプターと同じ特異性をもつ．1個のB細胞は一度活性化されると2,000–3,000個のプラズマ細胞を産生し，それぞれのプラズマ細胞は5,000–6,000個／時間の抗体分子を産生することができる．このようにして液性免疫は，急速に増殖している微生物と足並みをそろえることができる．分化の間，いくつかのB細胞は，異なるH鎖［重鎖］アイソタイプ heavy-chain isotype(すなわちクラス)を産生し始め，これらの抗体は，さまざまなエフェクター機能を媒介し，さまざまな型の微生物と戦うために特別化されている．この過程は，H鎖アイソタイプ(あるいはクラス)スイッチ heavy-chain isotype(class)switching と呼ばれる．タンパク質抗原への度重なる暴露は，抗原に対する増加したアフィニティ［親和性］affinity をもつ抗体の産生を引き起こす．この過程はアフィニティ成熟 affinity maturation と呼ばれ，微生物とトキシンに結合し中和する改良された能力をもった抗体の産生を引き起こす．

さまざまな抗原に対する抗体応答は，T細胞ヘルプに対する必要性に基づき，T細胞依存性あるいはT細胞非依存性に分類される(図7-2)．Bリ

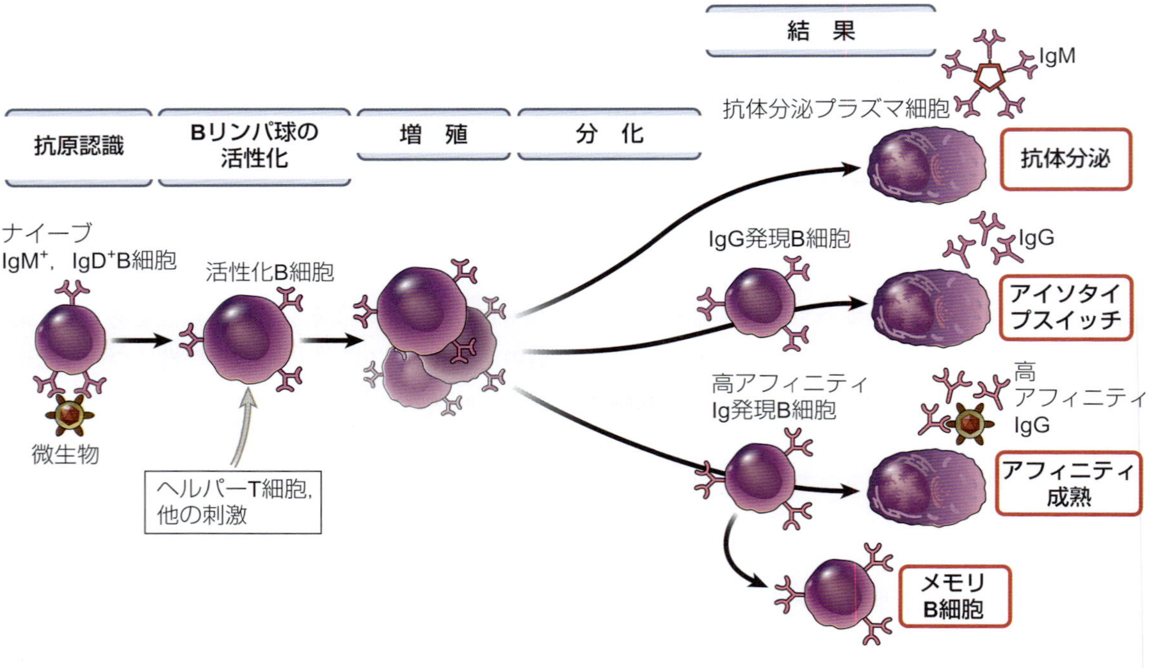

図7-1 液性免疫応答の相 ナイーブBリンパ球は抗原を認識し，ヘルパーT細胞と他の刺激(ここでは図示していない)の影響を受けてB細胞は増殖するよう活性化され，クローン拡大を引き起こし，抗体分泌プラズマ細胞に分化する．活性化B細胞の一部は，H鎖アイソタイプスイッチとアフィニティ成熟を受け，また長期生存メモリ細胞となる．

ンパ球は，タンパク質，ポリサッカライド，脂質，核酸，小分子の化学物質などを含む化学的に異なるさまざまな抗原を認識し，活性化される．タンパク質抗原は，プロセシング［加工処理］され，またAPC(抗原提示細胞 antigen presenting cell)により提示されて，B細胞活性化に重要な役割を果たし，H鎖クラススイッチとアフィニティ成熟を誘導するヘルパーTリンパ球により認識される(ヘルパー helperという用語は，いくつかのT細胞がBリンパ球の抗体産生を刺激し，すなわち補助 helpするという発見に由来する)．T細胞のヘルプがない場合，タンパク質抗原は，弱い抗体応答を引き起こすか,抗体応答を引き起こさない．そのため，タンパク質抗原とこれらの抗原に対する抗体応答は,T細胞依存性と呼ばれる．ポリサッカライド，脂質，他の非タンパク質抗原は，ヘルパーT細胞の関与なしに，抗体産生を刺激する．そのために，これらの非タンパク質抗原とそれらに対する抗体応答は，T細胞非依存性と呼ばれる．T細胞非依存性抗原に応答して産生される抗体は，比較的少ないH鎖クラススイッチとアフィニティ成熟しか示さない．このように，最も洗練され，また効果的な抗体応答は，ヘルパーT細胞の影響を受けて生成されるのに対して，T細胞非依存性応答は比較的単純である．

B細胞の異なるサブセットは，選択的にタンパク質と非タンパク質抗原に応答する(図7-2参照)．大部分のB細胞は，リンパ器官の濾胞に定住し，また濾胞を循環するので，**濾胞B細胞 follicular B cell**と呼ばれる(第1章参照)．これらの濾胞B細胞は，タンパク質抗原に対してT細胞依存性であり，クラススイッチを引き起こし

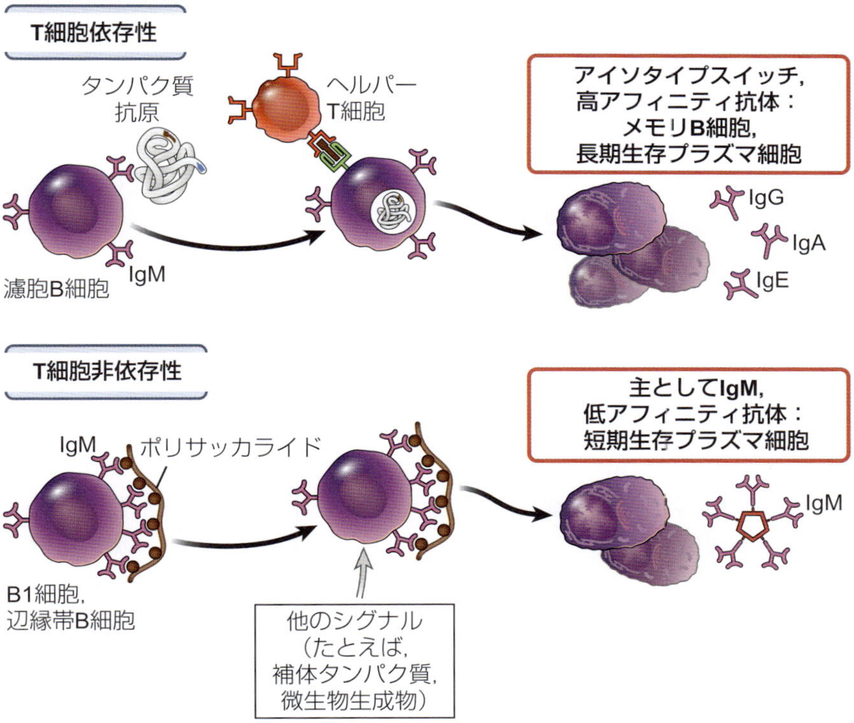

図7-2 **T細胞依存性およびT細胞非依存性抗体応答** タンパク質抗原に対する抗体応答はT細胞のヘルプを必要とし，一般的に産生される抗体はアイソタイプスイッチを示し，高親和性である．非タンパク質(ポリサッカライドなど)抗原は，T細胞のヘルプなしにB細胞を活性化することができる．ほとんどのT細胞依存性応答は濾胞B細胞によって行われるけれども，辺縁帯B細胞とB1細胞はT細胞非依存性応答において，大きな役割を果たす．Ig：免疫グロブリン immunoglobulin.

た，大量の高アフィニティ抗体応答を伴い，また長期に生存するプラズマ細胞を生成する．白脾髄の末梢領域に存在する**辺縁帯 B 細胞 marginal-zone B cell** は，血液媒介ポリサッカライドと脂質抗原に応答し，**B1 細胞 B-1 cell** は，粘膜組織と腹膜で非タンパク質抗原に応答する．辺縁帯 B 細胞と B1 細胞は，限られた多様性の抗原レセプターを発現し，主に IgM 応答を惹起する．IgM 抗体は明らかな免疫なしに B1 細胞によって自然に産生される．自然抗体 natural antibody と呼ばれるこれらの抗体は，アポトーシス細胞を除去するのに役立ち，またいくつかの細菌性病原体に対する防御を提供する．

最初の抗原暴露である 1 次 primary 抗体応答は，それに引き続く抗原暴露に対する抗体応答である 2 次 secondary 抗体応答とは，量的に，また質的に異なる(図 7-3)．1 次免疫応答で産生される抗体の量は，2 次免疫応答で産生される抗体の量より少ない．タンパク質抗原において，抗原による度重なる刺激は，ヘルパー T リンパ球の数を増加させ，また活性を増強するので，2 次応答は，また H 鎖アイソタイプスイッチとアフィニティ成熟の増加を示す．

この序論の後，B 細胞の最初の抗原遭遇に対する応答から始め，B 細胞の活性化と抗体産生を記述する．

抗原による B リンパ球の刺激
Stimulation of B Lymphocytes by Antigen

脾臓のリンパ濾胞，リンパ節，粘膜リンパ組織に存在する抗原特異的 B リンパ球が抗原を認識すると，液性免疫応答が開始される．組織あるいは血液中に存在するいくつかの抗原は，末梢リンパ器官の B 細胞の豊富な濾胞と辺縁帯へ輸送されて濃縮される．リンパ節において，被膜下洞に沿って並んでいるマクロファージは，抗原を捕捉し，隣接する濾胞へ運搬し，そこで結合した抗原は B 細胞に提示される．抗原特異的 B リンパ球は，プロセシングの必要性なしに，直接抗原を認識するため，膜結合 Ig レセプターを使用する．B 細胞は，天然の native(プロセシングされていない unprocessed)抗原を認識することができるので，その後分泌される(B 細胞抗原レセプターと同じ特異性をもつ)抗体は，天然の微生物あるいは微生物生成物と結合することができる．

抗原の認識は，B 細胞活性化を開始するシグナル伝達経路を引き起こす．T リンパ球と同様に，B 細胞活性化も，抗原認識に加えてシグナルを必要とし，これらのシグナル 2 の多くは微生物に対する自然免疫応答の間に産生される．次節では，B 細胞活性化の生化学的機構を記述し，引き続き抗原認識の機能的な推移に関する記述を行う．

B 細胞における抗原誘導シグナル伝達
Antigen-Induced Signaling in B Cells

抗原誘導された膜型 Ig レセプターのクラスター形成［集合］は，レセプター会合のシグナル伝達分子により伝達される生化学的シグナルを引き起こす(図 7-4)．B リンパ球活性化過程は，原則的には，T 細胞活性化と類似している(図 5-9 参照)．B 細胞においては，Ig レセプター媒介性シグナル伝達は，2 つ以上のレセプター分子の集合(クロスリンク［架橋］cross-linking)を必要とする．凝集体の 2 つ以上の抗原分子，あるいは 1 つの抗原分子の反復するエピトープ［抗原決定基］epitope が，B 細胞膜で隣接する Ig 分子に結合すると，レセプタークロスリンクが起こる．ポリサッカライド，脂質，他の非タンパク質抗原は，しばしばそれぞれの分子に多数の同一のエピトープを含んでおり，そのため，同時に B 細胞上の多数の Ig レセプターと結合することができる．タンパク質抗原であっても，微生物の表面上に配列して発現すると，多くの B 細胞抗原レセプターをクロスリンクすることができる．

抗原レセプタークロスリンクにより開始されるシグナルは，レセプター会合タンパク質により伝達される．ナイーブ B リンパ球の抗原レセプターである膜 IgM と膜 IgD は，膜結合抗体であり，細胞外抗原結合領域をもつ高度に可変性のあるタンパク質である(**第 4 章参照**)．しかし，これらの膜レセプターは，短い細胞質尾部

Ⓐ

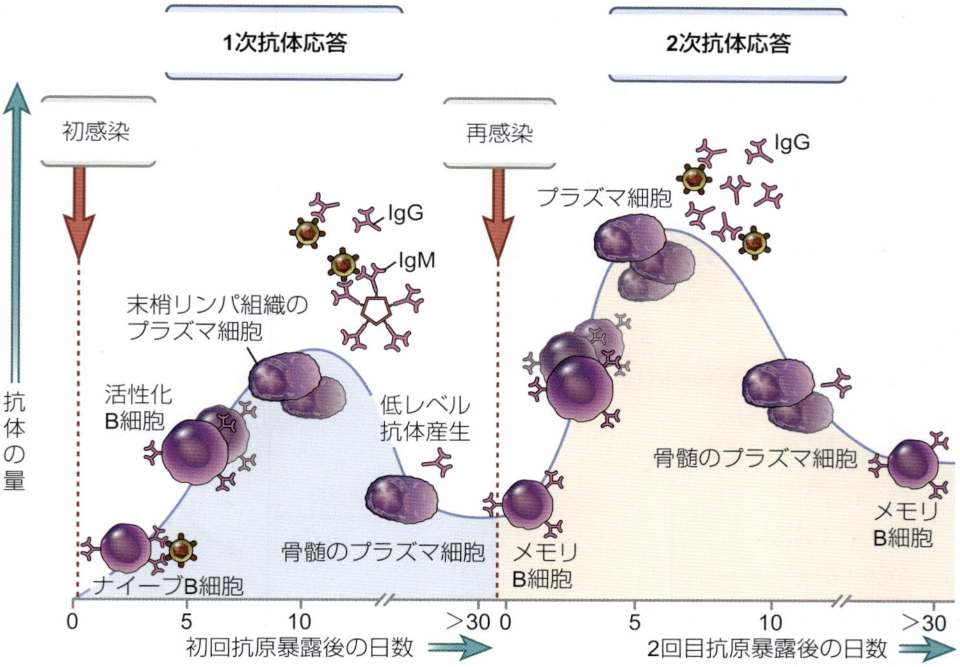

Ⓑ

	1次抗体応答	2次抗体応答
免疫から応答までの日数	通常は5–10日	通常は1–3日
ピーク時の応答	小さい	大きい
抗体アイソタイプ	通常はIgM＞IgG	IgGの相対的増加，および特定の状況においてIgAあるいはIgEの増加（H鎖アイソタイプスイッチ）
抗体のアフィニティ	平均的に低アフィニティであり，さまざまである	平均的に高アフィニティ（アフィニティ成熟）

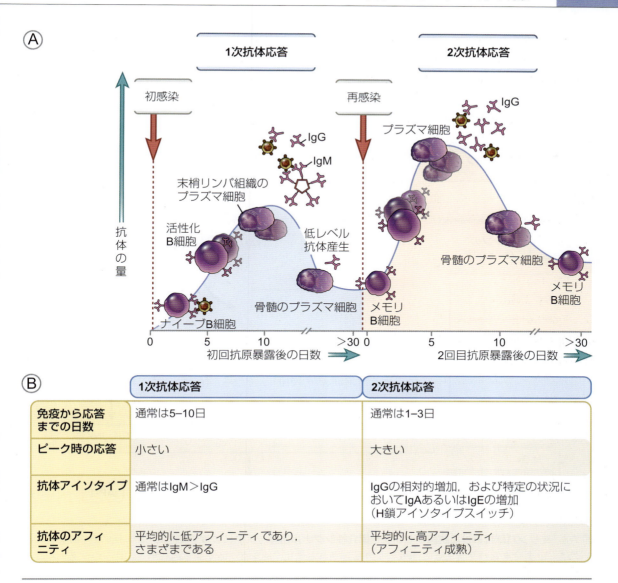

図 7-3　**1 次，2 次抗体応答の特徴**　1 次，2 次抗体応答はいくつかの点において異なり，**A** で模式的に例示し，**B** で要約した．1 次抗体応答において，末梢リンパ組織のナイーブ B 細胞は活性化されて，増殖，分化し，抗体分泌プラズマ細胞とメモリ細胞になる．いくつかのプラズマ細胞は，骨髄へ遊走し，骨髄で長期間生存する．2 次抗体応答において，メモリ B 細胞は活性化され，より多くの H 鎖アイソタイプスイッチとアフィニティ成熟をしばしば伴う大量の抗体を産生する．B 細胞におけるこれらの変化は，ヘルパー T 細胞によって刺激され，またタンパク質だけが T 細胞を活性化するので，これらの 2 次抗体応答の多くの特徴は，主にタンパク質抗原に対する応答においてみられる．応答の速度は，抗原の型と免疫原の型によりさまざまである．Ig：免疫グロブリン immunoglobulin.

をもつので，抗原は認識するが，自身ではシグナルは伝達しない．レセプターは，T リンパ球の TCR 複合体に類似する **B 細胞レセプター複合体 B cell receptor（BCR）complex** を形成する Igα と Igβ と呼ばれる 2 つのタンパク質と非共有結合的に会合する．Igα と Igβ の細胞質の領域は，免疫系［システム］immune system で他の多くの活性化レセプターにおけるシグナル伝達サブユニットで見いだされる（たとえば TCR 複合体の CD3 と ζ タンパク質，**第 5 章**参照），保存さ

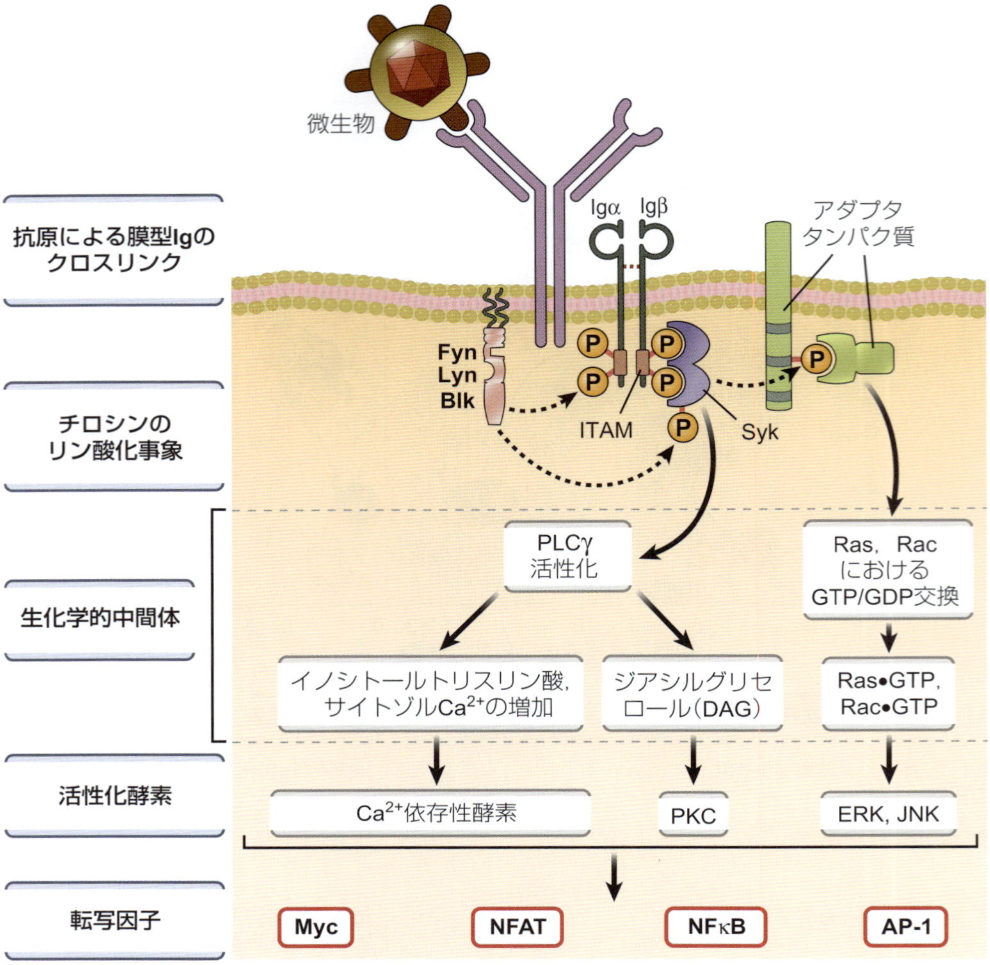

図 7-4 Bリンパ球における抗原レセプター媒介性シグナル伝達 抗原によるB細胞のIgレセプターのクロスリンクは，Ig会合タンパク質IgαとIgβにより伝達される生化学的シグナルを引き起こす．これらのシグナルは，初期のチロシンリン酸化の事象，さまざまな生化学的中間体と酵素の活性化，転写因子の活性化を誘導する．類似したシグナル伝達の事象は，抗原認識後のT細胞でもみられる．シグナル伝達は抗原による少なくとも2つのIgレセプターのクロスリンクを必要とするが，わかりやすくするために，1つのレセプターだけ示している点に注意すること．AP-1：活性化タンパク質1 activating protein 1，GDP：グアノシン二リン酸 guanosine diphosphate，GTP：グアノシン三リン酸 guanosine triphosphate，Ig：免疫グロブリン immunoglobulin，ITAM：免疫レセプターチロシン活性化モチーフ immunoreceptor tyrosine-based activation motif，NFAT：活性化T細胞核内因子 nuclear factor of activated T cell，NFκB：核内因子κB nuclear factor κB，PKC：プロテインキナーゼC protein kinase C，PLC：ホスホリパーゼC phospholipase C.

れた免疫レセプターチロシン活性化モチーフ immunoreceptor tyrosine-based activation motif(ITAM)を含む．B細胞の2つ以上の抗原レセプターがクラスター形成すると，IgαとIgβのITAMのチロシンはBCR複合体と会合するキナーゼによりリン酸化される．これらのリン酸化チロシンは，活性化されて，またいくつかの下流シグナル伝達分子を動員するアダプタタンパク質上で順番にチロシン残基をリン酸化する，Sykチロシンキナーゼ(T細胞のZAP70［70kD ζ鎖会合タンパク質］に相当する)を動員する．これらのリン酸化されたタンパク質は，次に転写因子を活性化するシグナル伝達カスケード［滝］signaling cascadeを開始する主に酵素である多数の下流の分子を動員し，活性化する．

B 細胞におけるレセプター誘導シグナル伝達の最終結果は，タンパク質生成物が B 細胞増殖と分化に関与する遺伝子にスイッチを入れる転写因子の活性化である．重要なタンパク質のいくつかを以下に記述する．

B 細胞活性化における自然免疫シグナルの役割
Role of Innate Immune Signals in B Cell Activation

B リンパ球は，細胞活性化シグナルを提供する補体タンパク質に対するレセプターを発現する（図 7-5A）．第 2 章で紹介した補体系［システム］complement system は，微生物により，また微生物に結合した抗体により活性化される血漿タンパク質の集合であり，宿主防御のエフェクター機構として機能する（**第 8 章**参照）．補体系が微生物により活性化されると，微生物は最も大量に存在する補体タンパク質（C3）の分解フラグメント［断片］fragment で被覆される．これらのフラグメントの 1 つは，C3d と呼ばれる．B リンパ球は C3d に結合する 2 型補体レセプター（CR2，あるいは CD21）と呼ばれるレセプターを発現する．微生物抗原に対して特異的である B 細胞は，BCR により抗原を認識し，同時に CR2 レセプターにより

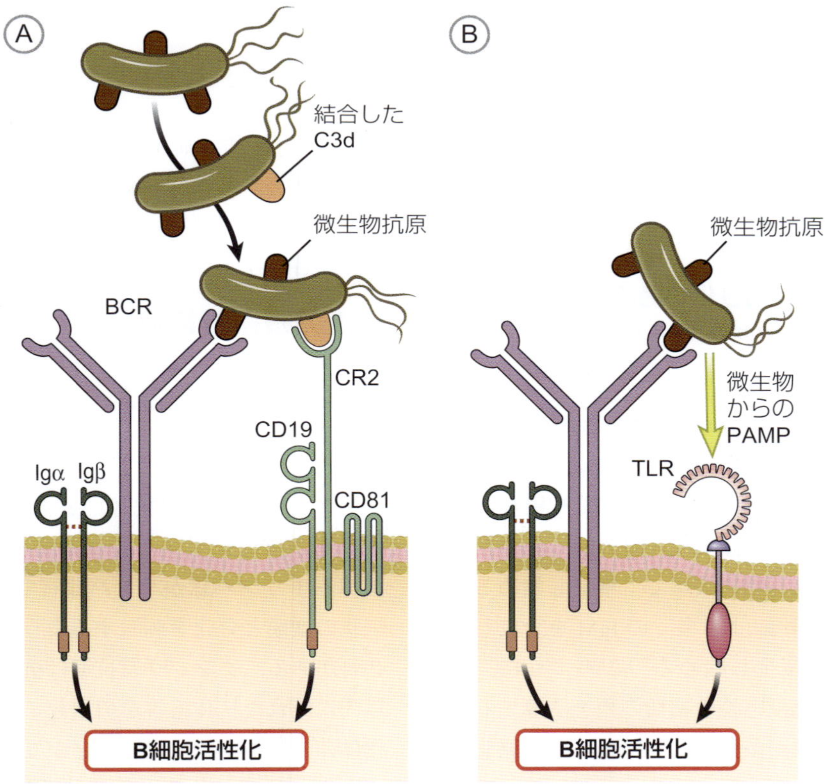

図 7-5　B 細胞活性化における自然免疫シグナルの役割　微生物とある抗原に対する自然免疫反応の間に生成されるシグナルは，B 細胞応答を開始するために，抗原レセプターにより，抗原を共同して認識する．**A**：微生物による補体の活性化により，補体分解産物である C3d が微生物に結合する．B 細胞は，同時に微生物抗原（Ig レセプターにより）と，結合した C3d（CR2 レセプターにより）を認識する．CR2 は，B 細胞に活性化シグナルを伝達するのに関与するタンパク質複合体（CD19，CD81）に会合している．**B**：微生物に由来する分子（いわゆる病原体関連分子パターン pathogen-associated molecular patterns（PAMP），**第 2 章**参照）は，微生物抗原が抗原レセプターにより認識されると同時に B 細胞の Toll 様レセプター（TLR）を活性化させる．BCR：B 細胞レセプター B cell receptor.

結合したC3dを認識する．CR2の関与は，B細胞の抗原特異的活性化応答を強力に増強する．液性免疫応答における補体のこの役割は，リンパ球活性化のために必要である抗原に加えて，微生物，あるいは微生物に対する自然免疫応答がシグナルを提供することを，再び示している．液性免疫においては，補体活性化は自然免疫がBリンパ球活性化を惹起する1つの方法であることを意味する．

微生物生成物はまた，自然パターン認識レセプターの関与によりB細胞活性化に直接影響する(図7-5B参照)．Bリンパ球は，樹状細胞と他の白血球と同様に，多数のToll［トル］様レセプター(TLR，**第2章**参照)を発現する．微生物生成物によるB細胞上のTLRの関与は，抗原レセプターからのシグナルと共同して働く活性化シグナルを引き起こす．このシグナルの組み合わせにより，最適なB細胞増殖，分化，Ig分泌が引き起こされる結果となり，微生物に対する抗体応答が促進される．

抗原によるB細胞活性化の機能的推移
Functional Consequences of B Cell Activation by Antigen

抗原(また他のシグナル)によるB細胞活性化は，細胞の増殖と分化を開始し，抗原がタンパク質の場合には，ヘルパーTリンパ球と相互作用するようB細胞を準備させる(図7-6)．活性化Bリンパ球は，細胞周期に入って，増殖し始める．活性化Bリンパ球は，より多くのIgMを合成し，分泌型のIgMも産生し始める．このように，抗原刺激は，液性免疫応答の初期の相を誘導する．この応答は，抗原が多価であり，多くの抗原レセプターをクロスリンクし，強く補体と自然免疫レセプターを活性化するときに最大となる．後述するように，すべてのこれらの特徴は，ポリサッカライドと他のT細胞非依存性抗原で典型的にみられる．ほとんどの可溶性タンパク質抗原は，多数の同一のエピトープを含まず，B細胞上で多くのレセプターをクロスリンクすることができず，そのため，可溶性タンパク質抗原は，一般的にB細胞増殖と分化を強力に刺激しない．しかし，タンパク質抗原は，Bリンパ球において，ヘルパーTリンパ球と相互作用する能力を増強する細胞の重要な変化を引き起こすシグナルを誘導することができる．

活性化B細胞は，B細胞レセプターと特異的に結合するタンパク質抗原をエンドサイトーシス［飲食作用］endocytosisし，抗原の変性が起こり，ヘルパーT細胞により認識することができるクラスII結合ペプチドが提示される結果となる．活性化B細胞は，リンパ濾胞から，ヘルパーT細胞が集簇する解剖的なコンパートメント［区画］compartmentのほうへ遊走する．したがって，B細胞は，樹状細胞に提示された同じ抗原によってすでに活性化されたナイーブT細胞から誘導されたヘルパーT細胞と相互作用し応答する準備が整えられている．

次節では，T細胞依存性タンパク質抗原に対する抗体応答における，BリンパとヘルパーT細胞との相互作用を記述する．T細胞非依存性抗原への応答は，本章の終わりに記述する．

液性免疫応答におけるヘルパーTリンパ球の機能
Functions of Helper T Lymphocytes in Humoral Immune Responses

タンパク質抗原が抗体応答を刺激するためには，その抗原に対する特異的なBリンパ球とヘルパーTリンパ球がリンパ器官で一緒になり，B細胞の増殖と分化を刺激するように相互作用する必要がある．タンパク質抗原は抗原暴露の3–7日以内に優れた抗体応答を引き起こすので，この過程は非常に能率的に働くことが知られている．抗原により誘導されるT細胞–B細胞相互作用の効率性のよさに関して多くの疑問が生じる．1つの抗原に対する特異的なB細胞とT細胞がたぶん体内の全リンパ球の1/100,000よりも少なくまれなことを考えると，同じ抗原のエピトープに特異的なB細胞とT細胞はどのようにして互いを発見するのか．抗原特異的ヘルパーT細胞は，無関係なB細胞とではなく，同じ抗原のエピトー

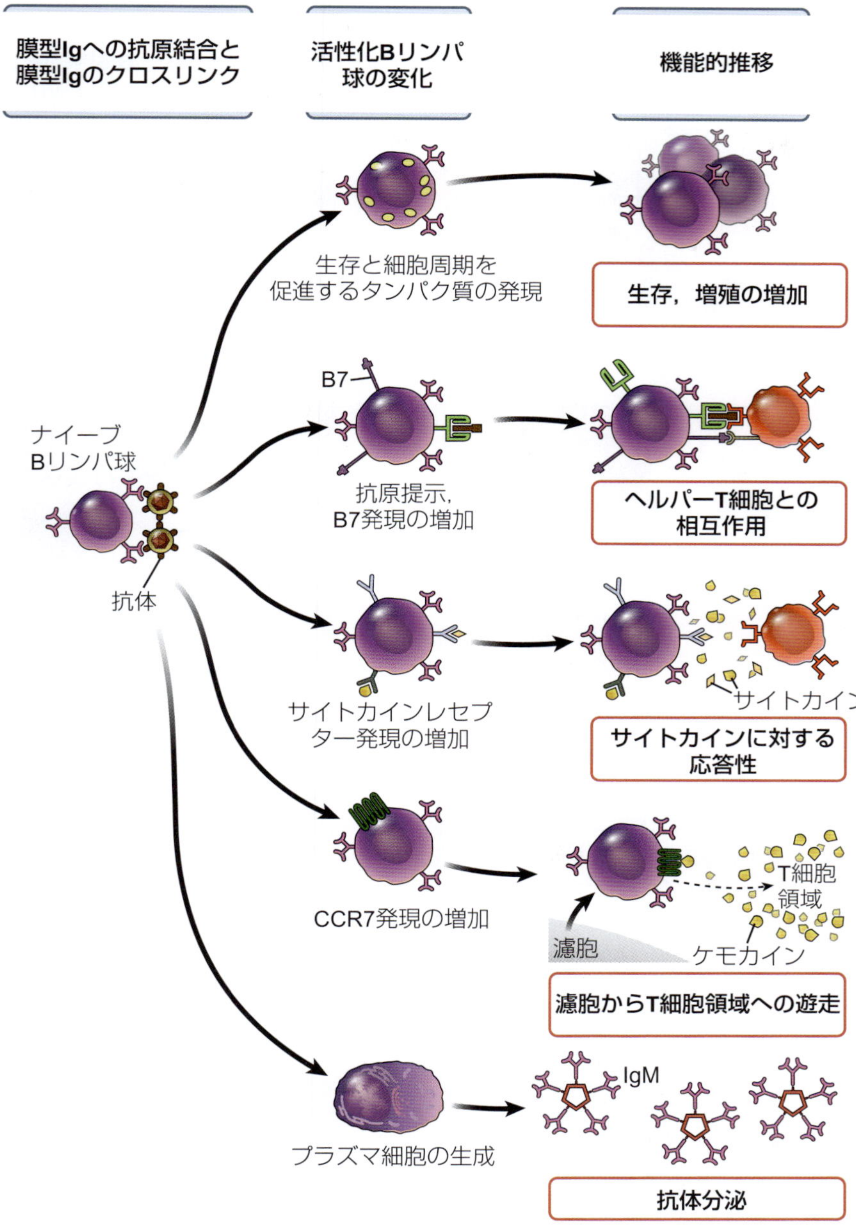

図 7-6　抗原レセプター媒介性 B 細胞活性化の機能的推移　リンパ器官における抗原による B 細胞の活性化は，B 細胞増殖と IgM 分泌の過程を開始し，B 細胞をヘルパー T 細胞と相互作用するよう準備する．

プ特異的な B 細胞とどのようにして，相互作用するか．抗体の分泌だけでなく，タンパク質に対する特別な特徴(すなわち H 鎖クラススイッチとアフィニティ成熟)をもつ抗体応答を刺激するヘルパー T 細胞により，どのようなシグナルが伝達されるのか．次に記述するように，これらの疑問に対する解答は，現在かなり解明されている．

T 細胞–B 細胞相互作用と T 細胞依存性抗体応答の過程は，両方の細胞型による同一のタンパク質抗原の認識により，一連の連続した段階で開始される(図 7-7)．

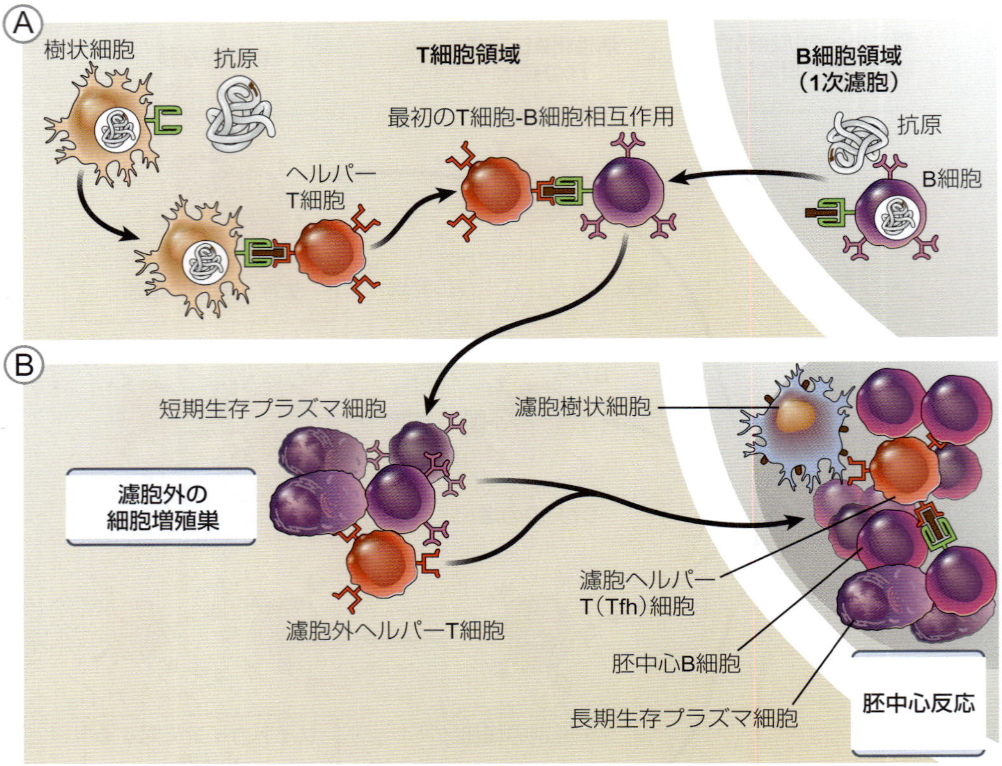

図 7-7　ヘルパー T 細胞依存性抗体応答の連続する事象　**A**：T リンパ球と B リンパ球は，独立して末梢リンパ器官の異なる地域で抗原を認識し，活性化する．活性化された細胞は互いの方向へ遊走し，リンパ濾胞の端で相互作用する．**B**：抗体分泌プラズマ細胞は，抗原活性化 T 細胞と B 細胞が相互作用する濾胞外の巣で最初に産生される．活性化 B 細胞と T 細胞の一部は胚中心を形成するために濾胞へ再び遊走し，そこで抗体応答は完全に発達する．

- ナイーブ $CD4^+$T 細胞は樹状細胞によって提示される抗原(クラス II MHC 分子に結合したプロセシングされたペプチドの形で)により T 細胞領域で活性化され，機能的な(サイトカインを産生する)ヘルパー T 細胞に分化する．
- ナイーブ B 細胞は，そこに輸送される同一のタンパク質(天然コンフォメーション［立体配座］native conformation)上の露出したエピトープによって濾胞で活性化される．
- 抗原で活性化されたヘルパー T 細胞と B 細胞は互いの方向へ遊走して，濾胞の端で相互作用し，最初の抗体応答が起こる．
- いくつかの細胞は胚中心を形成するために再び濾胞へ遊走し，そこで，より特別な抗体応答が誘導される．

次に，これらのそれぞれの段階を詳細に解説する．

ヘルパー T 細胞の活性化と遊走
Activation and Migration of Helper T Cells

エフェクター細胞に分化するよう活性化されたヘルパー T 細胞は，B 細胞領域の方向へ遊走し，末梢のリンパ器官の傍濾胞領域で，抗原刺激された B リンパ球と相互作用する(図 7-7A 参照)．

- T 細胞の最初の活性化は，第 5 章で記述したように，抗原認識とコスティミュレーションを必要とする．$CD4^+$ヘルパーT細胞を刺激する抗原は，内在化されて，後期エンドソームとリソソーム内においてプロセシングされ，末梢リンパ組織でのT細胞の豊富な領域において，APCのクラスII MHC分子に結合して提示される細胞外微生物に由来するタンパク質である．T細胞活性化は，微生物抗原により，また，ワクチンの場合には，プロフェッショナルAPC上のコスティミュレーター発現を刺激するアジュバントとともに投与されるタンパク質抗原により，最もよく誘導される．$CD4^+$T細胞は，さまざまなサイトカインを産生することができるエフェクター細胞に分化し，これらのTリンパ球の一部は，リンパ濾胞の端の方向へ遊走する．

- 先述したように，Bリンパ球は濾胞で抗原によって活性化され，活性化B細胞はT細胞へ向かって濾胞から出て行く．

活性化B細胞とT細胞の互いの方向へ誘導される遊走は，活性化リンパ球における特定のケモカインレセプター発現の変化に依存する．活性化されると，T細胞はケモカインレセプターCCR7(T細胞領域で産生されるケモカインを認識する)発現を減少させ，ケモカインレセプターCXCR5(B細胞濾胞への遊走を促進する)発現を増加させる．活性化B細胞は，CXCR5発現を減少させ，CCR7発現を増加させるという，正確に逆の変化が起こる．その結果，抗原活性化されたB細胞とT細胞は互いの方向へ遊走し，リンパ濾胞の端で，あるいは濾胞間領域で遭遇する．これらの細胞の相互作用である次の段階はここで起こる．これらの変化のためには抗原認識が必要とされるので，互いのほうへ進む細胞は抗原により刺激されたものである．この制御された遊走は，まれな抗原特異的リンパ球がその抗原に対する免疫応答の間，生産的に相互作用することができることを確実とするための1つの機能である．

タンパク質抗原はB細胞によってエンドサイトーシスされ，ヘルパーT細胞によって認識される形で提示され，またこれはT細胞依存性B細胞活性化の次の段階を示している．

Bリンパ球によるヘルパーT細胞への抗原提示

Presentation of Antigens by B Lymphocytes to Helper T Cells

膜型Ig抗原レセプターによりタンパク質抗原を結合したBリンパ球は，これらの抗原をエンドサイトーシスし，これらの抗原をエンドソーム小胞でプロセシングし，$CD4^+$ヘルパーT細胞による認識に対するクラスII MHC結合ペプチドを提示する(図7-8)．B細胞の膜型Igは，抗原の細胞外濃度が非常に低いときでも，B細胞が特異

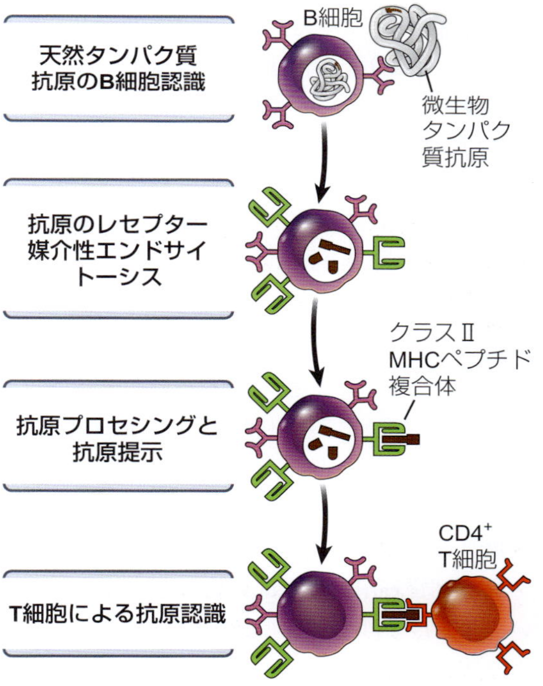

図7-8 **Bリンパ球によるヘルパーT細胞への抗原提示** タンパク質抗原特異的なB細胞は，抗原を結合して内在化し，プロセシングし，クラスII MHC分子に結合したペプチドをヘルパーT細胞に提示する．B細胞とヘルパーT細胞は同一の抗原に特異的であるが，B細胞は天然(コンフォメーション的に)エピトープを認識し，ヘルパーT細胞は抗原のペプチドフラグメントを認識する．B細胞はまた，T細胞活性化で役割を果たすコスティミュレーター(たとえば，B7分子)を発現する(図示していない)．

的に特定の抗原との結合を可能にする高アフィニティレセプターである．それに加えて，膜型Igに結合した抗原は，非常に能率的にエンドサイトーシスされ，タンパク質がクラスII MHC分子に結合するペプチドにプロセシングされる後期エンドソーム小胞とリソソームへ運搬される(**第3章**参照)．そのため，Bリンパ球は特異的に認識する抗原に対して非常に効率的なAPCである．

どのようなB細胞でも，天然タンパク質抗原のコンフォメーションエピトープを結合し，タンパク質を内在化してプロセシングし，T細胞認識に対するタンパク質の多数のペプチドを提示する．そのため，B細胞とT細胞は，同じタンパク質抗原の異なるエピトープを認識する．B細胞は特異的なレセプターに対する抗原を提示し，またヘルパーT細胞は同じ抗原に由来するペプチドを特異的に認識するので，引き続き起こされる相互作用は抗原特異的のままである．B細胞は以前に分化したエフェクターT細胞を活性化することができるが，ナイーブT細胞の応答を開始することは不十分である．

B細胞が抗原の1個のエピトープを認識して，ヘルパーT細胞による認識のために異なるエピトープ(ペプチド)を提示するという考え方は，ハプテン–キャリア［担体］結合体 hapten–carrier conjugateを使用した研究により最初に示された．ハプテンはB細胞により認識される小分子の化学物質 small chemicalであるが，ハプテンは担体タンパク質 carrier proteinに結合した場合だけ強い抗体応答を刺激する．この状況において，B細胞はハプテン部分と結合し，複合体を摂取して，キャリアに由来するペプチドをヘルパーT細胞へ提示する．この概念は，微生物ポリサッカライドに対して効果的なワクチンを開発するために利用された．いくつかの細菌はポリサッカライドの豊富な莢膜をもつが，特に乳幼児と低年齢の小児においては，ポリサッカライド自身は弱い(T細胞非依存性)抗体応答しか刺激しない．しかし，もしポリサッカライドが担体タンパク質に結合していると，ヘルパーT細胞が応答に関与するので，効果的なT細胞依存性応答がポリサッカライドに対して誘導される．特に乳幼児において，このような**コンジュゲート［結合型］ワクチン conjugate vaccine**は，インフルエンザ菌b型 *Haemophilus influenzae type b*などの細菌に対する防御免疫の誘導に非常に効果的であった．

Bリンパ球のヘルパーT細胞媒介性活性化の機構

Mechanisms of Helper T Cell-Mediated Activation of B Lymphocytes

B細胞により提示される抗原を認識するヘルパーTリンパ球は，CD40リガンド(CD40L)を発現することにより，またサイトカインを分泌することにより，抗原特異的B細胞を活性化する(図7-9)．ヘルパーT細胞媒介性Bリンパ球活性化の過程は，細胞性免疫におけるT細胞媒介性マクロファージ活性化の過程に類似している(図6-6参照)．活性化ヘルパーT細胞上のCD40Lは，Bリンパ球上に発現するCD40に結合する．CD40の結合は，増殖と，抗体の合成と分泌を刺激するシグナルをB細胞へ伝達する．同時に，ヘルパーT細胞により産生されるサイトカインは，Bリンパ球上のサイトカインレセプターに結合し，より多くのB細胞増殖とIg産生を刺激する．CD40L–CD40相互作用の必要性のため，物理的に接触したTリンパ球とBリンパ球だけが確実に生産的な相互作用に関与する．先に記述したように，抗原特異的なリンパ球は，物理的に相互作用するものであり，そのために抗原特異的B細胞は，確実にT細胞のヘルプを受け，活性化される細胞である．ヘルパーT細胞シグナルは，また，T細胞依存性タンパク質抗原に対する抗体応答において典型的にみられるH鎖クラススイッチとアフィニティ成熟を刺激する．

濾胞外反応と胚中心反応

Extrafollicular and Germinal Center Reactions

リンパ濾胞の端で起こる最初のT細胞–B細胞相互作用は，アイソタイプスイッチ isotype switch (次に記述する)されているが，通常は，低アフィ

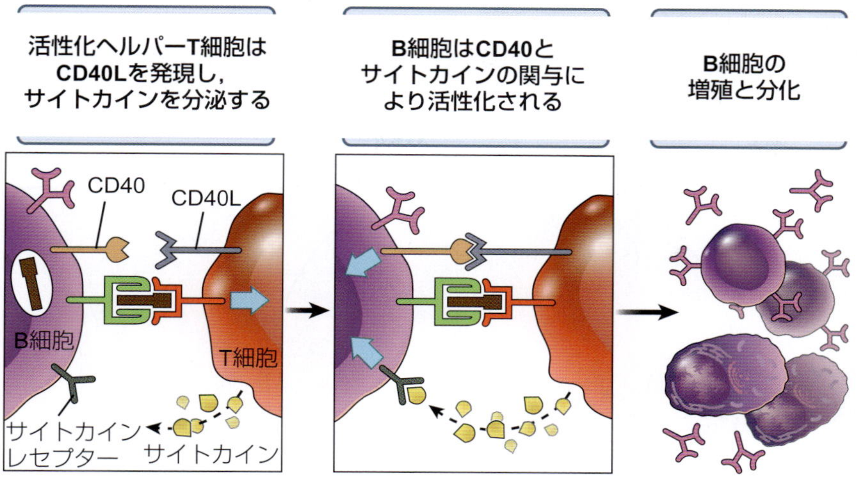

図 7-9 **ヘルパー T 細胞媒介性 B リンパ球活性化機構** ヘルパー T 細胞は，B 細胞により提示されるペプチド抗原と B 細胞上のコスティミュレーター(たとえば，B7 分子．図示していない)を認識する．ヘルパー T 細胞は，CD40 リガンド(CD40L)を発現し，サイトカインを分泌して活性化されるが，その両方とも，同じ B 細胞上のレセプターに結合して B 細胞を活性化する．

ニティである低レベルの抗体産生の結果に終わる(図 7-7B 参照)．この反応で生成されるプラズマ細胞は，典型的には短命であり，2–3 週間抗体を産生するが，メモリ［記憶］B 細胞 memory B cell はほとんど生成されない．

完全に発達した抗体応答の事象の多くは，リンパ濾胞で形成される胚中心で起こり，特別化された型のヘルパー T 細胞の参加を必要とする(図 7-10)．活性化ヘルパー T 細胞のいくつかは，高レベルのケモカインレセプター CXCR5 を発現し，これらの T 細胞を隣接する濾胞に引き入れる．B 細胞の豊富な濾胞に遊走する CD4$^+$T 細胞は，**濾胞ヘルパー T 細胞 follicular helper T(Tfh) cell** と呼ばれる．Tfh 細胞の生成と機能は，ICOS(inducible costimulator)と呼ばれる CD28 ファミリーのコスティミュレーターに依存する．*ICOS* 遺伝子の遺伝性突然変異は，いくつかの抗体欠損の原因である(**第 12 章**参照)．Tfh 細胞は，コミットメント［系統決定］commitment されていない T 細胞から，あるいは，Th1，Th2，Th17 を含む，他のサブセットから発達し，これらのサブセットに特有である，IFNγ，IL-4，IL-17 などのサイトカインを分泌する．B 細胞応答におけるこれらのサイトカインの役割は，以下に記述する．さらに，大部分の Tfh 細胞は，Tfh 細胞の機能に重要ではあるが，十分理解されていない役割をもっているサイトカイン IL-21 を分泌する．

細胞増殖巣からのいくつかの活性化 B 細胞は，リンパ濾胞へ再び遊走し，Tfh 細胞からのシグナルに応答して，急速に分裂し始める．これらの B 細胞は，倍加時間は約 6 時間であると推定されているので，1 個の細胞は 1 週以内に数千個のプロジェニーを生成する．これらの増殖している B 細胞を含む濾胞の領域は，**胚中心 germinal center** である(この部位は，新しいリンパ球が生成される germinated 部位であると考えられていたので，胚中心と命名された)．胚中心 B 細胞は，広範囲の Ig 遺伝子のアイソタイプスイッチ isotype switching と体細胞突然変異 somatic mutation を受ける．アイソタイプスイッチと体細胞突然変異の過程は以下に記述する．最も強い高アフィニティ B 細胞は，メモリ B 細胞と長期生存プラズマ細胞に分化する B 細胞として胚中心反応の最後に選択される．選択はより密でない明領域でも

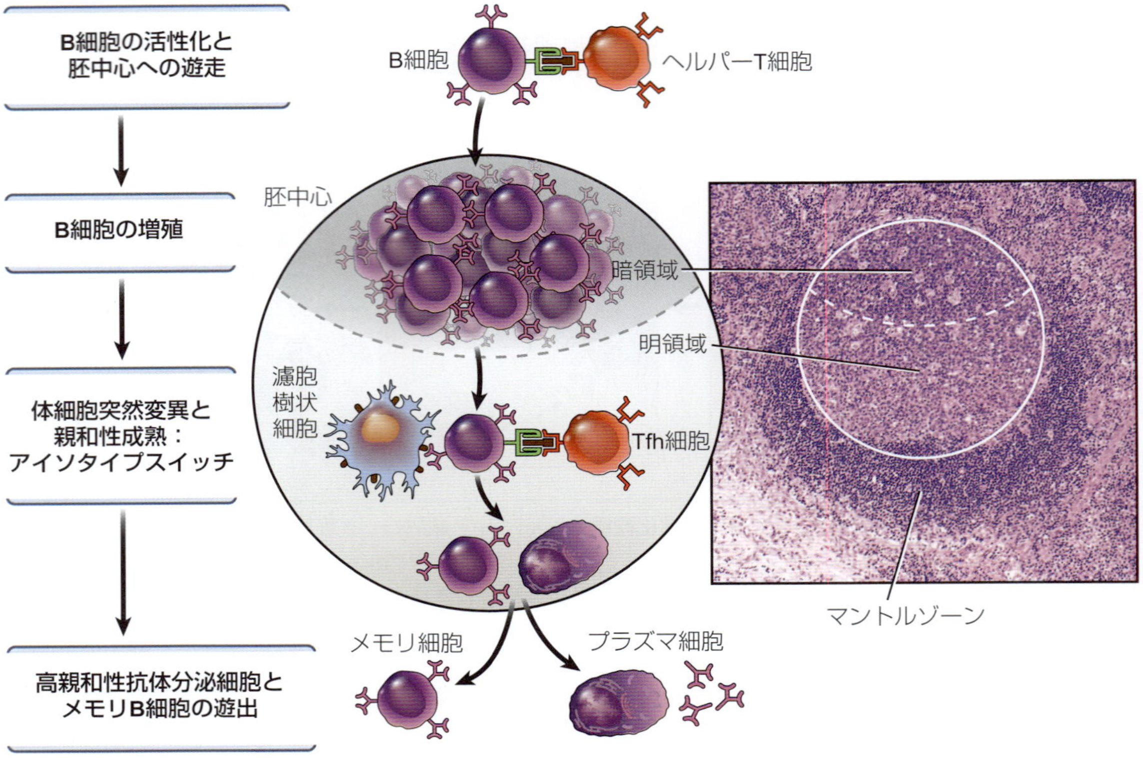

図 7-10　胚中心反応　1次濾胞の端でヘルパーT細胞によって活性化したB細胞は，濾胞に遊走し，増殖し，胚中心の暗領域を形成する．胚中心B細胞は，Ig遺伝子のアイソタイプスイッチと体細胞突然変異を受け，明領域に遊走し，そこで，B細胞は最も高いアフィニティのIgレセプターが生存するよう選択され，プラズマ細胞あるいはメモリ細胞に分化し，胚中心を離れる．右のパネルは，リンパ節の胚中心をもつ2次濾胞の組織像を示す．胚中心は，基底の暗領域と隣接する明領域を含む．マントルゾーンは，胚中心の外の濾胞の一部である．

起こるけれど，増殖しているB細胞は胚中心の暗領域に定住する（図 7-10 参照）．

H鎖アイソタイプ（クラス）スイッチ
Heavy-Chain Isotype（Class）Switching

ヘルパーT細胞は異なるH鎖アイソタイプの抗体を産生するため，IgM発現とIgD発現Bリンパ球のプロジェニーを刺激する（図 7-11）．異なる抗体アイソタイプは，異なる機能を実行するので，アイソタイプスイッチの過程は，液性免疫応答の機能的能力を拡大する．たとえば，ほとんどの細菌とウイルスの細胞外期 extracellular stage に対する重要な防御機構は，これらの微生物を抗体で被覆し（オプソニン化 opsonization），好中球とマクロファージによりファゴサイトーシス［貪食］phagocytosis されるようにすることである．この反応は，ファゴサイト［貪食細胞］phagocyte のγH鎖に特異的である高アフィニティ Fc レセプターへ結合する IgG1 と IgG3（ヒトにおいて）などの抗体クラスにより，最もよく媒介される（**第8章**参照）．これとは対照的に，蠕虫はファゴサイトーシスされるにはあまりに大きいので，好酸球により最もよく排除される．したがってこれらの寄生虫に対する防御は，好酸球が結合する抗体で被覆することが必要である．好酸球はεH鎖の Fc 部分に対する高アフィニティレセプターをもっているので，これらの寄生虫に対する防御を行うことができる抗体クラスは，IgE である．このように，効果的宿主防御のためには，これらの微生物に対する特異的なすべてのナイーブBリ

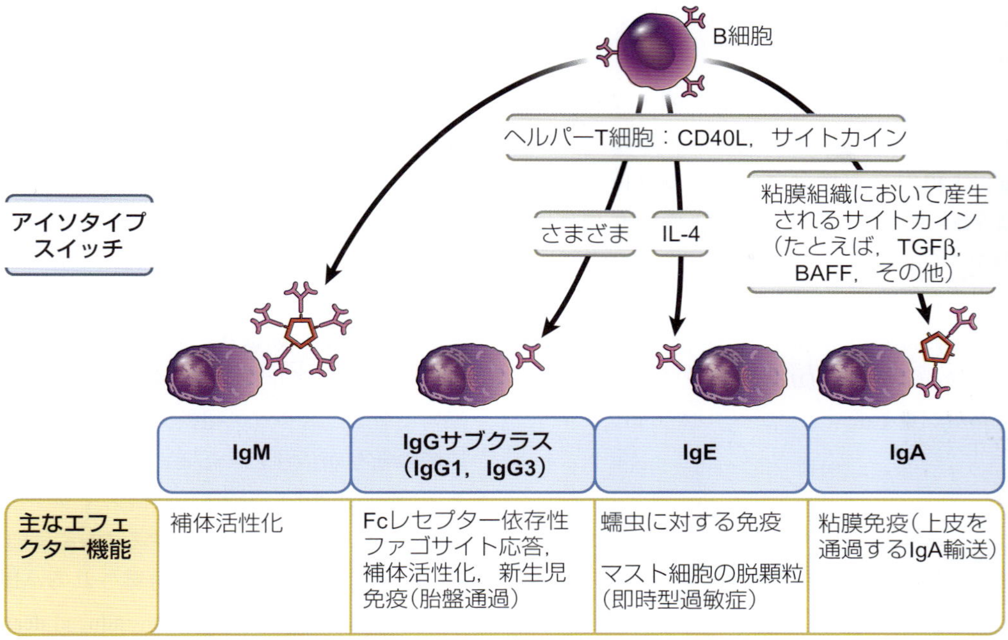

図 7-11　免疫グロブリン H 鎖アイソタイプ(クラス)スイッチ　抗原刺激された B リンパ球は，IgM 抗体分泌細胞に分化し，あるいは，CD40L とサイトカインの影響を受けて，いくつかの B 細胞は異なる Ig H 鎖アイソタイプを産生する細胞に分化する．これらの H 鎖アイソタイプの一部の主要なエフェクター機能をリスト表示した．すべての H 鎖アイソタイプは，微生物とトキシンを中和するために機能する．BAFF は，特に T 細胞非依存性応答において，IgA へのアイソタイプスイッチに関与する B 細胞活性化サイトカインである．IgG サブクラスへのスイッチは，マウスではサイトカインの IFNγ によって刺激されるが，ヒトにおいては他のサイトカインによって刺激されると考えられる．IL-4：インターロイキン 4 interleukin-4，TGFβ：トランスフォーミング増殖因子 β transforming growth factor β.

ンパ球が，IgM と IgD のアイソタイプである同じ抗原レセプターを発現するとしても，免疫系は異なる微生物に反応して異なる抗体アイソタイプを作製する必要がある．

アイソタイプスイッチのもう 1 つの機能的な重要性は，産生された IgG 抗体は新生児 Fc レセプター neonatal Fc receptor（FcRn）と呼ばれる特別な Fc レセプターと結合できることである．胎盤に発現される FcRn は，胎児に母体の IgG の移行を媒介して，新生児に防御を提供し，内皮細胞とファゴサイト上に発現される FcRn は，IgG 抗体を細胞内異化から保護する特別な役割を果たしており，それにより，血液中での半減期を長くする（**第 8 章**参照）．

H 鎖アイソタイプスイッチは，CD40L 媒介性シグナルとサイトカインの組み合わせにより誘導される． CD40L とサイトカインのシグナルは，抗原刺激された B 細胞に作用し，一部の細胞のプロジェニーのクラススイッチを誘導する．CD40 あるいは CD40L が存在しない場合には，B 細胞は IgM だけを分泌して他のアイソタイプに変わることができず，このことはクラススイッチにおける，このリガンド－レセプターの 1 組の重要な役割を示している．**X 連鎖高［ハイパー］IgM 症候群 X-linked hyper-IgM syndrome** と呼ばれる疾患は，X 染色体上に位置する CD40L 遺伝子における突然変異に起因し，CD40L の非機能型が生成される．この疾患では，H 鎖クラススイッチ欠損のため，血清抗体の多くは IgM である．CD40L は，マクロファージの T 細胞媒介活性化のために，また，樹状細胞による T 細胞応答拡大のために重要であるので，患者はまた，細胞内微生物に対して細胞性免疫が欠損する(**第6章参照**).

スイッチ組換え switch recombination と呼ばれるアイソタイプスイッチ isotype switching の機構は，Ig μ H 鎖の V 領域をコードする以前に形成された VDJ エクソンに起こり，下流の C 地域の隣に動かす(図7-12). まだアイソタイプスイッチを受けていない IgM 産生 B 細胞は，Ig H 鎖座において，最初の定常領域クラスター(Cμ)に隣接する再構成された *VDJ* 遺伝子を含んでいる. VDJ エクソンを Cμ エクソンへスプライシングすることにより，最初に転写された RNA において H 鎖 mRNA が生成され，この mRNA は，μ H 鎖(IgM 抗体を生成するために L 鎖と組み合わされる)を生成するために翻訳される. このように，B 細胞により最初に産生される抗体は IgM である. CD40 とサイトカインレセプターからのシグナルは，Cμ の下流にある定常領域のうちの1つを介する転写を刺激する. それぞれの定常領域の 5′ 側イントロンは(Cδ を除く)，スイッチ領域 switch region と呼ばれる保存されたヌクレオチド配列である. スイッチ組換えの間に，下流の定常領域の転写が活性化すると，Cμ の 5′ 側スイッチ領域は，下流の定常領域の 5′ 側スイッチ領域と結合し直して，すべての介在する DNA は削除される. CD40 シグナルにより誘導される AID(活性化誘導デアミナーゼ activation-induced deaminase)と呼ばれる酵素は，この過程で重要な役割を果たしている. AID は，DNA のシトシン(C)をウラシル(U)に変換する. 他の酵素の連続した作用により，U が除去され，DNA においてニック［切れ目］nick が形成される. このような両方のストランド［鎖］double-stranded 上の過程は，2 本鎖

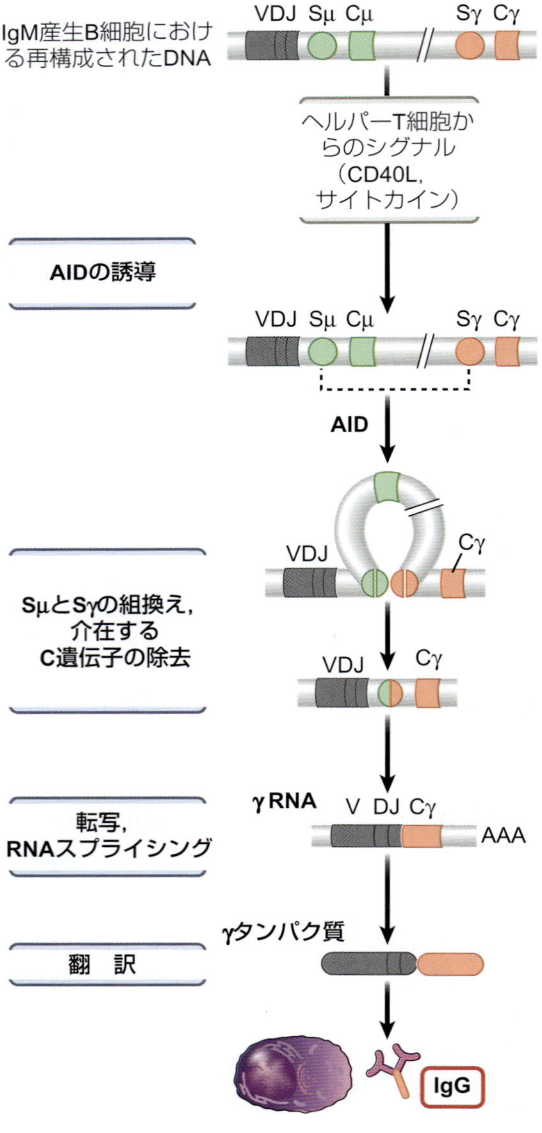

図7-12 免疫グロブリン H 鎖アイソタイプスイッチの機構 IgM を産生する B 細胞において，再構成された VDJ H 鎖遺伝子は，μ 定常領域遺伝子(Cμ)に隣接している. ヘルパー T 細胞からのシグナル(CD40L とサイトカイン)は，再構成された VDJ DNA が，Cμ の下流の C 遺伝子(例示したのは Cγ 遺伝子である)の近くに動かされるように，スイッチ(S)領域の組換えを誘導する. Tfh 細胞からのシグナルによって B 細胞に誘導される活性化誘導デアミナーゼ activation-induced deaminase(AID)酵素は，スイッチ領域が他の酵素によって分解され，下流のスイッチ領域に結合することができるようにスイッチ領域においてヌクレオチドを変換する. その後，H 鎖遺伝子が転写されると，VDJ エクソンは下流の C 遺伝子のエクソンにスプライスされ，新しい定常領域をもった H 鎖を，すなわち新しい Ig クラスを産生する. C 領域は変化するが，VDJ 領域は保存され，すなわち抗体の特異性は保存される点に注意すること(それぞれの C 領域遺伝子は多くのエクソンを含むが，単純にするため1つのエクソンだけ示した).

DNAの切断につながる．2つのスイッチ領域における2本鎖DNA切断が集合し修復されると，介在するDNAは削除され，当初はCμの近くにあった再構成されたVDJエクソンは，異なるアイソタイプ(たとえば，IgG，IgA，IgE)の定常領域のすぐ上流にもってこられる．その結果，特異性は再構成されたVDJにより決定されるので，B細胞は，最初のB細胞と同じ特異性をもつ新しいH鎖クラス(抗体のC領域により決定される)を産生し始める．

濾胞ヘルパーT細胞 follicular helper T(Tfh) cellにより産生されるサイトカインにより，どのH鎖クラスが産生されるかが決定される(図7-11参照)．

- ファゴサイトのFcレセプターと結合するオプソニン化するIgG抗体の産生は，ヒトではIL-10と他のサイトカインにより，また，マウスでは主にIFNγによって刺激される．抗体応答において，これらのサイトカインは，Tfh細胞によって産生される．産生されるIgG抗体は，微生物をオプソニン化し，ファゴサイトーシス作用と細胞内キリング［傷害］を促進する．
- それとは対照的に，IgEへのクラススイッチは，(IFNγを産生するTfh細胞とは異なる)Tfh細胞により産生されるIL-4により刺激される．IgEは蠕虫を除去するために，好酸球(もう1つのTh2サイトカインであるIL-5により活性化される)と共同して作用する．予想されるとおり，蠕虫は強いTh2反応と関連するTfh細胞応答を誘導する．

このように，微生物へのヘルパーT細胞応答の性質は，その後に引き続く抗体応答を導き，その微生物と戦うために最適となる．これらは，どのように免疫系の異なる構成要素が調節され，異なる型の微生物に対する防御において共同して機能するか，またどのようにヘルパーT細胞が免疫応答の主制御装置として機能するかの優れた例である．

産生された抗体アイソタイプの性質は，また免疫応答の部位により影響される．IgAへのクラススイッチを促進するTGFβなどのサイトカインは，たぶん粘膜リンパ組織で産生されるので，IgA抗体はこれらの組織では主要なアイソタイプである．これらのリンパ組織で活性化されるB細胞はまた，粘膜上皮バリアのちょうど下部に，遊走を引き起こすケモカインレセプターと接着分子を発現するように誘導される．IgAは粘膜上皮を通して能動的に分泌されることができる主要な抗体アイソタイプである(**第8章**参照)．B1細胞はまた，特に非タンパク質抗原に対して，粘膜組織におけるIgA抗体の重要な供給源である．

アフィニティ［親和性］成熟
Affinity Maturation

アフィニティ成熟は，タンパク質抗原に反応して産生された抗体のアフィニティが，その抗原に対する暴露が長期間にわたるとともに，あるいは繰り返しとともに増加する過程である(図7-13)．アフィニティ成熟のため，感染が持続的であり，あるいは反復性であると，微生物あるいは微生物抗原に結合する抗体の能力は増加する．

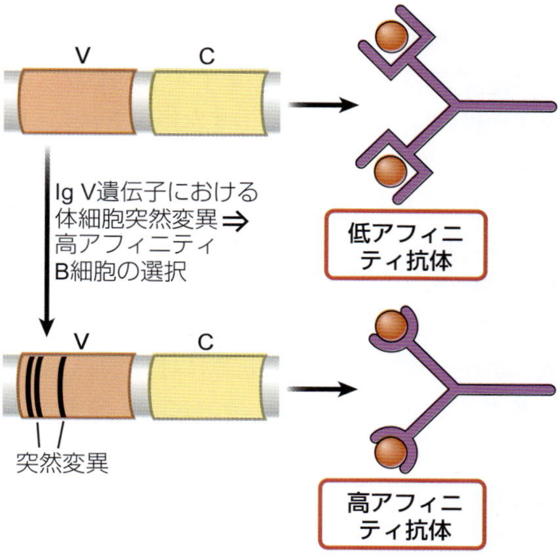

図7-13 **抗体応答におけるアフィニティ成熟** 免疫反応の初期には，低アフィニティ抗体が産生される．胚中心反応の間，Ig V遺伝子の体細胞突然変異と高アフィニティ抗原レセプターをもつ突然変異B細胞の選択により，抗原に対する高アフィニティ抗体が産生される．

アフィニティのこの増加は，産生された抗体のV領域で，特に抗原結合超可変領域 hypervariable region での点突発変異 point mutation による．アフィニティ成熟は，ヘルパーT細胞依存性タンパク質抗原に対する応答だけにおいてみられ，このことはヘルパーT細胞がこの過程に必須であることを示唆している．これらの結果は，2つの興味ある疑問を提起する．B細胞は，どのようにIg遺伝子突然変異を受け，また高アフィニティ(すなわち最も有用である)B細胞が，どのように選択されて進行性により多数となるのか．

アフィニティ成熟はリンパ濾胞の胚中心で起こり，細胞分裂しているB細胞におけるIg遺伝子の体細胞高頻度突然変異 somatic hypermutation の結果であり，抗原による高アフィニティB細胞の選択が引き続き起こる(図7-14)．胚中心においては，急速に分裂しているB細胞のIg遺伝子は多数の点突然変異を受ける．アイソタイプスイッチのために必要とされるAID酵素はまた，体細胞突然変異においても重要な役割を果たしている．Ig V領域DNAにおけるこのAID酵素により産生されるU(ウラシル)は，DNA複製の間に，しばしばT(チミン)に変換され，あるいは，Tはしばしば突然変異を引き起こすエラーを起こしやすい機構により削除され，また修復される．Ig遺伝子突然変異の頻度は，1回の細胞分裂につき，10^3個の塩基対あたり1個と推定されており，これはほとんどの他の遺伝子の突然変異率よりきわめて高い．この理由により，Ig突然変異は体細胞高頻度突然変異と呼ばれる．この大量の突然変異により，応答を開始した抗原に対して広い範囲に及ぶさまざまなアフィニティで，Ig分子が結合するさまざまなB細胞クローンが生成される．この過程における次の段階は最も有用な抗原レセプターをもつB細胞の選択である．

抗原認識とT細胞のヘルプにより救済されないと，胚中心B細胞はアポトーシスにより死滅する．Ig遺伝子の体細胞高頻度突然変異が，胚中心で起こっている間，免疫応答の初期に分泌された抗体は残りの抗原に結合する．形成された抗原抗体複合体は，補体を活性化する．これらの複合体は胚中心に存在し，ともに抗原抗体複合体の提示をヘルプする抗体のFc部分および補体生成物に対するレセプターを発現する，**濾胞樹状細胞 follicular dendritic cell(FDC)**と呼ばれる細胞により提示される．このように，体細胞高頻度突然変異を受けたB細胞は，遊離の抗原あるいはFDC上の抗原と結合する機会を与えられ，死滅から救済される．これらのB細胞は，また，抗原を内在化し，それをプロセシングし，ペプチドを胚中心Tfh細胞に提示し，Tfh細胞は，重要な生存シグナルを提供する．高アフィニティB細胞は，効率よく抗原と結合し，ダーウィンの適者生存 Darwinian survival of the fittest の過程と同じように，抗原を弱く結合するB細胞よりよく生存する．タンパク質抗原に対する免疫応答が進行すると，また特に繰り返された免疫暴露により，産生される抗体の量は増加する．その結果，利用できる抗原の量は減少する．生存するよう選択されたB細胞は，さらに低い濃度で抗原に結合する必要があり，そのため，これらの細胞の抗原レセプターはさらに高アフィニティとなっていく．

プラズマ細胞とメモリ[記憶]B細胞の生成
Generation of Plasma Cells and Memory B Cells

胚中心の活性化B細胞は，長期生存プラズマ細胞あるいはメモリB細胞に分化する．抗体産生細胞は循環に入り，プラズマブラスト［形質芽細胞］plasmablast と呼ばれる．プラズマブラストは骨髄，あるいは粘膜組織に遊走する傾向があり，そこで**プラズマ［形質］細胞 plasma cell** として何年間も生存し，抗原が除去された後でさえ，高アフィニティ抗体を産生し続ける．健康成人血液中の半分以上の抗体が，これらの長期生存抗体分泌細胞により産生されると推定されている．このように，循環している抗体はそれぞれの抗原暴露への経歴を反映している．これらの抗体は，抗原(微生物あるいはトキシン)が体内に再び侵入したとき，即時に防御できるレベルを提供している．

一部の活性化B細胞は，しばしばクラススイッチした高アフィニティB細胞のプロジェニーで

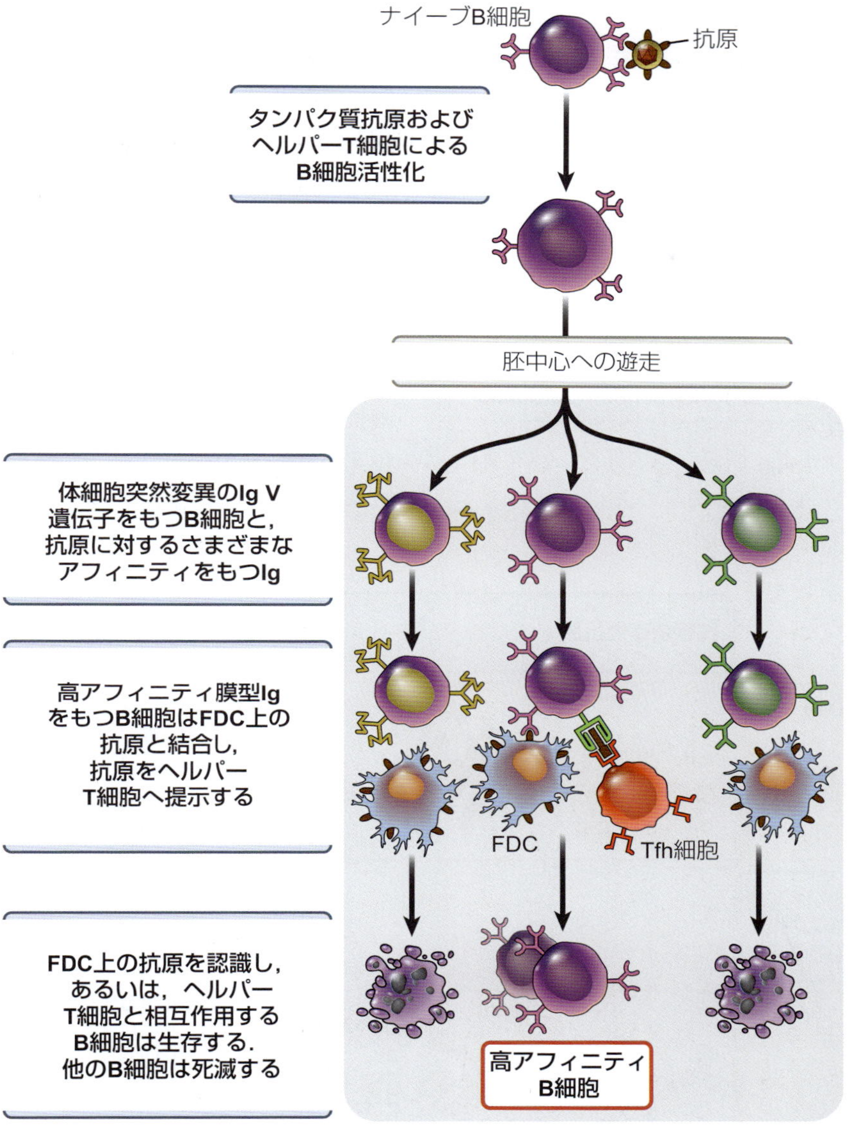

図 7-14 胚中心における高アフィニティ B 細胞の選択 抗原によって活性化されたいくつかのB細胞は，T細胞からの補助で濾胞に遊走して胚中心を形成し，急速に増殖して Ig V 遺伝子の突然変異を増大させる．これらのB細胞は，抗原へのさまざまなアフィニティをもつB細胞を生成する．濾胞樹状細胞（FDC）は抗原を提示し，抗原を認識するB細胞だけが生存するよう選択される．FDCは，免疫複合体をFcレセプターに結合させることにより，あるいはC3レセプターに付着したC3bとC3d補体タンパク質を用いて免疫複合体を結合させることにより（ここでは図示していない），抗原を提示する．B細胞はまた，抗原を結合し，それをプロセシングし，胚中心においてヘルパーT細胞に提示する．より多くの抗体が産生されると利用できる抗原の量は減少するので，より高いアフィニティを発現するB細胞だけが抗原と結合することができ，また生存するよう選択される．

あるが，活性化抗体分泌細胞には分化せず，**メモリ細胞 memory cell** になる．メモリ B 細胞は抗体を分泌しないが，血液を循環して粘膜内や他の組織に定住する．メモリ細胞は，追加の抗原暴露なしに，何か月あるいは何年も生存し続け，ゆっくりした細胞回転を行い，抗原が再侵入したときに急速に応答する準備をしている．そのため，T 細胞依存性抗体応答によるメモリは生涯続く．

T 細胞非依存性抗原に対する抗体応答
Antibody Responses to T-Independent Antigens

ポリサッカライド，脂質，他の非タンパク質抗原は，ヘルパー T 細胞の関与なしに抗体応答を惹起する．これらの非タンパク質抗原は，MHC 分子に結合することができず，したがって T 細胞により認識されないことを思い出すこと（**第 3 章参照**）．多くの細菌は，ポリサッカライドの豊富な莢膜を含み，これらの細菌に対する防御は，基本的には莢膜のポリサッカライドに結合し，細菌をファゴサイトーシスの標的にする抗体により媒介される．T 細胞非依存性抗原に対する抗体応答が，多くの点でタンパク質に対する応答と異なり，これらの違いの大部分は，タンパク質に対する抗体応答におけるヘルパー T 細胞の役割に起因する（**図 7-15**）．ポリサッカライド抗原と脂質抗原は，しばしば同一エピトープの多価配列を含

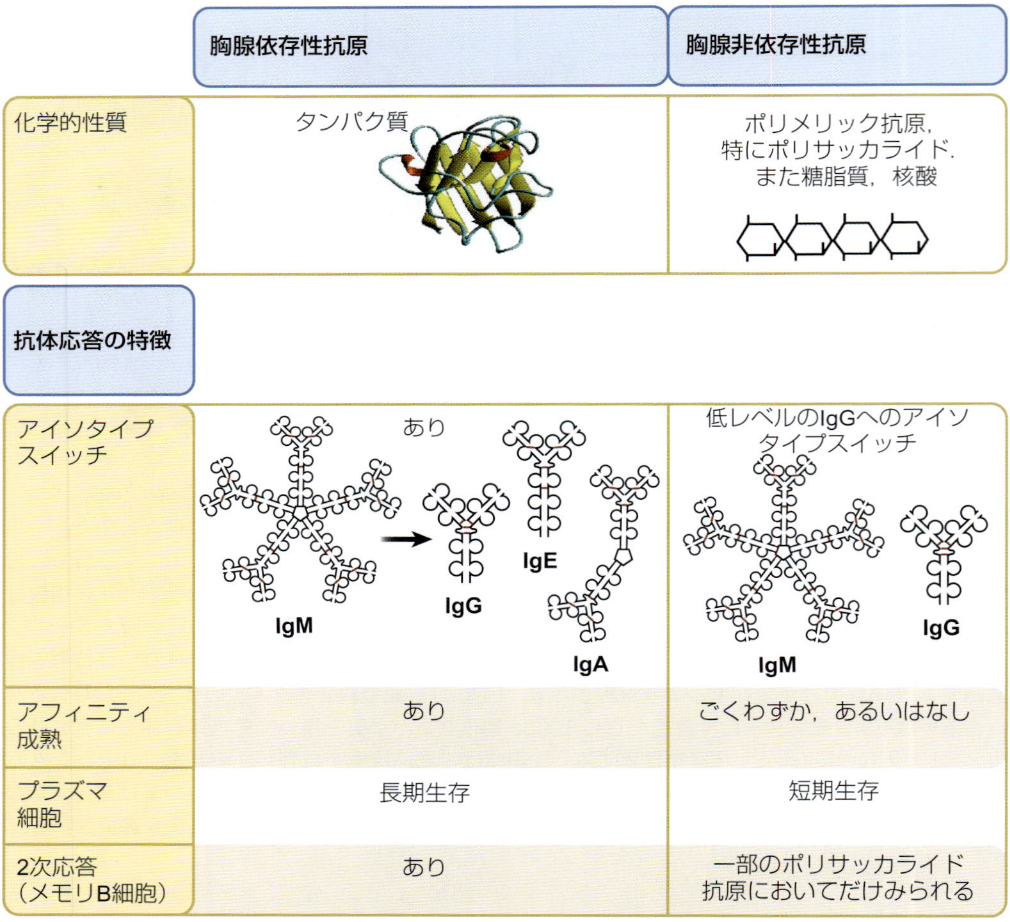

図 7-15　T 細胞依存性抗原と T 細胞非依存性抗原に対する抗体応答の特性　T 細胞依存性抗原（タンパク質）と T 細胞非依存性抗原（非タンパク質）は，異なる特性で抗体応答を誘導し，主にタンパク質抗原に対する応答においてはヘルパー T 細胞の影響を反映するが，T 細胞非依存性応答においては T 細胞のヘルプはない．

むので，これらの抗原は特異的B細胞上で，多くの抗原レセプターをクロスリンクすることが可能である(図7-2参照)．この広範囲のクロスリンクはT細胞のヘルプを必要とせずに十分強く刺激し，B細胞の増殖と分化を引き起こす．ポリサッカライドはまた，補体系を活性化させ，さらに多くのT細胞非依存性抗原はTLRに関与するので，T細胞のヘルプなしに，B細胞活性化を促進するB細胞活性化シグナルを提供する(図7-5参照)．天然に存在するタンパク質抗原は，通常多価ではなく，これはタンパク質抗原がそれ自身では完全なB細胞応答を誘導せず，抗体産生を刺激するためにヘルパーT細胞に依存する理由の説明となっている．また，脾臓の辺縁帯B細胞は，血液媒介抗原に対するT細胞非依存性抗体応答に関して主要な役割を果たしており，B1細胞は，粘膜組織および腹膜においてT細胞非依存性抗体応答を行う．

液性免疫応答の制御：抗体フィードバック

Regulation of Humoral Immune Responses: Antibody Feedback

Bリンパ球が抗体分泌細胞とメモリ細胞に分化した後，これらの細胞の一部は，長期間生存し続けるが，大部分の活性化B細胞は，たぶんアポトーシスの過程により死滅する．この活性化されたB細胞の段階的な喪失は，液性免疫応答の生理的な低下に関与する．B細胞はまた，抗体産生を終結するために特別な機構を使用する．IgG抗体は体中で産生され，循環しているため，抗体は血液と組織において，まだ存在している抗原に結合し，免疫複合体を形成する．抗原特異的B細胞は，Igレセプターにより免疫複合体の抗原部分に結合する．同時に，結合したIgG抗体のFc尾部は，FcγRIIBと呼ばれるB細胞上(および多くの骨髄細胞上)に発現される特別の型のFcレセプターにより認識される(図7-16)．このFcレセプターは，抗原レセプター誘導シグナルを終結する抑制性シグナルを伝達して，B細胞応答を終了させる．抗原に結合した抗体がさらなる抗体産

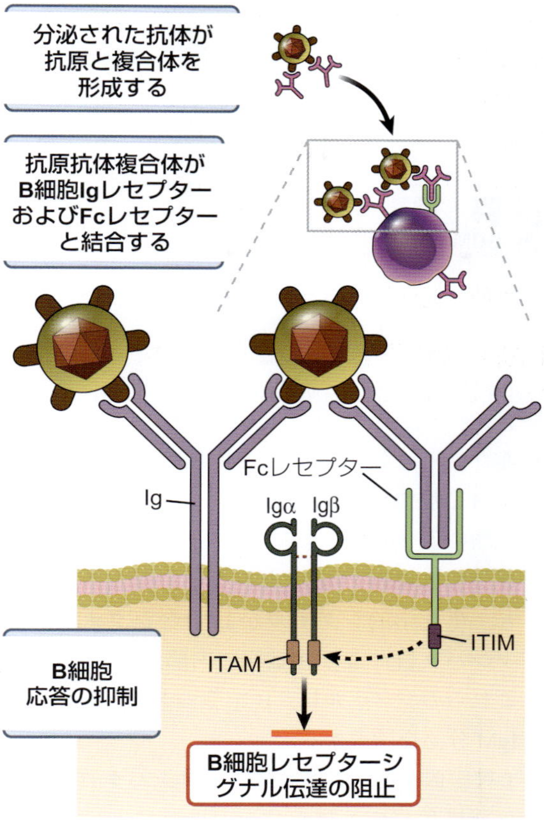

図7-16　抗体フィードバックの機構　分泌されたIgG抗体は，残留する抗原(図示したのはウイルスであるが，しかしもっと一般的には可溶性抗原)と免疫複合体(抗原抗体複合体)を形成する．抗原エピトープを認識する膜型Ig抗原レセプターと，結合抗体を認識する特定の型のFcレセプター(FcγRIIB)を用いて，複合体は抗原特異的B細胞と相互作用する．このFcレセプターは抗原レセプターからの活性化シグナルを阻止し，B細胞活性化を終結させる．B細胞FcγRIIBの細胞質ドメインは，抗原レセプター媒介性B細胞活性化を阻止する酵素に会合するITIMを含んでいる．ITAM：免疫レセプターチロシン活性化モチーフ immunoreceptor tyrosine-based activation motif，ITIM：免疫レセプターチロシン抑制性モチーフ immunoreceptor tyrosine-based inhibition motif.

生を阻止するこの過程は，**抗体フィードバック antibody feedback** と呼ばれる．いったんIgG抗体の十分な量が産生されると，抗体フィードバックは液性免疫応答を終結するのに有用である．FcγRIIBによる抑制はまた，自己抗原に対する抗

体応答を阻止するために機能し，このレセプターをコードしている遺伝子の多型は自己免疫疾患の全身性エリテマトーデスと関係している(**第9章**参照).

要 旨
SUMMARY

- 液性免疫は，ファゴサイトと補体系により中和され，あるいは破壊のための標的とされる，細胞外微生物とトキシンに結合する抗体により媒介される.
- 非タンパク抗原への液性免疫応答は，ナイーブB細胞の特異的なIgレセプターによる抗原認識により開始される．多価抗原の結合は，特異的なB細胞のIgレセプターをクロスリンクし，生化学的シグナルがIg会合シグナル伝達タンパク質によりB細胞の内部に届けられる．これらのシグナルは，B細胞のクローン拡大とIgM分泌を誘導する.
- T細胞依存性応答と呼ばれるタンパク質抗原への液性免疫応答は，リンパ濾胞において，タンパク質がナイーブB細胞の特異的Igレセプターに結合することにより開始される．この結果，B細胞がヘルパーT細胞と相互作用する準備のためのシグナルが生成される．さらにB細胞は，その抗原を内部移行させ，またプロセシングして，クラスⅡ MHC提示されたペプチドを抗原特異的ヘルパーT細胞に提示する．それに応答し，ヘルパーT細胞はCD40Lを発現してサイトカインを分泌し，それらは共同してB細胞の高度の増殖と分化を刺激するために機能する．濾胞ヘルパーT細胞(Tfh)と呼ばれるヘルパーT細胞は，胚中心に遊走して，特にアイソタイプスイッチとアフィニティ成熟を効果的に刺激する.
- H鎖アイソタイプスイッチ(あるいはクラススイッチ)は，液性免疫応答が進行するのに伴い抗原に応答して産生される抗体の特異性ではなく，アイソタイプが変化する過程である．アイソタイプスイッチは，ヘルパーT細胞に発現されるCD40Lとサイトカインの組み合わせにより刺激される．さまざまなサイトカインは，異なる抗体アイソタイプへのアイソタイプスイッチを誘導し，免疫系がさまざまな型の微生物に最も効果的に応答するのを可能にする.
- アフィニティ成熟は，タンパク質抗原に対する抗体のアフィニティが長期間，あるいは繰り返される抗原暴露とともに増加する過程である．このアフィニティ成熟過程は，Tfh細胞からのシグナルにより開始され，B細胞が濾胞に遊走し，胚中心を形成する結果となる．ここでB細胞は急速に増殖し，Ig V遺伝子は広範囲の体細胞突然変異を受ける．抗原は胚中心のFDCにより提示される．高アフィニティで抗原を認識するB細胞は，生存するよう選択され，抗体応答のアフィニティ成熟を引き起こす.
- 最初のT細胞依存性液性応答は濾胞外の細胞増殖巣で起こり，短命なプラズマ細胞により産生されるほとんどアイソタイプスイッチしていない低レベルの抗体を生成する．後の応答は胚中心で起こり，広範囲なアイソタイプスイッチとアフィニティ成熟，何年間も抗体を分泌する長期生存プラズマ細胞の生成，抗原に再遭遇すると，増殖と高アフィニティ抗体の分泌により速く応答する長期生存メモリB細胞の発達を引き起こす.
- ポリサッカライド，脂質，他の非タンパク質抗原は，T細胞のヘルプなしで抗体応答を誘導するので，T細胞非依存性抗原と呼ばれる．ほとんどのT細胞非依存性抗原は，B細胞上で多くのIgレセプターをクロスリンクすることが可能な多数の同一のエピトープを含み，ヘルパーT細胞の活性化なしでも十分なシグナルをB細胞に提供する．T細胞非依存性抗原に対する抗体応答は，T細胞依存性タンパク質抗原に対する応答よりも，H鎖アイソタイプスイッチとアフィニティ成熟を起こしにくい.
- 分泌された抗体は，残留する抗原と免疫複合体を形成し，B細胞上の抑制性Fcレセプターの関与により，B細胞活性化を終結させる.

復習問題
REVIEW QUESTIONS

1. タンパク質抗原とポリサッカライド抗原に対するB細胞応答を誘導するシグナルは何か.
2. タンパク質抗原に対する1次, 2次抗体応答の主な違いは何か.
3. 抗原特異的ヘルパーT細胞は, どのようにして同じ抗原特異的Bリンパ球と相互作用するか. これらの相互作用は, 主にリンパ節のどこで起こるか.
4. H鎖アイソタイプスイッチを誘導するシグナルは何であり, またさまざまな微生物に対する宿主防御におけるこの現象の重要性は何か.
5. アフィニティ成熟とは何か. アフィニティ成熟はどのように誘導され, またどのように高アフィニティB細胞は生存するよう選択されるのか.
6. ポリサッカライドと脂質に対する抗体応答の特徴は何か. どのような型の細菌が, 最もよくこれらの型の抗体応答を刺激するか.

復習問題の解答とそれに関する解説は, *https://studentconsult.inkling.com* に記述した(オンラインコンテンツは英語のみ).

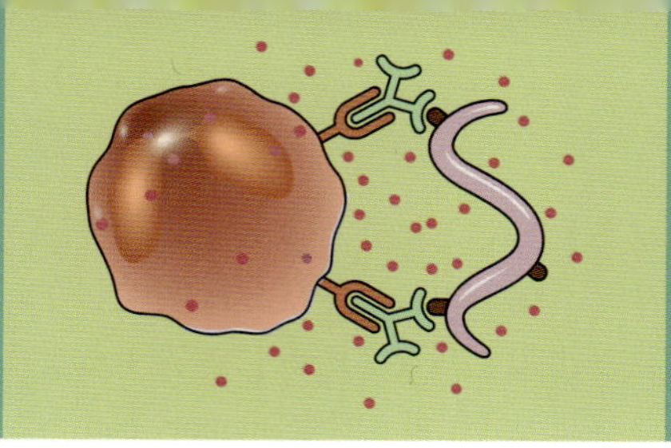

第 8 章

液性免疫のエフェクター機構
Effector Mechanisms of Humoral Immunity

細胞外微生物とトキシンの除去
Elimination of Extracellular Microbes and Toxins

液性免疫は，分泌された抗体により媒介される宿主防御の型であり，細胞外微生物およびそれらの微生物トキシン［毒素］microbial toxin に対する防御に重要である．抗体は，微生物が宿主細胞へ結合して侵入する能力を阻止することにより，感染を防御する．抗体は，また，微生物トキシンにも結合し，トキシンが宿主細胞をダメージ［損傷］damage することも防いでいる．それだけではなく，抗体は，微生物，トキシン，感染細胞を体内から除去する機能をもっている．抗体は細胞外微生物に対する適応免疫の主要な機構であるが，抗体は細胞内で生存している微生物には到達できない．しかし，液性免疫は，ウイルスなどの細胞内に寄生する微生物に対する防御にさえも非常に重要な役割を果たしている．その理由は，抗体はこれらの微生物が宿主細胞へ侵入する前に，あるいは感染細胞から，非感染細胞への移行の間に，これらの微生物に結合することができ，そのために感染の拡大を防止するからである．抗体産生の不全は，多くの細菌，ウイルス，寄生生物 parasite による易感染性を増大させることに関連している．ほとんどの効果的なワクチンは，抗体産生を刺激することにより作用する．

本章では，抗体は感染に対してどのようにして機能するかについて，次のような疑問に焦点をあて，記述する．

- さまざまな型の感染性物質，およびそれらのトキシンと戦うために，分泌された抗体が用いる機構は何か．
- 微生物に対する防御における補体系［システム］complement system の役割は何か．

- 抗体は胃腸管や気道を通過して侵入する微生物とどのようにして戦うか.
- 抗体はどのようにして感染から胎児や新生児を防御するか.

宿主の防御においてどのように抗体が機能するかの機構について記述する前に，機能するときに重要な抗体分子の性質を要約する.

エフェクター［効果］機能を決定する抗体の特性
Properties of Antibodies That Determine Effector Function

抗体の産生および構造のいくつかの特徴は，宿主防御におけるこれらの分子の機能において重要である.

抗体は体内すべてにおいて，さらに粘膜器官腔で機能する. 抗体は，末梢リンパ器官（リンパ節，脾臓，粘膜リンパ組織）で，また炎症の組織部位で，抗原によりBリンパ球が刺激された後で産生される．抗原刺激されたBリンパ球の多くは抗体を分泌するプラズマ［形質］細胞に分化し，一部のプラズマ細胞は，リンパ器官あるいは炎症を起こした組織に停留するが，他のプラズマ細胞は，骨髄に遊走して，骨髄に定住する．プラズマ細胞は，異なるH鎖［重鎖］アイソタイプ heavy-chain isotype（クラス［種類］class）の抗体を合成し，分泌する．これらの分泌抗体は血液に入り，そこからどのような末梢の感染部位へも到達することができ，またこれらの抗体は粘膜分泌液に入り，そこで上皮を通過して侵入しようとする微生物による感染を阻止することができる．このようにして，抗体は体内すべてにおいて，機能を発揮することができる.

感染防御抗体は，微生物に対する1次 first（初回 primary）応答で産生され，それに引き続く subsequent（2次 secondary）応答で大量に産生される（図7-3参照）．抗体産生は感染後あるいはワクチン接種後1週間以内に開始される．骨髄に遊走したプラズマ細胞は，持続的に数か月から数年にわたって抗体を産生し続ける．もしその微生物が再びその宿主へ感染しようとすると，持続的に分泌されている抗体は直ちに防御する．抗原刺激Bリンパ球の中には，抗体は産生しないが，抗原が再び出現すると，それに応答するよう準備しているメモリ［記憶］細胞 memory cell へと分化するものがある．その微生物に引き続き遭遇すると，これらのメモリ細胞は急速に抗体産生細胞へ分化し，感染に対してさらに効果的に非常に大量の抗体を提供するようになる．ワクチン接種の目標は長期に生存するプラズマ細胞とメモリ細胞の発達を刺激することである.

抗体は，微生物とトキシンに結合し，これらの有害な結果を阻止するために抗原結合（Fab）領域［部分］region を用い，また抗体は，これらの微生物とトキシンを除去するために，多様なエフェクター［効果］機能 effector mechanism を活性化する Fc 領域を用いる（図8-1）．抗原認識のこれらの領域による位置的分離と抗体分子のエフェクター機能は，第4章で紹介した．抗体は，単に Fab 領域を用いることによって微生物と微生物トキシンに結合することだけで，微生物の感染性および微生物トキシンの有害な効果を阻止する．抗体のその他の機能には，ファゴサイト［貪食細胞］phagocyte や補体系などの，さまざまな宿主防御の構成要素の関与が必要となる．免疫グロブリン（Ig）分子の Fc 領域は，H鎖の定常領域を構成し，ファゴサイトの Fc レセプター［受容体］FC receptor および補体タンパク質に対する結合部位を保有している．Fc レセプターおよび補体レセプターに対する抗体の結合は，いくつかの Ig 分子が微生物や微生物抗原を認識し，結合した後にのみ起こる．そのため，抗体の Fc 依存性機能であっても，Fab 領域による抗原認識を必要とする．この抗体の性質により，抗体が必要なときだけ，すなわち抗体が標的抗原を認識するときにのみ抗体がエフェクター機構を活性化するようになっている.

H鎖アイソタイプ（クラス）スイッチとアフィニティ［親和性］成熟 affinity maturation は，抗体の防御機能を増強する. アイソタイプスイッチとアフィニティ成熟は，特にタンパク質抗原に対する応答でみられるが，抗原刺激Bリンパ球によ

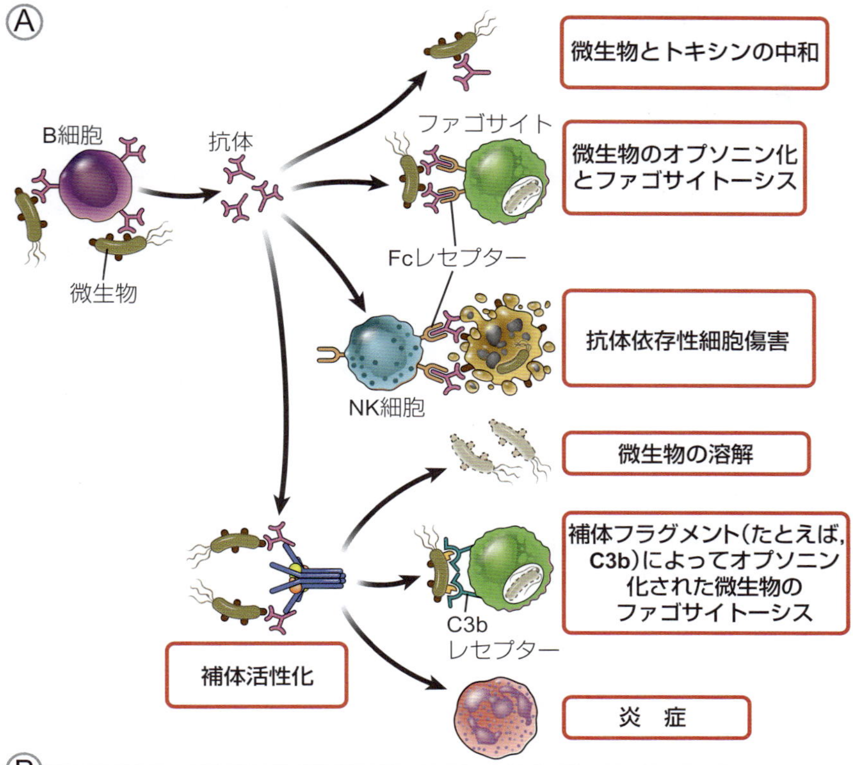

Ⓑ

抗体のアイソタイプ	エフェクター機能
IgG	微生物とトキシンの中和 マクロファージと好中球によるファゴサイトーシスに対する抗原のオプソニン化 補体のクラシカル経路活性化 NK細胞により媒介される抗体依存性細胞傷害 新生児免疫：胎盤と腸管を通過する母体の抗体の移行 B細胞活性化のフィードバック抑制
IgM	補体のクラシカル経路活性化
IgA	粘膜免疫：IgAの胃腸管と気道の内腔への分泌， 微生物とトキシンの中和
IgE	蠕虫に対する好酸球およびマスト細胞媒介性防御

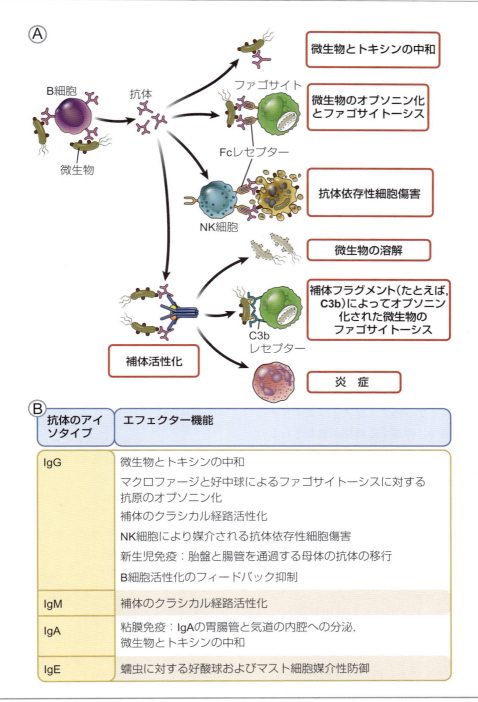

図 8-1　抗体のエフェクター機能　抗体は，抗原や他のシグナル(図示していない)により，Bリンパ球を活性化することにより産生される．異なるH鎖クラス(アイソタイプ)の抗体は，異なるエフェクター機能を発揮する．これらの機能を模式的に**A**で示し，要約を**B**に示した(抗体のいくつかの特徴は，**図 4-3**に記載した)．Ig：免疫グロブリン immunoglobulin，NK：ナチュラルキラー natural killer.

り産生される抗体において起こる2つの変化である（第7章参照）．H鎖アイソタイプスイッチにより，異なるFc領域をもつ抗体が産生され，異なるエフェクター機能ができる結果となる（図8-1参照）．さまざまな微生物に対応して異なる抗体アイソタイプにスイッチすることにより，液性免疫系［システム］humoral immune systemはこれらの微生物と戦うのに適した宿主機能を動員することができる．アフィニティ成熟の過程は長期にわたる，あるいは繰り返されたタンパク質抗原刺激により開始され，アフィニティ成熟により，その抗原に対するより高いアフィニティをもつ抗体産生が引き起こされる．この変化により，特に微生物が持続的な感染や，再感染しうる場合には，抗体を強く結合させる能力と，微生物を中和し除去する能力が増加する．B細胞の反復刺激を有する抗体アフィニティ進行性増加は，防御免疫を生成するために同じ抗原で複数回の免疫を行う，奨励されている実践の理由の1つである．

IgGアイソタイプへのアイソタイプスイッチにより抗体が血液中に停滞する時間が延長されるので，抗体の機能活性が増強される． ほとんどの循環するタンパク質は血液中では半減期が2，3時間であるが，IgGは特別なFcレセプターがもつ特殊な機構により，半減期が非常に長い．新生児Fcレセプター neonatal Fc receptor（FcRn）は，胎盤，内皮細胞，ファゴサイトと2，3の他の細胞型で発現される．胎盤では，FcRnは抗体を母体の循環から胎児へ輸送する（後述する）．他の細胞型では，FcRnは，IgG抗体を細胞内異化から保護する特別な役割を果たしている（図8-2）．FcRnは内皮細胞とファゴサイトのエンドソーム内に存在し，そこで細胞により摂取されたIgGと結合する．いったんFcRnに結合すると，IgGは循環あるいは組織へと戻り，リソソーム［水解小体］lysosomeでの分解が回避される．血液タンパク質を保護するためのこの固有の機構は，IgG抗体が，他のIgアイソタイプと大部分の他の血漿タンパク質より非常に長い約3週間の半減期をもつ理由である．IgGのFc領域のこの特性は，タンパク質をIgG-Fc領域に結合させることにより，他のタンパク質の半減期を増加させるために利用された（図8-3）．この原理に基づくいくつかの治療薬の1つは，腫瘍壊死因子 tumor necrosis factor（TNF）のアンタゴニスト［拮抗薬］antagonistとして機能し，さまざまな炎症性疾患を治療するのに用いられるTNFレセプター-Fc融合タンパク質である．可溶性レセプターをヒトIgG分子のFc領域に結合させることにより，ハイブリッドタンパク質の半減期はレセプター単独の場合より非常に長くなる．

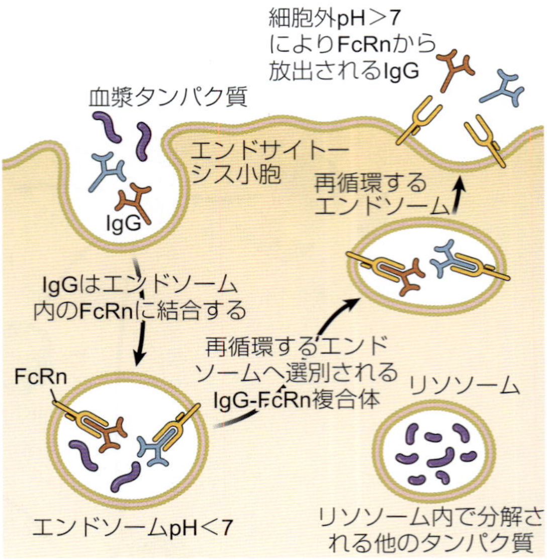

図8-2 新生児Fcレセプター（FcRn）によるIgG分子の半減期長期化 循環するIgG分子（主にIgG1，IgG2，IgG4サブクラス）は，内皮細胞によって摂取され，エンドソームの酸性の環境に存在するIgG結合レセプターであるFcRnに結合する．内皮細胞においては，FcRnはエンドソーム小胞（pH4）でIgG分子を分画する．FcRn-IgG複合体は細胞表面に再循環して戻り，そこで結合抗体を再び血液循環へと遊離する中性（pH7）の血液に暴露される．

以上の序論をもって，感染と戦うための抗体使用の機構に関する記述を進める．本章の多くは，解剖学的な考慮により影響されない，すなわち，体内中どこでも活性化されるエフェクター機構の記述に費やされる．本章の終わりで，特殊な解剖学的位置での特別な抗体の機能について記述する．

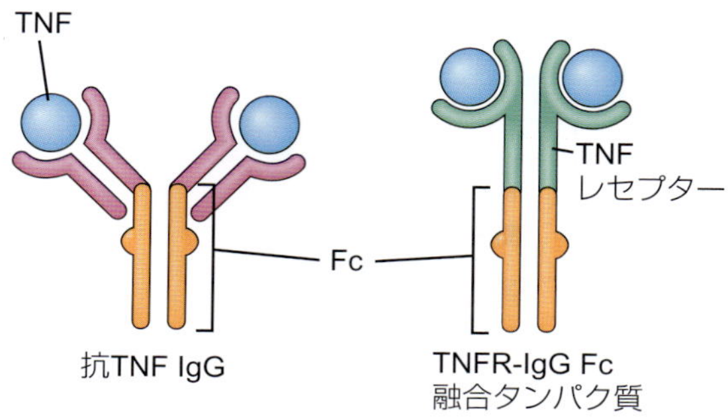

図 8-3　抗体と Fc 含有融合タンパク質　サイトカイン腫瘍壊死因子（TNF）に特異的な抗体（**左**）は，サイトカインに結合し，活性を阻止することができ，FcRn の再循環のために，長期間（週単位で）循環中に存在することができる．TNF レセプター（**右**）の細胞外ドメインは，サイトカインのアンタゴニストでもあり，可溶性レセプターと IgG Fc ドメインを結合させることにより，同一の FcRn 依存性機構により，半減期が長い結果となる．

微生物と微生物トキシン［毒素］の中和

Neutralization of Microbes and Microbial Toxins

抗体は，微生物に結合して微生物の感染性を阻止し，すなわち中和し，また微生物トキシンと宿主細胞との相互作用を中和する（図 8-4）．ほとんどの微生物は，宿主細胞への結合や侵入のために，微生物のエンベロープ［外被膜］envelope，あるいは細胞壁の分子を用いる．抗体は，これらの微生物の表面分子に結合するので，宿主への微生物の感染を防止する．現在利用できる最も効果的なワクチンは，最初の感染を阻止する中和抗体の産生を刺激することにより作用する．宿主細胞に侵入することができる微生物は，これらの感染細胞から放出され，また，他の隣接する細胞へ感染し続ける．抗体は，細胞から細胞へ移行する微生物を中和し，感染の拡大を防止する．感染性微生物が宿主にコロニー［集落］形成する場合には，感染性微生物の有害な効果は，しばしば宿主細胞の特異的なレセプターに結合するエンドトキシン［内毒素］endotoxin，あるいはエキソトキシン［外毒素］exotoxin により媒介される．トキシンに対する抗体は，トキシンの宿主細胞への結合を阻止し，トキシンの有害な結果を防止する．Emil von Behring と北里柴三郎によるジフテリアトキシンに対する抗体により媒介されるこの型の液性免疫の証明は，微生物，あるいはそのトキシンに対する治療的な免疫（血清療法 serum therapy と呼ばれる）の正式の実証である．さらにこれが Behring が 1901 年のノーベル生理学・医学賞を受賞するための根拠となった．

オプソニン化とファゴサイトーシス［貪食］

Opsonization and Phagocytosis

抗体は微生物を被覆し，ファゴサイトによる摂取を促進する（図 8-5）．粒子をファゴサイトーシス［貪食］phagocytosis 作用のために被覆する過程を**オプソニン化 opsonization** と呼び，微生物を被覆しファゴサイトーシス作用を増強する分子は**オプソニン opsonin** と呼ばれる．微生物にいくつかの抗体分子が結合すると，Fc 領域の配列は微生物表面から突出して立ち並ぶ．抗体があるアイソタイプ（ヒトの場合には IgG1 と IgG3）に属する場合には，これらの抗体の Fc 領域は，好中球とマクロファージに発現される FcγRI（CD64）と呼ばれる γH 鎖の Fc 領域に対する高アフィニティレセプターと結合する（図 8-6）．ファゴサイトは付着した微生物の周囲でその細胞膜を伸展し，ファゴソーム［貪食胞］phagosome と呼ばれる小胞に微生物を摂取し，リソソームと融合する．抗体の Fc 尾部が FcγRI へ結合すると，FcγRI はファゴサイトにおいて多くの生化学的な経路を開始させるシグナル伝達鎖を保有しているため，抗体の Fc 尾部の FcγRI へのファゴサイトを活性化させる．活性化された好中球，あるいはマクロファージは，そのリソソーム中で，大量の活性酸素種 reactive oxygen species（ROS），一酸化窒素 nitric oxide（NO），タンパク質分解酵素 proteolytic enzyme を生成し，これらすべての生成物は摂取された微生物を共同して破壊する．

抗体媒介性ファゴサイトーシス作用は，肺炎球菌などの莢膜保有細菌に対する主要な防御機構である．これらの細菌のポリサッカライド［多糖］

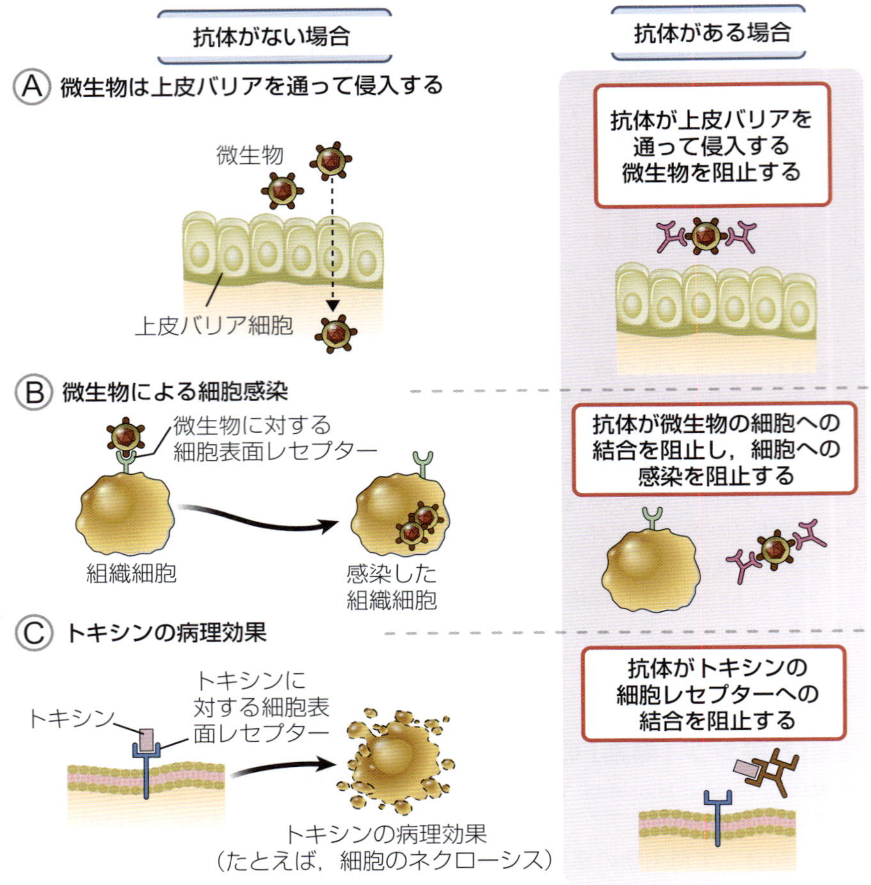

図 8-4　抗体による微生物とトキシンの中和　**A**：胃腸管および気道などにおける上皮表面の抗体は，摂取され，また吸入された微生物の侵入を阻止する．**B**：抗体は微生物の細胞への結合を防ぎ，微生物が宿主細胞に感染する能力を阻止する．**C**：抗体はトキシンの細胞への結合を阻止し，トキシンの病理効果を抑制する．

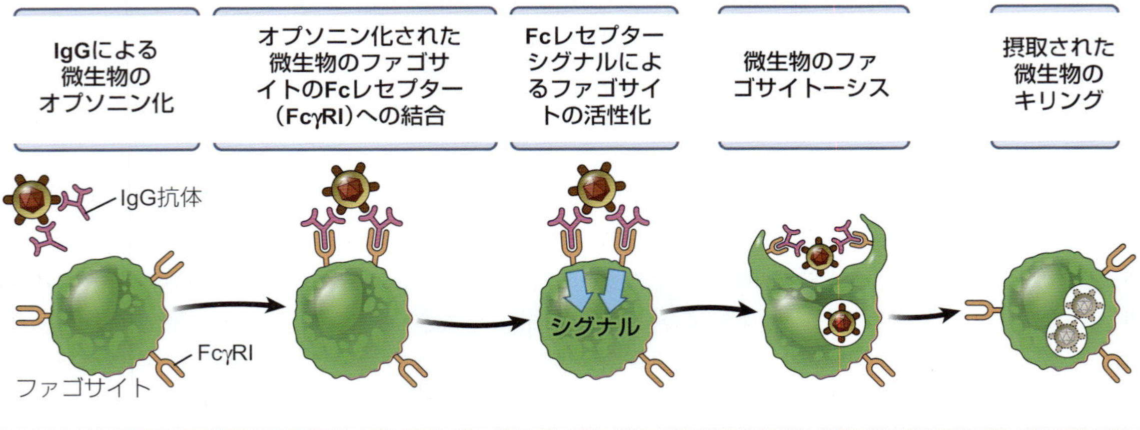

図 8-5　微生物の抗体媒介性オプソニン化とファゴサイトーシス　ある IgG のサブクラスの抗体は，微生物に結合し，ファゴサイトの Fc レセプターにより認識される．Fc レセプターからのシグナルは，オプソニン化された微生物のファゴサイトーシスを促進し，ファゴサイトがこれらの微生物を破壊する作用を活性化する．

Fcレセプター	Igに対するアフィニティ	細胞の分布	機　能
FcγRI (CD64)	高い(K_d 10^{-9}M). IgG1とIgG3に結合する. 単量体IgGに結合できる	マクロファージ, 好中球, 好酸球	ファゴサイトーシス. ファゴサイトの活性化
FcγRIIA (CD32)	低い(K_d 0.6–2.5×10^{-6}M)	マクロファージ, 好中球, 好酸球, 血小板	ファゴサイトーシス. 細胞活性化 (効果的ではない)
FcγRIIB (CD32)	低い(K_d 0.6–2.5×10^{-6}M)	B細胞, DC, マスト細胞, 好中球, マクロファージ	B細胞のフィードバック抑制, 炎症の減弱
FcγRIIIA (CD16)	低い(K_d 0.6–2.5×10^{-6}M)	NK細胞	抗体依存性細胞傷害(ADCC)
FcεRI	高い(K_d 10^{-10}M). 単量体IgEに結合する	マスト細胞, 好塩基球, 好酸球	マスト細胞, 好塩基球の活性化(脱顆粒)

図 8-6　Fc レセプター　ヒト Fc レセプターのさまざまな型と, Fc レセプターの細胞の分布と機能を示した. DC：樹状細胞 dendritic cell, Ig：免疫グロブリン immunoglobulin, NK：ナチュラルキラー natural killer.

polysaccharide に富んだ莢膜は, 抗体が存在しないときには微生物をファゴサイトーシス作用から防御するが, 抗体によりオプソニン化されると, 細菌のファゴサイトーシスと破壊を促進する. 脾臓は多くのファゴサイトを保有しており, オプソニン化された細菌をファゴサイトーシス作用により一掃する重要な場所である. これは, たとえば, 外傷性破裂により脾臓摘出を受けた患者は, 莢膜保有細菌による播種性感染に感受性が高いことの理由である.

Fcγ レセプターの 1 つである FcγRIIB は抗体のエフェクター機能のためではなく, 抗体産生を終結し炎症を減弱するために重要である. B 細胞活性化のフィードバック抑制における FcγRIIB の役割は第 7 章で記述した(図 7-16 参照). FcγRIIB はまた, マクロファージと樹状細胞の活性化を抑制し, 同様に抗炎症機能を引き起こす. 健康なドナーからのプールされた IgG は, さまざまな炎症性疾患患者において静注で投与される. この調剤薬は, **免疫グロブリン静注 intravenous immune globulin(IVIG)** と呼ばれており, これらの疾患における有益な効果の一部は, さまざまな細胞上で IVIG が FcγRIIB に結合することにより媒介される.

抗体依存性細胞傷害
Antibody-Dependent Cellular Cytotoxicity

ナチュラルキラー細胞 natural killer(NK)cell と他の白血球は, 抗体に被覆された細胞に結合し, これらの細胞を破壊する(図 8-7). NK 細胞は, 数種類の NK 細胞活性化レセプターの 1 つである, FcγRIII(CD16)と呼ばれる Fcγ レセプターを発現する(**第 2 章**参照). FcγRIII は, NK 細胞がオプソニン化された標的細胞をキリング［傷害］する顆粒タンパク質を放出するシグナルを生成する, 細胞の表面へ結合した IgG 抗体の配列へ結合する. この過程は, **抗体依存性細胞傷害 antibody-dependent cellular cytotoxicity(ADCC)** と呼ばれる. エンベロープをもつウイルスに感染した細胞は, 典型的には特異抗体により認識される細胞表面上にウイルス糖タンパク質を発現し, ADCC 媒介性感染細胞破壊を引き起こす. ADCC はまた, 癌を治療するのに用いられる抗体が, 腫瘍細胞を除去する機構の 1 つである.

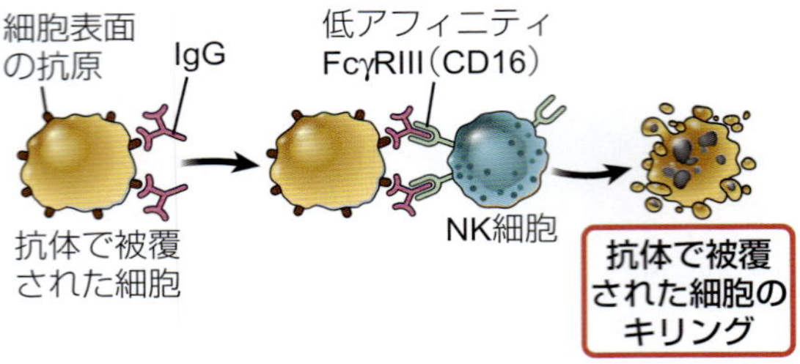

図 8-7 抗体依存性細胞傷害(ADCC) いくつかのIgG サブクラスの抗体(IgG1 と IgG3)は，細胞(たとえば，感染細胞)へ結合し，結合した抗体の Fc 領域は，NK 細胞の Fcγ レセプターにより認識される．NK 細胞は活性化され，抗体により被覆された細胞をキリングする. ADCC：抗体依存性細胞傷害 antibody-dependent cellular cytotoxicity.

IgE および好酸球／マスト［肥満］細胞媒介性反応

Immunoglobulin E-and Eosinophil/Mast Cell-Mediated Reactions

IgE 抗体は，寄生生物の蠕虫に対する防御を提供するマスト［肥満］細胞 mast cell と好酸球により媒介される反応を活性化し，またアレルギー疾患に関与する． 大部分の蠕虫はファゴサイトーシスされるにはあまりに大きく，また厚い外被 integument は，好中球とマクロファージにより産生される殺菌性物質の多くに耐性を示す．蠕虫に対する液性免疫応答は，IgE 抗体によるものが主要なものである．IgE 抗体は，寄生生物と結合し，好酸球とマスト細胞上に発現する IgE に対する高アフィニティ Fc レセプター(FcεRI)を通して好酸球への結合を促進する．蠕虫に対して作用する，Th2 ヘルパー T 細胞により産生されるサイトカインの IL-5 とともに，FcεRI の関与により，蠕虫をキリングすることができるタンパク質を含む，顆粒内容を遊離する好酸球の活性化が引き起こされる(図 8-8)．IgE 抗体はまた，マスト細胞に結合して活性化させ，これらのマスト細胞は蠕虫を破壊するために機能するより多くの白血球を引き寄せるケモカインを含むサイトカインを分泌する．

この IgE により媒介される反応は，Ig アイソタイプスイッチが，どのように宿主防御を最適化するかについて説明している．B 細胞は，蠕虫に対して効果を示す IgE へアイソタイプスイッチすることにより蠕虫に応答するが，B 細胞は，大部分の細菌とウイルスに対して，FcγRI を介するファゴサイトーシス能力を高める IgG 抗体へアイソタイプスイッチすることにより応答する．第 6 章と第 7 章で記述したように，これらのアイソタイプスイッチの型は，異なる型の微生物により刺激されるヘルパー T 細胞により産生されるサイトカインの型により決定される．

IgE 抗体はまた，アレルギー疾患に関与している(**第 11 章**参照)．

補体系［システム］

The Complement System

補体系は，微生物に対する宿主の防御および抗体媒介性の組織傷害において重要な役割を果たす循環中のタンパク質と細胞膜タンパク質の集合である．補体 complement という用語はこれらのタンパク質が，抗体の抗微生物活性を補助 assist する，すなわち補う complement ことができることに由来する．補体系は感染に対する自然免疫の一部として，微生物により抗体の存在なしで活性化され，また適応免疫の一部として，微生物に結合した抗体により活性化される(図 2-12 参照)．

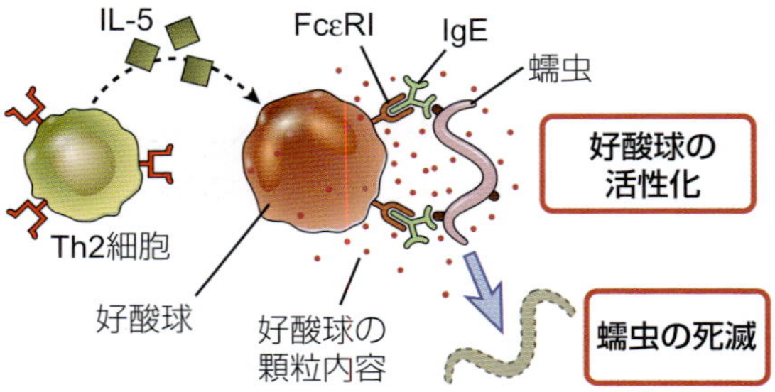

図 8-8 蠕虫の IgE 媒介性および好酸球媒介性キリング IgE 抗体は蠕虫へ結合し，FcεRI を介して好酸球を動員して活性化し，好酸球の脱顆粒を引き起こし，細胞傷害性のあるトキシックメディエータを放出する．Th2 細胞から分泌される IL-5 は，好酸球の寄生生物のキリング能力を増強する．

補体タンパク質の活性化は，これらのタンパク質の連続的なタンパク質分解を生じ，またさまざまな方法で，微生物の除去に介入するエフェクター分子の生成を引き起こす．カスケード［滝］cascade の初期の非常に少量の活性化補体分子は，非常に大きな増幅により大量のエフェクター分子を生成するので，すべての酵素カスケードと同様に，補体タンパク質活性化のカスケードは非常に大きな増幅をすることができる．活性化補体タンパク質は，活性化が起こった細胞表面に共有結合するので，活性化は正しい場所に限定される．正常の宿主細胞は，補体の活性化および活性化補体タンパク質の沈着を阻止するいくつかの制御機構を保持しているので，健康な細胞の補体媒介性ダメージは防止されている．

補体活性化の経路
Pathways of Complement Activation

補体活性化の経路には 3 つの主要な経路がある．第 2［代替］経路 alternative pathway あるいはレクチン経路 lectin pathway は抗体の存在なしに微生物により開始され，クラシカル［古典］経路 classical pathway は，抗原に付着したある種のアイソタイプ抗体により開始される（図 8-9）．第 2 経路とレクチン経路は自然免疫応答で機能し，これは第 2 章で記述した．それぞれの経路においてタンパク質のいくつかは，正確に連続性に作用する．血漿中で最も量が多い C3 と呼ばれるタンパク質は，3 つの経路において中心的な役割を果たしている．C3 は血漿中で，低いレベルで加水分解されているが，その生成物は不安定であり，急激に破壊され，消失する．これら全 3 経路の前期経路において，補体活性化部位である微生物あるいは細胞に結合する非常に多数の活性化 C3 分子が生成されるよう機能している．

- **第 2 経路**は，C3b と呼ばれる C3 の加水分解産物が微生物の表面に付着することにより開始される．ここでは，C3b は，微生物のタンパク質あるいはポリサッカライドと安定性のある共有結合を形成し，C3b のそれ以上の分解が阻止されている．微生物に結合した C3b は，B 因子と呼ばれる他のタンパク質と結合し，B 因子は，D 因子と呼ばれる血漿のタンパク質分解酵素により Bb フラグメント［断片］Bb fragment を生成するよう分解される．このフラグメントは C3b に結合し続け，C3bBb 複合体は，酵素的にもっと多くの C3 を分解し，第 2 経路の C3 コンバターゼ［転換酵素］C3 convertase として機能する．C3 コンバターゼは，補体系のポジティブ制御因子として働くプロペルジンにより安定化され，その結果，このコンバターゼ活性により，より多くの C3b と C3bBb 分子が生成され，また微生物に付着するようになる．いくつかの C3bBb 分子は，次の C3b に結合し，C3bBb3b 複合体は，C5 コンバターゼとして機能し，補体タンパク質 C5 を分解して補体活性化の後期経路を開始する．
- **クラシカル経路**は，IgM あるいは IgG のあるサブクラス（ヒトでは IgG1，IgG2，IgG3）が，抗原（たとえば，微生物の細胞膜表面）に結合すると開始される．この結合の結果，近傍の抗体の Fc 領域は，C1 補体タンパク質（C1q と呼ばれる結合構成要素と C1r と C1s と呼ばれる 2 つのプロテアーゼ［タンパク質分解酵素］protease から構成される）に接近しやすくなり，C1 補体タンパク質と結合する．結合した C1 は酵素的に活性化され，その結果，他のタンパク質である C4 と C2 が結合し，連続的に分解が起こる．生成された C4 フラグメントの 1 つである C4b は，抗体に，また抗体が結合している微生物表面に共有結合して，活性化 C1 により分解され，C4b2a 複合体を生成する C2 と結合する．この複合体は，C3 を分解するよう機能するクラシカル経路の C3 コンバターゼとして作用し，再び生成された C3b は，微生物に結合する．C3b の中には C4b2a 複合体へ結合するものがあり，その結果生じた C4b2a3b 複合体は，C5 補体タンパク質を分解する C5 コンバターゼとして機能する．
- 補体活性化の**レクチン経路**は，抗体によってではなく，微生物への血漿マンノース結合レクチン mannose-binding lectin（MBL）の結合により開

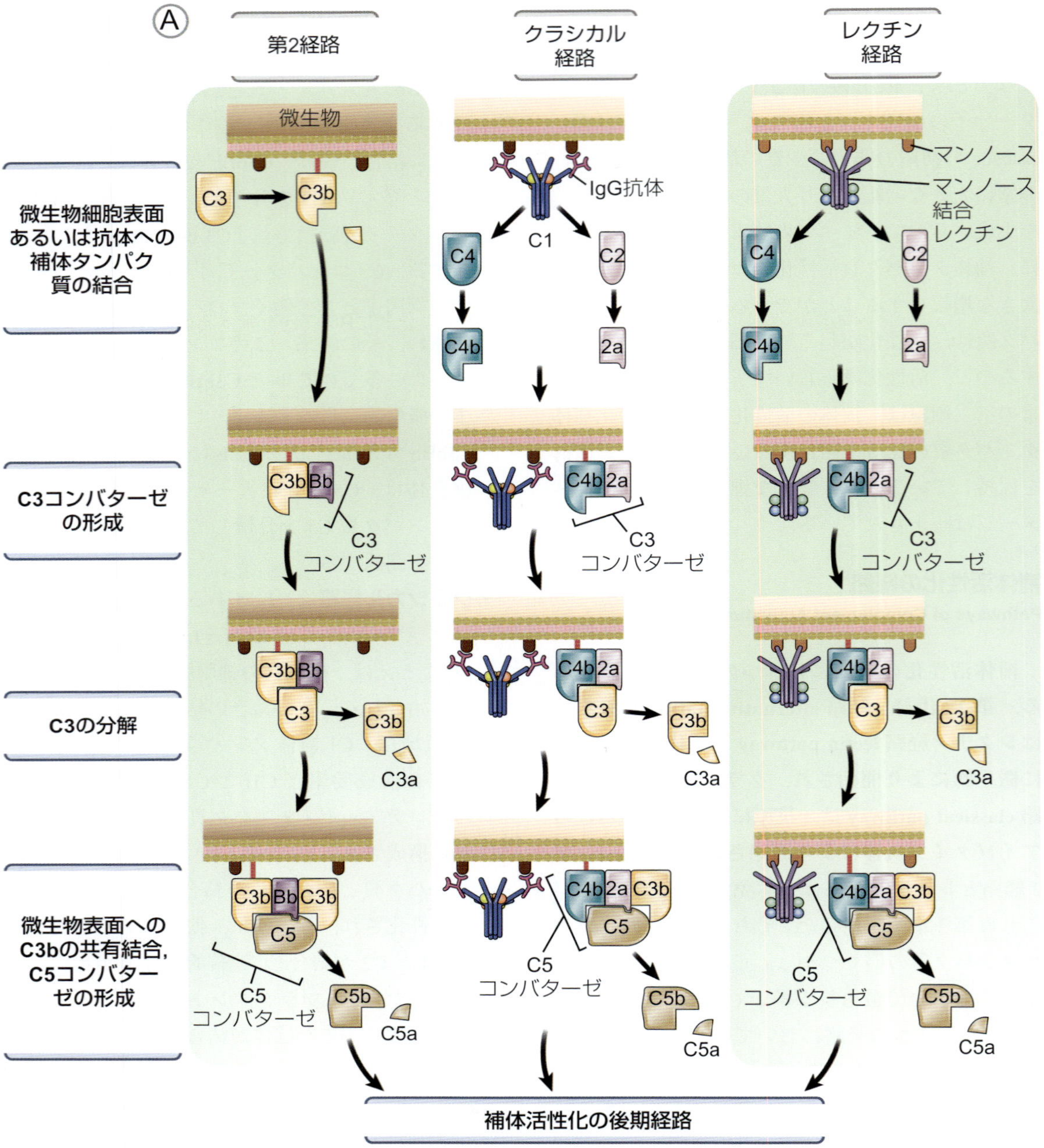

図 8-9 補体活性化の前期経路 A：第 2 経路，クラシカル経路，レクチン経路の活性化段階を示した．事象の推移は同様であるが，3 つの経路は，抗体および使用されるタンパク質の必要性において異なっている．C5 は C5 コンバターゼにより分解されるが，C5 は C5 コンバターゼの構成要素ではないことに注意すること．（次ページへつづく）

B

タンパク質	血清濃度 (μg/mL)	機　能
C3	640-1660	C3bは微生物の細胞表面に結合し，オプソニンとして，またC3コンバターゼ，C5コンバターゼとして機能する C3aは炎症を刺激する
B因子	200	Bbはセリンプロテアーゼであり，C3コンバターゼ，C5コンバターゼの活性化酵素である
D因子	1-2	C3bに結合したときにB因子を分解する血漿セリンプロテアーゼである

C

タンパク質	血清濃度 (μg/mL)	機　能
C1 ($C1qr_2s_2$)		クラシカル経路を開始する．C1qは抗体のFc部分に結合する．C1rとC1sは，C4とC2の活性化を引き起こすプロテアーゼである
C4	150-450	C4bは，抗体が結合し，補体が活性化されている微生物あるいは細胞表面に共有結合的に結合する C4bはC1sにより分解されたC2に結合する C4aは炎症を刺激する
C2	20	C2aはC3コンバターゼおよびC5コンバターゼの活性化酵素として作用するセリンプロテアーゼである
マンノース結合レクチン（MBL）	0.8-1	レクチン経路を開始する．MBLは微生物の炭水化物末端のマンノース残基に結合する．クラシカル経路と同様に，MBL結合プロテアーゼは，C4とC2を活性化する

図 8-9—つづき　**B**：補体活性化の第 2 経路の前期経路に関与するタンパク質の重要な特性をまとめた．**C**：クラシカル経路およびレクチン経路の前期経路に関与するタンパク質の重要な特性をまとめた．**B** の第 2 経路タンパク質で示されている C3 は，クラシカル経路およびレクチン経路においても中心的構成要素である点に注意すること．

始される．クラシカル経路の C1s と構造的に類似しているセリンプロテアーゼは MBL に結合しており，C4 を活性化する．以降の経路は，クラシカル経路と基本的に同じである．

補体活性化の前期経路の最終結果は，微生物は共有結合的に結合した C3b により被覆されるということである．第 2 経路とレクチン経路は，自然免疫のエフェクター機構であるのに対し，クラシカル経路は液性の適応免疫の機構であることに注意すべきである．これらの経路はどのように開始されるかについては異なっているが，一度引き金を引かれると後期経路は同じである．

補体活性化の後期経路は，C5 が C5 コンバターゼに結合し，C5 タンパク質分解が起きて，C5b

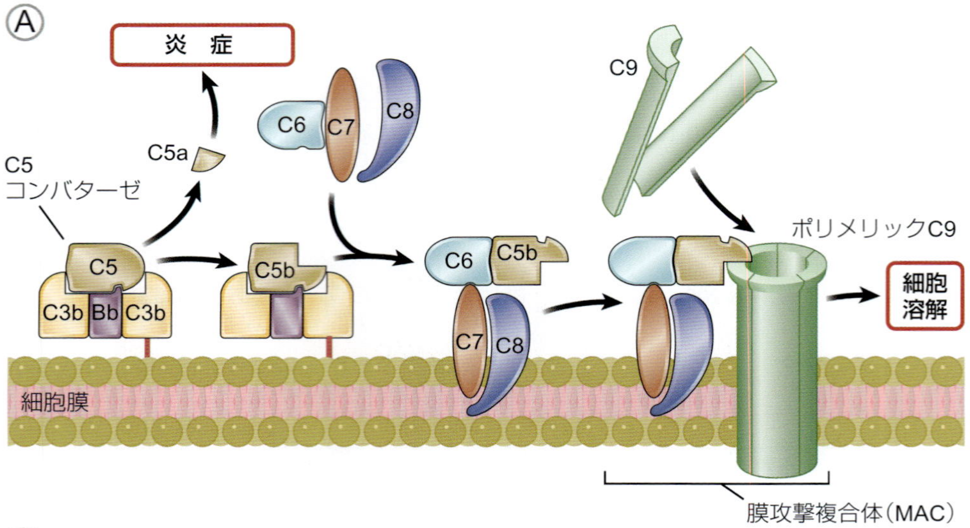

B

タンパク質	血清濃度 (μg/mL)	機 能
C5	80	C5bは膜攻撃複合体(MAC)の会合を開始する C5aは炎症を刺激する
C6	45	膜攻撃複合体(MAC)の構成要素．C5bに結合し，C7を受け入れる
C7	90	膜攻撃複合体(MAC)の構成要素．C5b，C6に結合し，脂質2重層に挿入される
C8	60	膜攻撃複合体(MAC)の構成要素．C5b，C6，C7に結合し，C9の結合と重合を開始する
C9	60	膜攻撃複合体(MAC)の構成要素．C5b，C6，C7，C8に結合し，膜の孔を形成するように重合する

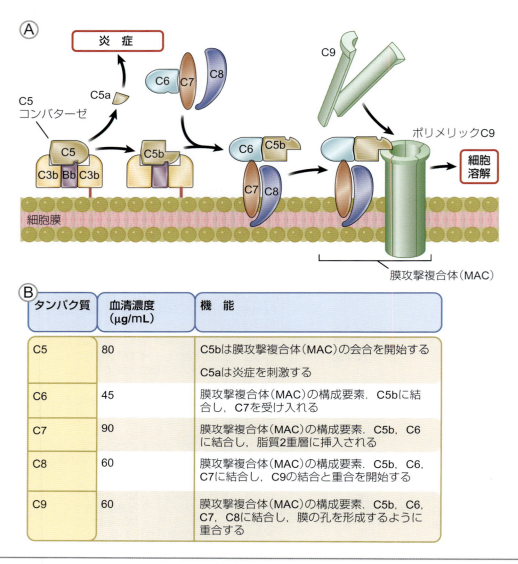

図 8-10 補体活性化の後期経路 **A**：補体活性化の後期経路は，C5 コンバターゼの生成後に開始され，この後期経路は，第 2 経路，クラシカル経路と同一である．後期経路で生成される生成物は，炎症(C5a)や細胞溶解(膜攻撃複合体)を引き起こす．**B**：本図は，補体活性化の後期経路のタンパク質の特性を示す．

を生成することにより開始される(**図 8-10**)．残りの構成要素である C6，C7，C8，C9 は，C5b が核となる複合体に順番に結合する．この経路の最終のタンパク質である C9 は重合し，水とイオンが入り込み微生物を死滅させることができる孔を細胞膜に形成する．C5–9 複合体は，**膜攻撃複合体 membrane attack complex(MAC)** と呼ばれ，この複合体形成は補体活性化の最終結果である．

補体系［システム］の機能
Functions of the Complement System

補体系は自然免疫応答と適応免疫応答において，微生物を除去するのに重要な役割を果たしている．補体系の主要なエフェクター機構を**図 8-11** に図示した．

- **オプソニン化**. C3b により被覆された微生物は，ファゴサイトに発現する 1 型補体レセプター

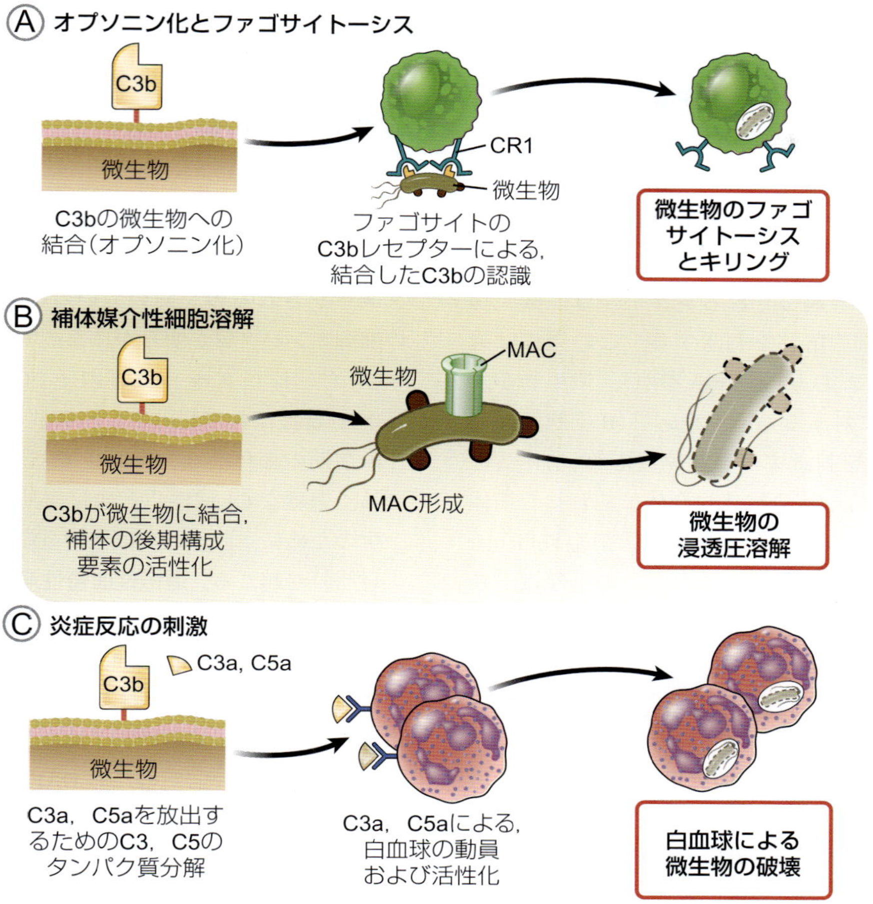

図 8-11　補体の機能　**A**：C3b は微生物をオプソニン化し，ファゴサイトの 1 型補体レセプター(CR1)により認識され，その結果オプソニン化された微生物は，ファゴサイトに摂取され，細胞内キリングが起こる．すなわち C3b はオプソニンである．CR1 はまた C4b を認識し，C4b はまた C3b と同じ機能をもっている．他の C3b の非活性化型である iC3b などの補体生成物はまた，微生物に結合し，ファゴサイト上の他のレセプター(たとえば，タンパク質のインテグリンファミリーメンバーである 3 型補体レセプター)により認識される．**B**：膜攻撃複合体(MAC)は細胞膜に孔を開け，細胞に浸透圧溶解を引き起こす．**C**：補体活性化の間に放出される小さいペプチドは好中球上のレセプターに結合し，炎症反応を刺激する．これらの機能をもつペプチドは，主として C5a(C5 のタンパク質分解により放出される．図示していない)と C3a である．

(CR1，すなわち CD35)により認識される C3b によりファゴサイトーシスされる．このように C3b はオプソニンとして機能する．オプソニン化は，たぶん微生物に対する防御において最も重要な機能である．

- **細胞溶解**．MAC は，微生物を含め，細胞の浸透圧溶解を引き起こす．MAC 誘導性細胞溶解は，たとえば細菌のナイセリア属などの，薄い細胞壁の，ポリサッカライド外被 glycocalyx をほとんどもたないか，あるいはまったくもたない微生物に対してだけ効果的である．
- **炎症**．C3 と C5 のタンパク質分解により生じる C3a と C5a の小さいペプチドフラグメントは，好中球の化学遊走因子であり，さまざまな白血球から炎症性［インフラマトリー］メディエータ inflammatory mediator を遊離させ，内皮細胞に対して白血球と血漿タンパク質の組織への移動を亢進させるよう作用する．このようにして，補体フラグメントは，また微生物を除去するのに役立つ炎症反応を誘導する．

この抗微生物エフェクター機能に加えて，補体系はB細胞応答と抗体産生を刺激する．微生物によりC3が第2経路により活性化されると，その分解産物の1つであるC3dは，B細胞上のCR2レセプターにより認識される．このレセプターにより引き起こされるシグナルは，微生物に対するB細胞応答を刺激する．この過程は第7章で記述しており（**図7-5A**参照），微生物が，同じ微生物に対する適応免疫応答（B細胞活性化と抗体産生）を刺激する自然免疫応答（補体活性化）の例である．抗原抗体複合体に結合した補体タンパク質は，胚中心の濾胞樹状細胞 follicular dendritic（FDC）により認識され，この抗原は，さらなるB細胞の活性化と高アフィニティB細胞の選択のために提示される．この補体媒介性抗原提示は，補体系が抗体産生を促進するもう1つの方法である．

補体タンパク質の遺伝的欠損は，免疫不全の原因となり，またある症例では自己免疫疾患の発生率が増加する．C3欠損は感染に対して著しい易感染性を示し，通常は乳幼児期に致命的となる．クラシカル経路の前期タンパク質であるC2とC4の欠損は，臨床症状を示さないか，あるいは易感染性の結果となるか，あるいは，免疫複合体疾患である全身性エリテマトーデスの発生率の増加を伴う．全身性エリテマトーデスの発生率の増加は，クラシカル経路が循環から免疫複合体を除去するように機能するが，C2とC4が欠損する個体ではこれらの免疫複合体が蓄積するためである．それに加えて，補体欠損はB細胞におけるシグナル伝達の欠損とB細胞寛容［トレランス］B cell tolerance の不全を引き起こす（**第9章**参照）．C9とMAC形成の欠損は，ナイセリア属細菌感染に対する感受性を増加させる．ある個体は，機能的に不完全であるタンパク質の産生を引き起こすMBLをコードする遺伝子の多型［ポリモルフィズム］polymorphism が遺伝する．この欠損は，感染に対する感受性の増加を伴う．第2経路タンパク質のプロペルジン properdin の遺伝的欠損はまた，細菌感染に対する感受性の増加を引き起こす．

補体活性化の制御
Regulation of Complement Activation

哺乳類の細胞は補体活性化を阻止する制御タンパク質を発現しており，宿主細胞が補体媒介性にダメージされるのを防いでいる（**図8-12**）．多くの制御タンパク質が明らかになっている．

- C1インヒビター［阻害因子］C1 inhibitor（C1 INH）と呼ばれる制御タンパク質は，C1活性化の前期の補体活性化を阻止する．C1 INH欠損は，過剰なC1活性化と血管作動性アミンの産生のために，口頭および他の組織に体液の漏出（浮腫）が起こる，**遺伝性血管性浮腫 hereditary angioedema** と呼ばれる疾患の原因である．
- 崩壊促進因子 decay accelerating factor（DAF）は，Bb因子とC3bの結合およびC4bとC2aの結合をそれぞれ阻止する脂質に結合した細胞表面タンパク質であり，そのためDAFは，C3コンバターゼの形成を阻止し，第2経路とクラシカル経路の両方の補体活性化を終結させる．補体制御タンパク質であるDAFとCD59を含むいくつかの細胞表面タンパク質の糖脂質アンカー［錨］glycolipid anchor を合成する造血幹細胞の酵素の後天性欠損により，**発作性夜間血色素尿症 paroxysmal nocturnal hemoglobinuria** と呼ばれる疾患が生じる．これらの患者において，制御されない補体活性化が赤血球表面に生じ，溶血が起こる．
- I因子はメンブランコファクタープロテイン membrane cofactor protein（MCP）とともにC3bを非活性化フラグメントへ分解し，また血漿タンパク質H因子はこの酵素過程におけるコファクター［補因子］cofactor として作用する．制御タンパク質H因子とI因子の欠損は，C3が消費されるため，補体の活性化とC3濃度が減少するので，感染に対する感受性が増加する．H因子の突然変異により，細胞への結合が障害されるため，凝固障害，血管障害，および腎障害が生じる非定型溶血性尿毒症症候群 atypical hemolytic uremic

syndrome と呼ばれるまれな遺伝性疾患が起こる．H 因子の特定の遺伝子バリアント［変異］genetic variant は，加齢黄斑変性 age-related macular degeneration と呼ばれる眼疾患との関連がある．

これらの制御タンパク質の存在は哺乳類の適応のためである．微生物は制御タンパク質を欠くために，補体系は正常の細胞上よりも微生物上でははるかに効果的に活性化される．哺乳類の細胞であっても，補体系の活性化がさらに強まると制御しきれなくなる．たとえば哺乳類の細胞は，ある過敏症のように非常に多量の抗体により被覆されると，補体の標的細胞となる(**第 11 章**参照)．

特別な解剖学的部位における抗体の機能

Functions of Antibodies at Special Anatomic Sites

ここまでは，液性免疫のエフェクター機構では，抗体が体内のどの部位へも行くことができ，活性化されることを記述した．先述したように，抗体は末梢リンパ器官と骨髄で産生され，容易に血液中に入り，どの部位へも行くことができる．抗体はまた，2 つの特別な解剖学的部位である，粘膜器官と胎児において防御機能を提供する．上皮細胞や胎盤を通過する抗体の輸送には，特別な機構が存在する．

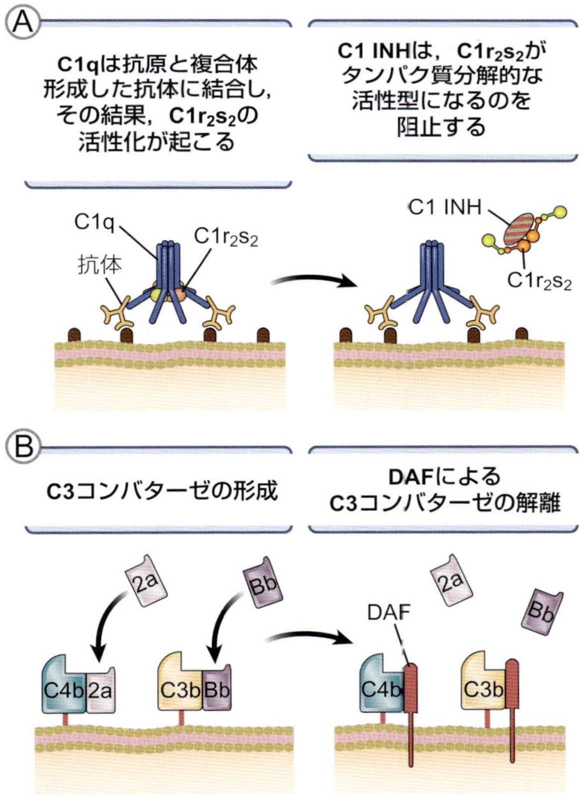

図 8-12　補体活性化の制御　**A**：C1 インヒビター(C1 INH)は，C1q，C1r，C1s タンパク質から構成される C1 複合体の会合を抑制するので，クラシカル経路による補体活性化が阻止される．**B**：脂質結合細胞表面タンパク質である崩壊促進因子(DAF)と 1 型補体レセプター(CR1)は，Bb(第 2 経路において)あるいは C4b(図示していないがクラシカル経路において)を取り除くことにより C3 コンバターゼの形成を阻止する．メンブランコファクタープロテイン(MCP，CD46)と CR1 は，I 因子と呼ばれる血漿の酵素により C3b を分解するコファクターとして働き，そのため，生成されたどんな C3b でも破壊される．

(次ページへつづく)

Ⓒ

血漿タンパク質		
タンパク質	血漿濃度	機　能
C1インヒビター（C1 INH）	200µg/mL	C1r，C1sのセリンプロテアーゼ活性を抑制する
I因子	35µg/mL	C3b，C4bタンパク質を分解する
H因子	480µg/mL	第2経路C3コンバターゼサブユニットを解離する I因子媒介性C3分解のコファクター
C4結合タンパク質（C4BP）	300µg/mL	クラシカル経路C3コンバターゼサブユニットを解離する I因子媒介性C4bの分解のコファクター

膜タンパク質		
タンパク質	分　布	機　能
メンブランコファクタープロテイン（MCP，CD46）	白血球，上皮細胞，内皮細胞	I因子媒介性C3b，C4b分解のコファクター
崩壊促進因子（DAF）	血球，内皮細胞，上皮細胞	C3コンバターゼ形成を阻止する
CD59	血球，内皮細胞，上皮細胞	C9結合阻止とMAC形成阻止
1型補体レセプター（CR1，CD35）	単核ファゴサイト，好中球，B細胞，T細胞，赤血球，好酸球，FDC	C3コンバターゼサブユニットを解離する I因子媒介性C3b，C4b分解のコファクター

図 8-12—つづき　**C**：補体系の主要な制御タンパク質とそれらの機能を示した．FDC：濾胞樹状細胞 follicular dendritic cell，MAC：膜攻撃複合体 membrane attack complex.

粘膜免疫 Mucosal Immunity

IgA 抗体は，粘膜リンパ組織で産生され，能動的に上皮を通過して輸送され，粘膜器官を通過して侵入する微生物に結合して中和する（図 8-13）．微生物は，しばしば吸入され，あるいは摂取され，気道あるいは胃腸管の内腔へ分泌される抗体は，微生物と結合し，宿主へのコロニー形成を抑制する．この型の免疫は粘膜免疫 mucosal immunity（あるいは分泌免疫 secretary immunity）と呼ばれる．粘膜組織で産生される抗体の主要なクラスは IgA である．実際，非常に広い腸管の表

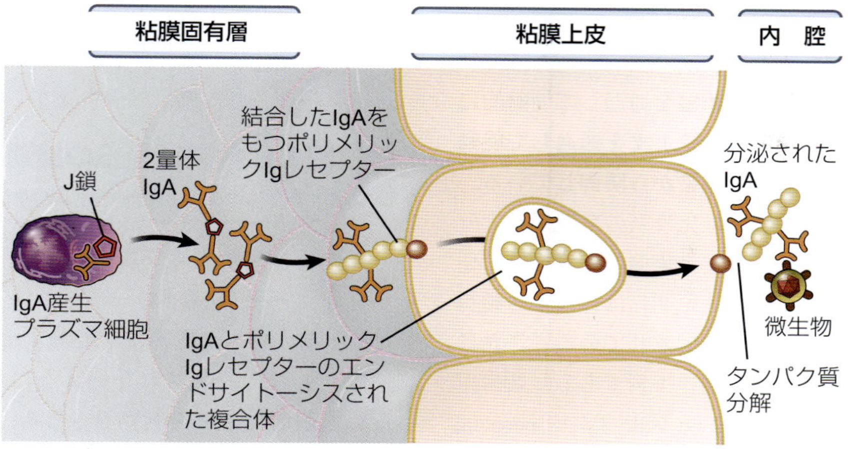

図 8-13　上皮を通過する IgA 輸送　胃腸管や気道の粘膜において，IgA は粘膜固有層に存在するプラズマ細胞により産生され，IgM も認識するため，ポリメリック Ig レセプターと呼ばれる IgA 特異的 Fc レセプターにより，上皮細胞を通って能動的に輸送される．IgA は内腔の表面で，結合したレセプターの一部を伴って放出される．この場所で，抗体は摂取，また吸入された微生物を認識し，上皮を通過する侵入を阻止している．

面積のため，IgA は健康成人による約 3g/日の抗体産生量の 2/3 を占める．粘膜上皮組織が IgA を産生しやすい性質は，この IgA のアイソタイプにクラススイッチを誘導する主要なサイトカイン，すなわち，トランスフォーミング［形質転換］増殖因子 transforming growth factor-β（TGFβ）が，これらの粘膜付属リンパ組織において高レベルで産生されることが少なくとも 1 つの原因である．それに加えて，局所リンパ節あるいは脾臓において生成される IgA 産生 B 細胞は，粘膜組織において産生されるケモカインに応答して粘膜組織へホーミング［帰巣］homing する傾向がある．また IgA の一部は B1 細胞 B-1 cell と呼ばれ，粘膜組織に遊走する傾向がある B 細胞のサブセット［亜集団］subset により産生される．B1 細胞は T 細胞のヘルプなしで非タンパク質抗原に応答して IgA を分泌する．

腸の粘膜 B 細胞は，上皮バリア［障壁］epithelial barrier の下の粘膜固有層 lamina propria に位置し，IgA はこの領域で産生される．微生物病原体が侵入する前に，内腔でこれらに結合し中和するために，IgA は上皮バリアを通過して内腔へ輸送される必要がある．上皮を通過しての輸送は，上皮細胞の基底細胞側に発現されるポリメリック［多量体］Ig レセプター polymeric Ig receptor と呼ばれる特別な Fc レセプターにより行われる．このレセプターは IgA に結合し，小胞内へ IgA をエンドサイトーシス［飲食作用］endocytosis し，内腔表面へ IgA を輸送する．ここでレセプターはタンパク質分解酵素により分解され，IgA は結合したポリ Ig レセプターの一部（分泌成分 secretory component）を保持しながら内腔へ放出される．付着している分泌成分は，腸でのプロテアーゼによる分解から抗体を保護する．抗体は内腔の微生物を認識することができ，微生物と結合して微生物の上皮への結合や通過を阻止することができる．IgA 媒介性粘膜免疫は，弱毒化ウイルス attenuated virus を用いた経口免疫により誘導されるポリオウイルス感染に対する防御免疫機構である．

腸は，食物の吸収などの基本的な機能にとって不可欠であり，したがって，免疫系にとって寛容である必要がある多数の共生［常在］細菌 commensal bacteria を含む．IgA 抗体は，潜在的に有害であり，また主に炎症誘発性細菌に対して産生されるので，これらの細菌の腸上皮を通過する侵入を阻止する．無害な共生細菌は，第 9 章で記述する機構により，腸の免疫系にとって寛容である．

新生児免疫 Neonatal Immunity

母体の抗体は，胎児へ胎盤を通過して能動的に輸送され，また新生児の腸管上皮を通過して能動的に輸送され，新生児を感染から防御している．生まれたばかりの哺乳類は免疫系の発達が不十分で，多くの微生物に対して効果的な免疫応答を備えることができない．新生児期には母体から獲得した抗体により感染から防御されている．これは自然に生じている受動免疫の1例である．新生児は母体の抗体を，新生児Fcレセプター neonatal Fc receptor（FcRn）に依存する2つの経路を介して獲得する．妊娠中は，あるクラスの母体IgGは胎盤に発現する新生児Fcレセプターへ結合し，このIgGが能動的に胎児循環へ輸送される．出生後は新生児は，初乳 colostrum と母乳 milk で母体の抗体を摂取する．摂取されたIgA抗体は，粘膜免疫防御を新生児に提供する．このようにして，新生児は母体のIgG抗体のプロフィール［輪郭］profile を獲得し，母体が暴露された，あるいはワクチン接種された感染性微生物から防御される．

微生物の液性免疫からの回避
Evasion of Humoral Immunity by Microbes

微生物は液性免疫を回避するさまざまな機構を進化させた（図8-14）．多くの細菌やウイルスは，以前の感染に応答して産生された抗体によっては，もはや認識されないように，抗原性のある細胞表面分子を突然変異させる．抗原変異 antigenic variation は，インフルエンザウイルス，ヒト免疫不全ウイルス human immunodeficiency virus（HIV），ライノウイルス rhinovirus など，多くのウイルスでよくみられる．HIVはゲノムを高頻度で突然変異させるので，異なる株は多くのgp120と呼ばれる主要な細胞膜糖脂質の抗原変異株をもつ．その結果，1つのHIVサブタイプにおける

免疫回避機構	例	
抗原変異	多くのウイルス（たとえば，インフルエンザウイルス，HIVウイルス）や細菌（たとえば，淋菌，大腸菌）	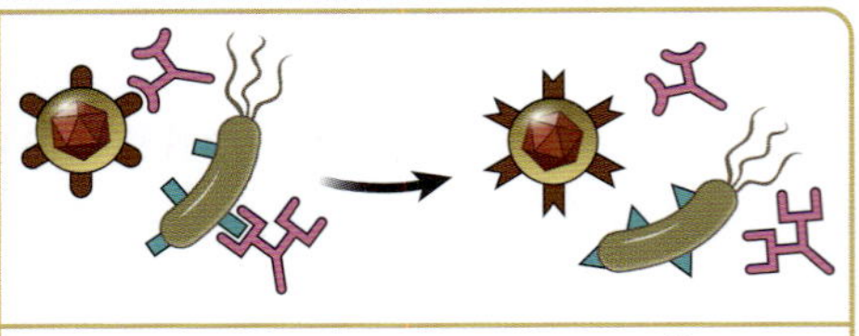
補体活性化の抑制	多くの細菌	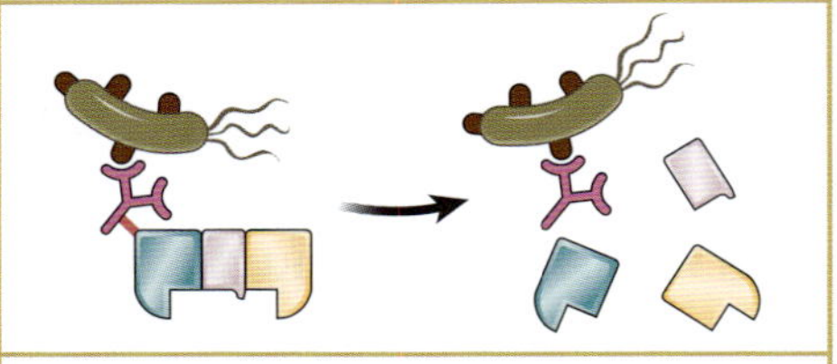
ヒアルロン酸莢膜による阻止	連鎖球菌	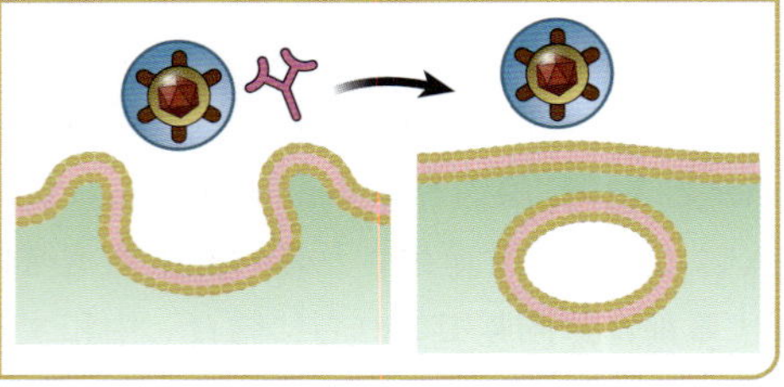

図8-14 微生物の液性免疫からの回避 本図は，微生物が液性免疫から回避する主要な機構を示した．HIV：ヒト免疫不全ウイルス human immunodeficiency virus.

gp120 上の露出した抗原決定基に対する抗体は，感染患者にみられる他の HIV 株に対しては防御しない．これが gp120 ワクチンが感染から個体を防御するのに効果を示さない 1 つの理由である．大腸菌 *Escherichia coli* などの細菌は，線毛 pili に含まれる抗原を変化させ，抗体媒介性の防御を回避する．睡眠病 sleeping sickness を引き起こすトリパノソーマ寄生生物 trypanosome parasite は，もとの糖タンパク質に対する抗体に遭遇すると，いつでも新しい表面糖タンパク質を発現する．その結果，この原虫の寄生生物感染は，それぞれの周期が，それ以前の周期の寄生生物に対して産生された抗体によっては認識されない，抗原的に新たな寄生生物から構成される寄生生物血症 parasitemia の周期により特徴づけられる．他の微生物は，補体活性化を抑制し，あるいはヒアルロン酸莢膜の下の表面抗原を隠すことにより，オプソニン化とファゴサイトーシス作用に抵抗する．

ワクチン接種 Vaccination

微生物に対する宿主防御の機序，細胞性免疫については第 6 章で，また，液性免疫については本章でそれぞれ記述したが，これらの適応免疫応答がどのように予防的ワクチンにより誘導されるかを考察することは重要である．

ワクチン接種は，微生物に対して非病原性の型の微生物，あるいは微生物の構成要素を暴露することにより，防御的適応免疫応答を刺激する過程である．感染に対するワクチンの開発は，免疫学の顕著な成功の 1 つである．地球上から人為的に根絶した唯一のヒト疾患は天然痘 smallpox であり，この根絶は世界的規模のワクチン接種計画により達成された．ポリオ polio は 2 番目に根絶されるであろう疾患であり，第 1 章で言及したように，多くの他の疾患がワクチン接種により強力に制御されてきた（**図 1-2** 参照）．

いくつかの種類のワクチンが現在用いられており，また開発中である（**図 8-15**）．

- 最も効果的なワクチンのいくつかは，抗原性を保持しながら，感染性と病原性は消失するように処理されている弱毒化微生物 attenuated microbe により構成されている．これらの弱毒化微生物による免疫は，次回の感染からワクチン接種をした個体を防御する微生物抗原に対する中和抗体の産生を刺激する．たとえばポリオなどの感染においては，経口感染するポリオの自然感染から個体を防御する粘膜 IgA 応答を刺激するために，ワクチン接種は経口で行われる【訳者注：日本では現在，不活化ポリオワクチンが接種されている】．
- サブユニットワクチン subunit vaccine と呼ばれる微生物タンパク質とポリサッカライドにより構成されるワクチンは，弱毒化ワクチンと同様に作用する．いくつかの微生物のポリサッカライド抗原（T 細胞のヘルプ作用を刺激することができない）は，ヘルパー T 細胞が活性化され，高アフィニティ抗体がポリサッカライドに対して産生されるように，タンパク質と化学的に結合される．これらはコンジュゲート［結合型］ワクチン conjugate vaccine と呼ばれ，ヘルパー T 細胞と B 細胞の相互作用についての知識に関する優れた実用的な応用例である（**第 7 章参照**）．不活化微生物トキシンや実験室で合成された微生物タンパク質による免疫は，それぞれ天然トキシン，あるいは微生物に結合し中和する．

ワクチンの継続的な試みの 1 つは，細胞内微生物に対する細胞性免疫を刺激するワクチンの開発である．注射で投与された，あるいは経口投与された微生物抗原は，細胞外抗原であり，それらは主として抗体応答を誘導する．ワクチン接種により細胞性免疫を刺激する多くの新しい試みが実施されている．これらの方法の 1 つは，微生物抗原を，ウイルスベクター（宿主細胞に感染し，細胞内で抗原を生成する）へ取り込ませることである．もう 1 つの技術は細菌のプラスミドを用いて微生物抗原をコードしている DNA で個体を免疫することである．プラスミドは宿主の APC により摂取され，抗原が細胞内に生成される．さらにもう 1 つの方法は，モノクローナル［単クローン性］抗体 monoclonal antibody（特にクロスプレゼンテーション［交差提示］cross-presentation が効率的に行われ，CTL 活性化が誘導される樹状細胞

ワクチンの種類	例	防御の型
弱毒化生菌ワクチンあるいは死菌ワクチン Live attenuated, or killed bacteria	BCG，コレラ	抗体応答
弱毒化生ウイルスワクチン Live attenuated virus	ポリオ，狂犬病	抗体応答，細胞性免疫応答
サブユニット(抗原)ワクチン Subunit (antigen) vaccine	破傷風トキソイド ジフテリアトキソイド	抗体応答
コンジュゲートワクチン Conjugate vaccine	インフルエンザ菌b型 肺炎球菌	ポリサッカライド抗原に対するヘルパーT細胞依存性抗体応答
合成ワクチン Synthetic vaccine	肝炎ウイルス(遺伝子組換えタンパク質)	抗体応答
ウイルスベクターワクチン Viral vector	キャナリポックスベクターにおけるヒトHIV抗原の臨床試験	細胞性免疫応答と液性免疫応答
DNAワクチン DNA vaccine	いくつかの感染に対して臨床試験が行われている	細胞性免疫応答と液性免疫応答

図 8-15 ワクチン戦略 本図は，現在使用中の，あるいは試験中のさまざまな種類のワクチンの例ばかりでなく，ワクチンにより誘導される防御的免疫応答の性質を示した．BCG：カルメット–ゲラン結核菌 Bacille Calmette-Gue′rin，HIV：ヒト免疫不全ウイルス human immunodeficiency virus.

へとタンパク質抗原を方向づける)との結合である．これらの多くの試みは動物モデルでは成功しているが，現在まで臨床的効果が示されたものはほとんどない．

要 旨
SUMMARY

- 液性免疫は抗体により媒介される適応免疫の型である．抗体は微生物が宿主細胞へ侵入する能力を阻止することにより感染を防止し，いくつかのエフェクター機構を活性化することにより微生物を根絶する．
- 抗体分子において，抗原結合(Fab)領域は，エフェクター(Fc)領域から空間的に離れている．抗体が微生物とトキシンを中和する能力は，ほとんど抗原結合領域の機能による．たとえFc依存性のエフェクター機能であっても，抗体が抗原へ結合した後で活性化される．
- 抗体はリンパ組織と骨髄で産生されるけれども，循環に入り，どのような感染部位へも到達することができる．H鎖アイソタイプスイッチとアフィニティ成熟は，抗体の防御機能を増強する．
- 抗体は微生物とトキシンへ結合し，微生物とトキシンが宿主細胞へ付着する能力を阻止することにより，微生物の感染性および微生物トキシンの病原性を中和する．
- 抗体は微生物を被覆(オプソニン化)し，ファゴサイトのFcレセプターに結合することによりファゴサイトーシスを促進する．抗体のFc領域のFcレセプターへの結合はまた，ファゴサイトの殺菌活性を刺激する．
- 補体系は宿主防御において重要な役割を担う循環しているタンパク質と細胞表面タンパク質の集合である．補体系は抗体の存在なしで微生物の表面で活性化されるもの(第2経路，レクチン経路と呼ばれ，自然免疫の構成要素である)と，抗体が抗原に結合した後で活性化されるもの(クラシカル経路と呼ばれ，適応免疫の構成要素である)がある．

- 補体タンパク質は連続的に分解され，活性化成分，C4b と C3b が主要なものであるが，共有結合的に補体が活性化される細胞表面へ結合する．補体活性化の後期経路では，細胞傷害性 MAC が形成される．
- さまざまな補体活性化産物は微生物のファゴサイトーシスを促進し，細胞溶解を誘導し，炎症を刺激する．哺乳類は宿主細胞上で不適切な補体活性化を防止するための細胞表面制御タンパク質と循環制御タンパク質を発現している．
- IgA 抗体は粘膜器官の粘膜固有層で産生され，特別な Fc レセプターにより上皮を通過して内腔へ能動的に輸送され，内腔で IgA 抗体は微生物が上皮へ侵入するのを阻止する．
- 新生児は，母体からの抗体を捕捉して輸送するために，新生児 Fc レセプターを用いて，母体から胎盤を通して IgG 抗体を獲得する．また乳児は母親の初乳と母乳から IgA 抗体を獲得する．
- 微生物は抗原性を変異させ，また補体とファゴサイトーシスへの抵抗性を獲得するなどして，液性免疫に抵抗し，あるいは回避する戦略を発達させた．
- 現在用いられているほとんどのワクチンは，中和抗体の産生を刺激することにより作用する．防御的細胞性免疫応答を刺激することができるワクチンの開発のために，多くの手法が検証されている．

復習問題
REVIEW QUESTIONS

1. 抗体分子のどの部分が，抗体の機能に関与しているか．
2. H 鎖アイソタイプ(クラス)スイッチとアフィニティ成熟は，どのように感染性微生物と戦う抗体の能力を高めるのか．
3. 微生物を中和する抗体の能力は，どのような状況において感染から宿主を防御するか．
4. 抗体は，どのようにしてファゴサイトによる微生物の除去を助けるのか．
5. 補体系は，どのようにして活性化されるのか．
6. 補体系は，なぜ微生物に対しては効果があるのに，宿主の細胞と組織に対しては反応しないのか．
7. 補体系の機能は何であり，また補体のどの構成要素がこれらの機能を担うのか．
8. 抗体は摂取された微生物と吸入された微生物による感染をどのようにして防止するか．
9. 新生児は，免疫系が成熟期に達する前に，どのようにして感染から防御されるのか．

復習問題の解答とそれに関する解説は，*https://studentconsult.inkling.com* に記述した(オンラインコンテンツは英語のみ)．

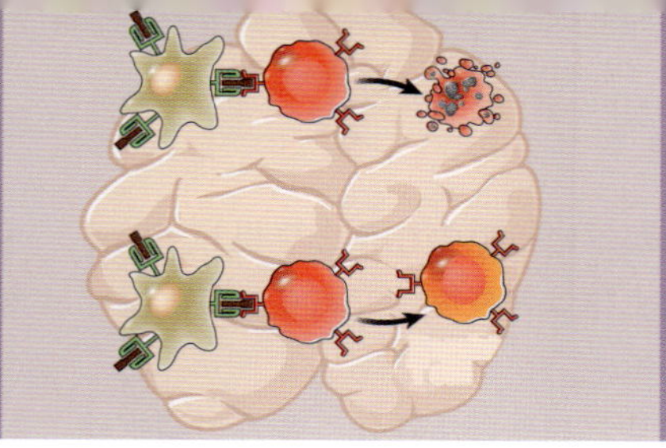

第 9 章

免疫寛容と自己免疫

Immunological Tolerance and Autoimmunity

免疫系における自己–非自己の区別とその不全

Self-Nonself Discrimination in the Immune System and Its Failure

正常な免疫系［システム］immune system の際立った特徴の1つは，非常に多くの種類の微生物に反応することができるが，それぞれの個体の自身の own（自己の self）抗原に対しては反応しないことである．この自己抗原に対する非応答性は，**免疫寛容［トレランス］immunological tolerance** とも呼ばれるが，リンパ球レセプター［受容体］lymphocyte receptor の特異性が生成される分子学的機構は，自己抗原に対するレセプターを除外するように偏倚していないという事実にもかかわらず，維持されている．言い換えれば，自己抗原を認識することのできるリンパ球は，リンパ球の正常の成熟過程で常に生成されているということである．それだけでなく，免疫系は容易に多くの自己抗原に接することができるので，これらの抗原に対する非応答性は，単にリンパ球からこれらの抗原を隠していることによって可能ではない．すなわち自己抗原に対する免疫応答を防いでいる何らかの機構があるはずである．これらの機構は，免疫系の基本的な特徴，すなわち自己抗原と非自己抗原（通常は微生物）を区別する能力の1つを形成している．もしこれらの機構が働かなければ，免疫系は，個体の自己細胞，自己組織を攻撃する．このような反応は，**自己免疫 autoimmunity** と呼ばれ，自己免疫により引き起こされる疾患を自己免疫疾患 autoimmune disease という．自己抗原の存在に対して寛容になることに加えて，免疫系は，しばしば共生 symbiosis 状態で，ヒト宿主に生存する共生［常在］微生物 commensal microbe と共存する必要があり，妊婦の免疫系は父親由来の抗原を発現している胎児の存在を受け入れる必要がある．共生微生物と胎児への非応答性は，自己への非応答性と多くの同じ機構で維持されている．

本章では，次の疑問に焦点をあてる．

- 免疫系は，自己抗原に対してどのようにして非応答性を維持しているのか．
- 自己寛容の消失と自己免疫の発症に関与する因子は何か．
- どのように，免疫系は共生微生物と胎児への非応答性を維持しているのか．

本章は，自己寛容と自己免疫の重要な原理と特徴に関する記述から開始する．これに引き続き，自己抗原ばかりでなく共生微生物と胎児に対する寛容を維持するさまざまな機構について，またどのようにしてそれぞれの機構が破綻し，その結果自己免疫疾患になるのかについて記述する．

免疫寛容［トレランス］：重要性と機序
Immunological Tolerance：Significance and Mechanisms

免疫寛容は，リンパ球抗原暴露により誘導されるその抗原に対する応答の欠如である． ある特定の抗原に対するレセプターをもったリンパ球が，この抗原に遭遇したときに，いくつかの結果のどれでも可能性がある．リンパ球は，エフェクター［効果］細胞 effector cell とメモリ［記憶］細胞 memory cell に増殖し，また分化するよう活性化され，十分生産的な免疫応答が引き起こされる．このような応答を引き起こす抗原を，**免疫原性がある［イムノジェニック］immunogenic** という．リンパ球は機能的に不活化され，あるいはキリング［傷害］され，寛容の結果となる．寛容を誘導する抗原を**寛容原性がある tolerogenic** という．ある状況では，抗原特異的なリンパ球はどのような方法でも反応しない．この現象は免疫学的無視 immunological ignorance と呼ばれており，リンパ球が単に抗原の存在を無視している．通常では，微生物は免疫原性であり，自己抗原は寛容原性である．

リンパ球の活性化，寛容の選択は，主に抗原の性質と，その抗原が免疫系に提示されるときに存在する追加のシグナルにより決定される．実際，同じ抗原が免疫応答を誘導し，あるいは寛容を誘導する方法で投与されている．この実験的観察は，どのような因子が抗原と遭遇した結果として，活性化あるいは寛容が誘導されるかを決定する分析に利用されてきた．

免疫寛容の現象は，いくつかの理由で重要である．第1に，最初に記述したように，自己抗原は通常は寛容を誘導し，自己寛容の破綻は自己免疫疾患の根本原因である．第2に，もしある特定の抗原に対して，特異的なリンパ球で寛容を誘導することができるかが判明すれば，望まれない免疫応答を阻止し，あるいは制御するためにこの知見を用いることができる．寛容を誘導する戦略は，アレルギー疾患と自己免疫疾患を治療するために，また臓器移植の拒絶を阻止するために現在試行されている．同じ戦略は，新たに発現した遺伝子あるいはベクターによる新たな遺伝子産物に対する免疫応答を阻止するための遺伝子治療において，また幹細胞ドナーがレシピエント［受容者］recipient と遺伝的に異なるかどうかの幹細胞移植において，それぞれ有用である．

さまざまな自己抗原に対する免疫寛容は，発生(中枢)リンパ器官 generative(central) lymphoid organ において発生途中のリンパ球が自己抗原に遭遇したときに誘導されるか(中枢性寛容 central tolerance と呼ばれる)，あるいは，成熟リンパ球が末梢(2次)リンパ器官あるいは末梢組織において自己抗原に遭遇したときに誘導される(末梢性寛容 peripheral tolerance と呼ばれる)(図 9-1)． 中枢性寛容は，発生リンパ器官(すなわち骨髄と胸腺)に存在する自己抗原に対してのみ起こる寛容機構である．これらの器官に存在しない自己抗原に対する寛容は，末梢性機構により誘導され，維持される．免疫系により，どの自己抗原が，あ

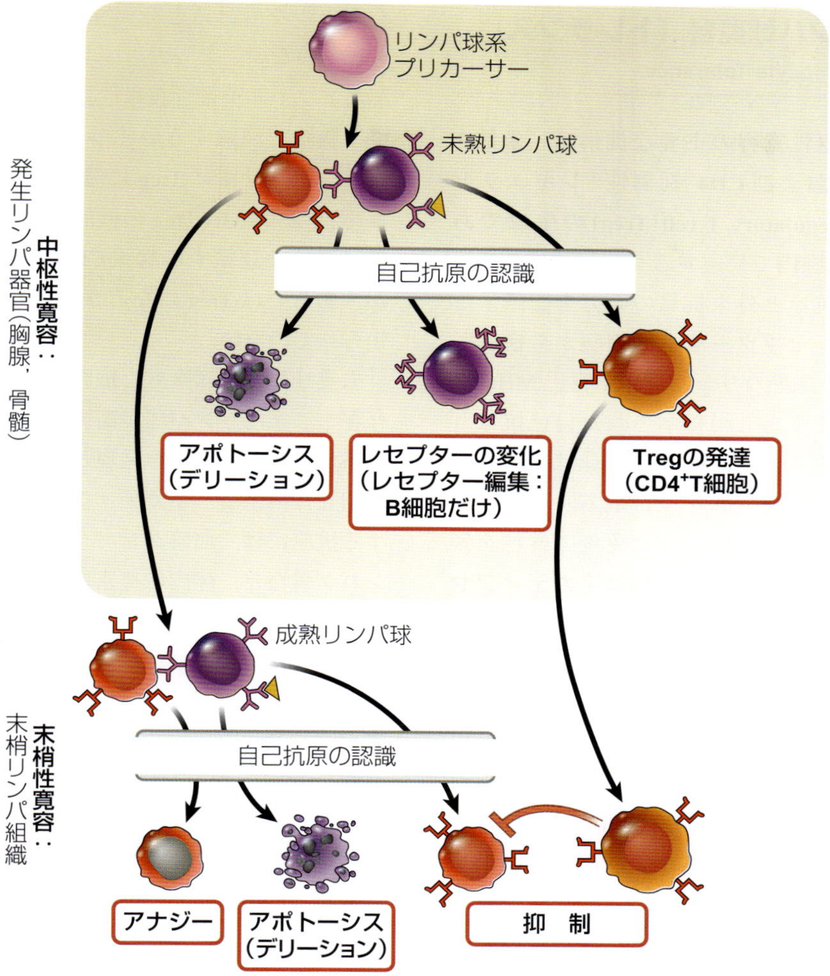

図 9-1　自己抗原に対する中枢性寛容と末梢性寛容　中枢性寛容：自己抗原特異的な未熟リンパ球は，発生(中枢)リンパ器官で自己抗原に遭遇し，デリーションされる．B リンパ球は，特異性を変える(レセプター編集)．T リンパ球の一部は，制御性 T 細胞(Treg)に発達する．一部の自己反応性リンパ球は，成熟を完了し，末梢組織に入る．末梢性寛容：成熟自己反応性リンパ球は，末梢組織で自己抗原に遭遇すると不活化あるいはデリーションされるか，あるいは Treg により抑制される．

るいは，どのくらい多くの自己抗原が，中枢性寛容あるいは末梢性寛容を誘導し，あるいは無視されるのかについては知られていない．

このような簡単な背景をもとに，免疫寛容の機序と，それぞれの機構の破綻がどのようにして自己免疫の結果となるかの記述に進む．T 細胞(特に $CD4^+$ ヘルパー T リンパ球)の寛容については，自己寛容機序の多くがこの細胞型についての研究により明らかにされたので，はじめに記述する．さらに，$CD4^+$ ヘルパー T 細胞はタンパク質抗原にすべての免疫応答を実質的に組織化するので，これらの細胞の寛容は，自己タンパク質抗原に対して，細胞性免疫応答と液性免疫を阻止するのに十分である．反対に，ヘルパー T 細胞の寛容が破綻すると，自己抗原に対する T 細胞媒介性攻撃により，あるいは自己タンパク質に対する自己抗体の産生により発現する自己免疫の結果となる．

中枢性Tリンパ球寛容［トレランス］
Central T Lymphocyte Tolerance

T細胞の中枢性寛容の主要な機構は，未熟T細胞の細胞死および$CD4^+$制御性［レギュラトリー］T細胞 regulatory T cell(Treg)の生成である(図9-2)．胸腺内で発達するリンパ球は，多くの抗原，自己抗原と外来抗原の両方を認識することができるレセプターをもつ細胞から構成されている．もし未熟なリンパ球が，自己MHCに結合したペプチドとして提示された自己抗原と強く相互作用すると，このリンパ球はアポトーシスを惹起するシグナルを受け取る．このように，自己反応性細胞は機能的に免疫応答性を獲得する前に死滅する．この過程は**ネガティブセレクション［負の選択］negative selection**ともいわれ(**第4章**参照)，中枢性寛容の主要な機構である．ネガティブセレクションの過程は，クラスII MHCおよびクラスI MHC分子により提示される自己ペプチドを認識する，それぞれ自己反応性$CD4^+$T細胞および$CD8^+$T細胞に影響を与える．末梢においては成熟リンパ球が強いTCRシグナルを受けると活性化されるのに対して，なぜ胸腺においては未熟なリンパ球が強いTCRシグナルを受けると死滅するのかについては知られていない．

高アフィニティ［親和性］high affinityで自己抗原を胸腺で認識するいくつかの未熟な$CD4^+$T細胞は，死滅せずにTregに発達し，末梢組織に入る(図9-2参照)．Tregの機能は，本章で後述する．自己抗原を認識する胸腺$CD4^+$T細胞が死滅するか，あるいはTregになるかを何が決定するかは知られていない．

未熟リンパ球は，もし抗原が胸腺内に高濃度で存在し，またリンパ球が高アフィニティに抗原を認識するレセプターを発現していると，抗原に強く相互作用する．ネガティブセレクションを誘導する抗原には，血漿タンパク質や通常の細胞のタンパク質など，体内に豊富に存在するタンパク質が含まれる．

驚くべきことに，ある末梢の組織に通常存在する多くの自己タンパク質は，胸腺の一部の上皮細胞に発現している．**AIRE(自己免疫制御因子 autoimmune regulator)**と呼ばれるタンパク質は，末梢組織抗原の胸腺での発現に関与している．*AIRE*遺伝子の突然変異は，自己免疫性多内分泌症候群 autoimmune polyendocrine syndromeと呼ばれるまれな疾患の原因である．この疾患では，い

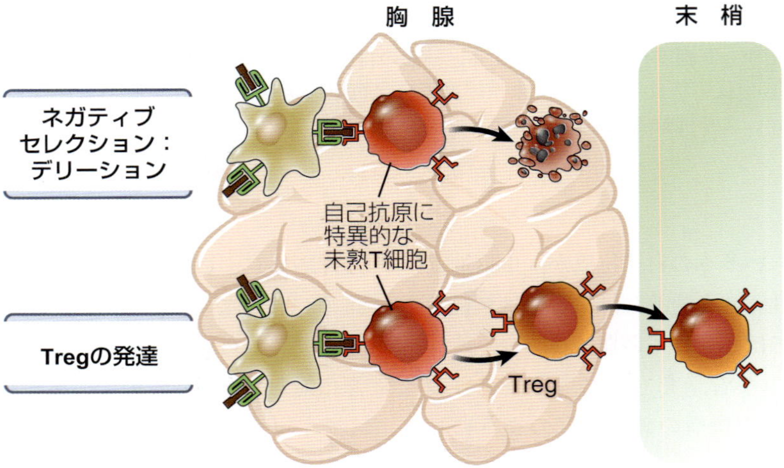

図9-2　中枢性T細胞寛容　胸腺内未熟T細胞により自己抗原が強く認識されると，細胞の死滅へ導く(ネガティブセレクション，すなわちデリーション)か，あるいは胸腺内自己抗原の認識は末梢組織へ入るTregの発達が誘導される．

くつかの組織抗原は機能的なAIREタンパク質の欠如のために胸腺で発現されないので，これらの抗原に対する特異的な未熟T細胞は除去されず，またTregが発達せず，自己抗原に対して有害な反応を惹起する状態を残したままとなる．これらの抗原は，通常該当する末梢の組織において発現する(胸腺発現だけがAIREにより支配されているから)．したがって，これらの抗原に対する特異的なT細胞は，胸腺から遊出し，末梢組織で抗原と遭遇し，組織を攻撃して，疾患を引き起こす．なぜ内分泌臓器が，この自己免疫攻撃の主要な標的細胞であるかについては知られていない．これは，AIREが主に，これらの胸腺器官において発現される胸腺上皮細胞の遺伝子発現を特異的に可能にするからである．このまれな症候群は，自己寛容を維持するために胸腺でネガティブセレクションの重要性を示しているが，ネガティブセレクションの欠損が一般の自己免疫疾患の原因であるかは知られていない．

ネガティブセレクションは不完全であり，多数の自己反応性リンパ球は，健康な個体に存在する．次に記述するように，末梢性機構がこれらのリンパ球の活性化を防止する．

末梢性Tリンパ球寛容［トレランス］

Peripheral T Lymphocyte Tolerance

成熟T細胞が末梢組織で自己抗原を認識して，機能的非活性化(アナジー［麻痺］anergy)か細胞死が引き起こされ，あるいは自己反応性リンパ球が，Tregにより抑制されると，末梢性寛容が誘導される(図9-3)．このような末梢性T細胞寛容のそれぞれの機構は，本節で記述する．末梢性寛容は，胸腺に存在しない自己抗原に対するT細胞応答を防止するためにきわめて重要であり，ま

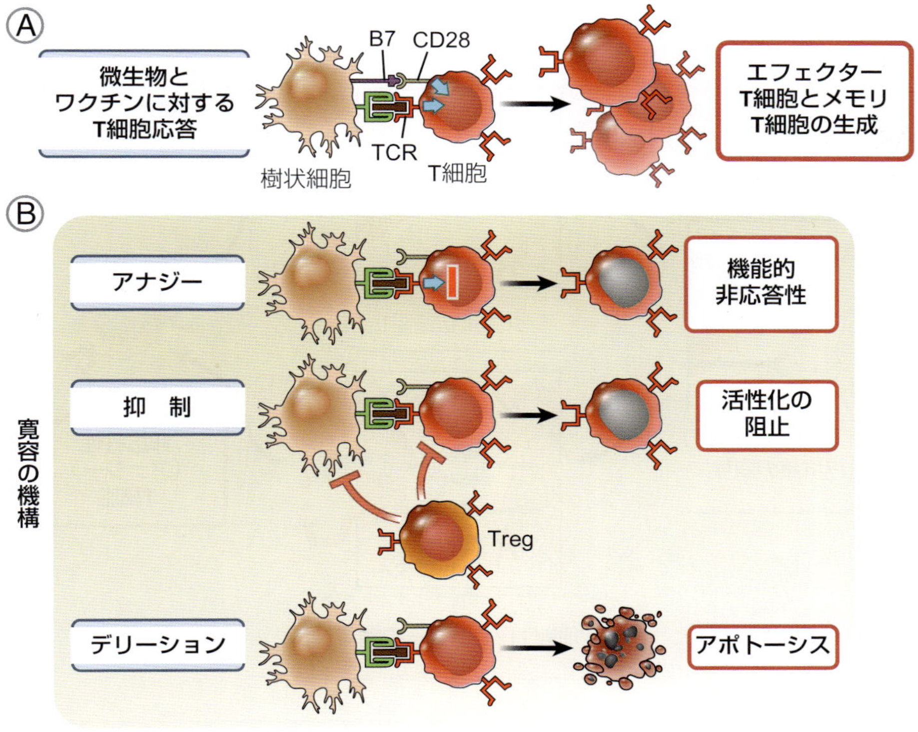

図9-3　**末梢性T細胞寛容**　**A**：正常のT細胞応答は，抗原認識とコスティミュレーションを必要とする．**B**：末梢性T細胞寛容の3つの主要な機構をイラストで示した．すなわち細胞固有のアナジー，Tregによる抑制，デリーション(アポトーシス細胞死)である．

た中枢性寛容が不完全であった状況において，自己免疫を防止するバックアップ機構としても重要である．

十分なコスティミュレーション［共刺激］costimulation のない抗原認識は，T 細胞アナジーあるいは細胞死の結果に終わるか，あるいは Treg による T 細胞抑制に対する感受性が増加する． 前の章で指摘したように，ナイーブ T リンパ球は，エフェクター細胞とメモリ細胞への増殖と分化のために，少なくとも 2 つのシグナルが必要である．すなわち，シグナル 1 は常に抗原であり，シグナル 2 は，一般的に微生物（あるいはダメージ［損傷］を受けた宿主細胞）に対する自然免疫応答の一部として，抗原提示細胞 antigen presenting cell（APC）上に発現されるコスティミュレーター［共刺激分子］costimulator により提供される（図 5-6 参照）．通常は，組織と末梢リンパ器官の樹状細胞は休止（あるいは未熟）状態であり，休止樹状細胞は B7 タンパク質などのコスティミュレーターをほとんど，あるいはまったく発現していない（**第 5 章**参照）．これらの樹状細胞は，組織に存在する自己抗原を恒常的にプロセシング［加工処理］し，提示している．自己抗原に対するレセプターをもった T リンパ球は，自己抗原を認識することが可能であり，そのため自己抗原に対するレセプターからシグナル（シグナル 1）を受け取ることが可能であるが，付随する自然免疫応答がないので，この T 細胞は強いコスティミュレーションを受け取らない．コスティミュレーションの有無は，T 細胞が活性化されるか，あるいは，寛容となるかを決定する主要な因子である．この概念を示すいくつかの例を以下に記述する．

アナジー［麻痺］Anergy

T 細胞アナジーは，リンパ球が自己抗原を認識するときに誘導される，長期に存続するこれらの細胞の機能的非応答性である（図 9-4）．先述したように，自己抗原は通常は低レベルのコスティミュレーターとともに提示される．以下に記す機序により，十分なコスティミュレーターのない抗

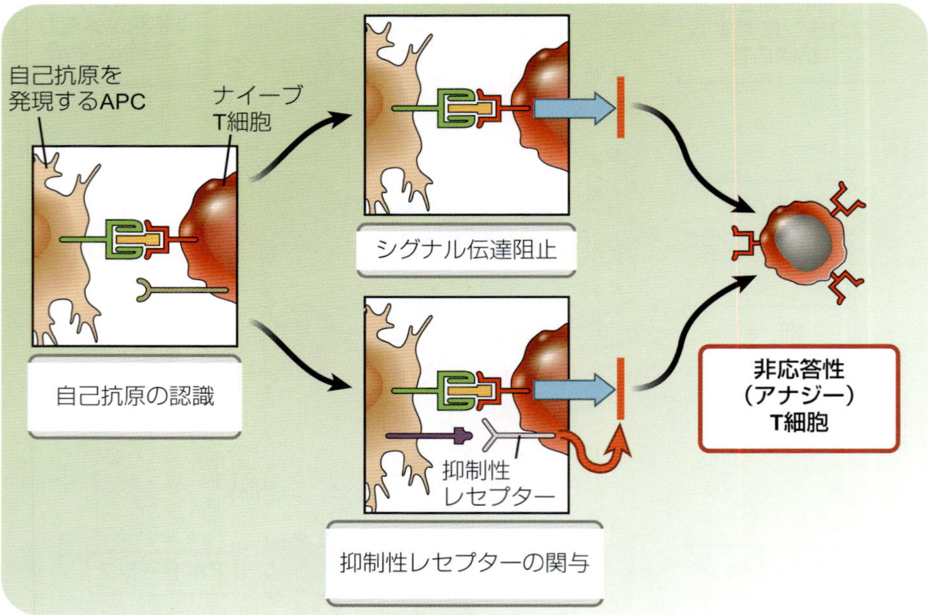

図 9-4 **T 細胞アナジー** もし T 細胞が強いコスティミュレーションなしで抗原を認識すると，T 細胞レセプターは活性化シグナルを提供する能力を失うか，あるいは，T 細胞は活性化を阻止する CTLA-4 などの抑制性レセプターが関与する．

原認識は，アナジー誘導の基盤であると考えられる．アナジー細胞は生存することができるが，抗原に応答することができない．

アナジー誘導の原因となる最も明白な2つの機構は，TCR複合体による異常なシグナル伝達とTCR複合体以外のレセプターからの抑制性シグナルの伝達である．

- T細胞がコスティミュレーションなしで抗原を認識すると，TCR複合体は活性化シグナルを伝達する能力を失う．ある場合には，シグナル伝達タンパク質を修飾し，またこれらのタンパク質のプロテアーゼ［分解酵素］proteaseによる細胞内破壊のための標的とする酵素（ユビキチンリガーゼ ubiquitin ligase）の活性化が関与する．
- 自己抗原の認識に関しては第5章で記述したが，T細胞はまた，CD28ファミリーの抑制性レセプターの1つであるcytotoxic T lymphocyte-associated antigen 4（CTLA-4，あるいはCD152），あるいは，プログラム死タンパク質1 programmed death protein 1（PD-1）と選択的に関与する．アナジーT細胞はこれらの抑制性レセプターをより高いレベルで発現し，それ以降の抗原認識への応答を抑制する．このようなレセプターの作用の機能と機序は，さらに詳細に記述する．

いくつかの動物実験モデルにおいては，自己寛容の維持におけるT細胞アナジーの重要性が支持されているが，自己抗原に特異的なアナジーT細胞が大部分の健康なヒトに存在するか，あるいは自己抗原に特異的なアナジーT細胞の欠損が自己免疫の発症と関係しているかは，まだ明らかではない．トランスジェニック［遺伝子導入］技術 transgenic technologyを用いて，マウスの組織に高レベルのB7コスティミュレーターを強制的に発現させると，その組織において抗原に対する自己免疫反応が起こる結果となる．このように，シグナル2を人工的に提供することにより寛容を破壊し，自己反応性T細胞を活性化させる．

抑制性レセプター［受容体］によるT細胞応答の制御

Regulation of T Cell Responses by Inhibitory Receptors

免疫応答が，活性化レセプターと抑制性レセプターの間のバランスによって影響されるという概念は，ナチュラルキラー細胞 natural killer（NK）cell（**第2章**参照），Bリンパ球（**第7章**参照），T細胞を含む，すべてのリンパ球集団で確立されている．T細胞において，最も確立された抑制性レセプターは，CTLA-4とPD-1である．

- **CTLA-4**．CTLA-4は活性化$CD4^+$T細胞上では一過性に，またTregでは構成的に発現する（以下に記述する）．CTLA-4は応答しているT細胞の活性化を終結するように機能し，またTregの抑制機能を媒介する．CTLA-4はAPCの表面からB7分子を阻止し，また除去することにより作用し，そのため，コスティミュレーションが減少し，T細胞の活性化が阻止される．CTLA-4はまた，T細胞に抑制性シグナルを伝達する．T細胞応答を終結させることに関与するCTLA-4が，CD28と結合し，T細胞活性化を開始する同一のB7コスティミュレーターを認識することは興味深い．どのようにしてT細胞が非常に異なる結果となるCD28あるいはCTLA-4を選択するかについて説明する1つの理論は，CTLA-4がCD28よりもB7分子に対して高アフィニティであるという事実に基づく．このように，B7レベルが低いときには（APCが自己抗原を提示していると通常予想される場合），レセプターは選択的に高アフィニティのCTLA-4に結合するが，B7レベルが高い（感染の場合）ときには，低アフィニティ活性化レセプターのCD28が強く結合する．
- **PD-1**．PD-1は，抗原刺激の後に$CD4^+$T細胞と$CD8^+$T細胞上に発現する．PD-1は，抑制性シグナルを伝達する典型的なレセプターである免疫レセプターチロシン抑制性モチーフ immunoreceptor tyrosine-based inhibitory motif（ITIM）をもっている．PD-1は，自己抗原に対するT細胞応答，また慢性感染，特にウイルス感染へのT細胞応答を終結させる(図6-15参照)．

これらの抑制性レセプターを理解することによる最も印象的な治療手段の1つは，これらのレセプターを阻止する抗体を用いた癌患者の治療である．このような治療は，かなりの割合の患者で抗腫瘍免疫応答が増強され，腫瘍の退縮が顕著となった(**第10章**参照)．この種類の治療は，抑制性レセプターが免疫応答のチェックポイントを賦課するため，また治療はこれらのチェックポイントをブロックする(免疫応答に関する“ブレーキを取り除く”)ために，**チェックポイント阻害薬 checkpoint blockade** と命名されている．予想されるように，チェックポイント阻害薬で治療される患者は，しばしば自己免疫反応が出現するが，抑制性レセプターが自己反応性T細胞を抑制しておくために絶えず機能しているという考えと一致している．実験動物において，CTLA-4分子あるいはPD-1分子がブロックされる(抗体による処置により)か，あるいは除去される(遺伝子ノックアウト［破壊］gene knockoutにより)と，これらの動物は自己の組織に対する自己免疫反応を発現する．*CTLA4* 遺伝子の多型［ポリモルフィズム］polymorphismは，ヒトではいくつかの自己免疫疾患と関係している．*CTLA4* 遺伝子の2つのコピーのうちの1つに突然変異をもつまれな患者において，多臓器炎症(および抗体生産における，予期されてはいないが重篤な不全)が引き起こされる．

CTLA-4とPD-1以外のT細胞でのいくつかの他のレセプターは，免疫応答を抑制することが示されており，現在チェックポイント阻害薬治療の標的である．これらのレセプターの自己抗原に対する寛容を維持する役割は，はっきりとは確立されていない．

制御性T細胞による免疫抑制
Immune Suppression by Regulatory T Cells

制御性T細胞 regulatory T cell(Treg)は，自己抗原を認識すると，胸腺あるいは末梢組織で発達し，これらの自己抗原特異的な潜在的に有害なリンパ球の活性化を阻止する(図9-5)．大多数の自己反応性Tregは，たぶん胸腺内で発達するが(図9-2参照)，末梢リンパ器官でも生成される．大部分のTregは $CD4^+$ で，CD25(IL-2レセプターのα鎖)を高発現している．Tregはまた，これらの細胞の発達と機能に必要なFoxP3と呼ばれる転写因子を発現している．ヒト，あるいは，マウスでFoxP3をコードする遺伝子の突然変異は，全身性の，多臓器自己免疫疾患を引き起こし，自己寛容の維持のためにTregの重要性を示している．このヒト疾患は，頭字語IPEX(免疫調節障害–多発性内分泌障害–腸症–X連鎖症候群 immune dysregulation, polyendocrinopathy, enteropathy, X-linked syndrome)として知られている．FoxP3欠損マウスおよびヒトでみられる重篤な自己免疫は，自己寛容の維持におけるTregの重要性に対する最もよい証拠である．

Tregの生存と機能はサイトカインのIL-2に依存している． IL-2のこの役割は，IL-2あるいはIL-2レセプターα鎖あるいはβ鎖をコードする遺伝子が除去されているマウスにおいて，重症の自己免疫疾患の出現を説明している．第5章でIL-2をTregの激増を刺激する，抗原活性化T細胞により産生されるサイトカインとして紹介したこと思い出すこと．このように，IL-2は，2つの逆の役割を果たすサイトカインの例である．IL-2はT細胞増殖を刺激することにより免疫応答を促進し，またIL-2は機能的なTregを維持することにより免疫応答を抑制する．多数の臨床治験において，移植片拒否や自己免疫疾患における炎症などの，制御を促進し，有害な免疫反応をコントロールするIL-2の能力が試されている．

サイトカインのTGFβ(トランスフォーミング［形質転換］増殖因子β transforming growth factor β)はまた，たぶんFoxP3転写因子の発現を刺激することにより，Tregの生成において役割を果たしている．多くの細胞型はTGFβを産生することができるが，胸腺あるいは末梢組織におけるTregを誘導するためのTGFβの供給源は明らかにされていない．

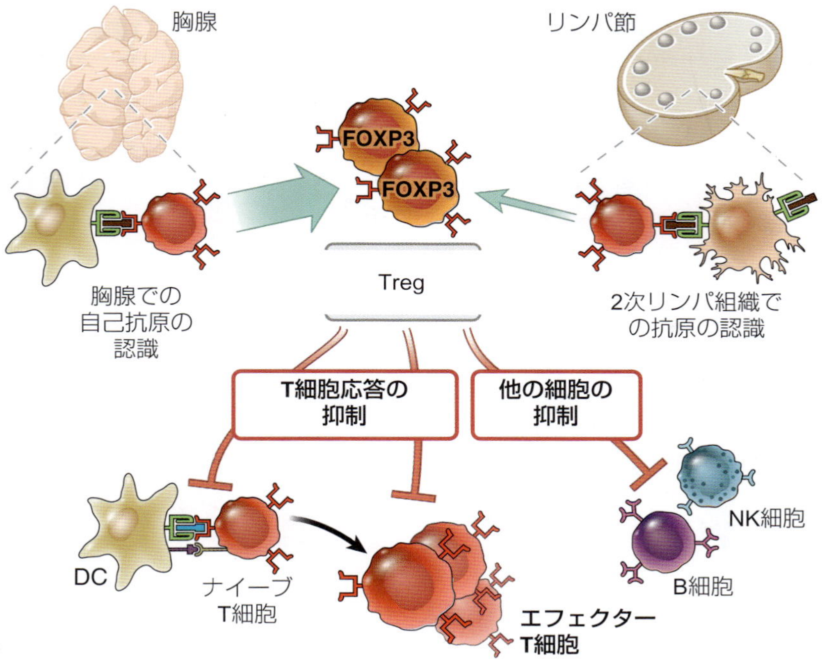

図 9-5　Treg の発達および機能　自己抗原を認識する CD4$^+$T 細胞は，転写因子 FoxP3 に依存する過程において，胸腺または末梢組織で制御性細胞に分化する（末梢組織からの矢印と比較して，胸腺からのより大きな矢印は，大部分のこれらの細胞は胸腺で生成することを示している）．これらの制御性細胞は，接触依存性機構により，または，T 細胞応答を抑制するサイトカインを分泌することにより，ナイーブ T 細胞の活性化およびエフェクター T 細胞への分化を抑制する．Treg の生成および維持は，また IL-2 を必要とする（図示していない）．DC：樹状細胞 dendritic cell.

Treg は，いくつかの機構により免疫応答を抑制する．

- Treg の中には，リンパ球，樹状細胞，マクロファージの活性化を抑制するサイトカイン（IL-10，TGFβ など）を産生するものがある．
- 先述したように CTLA-4 を発現する制御性細胞は，APC により生成される B7 分子を阻止し，あるいは減少させ，またこれらの APC が CD28 を介するコスティミュレーションの提供を不可能にし，また T 細胞の活性化も不可能とする．
- Treg は，IL-2 レセプターの高レベルの発現により，この必須の T 細胞増殖因子を捕捉し，応答している T 細胞に対する利用を減少させる．

Treg に対する大きな関心の一部は，ヒトにおけるいくつかの自己免疫疾患の根底にある異常が，不完全な Treg 機能，あるいは，病的 T 細胞の制御に対する抵抗性であるという仮説によりもたらされた．しかし，たぶんヒトにおいて，自己抗原特異的な Treg の同定が困難であることが判明したので，一般のヒト自己免疫疾患における Treg 不全の重要性は確立されていない．また移植片対宿主病，移植片拒絶，自己免疫疾患に対する，Treg を用いた細胞療法治療における大きな関心が存在する．

デリーション［削除］：成熟リンパ球のアポトーシス
Deletion: Apoptosis of Mature Lymphocytes

自己抗原の認識は，自己反応性リンパ球の排除 elimination（デリーション［削除］deletion）をもたらすアポトーシス経路の引き金になる（図 9-6）．

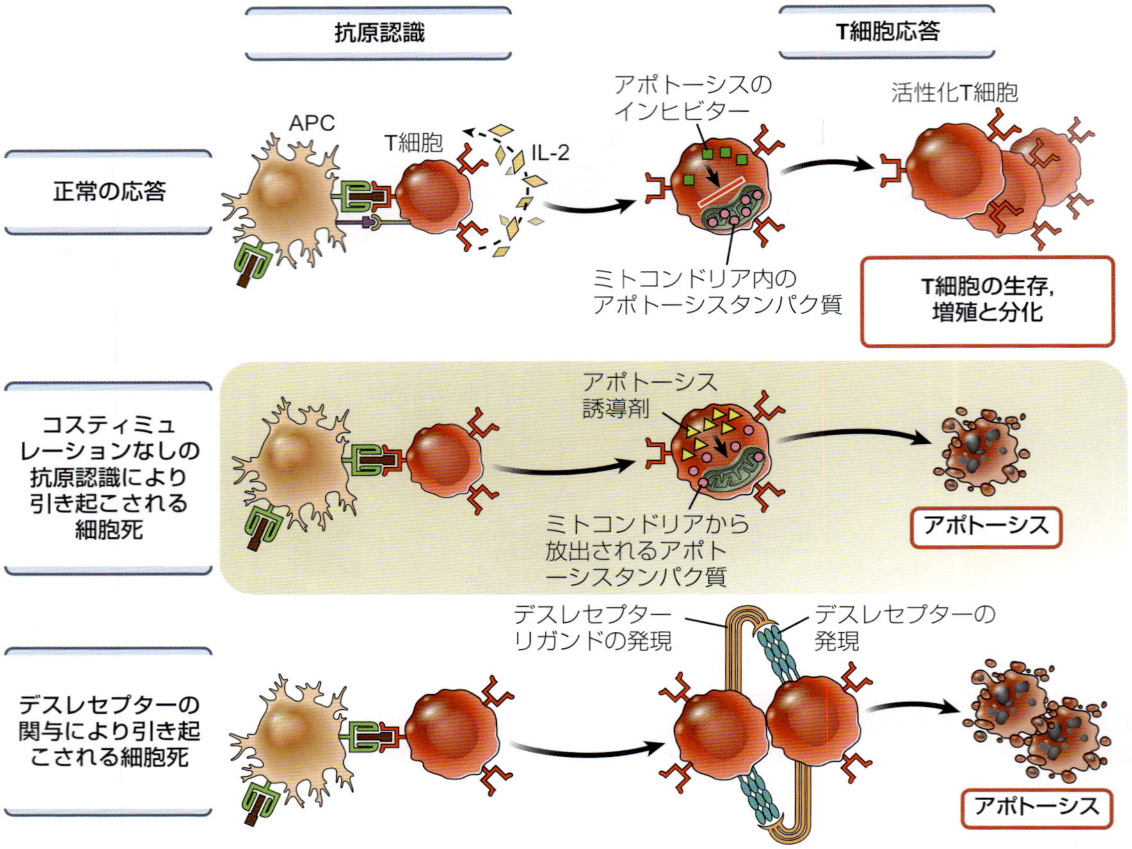

図9-6 Tリンパ球のアポトーシス機構 T細胞は，正常のAPCにより提示される抗原に対してIL-2を分泌して応答し，抗アポトーシス（プロサバイバル pro-survival）タンパク質を発現し，増殖と分化が起こる．抗アポトーシスタンパク質は，ミトコンドリアからアポトーシスのメディエータの放出を阻止する．コスティミュレーション（生存シグナルを提供する）なしのT細胞による自己抗原認識は，細胞内の抗アポトーシスタンパク質の相対的な欠損を引き起こし，またプロアポトーシスタンパク質の過剰は，ミトコンドリアからアポトーシスのメディエータの放出を誘導することにより，細胞死を引き起こす〔アポトーシスのミトコンドリア（内在性 intrinsic）経路による細胞死〕．反対に，自己抗原認識は，リンパ球上の，FasとFasLなどのデスレセプターとデスレセプターリガンドの発現を引き起こし，デスレセプターの関与は，デスレセプター（外因性 extrinsic）経路により細胞のアポトーシスを引き起こす．

自己抗原により誘導される成熟Tリンパ球の細胞死には，2つの機構が存在する．

- 抗原認識はT細胞において，ミトコンドリア経路により細胞死を誘導する，プロアポトーシス［アポトーシス促進性］タンパク質 pro-apoptotic protein の産生を誘導し，さまざまなミトコンドリアタンパク質が漏出し，アポトーシスを誘導するサイトゾル［細胞質ゾル］酵素 cytosolic enzyme のカスパーゼを活性化する．

正常の免疫応答においては，コスティミュレーションにより誘導される抗アポトーシスタンパク質により，また応答の間に産生される成長因子により，これらのプロアポトーシスタンパク質の活性は打ち消される．しかし，強いコスティミュレーションなしで認識された自己抗原は，抗アポトーシスタンパク質の産生を刺激せず，また，生存シグナルの相対的な欠損は，これらの自己抗原を認識する細胞死を誘導する．

• 自己抗原の認識は，デス［死］レセプター death receptor とデスレセプターリガンドの共発現を引き起こす．このリガンド–レセプターの相互作用により，カスパーゼとアポトーシスの活性化の結果となる，デスレセプターを介するシグナルを生成する．自己寛容に関与する最も解明されているデスレセプターリガンドペアは，多くの細胞型で発現される Fas（CD95）と，主に活性化 T 細胞で発現される Fas リガンド（FasL）と呼ばれるタンパク質である．後述するが，Fas 経路はまた，胚中心において一部の B 細胞の細胞死に関与する．

自己寛容におけるアポトーシスの役割は，遺伝子研究の証拠により支持されている．マウスにおいて，アポトーシスのミトコンドリア経路を除去すると，胸腺，また末梢組織においても自己反応性 T 細胞のデリーションが起こらない結果となる．*fas* 遺伝子と *fasl* 遺伝子の突然変異をもつマウスと *FAS* の突然変異をもつ小児は，すべてリンパ球集簇を伴う自己免疫疾患が発症する．また，FAS シグナル伝達の下流に存在するカスパーゼ 8 あるいはカスパーゼ 10 をコードする遺伝子の突然変異をもつ小児は，類似した自己免疫疾患に罹患する．集合的に自己免疫性リンパ増殖症候群 autoimmune lymphoproliferative syndrome（ALPS）と呼ばれているヒト疾患はまれであり，複合型自己免疫疾患を引き起こすアポトーシスにおける欠損として知られている唯一の例である．

T 細胞寛容の機構に関するこのような記述から，自己抗原は外来微生物抗原といくつかの点で異なっており，自己抗原により寛容が誘導され，また外来微生物により活性化が選択されるという関与は明らかである（図 9-7）．

• 自己抗原は胸腺内に存在し，そこでデリーションを誘導し，Treg を生成する．それとは対照的に，大部分の微生物抗原は進入部位から捕捉

抗原の特徴	寛容性自己抗原	免疫原性外来抗原
	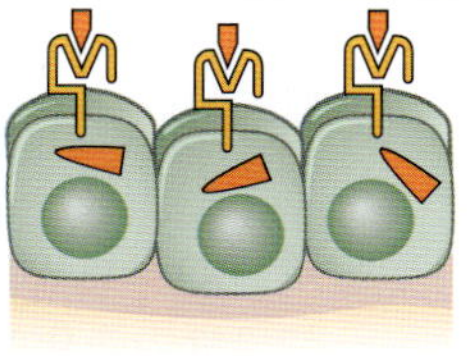	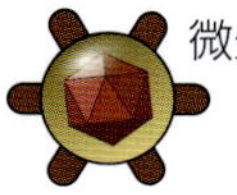
抗原の存在部位	発生器官における存在（いくつかの自己抗原）は，ネガティブセレクション他の中枢性寛容を誘導する	血液と末梢組織における存在（ほとんどは微生物抗原）は，末梢リンパ器官で濃縮される
コスティミュレーション	コスティミュレーターがない場合には，T細胞アナジーあるいはアポトーシスが誘導され，Tregが発達し，あるいはTregによる抑制の感受性が増加する	微生物で典型的にみられるコスティミュレーターの発現は，リンパ球の生存と活性化を促進する
抗原暴露の期間	長期間の持続（生涯にわたる）．長期にわたるTCR関与はアナジーおよびアポトーシスを誘導する	微生物抗原に対する短期間の暴露は効果的な免疫応答を反映する

図 9-7　T 細胞の寛容と活性化の選択に影響を与えるタンパク質抗原の特徴　本図は，なぜ自己抗原が寛容を誘導し，微生物抗原が T 細胞媒介性免疫応答を刺激するかの理由を決定する自己抗原と外来抗原（たとえば，微生物）のいくつかの特徴を要約した．TCR：T 細胞レセプター T cell receptor，Treg：制御性 T 細胞 regulatory T cell.

され，末梢リンパ器官に輸送されるので，胸腺から除外される傾向がある（**第3章**参照）．

- 自己抗原は，自然免疫の存在なしに，またシグナル2の存在なしに，休止APCにより提示され，T細胞のアナジーあるいは細胞死，あるいはTregによる抑制の誘導に都合がよくなる．それとは対照的に，微生物は自然免疫応答を惹起して，T細胞のエフェクター細胞への増殖と分化を促進するコスティミュレーターとサイトカインの発現を引き起こす．
- 自己抗原は生涯にわたって存在し，そのため，長期間の，あるいは繰り返しのTCR関与を引き起こし，さらにアナジーとアポトーシス，およびTregの発達を促進する．

Bリンパ球寛容［トレランス］
B Lymphocyte Tolerance

自己ポリサッカライド［多糖］self polysaccharide，脂質，核酸は，T細胞によって認識されないT細胞非依存性抗原である．これらの抗原は，自己抗体産生を防止するために，B細胞に寛容を誘導する必要がある．自己タンパク質は，ヘルパーT細胞とB細胞の寛容のため，自己抗体反応を惹起することができない．たとえば全身性エリテマトーデス systemic lupus erythematosus（SLE）などの自己抗体産生と関連した疾患は，Bリンパ球とヘルパーT細胞の両方における寛容の欠損に起因すると考えられる．

中枢性B細胞寛容［トレランス］
Central B Cell Tolerance

未熟B細胞が骨髄で自己抗原に強く相互作用すると，B細胞は，レセプターの特異性を変化させる（レセプター編集［エディティング］receptor editing）か，あるいはキリング（デリーション）される（図9-8）．

- **レセプター編集**．骨髄において自己抗原を認識する一部のB細胞は，*RAG*遺伝子を再活性化させ，Ig L鎖［軽鎖］Ig light-chain遺伝子組換えを再開し，新しいIg L鎖を発現し始める（**第4章**参照）．この新しいL鎖は，もはや自己抗原に特異的でない新たな抗原レセプターを生成するために，以前に発現していたIg H鎖［重鎖］Ig heavy-chainと結合する．このレセプター特異性の変化の過程は，**レセプター編集**と呼ばれ，潜在的に有害な自己反応性B細胞が骨髄から遊出する機会を減少させる．正常個体においては，成熟B細胞の25–50%が，成熟の間にレセプター編集を経験すると推定されている（発達中のT細胞がレセプター編集を経験するという証拠はない）．
- **デリーション**．もしレセプター編集が失敗すると，高アビディティ［結合力］avidityで自己抗原を認識する未熟B細胞は死のシグナルを受け，アポトーシスにより死滅する．このデリーションの過程は，未熟Tリンパ球のネガティブセレクションと類似している．T細胞分画と同様に，B細胞のネガティブセレクションは，豊富な，また通常広く発現している細胞膜自己

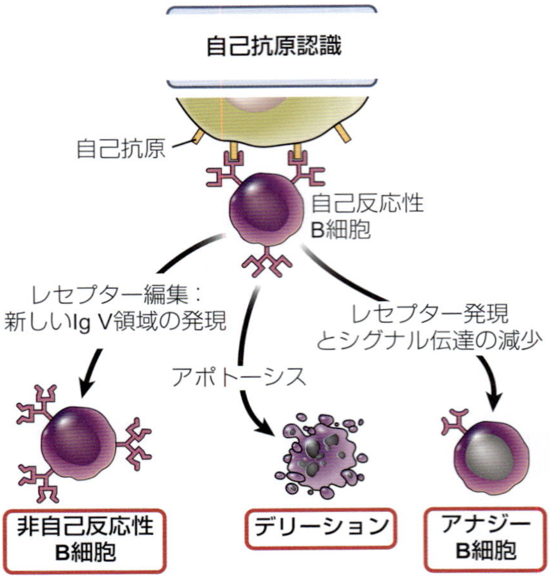

図9-8 未熟Bリンパ球の中枢性寛容 骨髄において自己抗原を認識する未熟B細胞は，抗原レセプターを変化させるか（レセプター編集），あるいはアポトーシス（ネガティブセレクションまたはデリーション）により死滅するか，あるいは，抗原レセプターの発現を減少させ，機能的に非応答性となる．

抗原，あるいは可溶性自己抗原に対する，高アフィニティレセプターをもつリンパ球を除去する．

- **アナジー**．可溶性タンパク質などのいくつかの自己抗原は，骨髄において低アビディティで認識される．これらの抗原に対して特異的なB細胞は生存するが，抗原レセプター発現は減少し，細胞は機能的に非応答性となる（アナジー）．

末梢性B細胞寛容［トレランス］
Peripheral B Cell Tolerance

末梢リンパ組織で自己抗原に遭遇した成熟Bリンパ球は，その自己抗原に応答することが不可能になる（図9-9）．ある仮説によれば，もしB細胞が抗原を認識し，T細胞のヘルプを受け取らないと（ヘルパーT細胞の排除あるいは寛容のため），抗原レセプターからシグナル伝達が阻止されるため，B細胞はアナジーとなる．アナジーとなったB細胞はリンパ濾胞を離れて，その後この濾胞から排除される．これらの排除されたB細胞は，必要な生存刺激を受け取ることができないために死滅する．末梢で自己抗原を認識するB細胞は，アポトーシスが引き起こされ，あるいはB細胞の抑制性レセプターが関与して，活性化が阻止される．以前言及したように，Tregはまた，B細胞寛容に関与する．

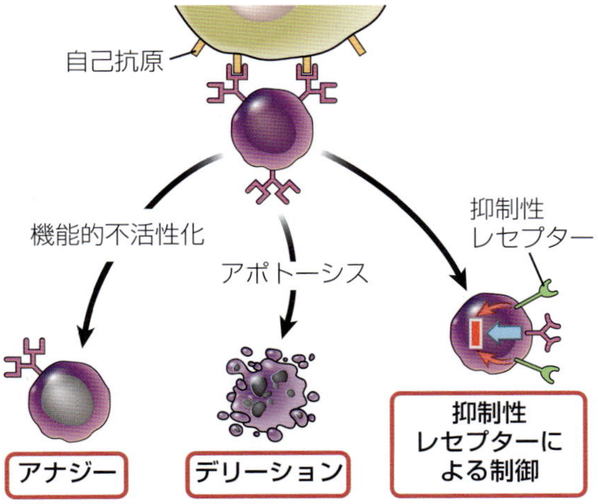

図9-9 **Bリンパ球の末梢性寛容** T細胞の補助なしに自己抗原を認識する成熟B細胞は，機能的に不活性化され，その抗原に応答することが不可能になるか（アナジー），あるいはアポトーシス（デリーション）により死滅するか，あるいは抑制性レセプターの関与により活性化が抑制される．

胚中心におけるIg遺伝子の体細胞高頻度突然変異（**第7章**で記述）の間，自己抗原を認識することができるいくつかの抗原レセプターが生成される．これらの自己反応性レセプターを発現しているB細胞は，濾胞ヘルパーT細胞のヘルプがないので，あるいは，胚中心B細胞が高レベルのFasを発現し，FasLを発現しているT細胞によりキリングされるので死滅する．*FAS*突然変異から生じる自己免疫疾患は，一部はこれらの自己反応性胚中心B細胞の生存に起因している．

共生［常在］微生物と胎児抗原に対する寛容［トレランス］
Tolerance to Commensal Microbes and Fetal Antigens

免疫寛容の機構に関する記述を終わる前に，細胞あるいは組織により産生される自己ではないけれども，免疫系によって寛容となるべき他の2つの型の抗原について考えることは有用である．これらは，ヒトと共生symbiosisする共生微生物の生成物と，胎児における父親由来の抗原である．これらの抗原との共存は，自己抗原に対する末梢性寛容を維持するのに用いられる多くの同じ機構に依存している．これらの機構で最も重要なのはTregである．

腸と皮膚における共生［常在］微生物に対する寛容［トレランス］
Tolerance to Commensal Microbes in the Intestines and Skin

健康なヒトのマイクロバイオーム［微生物叢］microbiomeは約10^{14}の細菌とウイルスから構成される（細菌とウイルスの数は，ヒト細胞の数の10倍であり，微生物学者によると10％はヒトで90％は微生物であるといわれる）．これらの微生物は腸と気道の中および皮膚の表面に定住し，そこで多くの重要な機能を提供している．たとえば腸においては，正常細菌は食物の消化と吸収を助け，潜在的に有害な微生物の異常増殖を防止する．これらの組織の成熟リンパ球は微生物を認識することができるが，微生物に反応しないので微生物は除去されず，有害な炎症は引き起こされない．腸において，健康な免疫系が共生微生物に反応することができないいくつかの機構がある．これらの機構には，豊富なIL-10産生Treg，いくつかのToll［トル］様レセプターからのシグナルが活性化よりもむしろ抑制を引き起こすような樹状細胞の特異な特性，上皮による腸の免疫系からのある細菌の分離などがある．皮膚における共生細菌に対する寛容を維持する機構は，まだ明らかにされていない．

胎児抗原に対する寛容［トレランス］ Tolerance to Fetal Antigens

有胎盤類 eutherian mammal の胎盤形成 placentation の進化により，胎児は出産の前に成熟するようになったが，母親にとっては異物である胎児に発現する父親の抗原が，妊娠した母親の免疫系によって寛容となる必要があるという問題が生じた．この寛容の1つの機構は，これらの父親の抗原に特有の末梢 $FoxP3^{+}$Treg の生成である．実際，進化の間，胎盤形成は，安定した末梢Tregを生成する能力と，強く相関している．反復性流産で苦しむ女性がこれらのTregの生成か維持の欠陥をもつかどうかは不明である．胎児の寛容の他の機構には，妊娠子宮からの炎症性細胞の除去，胎盤における抗原提示の低下，健康な妊娠子宮での有害なTh1応答の生成の阻止などが含まれる．

自己寛容の主要な機構を記述したので，これから自己寛容の破綻の結果，すなわち，自己免疫の発現を熟慮することにする．自己免疫疾患の組織傷害の機構とこれらの疾患に対する治療戦略は，第11章で記述する．

自己免疫 Autoimmunity

自己免疫は，自己self（自己autologous）抗原に対する免疫応答と定義される．自己免疫は疾病の重要な原因であり，先進国において，集団の2–5％が罹患していると推定されており，また，いくつかの自己免疫疾患の有病率は増加している．さまざまな自己免疫疾患は器官に特異的であり，1個，または2，3個の器官に影響を及ぼし，あるいは全身性であり，広範囲にわたる組織損傷と臨床症状が出現する．自己免疫疾患の組織損傷は，自己抗原に対する抗体により，あるいは，自己抗原に反応するT細胞により引き起こされる（**第11章**参照）．多くの場合，制御されない免疫応答と関連した疾患が，免疫応答が自己抗原に向けられるというはっきりした証拠なしに自己免疫であると呼ばれることは注意すべき点である．

病　因 Pathogenesis

自己免疫の発達の主要な因子は，感受性のある遺伝子の遺伝と，感染などの環境の引き金である（図9-10）．感受性のある遺伝子が自己寛容の経路を阻止し，自己反応性のTリンパ球とBリンパ球の持続を導き出すと仮定されている．環境刺激は，細胞と組織の傷害，炎症を引き起こし，またこれらの自己反応性リンパ球を活性化させ，その結果，自己免疫疾患の原因となるエフェクターT細胞と自己抗体が生成される．

自己免疫の結果となる免疫学的異常についての知識の蓄積にもかかわらず，一般的なヒト自己免疫疾患の病因はまだ知られていない．これらの理解不足はいくつかの因子の結果である．ヒトの自己免疫疾患は，通常は異質性 heterogeneous があり，また多因子性 multifactorial である．自己免疫反応の誘発因子であり，また標的細胞となる自己抗原は，しばしば知られていない．また，疾病は，自己免疫反応が開始された後，長期間経過後に臨床的に顕性となる．ヒトにおける疾病関連の遺伝子の同定，抗原特異的免疫応答を研究するためのよりよい技術，および臨床状況を推定することができる動物モデルの分析を含む最近の進歩により，自己免疫の謎を解明する希望がみえてきた．

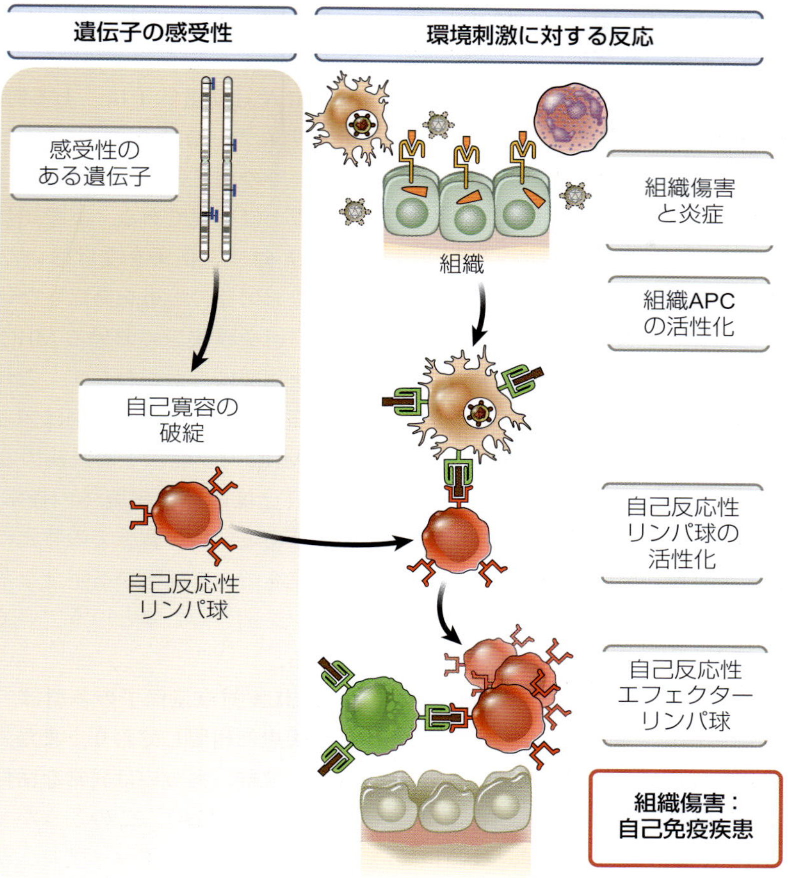

図 9-10　自己免疫の仮定される機構　臓器特異的 T 細胞媒介性自己免疫のこの提案されたモデルにおいては，さまざまな遺伝子の遺伝子座は，おそらく自己寛容の維持に影響を与えることにより，自己免疫に対する感受性を高めている．感染と他の炎症性刺激物などの環境が引き金となり，リンパ球の組織への流入と，APC およびその後の自己反応性 T 細胞の活性化を促進し，組織傷害が引き起こされる結果となる．

遺伝因子 Genetic Factors

大部分の自己免疫疾患に対する遺伝的リスクは，多数の遺伝子座に起因し，これらの遺伝子の中で最も重要なものは MHC 遺伝子である．もし一卵性双生児 monozygotic (identical) twin の一方が自己免疫疾患を発症すると，もう一方の一卵性双生児は，一般集団の非血縁者よりも同一の自己免疫疾患に罹患しやすい．それのみならず，この増加した罹患率は，二卵性双生児 dizygotic twin 間よりも，一卵性双生児間においてのほうが高い．これらの所見により，自己免疫に対する感受性において，遺伝的性質 genetics の重要性が明らかとなった．ゲノムワイド［全ゲノム］関連研究 genome-wide association study，家族の連鎖解析 linkage analysis と動物の異種交配研究 interbreeding study により，異なる自己免疫疾患に関与する遺伝子の共通するバリエーション（多型 polymorphism）のいくつかが明らかとなった．明らかとなった結果は，これらの一般のバリアント［変異］variant は，患者においては健常対照者よりもより高頻度である（素因がある predisposing）か，あるいは，より低頻度（保護的 protective）であることを示唆している．これらの多型の多くが免疫応答に影響を及ぼし，また同じ遺伝子多型が，異なる自己免疫疾患に関与するという所見により，これらの重要性は確認されている．しかし，これらの多型は健康な個体にも存在し，自己免疫の発達に対するこれら遺伝子の個体への寄与は非常に小さい．ある症例では，自己免疫関連の遺伝子は，健康個体において，一般に検出される多型よりもむしろまれか，あるいは存在しないバリアント（突然変異 mutation）である．このようなまれなバリアントは，自己免疫の発症に大きな影響を及ぼすことがある．

多くのヒト自己免疫疾患と近交系動物 inbred animal は，特定の MHC 対立遺伝子［アレル］allele と連鎖している（図 9-11）．ヒトにおける HLA 対立遺伝子と自己免疫疾患との相関は，何年も前に認識されており，T 細胞がこれらの疾患において重要な役割を果たしているという 1 つのはっきりした証拠となった（MHC 分子について唯一知られている機能は，ペプチド抗原を T 細胞へ提示することだけであったため）．ある特定の自己免疫疾患の罹患率は，ある特定の HLA 対立遺伝子を受け継いだ個体では一般の個体よりもしばしば高い．この増加した罹患率は，HLA 疾患相関のオッズ比 odds ratio あるいは相対危険度 relative risk と呼ばれる．この同じ命名法（オッズ比あるいは相対危険度）は，どのような疾病におけるどのような遺伝子相関においても適用できる．HLA 対立遺伝子は，ある特定の自己免疫疾患のリスクを増加させるが，HLA 対立遺伝子自身は，その疾患の原因ではないということを指摘することは重要である．実際，しばしば疾患相関の HLA 対立遺伝子を受け継いだ個体のほとんどは，決してその疾患を発症しない．いくつかの重篤な自己免疫疾患における MHC 対立遺伝子の明らかな相関にもかかわらず，これらの対立遺伝子の疾病における発症の役割は知られていない．特定の MHC 対立遺伝子が，病因となる自己ペプチドの自己反応性 T 細胞への提示が特に効果的であり，あるいは，胸腺での特定の自己抗原の提示が不完全で，T 細胞の不完全なネガティブセレクションを引き起こすという，いくつかの仮説が存在する．

非 HLA 対立遺伝子の多型は，さまざまな自己免疫疾患と相関しており，また，リンパ球の自己寛容の破綻，あるいは異常な活性化の原因となっている（図 9-12A）．このような多くの自己免疫疾患に関連した遺伝子バリアントが知られている．

- チロシンホスファターゼ PTPN22（タンパク質

疾　患	MHC対立遺伝子	相対危険度
強直性脊椎炎 Ankylosing spondylitis	HLA-B27	90
関節リウマチ Rheumatoid arthritis	HLA-DRB1*01/*04/*10	4 -12
1型糖尿病 Type 1 diabetes mellitus	HLA-DRB1*0301/*0401	35
尋常性天疱瘡 Pemphigus vulgaris	HLA-DR4	14

図 9-11　自己免疫疾患と MHC の対立遺伝子との相関　家系調査と連鎖解析によれば，特定の HLA 対立遺伝子を受け継いだ個体は，これらの対立遺伝子を欠如する個体よりも，自己免疫疾患を発症しやすいことを示している（オッズ比あるいは相対危険度）．HLA 疾患関連の代表的な例を表で示した．たとえば，HLA-B27 対立遺伝子をもつ個体は，HLA-B27 対立遺伝子をもたない個体より，強直性脊椎炎を 90-100 倍発症しやすい．他の疾病は，他の HLA 対立遺伝子とさまざまな程度の相関を示す．動物の近交系交配実験では，ある種の自己免疫疾患は，ある特定の MHC 対立遺伝子の継承と強く相関していることが示された（たとえば，$I\text{-}A^{g7}$ と呼ばれるクラスⅡ対立遺伝子をもつマウス 1 型糖尿病）．

チロシンホスファターゼN22)をコードする遺伝子の多型は，コントロールされないB細胞とT細胞の活性化を引き起こし，関節リウマチ rheumatoid arthritis，全身性エリテマトーデス(SLE)，1型糖尿病 type 1 diabetes mellitus を含む多くの自己免疫疾患と相関している．

- 腸の微生物に対する抵抗性の低下の原因となる，自然免疫の細胞質微生物センサ NOD2 の遺伝子バリアントは，いくつかの民族の集団では，炎症性腸疾患 inflammatory bowel disease であるクローン病 Crohn's disease と相関する．
- IL-2 レセプター α 鎖 CD25 をコードしている遺伝子を含む他の複数の自己免疫疾患と相関した多型は，エフェクターT細胞と Treg のバランスに影響すると考えられている．サイトカイン IL-23 に対するレセプターは，炎症性 Th17 細胞の発達を促進する．また，CTLA-4 は，先述したT細胞の重要な抑制性レセプターである．

これらの遺伝子相関の説明により病態機構が明らかにされ，あるいはよりよい予知と治療に対する新しい考え方が提供されることが期待される．

いくつかのまれな自己免疫疾患は，起源はメンデルの法則に従い，高い浸透度をもつ1個の遺伝子の突然変異が原因となり，これらの突然変異を受け継ぐほとんど，あるいはすべての個体に自己免疫が引き起こされる．先に言及したように，これらの遺伝子には，*AIRE*，*FOXP3*，*FAS*，*CTLA4* などが存在する(図 9-12B)．これらの遺伝子の突然変異は，自己寛容に関与する重要な分子と経路を同定するために有用であった．これらのメンデルの法則に従う自己免疫の型は非常に珍しいが，一般の自己免疫疾患は，このような既知の遺伝子のいずれの突然変異にも起因しない．

感染と他の環境の影響の役割
Role of Infections and Other Environmental Influences

感染は自己反応性リンパ球を活性化し，自己免疫疾患の発症を誘発する． 臨床家は何年にもわたって，自己免疫疾患の臨床的な発症は，しばしば感染性の前駆症状の起こった後に生じることを認識してきた．この感染と自己免疫性組織傷害の関連は，動物モデルで正式に確立されてきた．

感染は，いくつかの方法で自己免疫に関与する(図 9-13)．

- 組織の感染は，局所の自然免疫応答を惹起し，組織の APC によりコスティミュレーターとサイトカイン産生を増加させる．これらの活性化された組織 APC は，組織で自己抗原に遭遇した自己反応性T細胞を刺激することができる．言い換えれば，感染はT細胞寛容を破壊し，自己反応性リンパ球の活性化を促進する．
- 感染性微生物の中には，自己抗原に類似性があり交差反応を示すペプチド抗原を生成するものがある．これらの微生物ペプチドに対する免疫応答は，自己抗原に対する免疫攻撃を引き起こす結果となる．このような微生物と自己抗原の間の交差反応は，**分子擬態 molecular mimicry** と定義される．自己免疫における分子擬態の関与は免疫学者を魅了するが，自己免疫疾患の発症における真の重要性は知られていない．いくつかのまれな疾患では，微生物タンパク質に対して産生される抗体は，自己タンパク質に結合する．リウマチ熱においては，連鎖球菌に対する抗体は心筋抗原と交差反応し，心臓病を引き起こす．
- 感染への自然免疫応答は，自己抗原の化学構造を変えることがある．たとえば，いくつかの歯周細菌感染は関節リウマチに関連する．これらの細菌への急性および慢性炎症応答が，自己タンパク質においてアルギニンをシトルリンに転換する酵素の転換につながると仮定されており，シトルリン化されたタンパク質は異物と認識され，適応免疫応答を惹起する．
- 感染はまた，組織を傷害し，通常は免疫系から隔絶されている抗原を放出する．たとえば，いくつかの隔絶された抗原(たとえば，精巣と眼球など)は，通常免疫系により認識されず，無視される．これらの抗原の放出(たとえば，外

Ⓐ 自己免疫疾患に関与する遺伝子の多型

遺伝子	疾患との関連	機 構
PTPN22	RA, その他	T細胞の選択と活性化の異常なチロシンホスファターゼ制御
NOD2	クローン病	腸管微生物に対する抵抗性の欠損あるいは異常な反応
IL23R	IBD, PS, AS	IL-23レセプターの構成要素. Th17細胞の生成と維持の役割
CTLA4	T1D, RA	抑制チェックポイントとTreg機能の傷害
CD25(IL-2Rα)	MS, T1D, その他	エフェクターT細胞の異常, かつ/またはTregの異常
C2, C4(補体タンパク質)	SLE	免疫複合体の除去の欠損あるいはB細胞寛容の欠損
FCGRIIB(FCγRIIB)	SLE	B細胞のフィードバック抑制の欠損

Ⓑ 自己免疫を引き起こす単一遺伝子(メンデル遺伝疾患)

遺伝子	疾患との関連	機 構
AIRE	自己免疫性多内分泌症候群(APS-1)	胸腺内での末梢組織抗原の減少のため, 自己反応性T細胞の排除に欠損が起こる
CTLA4	常染色体優性免疫制御不全症候群	抑制チェックポイントとTregの傷害のため, B細胞とT細胞ホメオスタシスの不全が起こる
FOXP3	免疫調節障害–多発性内分泌障害–腸症–X連鎖症候群(IPEX)	Tregの欠損
FAS	自己免疫性リンパ増殖症候群(ALPS)	末梢における自己反応性T細胞とB細胞のアポトーシスの欠損

図 9-12 自己免疫におけるいくつかの非 MHC 遺伝子の役割 **A**:自己免疫疾患に対して感受性を増加させるが, 個々にはわずかしか, あるいは増加させない遺伝子のバリアント(多型)の代表例を示した. **B**:突然変異が自己免疫を引き起こす遺伝子の例を示した. これらはメンデル遺伝による自己免疫疾患のまれな例である. 遺伝のパターンはさまざまな疾患で異なっている. APS-1は, 常染色体劣性形質であり, 大部分の患者において, 両方の遺伝子(*AIRE*)の対立遺伝子が異常であると疾患が起こる. IPEXはX連鎖性であり, 遺伝子(*FOXP3*)の1つの対立遺伝子の突然変異があると男子に発症する. FASとFASLは3量体タンパク質であり, どちらかの対立遺伝子の1つに突然変異が起こるとインタクトの3量体発現が減少するので, ALPSは非常に多彩な浸透度による常染色体優性遺伝をする. 1つの対立遺伝子の突然変異がたぶんその機能を弱めるのに十分なタンパク質の発現を減らすので, *CTLA4* 突然変異に起因する疾患はまた常染色体優性遺伝する. AS:強直性脊椎炎 ankylosing spondylitis, IBD:炎症性腸疾患 inflammatory bowel disease, MS:多発性硬化症 multiple sclerosis, PS:乾癬 psoriasis, RA:関節リウマチ rheumatoid arthritis, SLE:全身性エリテマトーデス systemic lupus erythematosus, T1D:1型糖尿病 type 1 diabetes.

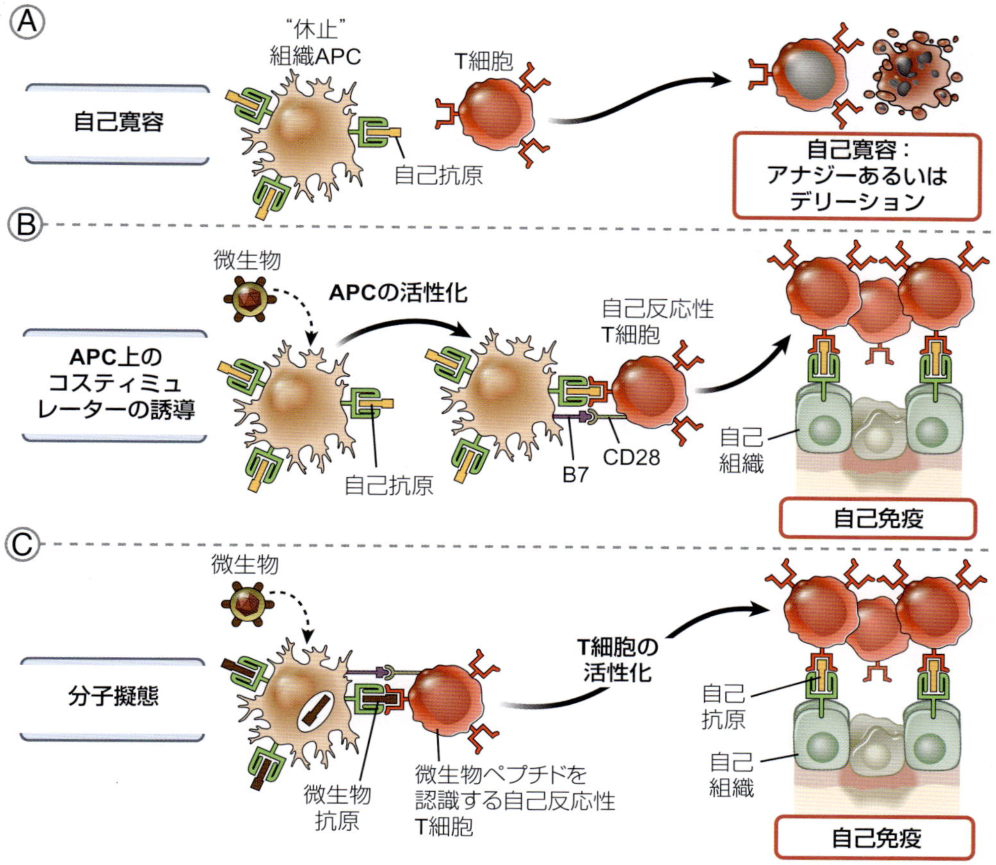

図 9-13 微生物が自己免疫を促進する機構 **A**：正常では，組織の休止 APC により自己抗原を提示される成熟T 細胞に遭遇すると，アナジーあるいはデリーションにより末梢性寛容となる．**B**：微生物は APC を刺激してコスティミュレーターを発現させ，これらの APC が自己抗原を提示すると，抗原特異的 T 細胞は寛容となるよりはむしろ活性化される．**C**：微生物抗原の中には，自己抗原と交差反応するものがある（分子擬態）．そのため，微生物によって引き起こされる免疫応答は，自己の細胞と組織に向けられる．本図は T 細胞に適応する概念であるが，分子擬態は自己反応性 B リンパ球でもあてはまる．

傷あるいは感染による）は，組織に対する自己免疫反応を引き起こす．

- 腸，皮膚，他の部位における正常の共生微生物が多量で，また構成要素となっている状態（マイクロバイオーム）は，免疫系の健全性と自己寛容の維持に影響する．この可能性は多くの関心を生み出したが，環境暴露と食餌に関連したヒトのマイクロバイオームにおける通常の変化により，特定の微生物の関係と自己免疫疾患の出現を確定することは困難である．

逆説的に，いくつかの感染は自己免疫疾患から防御するようにみえる．この結論は，疫学的データと限られた実験的研究に基づいている．感染のこの防御効果の基盤は知られていない．

他のいくつかの環境因子と宿主因子は，自己免疫に関与することがある．多くの自己免疫疾患は，男性よりも女性で一般的であり，どのようにして性が免疫寛容あるいはリンパ球活性化に影響を及ぼすかは知られていない．日光への暴露は，自己核タンパク質に対して自己抗体が産生される自己免疫疾患である SLE の発症のきっかけとなる．これらの核抗原は，日光の紫外線放射暴露の結果としてアポトーシスにより死滅する細胞から遊離されると仮定されている．

要 旨
SUMMARY

- 免疫寛容は，ある抗原へのリンパ球の暴露により誘導されるその抗原への特異的な非応答性である．すべての個体は，自身（自己）の抗原に対しては寛容（非応答性）である．抗原に対する寛容は，その抗原をある特定の方法で投与することにより誘導され，この戦略は免疫疾患の治療と移植の拒絶の防止に有用である．
- 中枢性寛容は，発生リンパ器官で抗原に遭遇した未熟リンパ球により誘導される．末梢性寛容は，末梢組織における成熟リンパ球による抗原の認識の結果生じる．
- T細胞の中枢性寛容は，胸腺内の抗原を高アフィニティで認識する結果生じる．これらの自己反応性T細胞の一部は死滅し（ネガティブセレクション），自己抗原に対する高アフィニティレセプターを発現する潜在的に最も危険なT細胞が除去される．CD4系統の他のT細胞は，末梢において，自己反応性を抑制するTregに発達する．
- T細胞の末梢性寛容は，複数の機構により誘導される．アナジー（機能的に不活性化），コスティミュレーター（シグナル2）なしに抗原を認識する結果生じる．アナジーの機構には，TCRシグナル伝達における阻止およびCTLA-4とPD-1などの抑制性レセプターの関与が含まれる．自己反応性Tregは，潜在的に病因となるT細胞を抑制する．デリーション（アポトーシスによる細胞死）は，T細胞が自己抗原に遭遇すると生じる．
- Bリンパ球では，未熟な細胞が骨髄で自己抗原を認識すると，中枢性寛容が起こる．これらの細胞のいくつかはレセプターを変え（レセプター編集），他はアポトーシス（ネガティブセレクションあるいはデリーション）により死滅する．末梢性寛容は，成熟B細胞がアナジーとB細胞の細胞死の結果となるT細胞のヘルプなしで自己抗原を認識すると，あるいは抑制性レセプターが関与すると，誘導される．
- 自己免疫疾患は，自己寛容の破綻から生じる．感受性のある遺伝子の遺伝，感染などの環境誘発因子を含む多くの因子が，自己免疫に関与している．
- 多くの遺伝子が自己免疫の発症に関与する．最も強い相関は，HLA遺伝子とさまざまなT細胞依存性自己免疫疾患の間である．
- 感染は，炎症を引き起こし，コスティミュレーターの異常な発現を誘導することにより，あるいは微生物と自己抗原の間の交差反応のために自己免疫に罹患しやすくさせる．

復習問題
REVIEW QUESTIONS

1. 免疫寛容とは何か．なぜ重要なのか．
2. 中枢性寛容は，Tリンパ球とBリンパ球にどのように誘導されるのか．
3. Tregはどこで発達し，また自己免疫からどのようにして防御するのか．
4. T細胞では，どのようにして機能的なアナジーが誘導されるのか．この寛容機構がどのようにして破綻し，自己免疫疾患が発症するのか．
5. 共生微生物と胎児に対する免疫応答を阻止する機構は何か．
6. 自己免疫に関与する遺伝子は何か．どのくらい多くの数のMHC遺伝子が，自己免疫疾患の発症に関与するか．
7. 感染が自己免疫の発症を促進するいくつかの可能性がある機構は何か．

復習問題の解答とそれに関する解説は，*https://studentconsult.inkling.com*に記述した（オンラインコンテンツは英語のみ）．

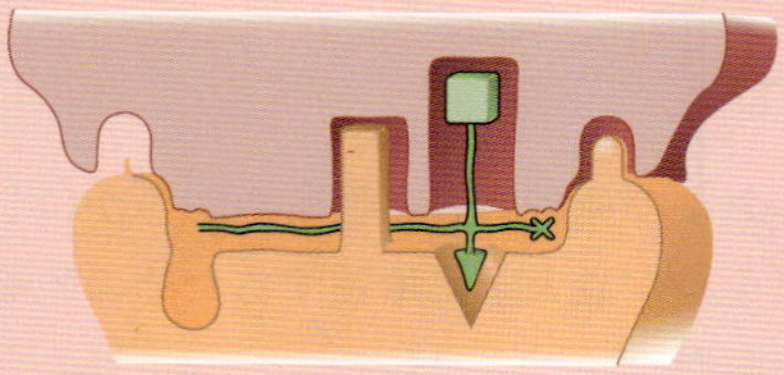

第 10 章

腫瘍と移植に対する免疫応答

Immune Responses Against Tumors and Transplants

非感染トランスフォーム細胞と外来細胞に対する免疫

Immunity to Noninfectious Transformed and Foreign Cells

癌と臓器移植は，免疫系［システム］immune system の役割が多くの注目を受けた 2 つの臨床状況である．癌においては，腫瘍に対して免疫を増強することが治療として有望であると広く考えられている．臓器移植においては，もちろん状況は正反対である．移植に対する免疫応答は，移植を成功させるためのバリア［障壁］barrier となり，これらの反応を抑制する方法を学ぶことは，移植免疫学者の主要な目標である．腫瘍と移植に対する宿主応答における免疫系は重要であるので，腫瘍免疫学と移植免疫学は，研究者と臨床医が共同して基本的な，また臨床的な疑問について焦点をあてる細分化された専門分野になった．

腫瘍と移植に対する免疫応答は，いくつかの特徴を共有している．免疫系が，通常は反応することになっている微生物に対しては反応せずに，異物とみなされる非感染細胞に対して反応する状況がある．腫瘍と移植を異物であると目印をつける抗原は，悪性トランスフォーメーション［形質転換］malignant transformation を起こした標的細胞，あるいは，ある個体から他の個体に移植されたどのような種類の型の細胞にもほとんど発現されている．したがって，免疫応答を誘導するための特別な機構が，多様な細胞の型に対して効果的である必要がある．また，腫瘍細胞と組織移植の両方の細胞が破壊される主要な機構は，細胞傷害性 T リンパ球 cytotoxic T lymphocyte（CTL）である．これらのすべての理由により，腫瘍と移植に対する免疫は本章でまとめて記述し，以下の疑問に焦点をあてる．

- 免疫系により異物と認識される腫瘍抗原，また組織移植抗原は何か．
- 免疫系は，腫瘍と移植片をどのように認識して反応するか．
- 腫瘍と移植片［グラフト］graft への免疫応答は，腫瘍拒絶を強化し移植片拒絶を阻止するためにどのように操作されるか．

腫瘍免疫と移植免疫の両方に共通する原則を強調しながら，腫瘍免疫を最初に記述し，次に移植免疫を記述する．

腫瘍に対する免疫応答
Immune Responses against Tumors

1世紀以上の間，適応免疫系の生理機能は，トランスフォーム［形質転換］細胞 transformed cell の過成長 outgrowth を防ぐこと，あるいはそれらが有害な腫瘍になる前に破壊することであると考えられていた．免疫系による悪性細胞の制御 control と排除 elimination は，**免疫監視 immune surveillance** と呼ばれる．いくつかの証拠は，腫瘍に対する免疫監視が，腫瘍の成長を防止することにとって重要であるという考えを支持している（図10-1）．しかし，一般的な悪性腫瘍が健康な免疫を保有している個体で生ずるという事実は，腫瘍免疫がしばしば腫瘍の成長を防げないこと，または急速に成長する腫瘍に打ちのめされることを示している．さらに，癌の特性の1つは免疫破壊を避ける能力である．これにより，腫瘍への免疫応答はしばしば，効果的な免疫によってではなく，寛容［トレランス］tolerance あるいは制御によって支配されるという認識が高まっている．腫瘍免疫学の分野は，免疫系が反応する腫瘍抗原の種類および免疫応答の性質を明らかにし，また抗腫瘍免疫が最大限に増強するための戦略の開発に集中した．

腫瘍抗原 Tumor Antigens

悪性腫瘍は，外来抗原として免疫系により認識されるさまざまな種類の分子を発現する（図10-2）．もし個体の免疫系がその個体の腫瘍に対して反応することが可能であるとすると，腫瘍はその個体の免疫系により非自己と認識される抗原を発現しているはずである．通常の腫瘍抗原は，いくつかのグループに分類することができる．

- **多様な突然変異遺伝子産物**．最近の腫瘍ゲノム塩基配列［シーケンス］sequence 決定法により，一般的なヒト腫瘍は，さまざまな遺伝子において多数の突然変異を保有する．これらの突然変異は腫瘍発生には関与していないので，パッセンジャー突然変異 passenger mutation と呼ばれる．また，これらの突然変異した遺伝子の多くの産物は，担癌患者において適応免疫応答を刺激する．化学発癌物質あるいは放射線によって誘導される実験的腫瘍においては，腫瘍抗原も通常の細胞タンパク質の突然変異体である．実際，どんな遺伝子であっても，さまざまな腫瘍でランダムに突然変異を誘発する．

証 拠	結 論
リンパ球がいくつかの腫瘍の周囲に浸潤し，所属リンパ節の腫大が良好な予後と関連している	腫瘍に対する免疫応答は，腫瘍の成長を抑制する
あらかじめその腫瘍に対して暴露された動物は，腫瘍の移植が拒絶され，またもしその動物が以前にその腫瘍に暴露されていると，より速く拒絶される腫瘍移植に対する免疫は，担癌動物からのリンパ球により移入される	移植拒絶は適応免疫の特徴（特異性，メモリ）を示し，リンパ球により媒介される
免疫不全患者は，ある種の癌に罹患しやすい	免疫系は腫瘍増殖を抑制する
PD-1とCTLA-4などの抑制性レセプターを阻止する治療により，腫瘍退縮を引き起こす	腫瘍は一部にはT細胞上の抑制性レセプターを活性化することにより，免疫監視を回避する

図10-1 免疫系が腫瘍に対して反応するという概念を支持する証拠 臨床的証拠および実験的証拠のいくつかが，腫瘍に対する防御が適応免疫系の反応により媒介されていることを示している．

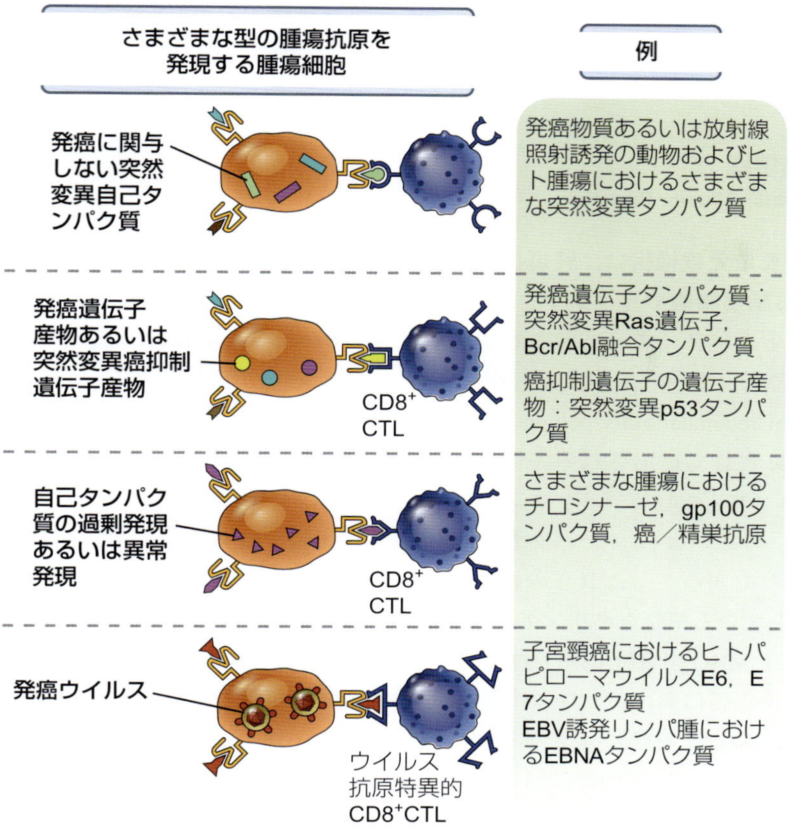

図 10-2　T 細胞によって認識される腫瘍抗原の型　腫瘍特異的 $CD8^+$T 細胞によって認識される腫瘍抗原は，悪性形質を示さないさまざまな自己タンパク質が突然変異している．癌遺伝子産物，あるいは癌抑制遺伝子産物，腫瘍細胞に過剰発現した自己タンパク質，あるいは発癌ウイルスの遺伝子産物である．癌精巣抗原は正常の精巣に発現するタンパク質であり，また一部の腫瘍においても発現する．腫瘍抗原は，また，$CD4^+$T 細胞によって認識されるが，腫瘍免疫における $CD4^+$T 細胞の役割についてはよく知られていない．CTL：細胞傷害性 T リンパ球 cytotoxic T lymphocyte，EBNA：Epstein–Barr ウイルス核抗原 Epstein–Barr virus nuclear antigen，EBV：Epstein–Barr ウイルス Epstein–Barr virus，gp100：100kD 糖タンパク質 glycoprotein of 100 kD.

- **癌遺伝子産物あるいは突然変異癌抑制遺伝子産物**．いくつかの腫瘍抗原は，たぶん悪性トランスフォーメーション（ドライバー突然変異 driver mutation と呼ばれる）の過程に関与する，突然変異した mutated，あるいは転座癌遺伝子［トランスロケーションオンコジーン］translocated oncogene，あるいは，癌抑制遺伝子 tumor suppressor gene 産物である．これらの型の突然変異は，異物であると認識されるタンパク質をコードする．転座切断点 translocation breakpoint で生成された新規タンパク質も腫瘍抗原として作用する．

- **異常発現したタンパク質**．いくつかのヒト腫瘍では，免疫応答を惹起する抗原は，腫瘍において調節異常がみられて発現している正常な（突然変異していない unmutated）タンパク質である．これらの構造的に正常な自己抗原は免疫応答を惹起しないと予想されるが，これらの逸脱した発現は，免疫原性［イムノジェニック］immunogenic となるのに十分である．たとえば，胎児組織だけに発現される自己タンパク質は，成人では寛容を誘導しない．このように，腫瘍に発現する同一のタンパク質は，免疫系により異物として認識される．

- ウイルス抗原．腫瘍ウイルスにより引き起こされる腫瘍では，腫瘍抗原はウイルスの産物である．

腫瘍拒絶の免疫機構
Immune Mechanisms of Tumor Rejection

腫瘍根絶の主要な免疫機構は，腫瘍抗原特異的なCTLによる腫瘍細胞のキリング［傷害］である． 腫瘍をもった個体で免疫応答を惹起する大部分の腫瘍抗原は，クラスⅠMHC結合ペプチド class I major histocompatibility complex（MHC）–associated peptide として提示される内因性に合成されたサイトゾル［細胞質ゾル］タンパク質 cytosolic protein，あるいは核タンパク質 nuclear protein である．したがって，これらの抗原は，その抗原を生成している細胞をキリングする機能をもつ，クラスⅠMHC拘束性$CD8^+$CTLにより認識される．腫瘍拒絶におけるCTLの役割は，動物モデルで確立された．移植された腫瘍は，腫瘍反応性$CD8^+$T細胞を，担癌動物に移入することにより破壊することができる．いくつかのヒト腫瘍の研究により，大量のCTL浸潤腫瘍は，少量のCTL浸潤腫瘍と比較して，よりよい臨床経過を予測できることが示されている．

腫瘍に対するCTL応答は，宿主抗原提示細胞 antigen preseting cell（APC）における腫瘍抗原の認識により引き起こされる． APCは腫瘍細胞，あるいは腫瘍細胞抗原を摂取して，T細胞に抗原を提示する（**図10-3**）．腫瘍は，実質的にどのような有核細胞からも発生し，これらの細胞はクラスⅠMHC結合ペプチド（すべての有核細胞はクラスⅠMHC分子を発現するので）を提示することができるが，しばしば，腫瘍細胞はコスティミュレーター［共刺激分子］costimulator あるいはクラスⅡMHC分子を発現していない．しかし，ナイーブ$CD8^+$T細胞が活性化して増殖する活発なCTLに分化するためには，樹状細胞 dendritic cell（DC）上の抗原（クラスⅠMHC結合ペプチド）の認識だけでなく，クラスⅡMHC拘束性$CD4^+$T細胞からのコスティミュレーション［共刺激］costimulation，および／あるいは，ヘルプが必要であることが知られている（**第5章**参照）．それでは，さまざまな細胞型の腫瘍はどのようにCTL応答を刺激することができるのか．ありうる解答としては，腫瘍細胞，あるいはタンパク質が宿主の樹状細胞により摂取され，腫瘍細胞の抗原はプロセシング［加工処理］されて，宿主樹状細胞のクラスⅠMHC分子により提示されることである．**クロスプレゼンテーション［交差提示］cross-presentation** あるいはクロスプライミング［交差プライミング］cross-priming と呼ばれるこの過程は第3章で紹介した（**図3-16**参照）．樹状細胞はまた，クラスⅡMHC分子上で腫瘍抗原から摂取されたペプチドを提示することもできる．このように腫瘍抗原は，$CD8^+$T細胞と$CD4^+$T細胞により認識される．

同時に，これらの樹状細胞は，T細胞の活性化のためのシグナルを提供するコスティミュレーターを発現する．第5章で記述したように，コスティミュレーターの誘導のための生理的刺激は通常微生物であり，また腫瘍は通常は無菌であるので，どのようにして腫瘍がAPCにコスティミュレーターの発現を誘導するかは知られていない．可能性の1つは，腫瘍細胞の成長がその血液や栄養供給を凌駕した場合に腫瘍細胞は死滅し，死滅した細胞は自然免疫応答を刺激する生成物を遊離することである（ダメージ［損傷］関連分子パターン damage-associated molecular pattern，**第2章**参照）．コスティミュレーターを発現するためのAPCの活性化は，これらの応答の一部である．

いったんナイーブ$CD8^+$T細胞がエフェクター［効果］CTL effector CTL に分化すると，エフェクターCTLはコスティミュレーションあるいはT細胞ヘルプの必要性なしに，関連した抗原を発現している腫瘍細胞をキリングすることができる．このように，CTL分化は宿主樹状細胞による腫瘍抗原のクロスプレゼンテーションにより誘導されるが，このCTLは腫瘍自身に対して効果を発揮する．

CTLに加えて，免疫機構は，腫瘍拒絶 tumor rejection において役割を果たす．抗腫瘍$CD4^+$T細胞応答と抗腫瘍抗体は患者において検出される

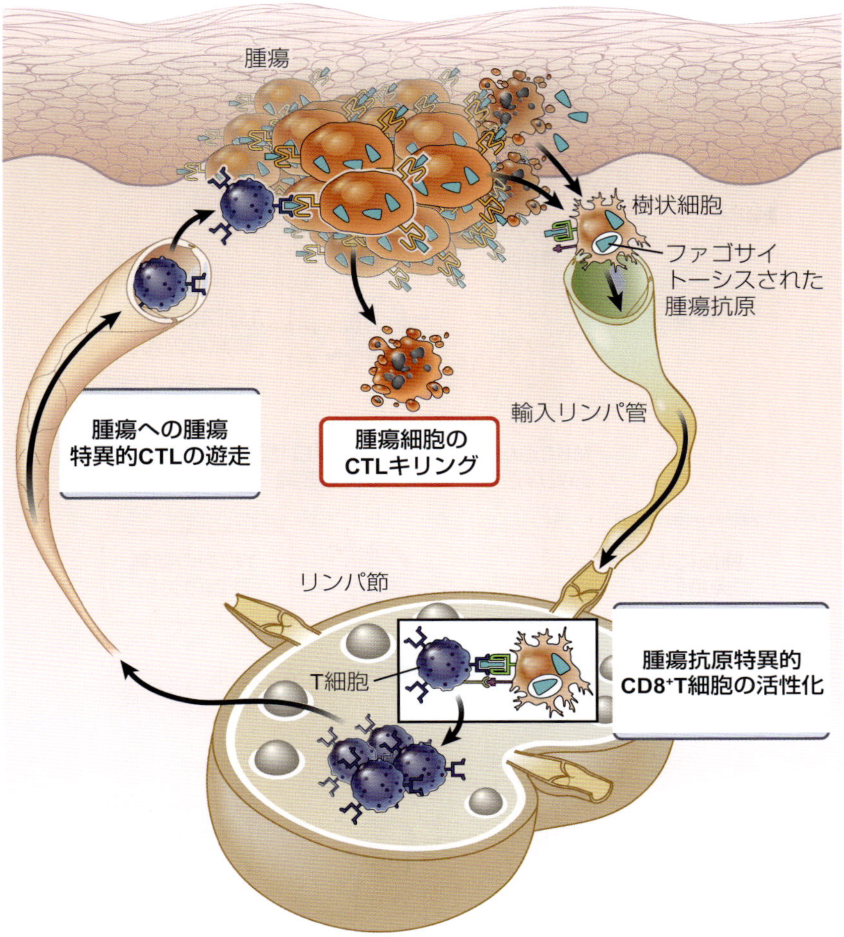

図 10-3　腫瘍に対する免疫応答　腫瘍抗原は宿主樹状細胞により摂取され，応答は末梢(2次)リンパ器官で開始される．腫瘍特異的 CTL は腫瘍へ遊走して，腫瘍細胞をキリングする．他の腫瘍免疫の機構は示さなかった．

が，これらの反応が実際に腫瘍成長から個体を防御するかどうかは確立されていない．実験研究では，活性化マクロファージとナチュラルキラー細胞 natural killer(NK)cell は，in vitro［試験管内］では腫瘍細胞をキリングすることができるが，腫瘍をもった個体におけるこれらのエフェクター機構の腫瘍細胞に対する防御的な役割はほとんど知られていない．

腫瘍による免疫応答の回避
Evasion of Immune Responses by Tumors

免疫認識を回避するか，あるいは免疫エフェクター機構に抵抗するために，免疫応答は，しばしば腫瘍の成長を阻止することができない．免疫系は効果的にすべての悪性腫瘍細胞をキリングする必要があり，さらに腫瘍は急速に成長するので，免疫系は困難な挑戦に直面することになる．しばしば，腫瘍の成長は単に免疫防御力に勝っていることがある．多くの腫瘍は，ほとんど炎症およびコスティミュレーターを惹起せず，またほとんど非自己抗原を発現しないので，腫瘍に対する免疫応答は弱い．驚くべきことではないが，宿主免疫応答を回避するように突然変異した腫瘍細胞は，生存し，成長するよう選択される．腫瘍は，免疫系による破壊を避けるためにいくつかの機構を用いる(図 10-4)．

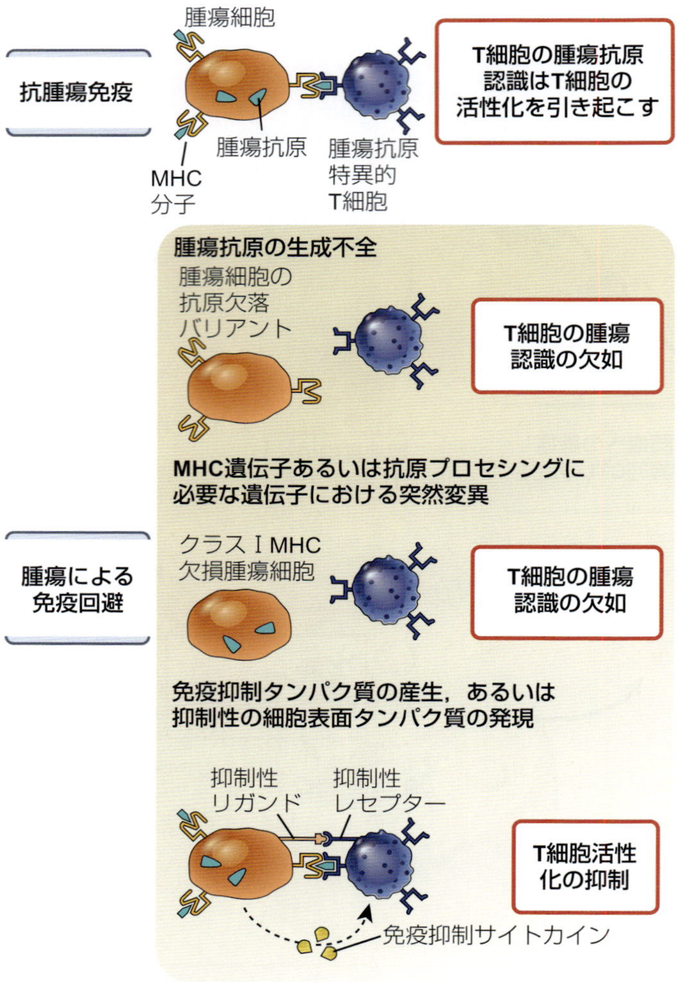

図10-4 腫瘍はどのようにして免疫応答を回避するか T細胞が腫瘍抗原を認識して活性化されると，抗腫瘍免疫が発達する．腫瘍細胞は，抗原またはMHC分子の発現を欠落することにより，あるいは免疫抑制性サイトカインあるいはT細胞の抑制性レセプターに対するPD-L1などのリガンドを産生することにより，免疫応答を回避する．腫瘍はまた，Tregを誘導する(図示していない).

- いくつかの腫瘍は，免疫攻撃の標的である抗原の発現を停止する．これらの腫瘍は，抗原欠落バリアント［変異］antigen loss variantと呼ばれる．もし欠落した抗原が腫瘍の悪性の特性を維持することに関係していないと，バリアント腫瘍細胞は成長して，拡大し続ける．
- 他の腫瘍はクラスⅠMHC分子の発現を止めるので，抗原を$CD8^+$T細胞に提示することができない．NK細胞は，正常の細胞上ではなく，腫瘍細胞上に発現される分子を認識するので，NK細胞は，標的細胞のクラスⅠMHC分子が欠損するときに活性化される．したがって，NK細胞はクラスⅠMHC陰性腫瘍をキリングする機構を提供する．
- 腫瘍は，T細胞活性化を抑制する経路に関与する．いくつかの腫瘍は，PD-1(プログラム死タンパク質1 programmed death protein-1)などのT細胞抑制性レセプター［受容体］T cell inhibitory receptorに対するリガンドを発現する．腫瘍はまたAPC上に，低レベル［水準］low levelの

B7 コスティミュレーターを誘導し，その結果，T 細胞上の CD28 刺激性レセプターよりも，むしろ，CTLA-4 抑制性レセプターが選択的に関与することになる（**第 9 章**参照）．最終的に腫瘍抗原を認識したとき，T 細胞活性化は減少する．いくつかの腫瘍は，抗腫瘍免疫応答を抑制する Treg（制御性 T 細胞 regulatory T cell）を誘導する．

- 他の腫瘍はまた，免疫応答を抑制する TGFβ などのサイトカインを分泌するか，あるいは，免疫反応を抑制する Treg を誘導する．

癌免疫療法 Cancer Immunotherapy

癌免疫治療に対する主要な戦略は，患者に抗腫瘍エフェクター（抗体と T 細胞）を提供し，能動的に患者を自身の腫瘍に対して免疫し，患者自身の抗腫瘍免疫応答を刺激することを目的とする．現在のところ，外科的に治癒することができない播種性癌 disseminated cancer の治療プロトコル［実施計画］treatment protocol は，化学療法と放射線照射に頼っているが，両方とも正常の非腫瘍性組織をダメージし，重篤な細胞毒性を伴う．免疫応答は非常に特異的であるので，腫瘍特異的免疫が患者を傷害することなく，選択的に腫瘍を根絶するように用いられることが長い間望まれてきた．免疫療法は，腫瘍免疫学者の主要な目標であり，多くの治療手法が実験動物とヒトで試みられてきた．癌の免疫療法の歴史は，どのようにして初期の，しばしば経験的な手法が正常な免疫応答をより理解することによる合理的な戦略にとって代わられてきたかを示している（図 10-5）．

受動免疫療法 Passive Immunotherapy

腫瘍免疫療法に対する最も初期の戦略のうちの 1 つは，受動免疫のさまざまな型に頼り，そこでは免疫エフェクター因子が癌患者に注射されている（図 10-6A）．

- **抗体療法**．さまざまな腫瘍抗原に対するモノクローナル［単クローン性］抗体 monoclonal

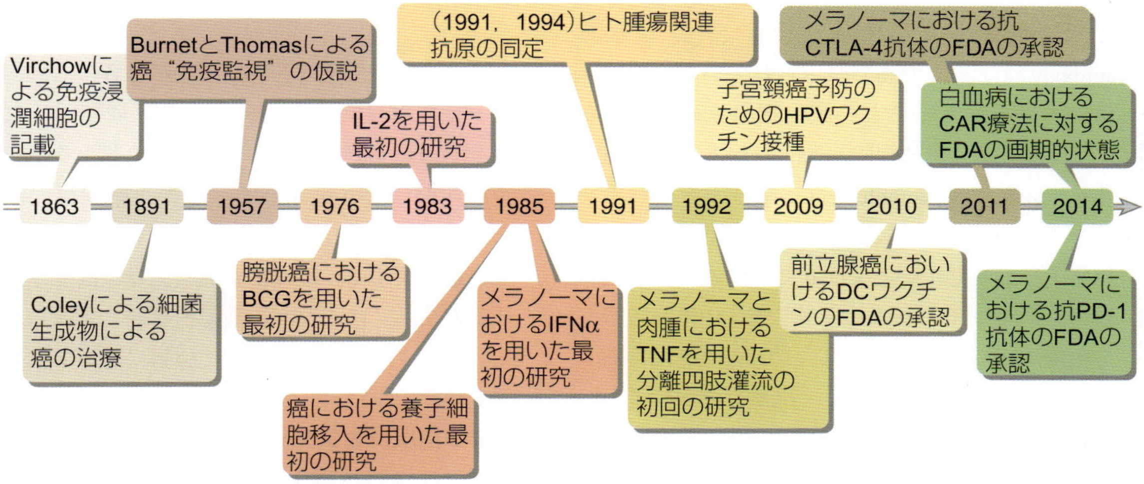

図 10-5　癌免疫療法の歴史　癌免疫療法の分野の重要な発見をまとめた．BCG：カルメット-ゲラン結核菌 Bacillus Calmette-Guērin，CAR：キメラ抗原レセプター chimeric antigen receptor，CTLA-4：細胞傷害性 T リンパ球関連タンパク質 4cytotoxic T-lymphocyte-associated protein 4，DC：樹状細胞 dendritic cell，FDA：米国食品医薬品局 Food and Drug Administration，HPV：ヒトパピローマウイルス human papillomavirus，IFNα：インターフェロン α intereron-α，IL-2：インターロイキン 2 interleukin-2，PD-1：プログラム細胞死タンパク質 1 programmed cell death protein 1，TNF：腫瘍壊死因子 tumor necrosis factor．（Lesterhuis et al:Cancer immunotherapy. を改変．*Nat Rev Drug Disc* 10:591, 2011 を再検討した）

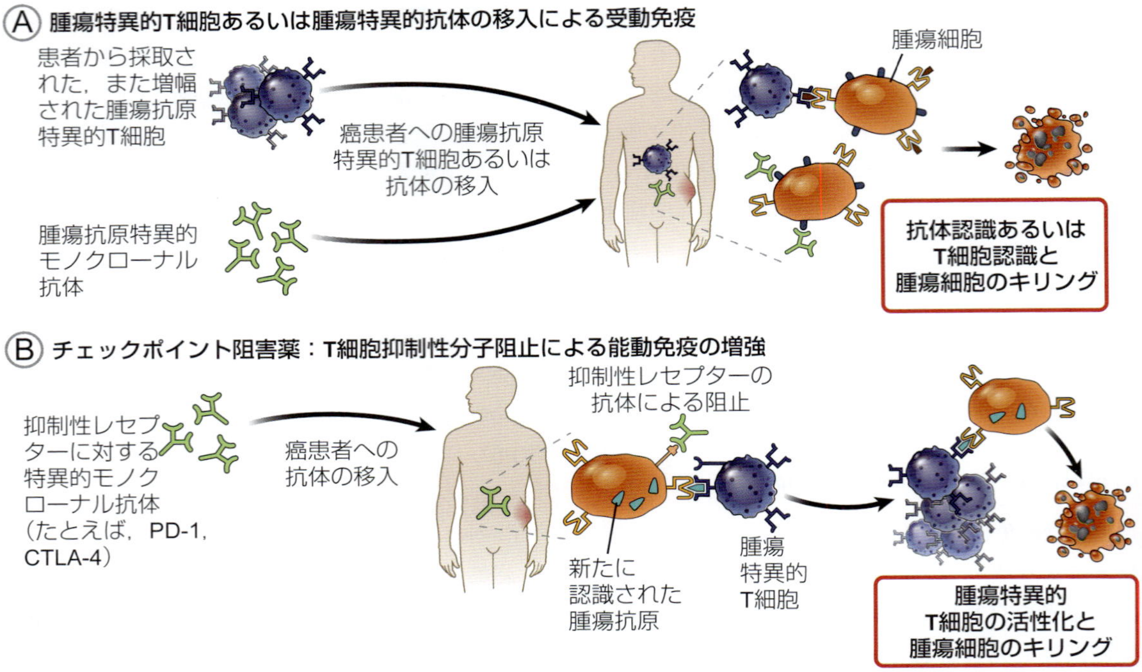

図 10-6 抗腫瘍免疫応答を増強するための戦略 **A**：受動免疫の型での抗腫瘍抗体あるいは T 細胞移入．腫瘍抗原を認識する抗体ドメインを患者の T 細胞において発現する T 細胞治療が存在する．この T 細胞治療は，シグナル伝達ドメインを抗体に付けることにより，T 細胞は腫瘍を認識すると活性化する．**B**：内在性抗腫瘍応答を増強するための抑制経路の阻止．腫瘍細胞あるいは抗原でインキュベートされた自己樹状細胞の形で投与される腫瘍ワクチンは示していない．

antibody は，多くの癌で試みられている．抗体は，腫瘍抗原と結合し，腫瘍細胞を破壊するファゴサイト［貪食細胞］phagocyte あるいは補体系［システム］complement system などの宿主エフェクター機構を活性化する．たとえば B 細胞上に発現している CD20 に対する特異的抗体は，通常は化学療法と併用して，B 細胞腫瘍を治療するのに使用される．CD20 は造血幹細胞には発現していないので，抗体治療が終了した後，正常の B 細胞は補充される．癌治療において使用される他のモノクローナル抗体は，成長因子シグナル伝達を阻止することにより（たとえば，乳癌に対する抗 Her2/Neu，また，さまざまな腫瘍に対する抗 EGF レセプター抗体），あるいは，血管新生を抑制することにより（たとえば，大腸癌と他の腫瘍に対する血管内皮成長因子に対する抗体）作用する．

- **養子細胞免疫療法**．T リンパ球が患者の血液あるいは腫瘍浸潤液から分離され，増殖因子によって培養することにより数を増やし，その患者に注射により戻される．この T 細胞はたぶん腫瘍特異的 CTL を含み，腫瘍を見いだして，それを破壊する．この養子細胞免疫療法と呼ばれる方法は，いくつかの型の転移癌で試みられているが，さまざまな患者と腫瘍において結果は一定ではない．
- **キメラ抗原レセプター**．近年，T 細胞治療が改変され，腫瘍抗原を認識し，細胞内シグナル伝達ドメイン［領域］intracellular signaling domain に結合されたキメラ抗原レセプターは，患者の T 細胞に遺伝子導入され，細胞は体外で増殖され，再び患者に移入される．このような治療は，いくつかの白血病で著明な有効性を示した．

宿主抗腫瘍免疫応答の刺激
Stimulation of Host Antitumor Immune Responses

腫瘍抗原でワクチン接種をすることにより，あるいは，抗腫瘍免疫を抑制する抑制機構を阻止することにより，腫瘍に対する宿主の免疫応答を促進することができる．

- **ワクチン接種**．腫瘍に対する免疫応答を刺激する 1 つの方法は，自己の腫瘍細胞あるいはこれらの腫瘍細胞抗原で患者を免疫することである．腫瘍抗原を決定する重要な理由は，自己の腫瘍に対して個体にワクチン接種するためにこれらの抗原を作製し，使用することである．ワクチンは，アジュバントとともに遺伝子組換えタンパク質として投与される．他の方法は，担癌患者の樹状細胞を，血液プリカーサー［前駆細胞］blood precursor から in vitro で増殖させ，腫瘍細胞あるいは明確にされた腫瘍抗原に暴露させ，ワクチンとしてこれらの腫瘍抗原をパルス［投与］pulse された樹状細胞を使用する．腫瘍抗原を保有している樹状細胞が，正常の経路のクロスプレゼンテーションを擬態して，腫瘍細胞に対して CTL を生成することが望まれている．腫瘍ワクチンは，腫瘍が免疫応答を抑制する確立された機構をもつ患者に投与されるために，たぶんこれらの治療ワクチンの効果は限定的である．腫瘍ウイルスにより引き起こされる腫瘍は，これらのウイルスに対してワクチン接種をすることにより防止できる．著しく効果的であることがわかっているこのような 2 つのワクチンは，B 型肝炎ウイルス（肝癌 liver cancer のある型の原因）とヒトパピローマウイルス（子宮頸癌 cervical cancer の原因）に対するものである．これらのワクチンは感染前に個体に投与される予防ワクチンであり，そのため（感染に対するすべての予防ワクチンと同様に）感染を予防する．
- **チェックポイント阻害薬**．腫瘍が免疫応答を抑制する制御性機構を活性化するという理解は，有望な最近の手法と腫瘍免疫療法の新しい規範につながった．この戦略の原理は，リンパ球の正常な抑制性シグナルを阻害する，すなわち，免疫応答に対するブレーキ（チェックポイント checkpoint）を取り除くことにより，腫瘍に対する宿主免疫応答を増強させることである（**図 10-6B**）．CTLA-4 に対する抗体は，メラノーマ［悪性黒色腫］melanoma の治療のため 2011 年に承認された．PD-1，あるいはそのリガンドである PD-L1 を阻害する抗体の臨床治験では，さまざまな癌で顕著な有効性を示し，癌免疫治療のための抗 PD-1 抗体は 2014 年に承認された．チェックポイント阻害薬によって誘導される免疫応答は，主に腫瘍の突然変異遺伝子により生成されるペプチドに特異的である．抑制性レセプターの生理機能は自己抗原に対する寛容を維持することであるので，これらの抗体（特に抗 CTLA-4 抗体）で治療された患者は，予想どおり自己免疫の徴候が引き起こされた（**第 9 章参照**）．
- **サイトカイン療法**．抗腫瘍応答を増強する他の方法は，リンパ球活性化を促進するサイトカインで患者を治療することである．この方法で使用された最初のサイトカインは IL-2 であったが，その臨床使用は，抗腫瘍 T 細胞反応を刺激するために必要な高用量使用による重篤なトキシン［毒素］効果 toxic effect により制限されている．IL-2 はまた，抗腫瘍免疫を阻止する Treg の数を増加させ，また機能を増強する．多くの他のサイトカインは，全身療法で，あるいは腫瘍局所部位投与で試みられたが，現在までの結果では，ほとんど効果が得られていない．

移植に対する免疫応答
Immune Responses against Transplants

飛行機事故において皮膚の重篤な熱傷を受けたパイロットの治療の方法として，ダメージ組織を組織移植により置換する初期の試みがされたのは第 2 次世界大戦中であった．その後すぐに，個体が他の個体からの移植片を拒絶することが理解された．拒絶は，移植された組織にダメージを与える炎症反応から生じる．1940 年代と 1950 年代の研究により，移植片拒絶が特異性とメモリ［記憶］memory を示し，またリンパ球に依存しているので，移植片拒絶は適応免疫系により媒介されることが確立された(図10-7)．移植免疫学についての知識の多くは，近交系齧歯動物(特にマウス)の研究から生まれた．近交系マウスのすべての動物は，遺伝子が互いに同一であり，他の系統の動物とは異なっている．これらの研究は，近交系交配の系統の動物の間の移植片は生着し，異なる系統の間の移植片は拒絶されることを示し，移植片拒絶は，動物の遺伝子により制御される過程として確立した．のちの実験により，移植片拒絶を抑制する遺伝子の性質が明らかにされ，これらの遺伝子の産物がすべての組織で発現されていることが示された．

第3章で言及したように，異なる近交系交配マウスの間で交換される移植片の拒絶に最も関与する遺伝子は，**MHC遺伝子**と呼ばれた．移植免疫学の専門用語は，これらの実験研究から開発された．移植片を提供する個体は**ドナー［提供者］donor**と呼ばれ，移植片を受け入れる個体は**レシピエント［受容者］recipient**あるいは**宿主［ホスト］host**と呼ばれる．互いに同一である動物(また，これらの動物の間で交換される移植片)は，**シンジェニック［同系］syngeneic**であると呼ばれる．他の動物と異なる同じ種の動物(移植片)は，**アロジェニック［同種］allogeneic**であると呼ばれる．そして，異なる種の動物(移植片)は，**ゼノジェニック［異種］xenogeneic**であると呼ばれる．アロ［同種］移植 allogeneic graft とゼノジェニック［異種］移植 xenogeneic graft(**アログラフト allograft**と**ゼノグラフト xenograft**とも呼ばれている)は，正常の免疫系をもつレシピエントにより常に拒絶される．拒絶の標的として用いられる抗原は，アロ［同種］抗原 alloantigen およびゼノ［異種］抗原 xenoantigen と呼ばれ，これらの抗原に対して反応する抗体とT細胞は，それぞれ，アロ［同種］反応性 alloreactive およびゼノ［異種］反応性 xenoreactive と呼ばれる．臨床現場では，移植は通常アロ個体の間で交換され，その個体は互いに異なる(もちろん一卵性双生児を除いて)非近交系交配された種の個体である．この後の大部分の記述は，アログラフトに対する免疫応答に焦点をあてる．

移植抗原 Transplantation Antigens

拒絶の主要な標的として用いられるアログラフトの抗原は，MHCにコードされるタンパク質である．相同性のあるMHC遺伝子と分子は，すべての哺乳類に存在する．ヒトMHCは**ヒト白血球抗原 human leukocyte antigen(HLA)**複合体と呼ばれる．MHC分子の生理機能が，Tリンパ球により認識されるペプチド抗原を提示することであることが示されるのに，MHCの発見後，20年以上かかった(**第3章**参照)．すべてのヒトは，6個のクラスⅠ MHC対立遺伝子(それぞれの親か

証　拠	結　論
ドナーMHC分子に前もって暴露すると，移植片拒絶が促進される	移植片拒絶はメモリと特異性を示し，この2つは適応免疫の基本的な特徴である
急速に起こる移植片拒絶の能力は感作個体からのリンパ球を非感作個体に移入することができる	移植片拒絶はリンパ球により媒介される
薬物あるいは抗体によりTリンパ球を排除あるいは不活性化しておくと，移植片拒絶が減弱する	移植片拒絶はTリンパ球が必要である

図10-7 組織移植片拒絶が免疫反応であることを示す証拠 臨床的，実験的証拠は，移植片拒絶が適応免疫系の反応であることを示している．MHC：主要組織適合遺伝子複合体 major histocompatibility complex.

らのHLA-A，-B，-Cの1個の対立遺伝子）と，通常8個のクラスⅡ MHC対立遺伝子（それぞれの親からのHLA-DQ, -DPの1個の対立遺伝子と，1個あるいは2個のHLA-DRの対立遺伝子，およびこれらのいくつかの組み合わせ）を発現することを思い出すこと．MHC遺伝子は高度に多型［ポリモルフィズム］polymorphicであり，13,000個以上のHLA対立遺伝子［アレル］alleleがすべてのヒトにあり，2,200個のHLA-Aタンパク質，2,900個のHLA-Bタンパク質，1,300個のHLA-DR Bタンパク質をコードしている．これらの対立遺伝子は，実質的にどのような組み合わせでも受け継がれ発現されるので，一卵性双生児の症例を除いて，すべての個体は，もう1つの個体とは異なり，また，もう1つの個体の免疫系には異物と認識されるいくつかのMHCタンパク質を発現する．それぞれのHLA遺伝子座はブロックとして遺伝するので，2人の同胞が同一のHHC対立遺伝子をもつ確立は1/4である．

他個体の細胞上のMHC抗原に対する応答は，最も強い免疫応答のうちの1つであることが知られている．抗原に対するT細胞レセプターT cell receptor（TCR）は，MHC分子を認識するために進化し，この認識は，感染性微生物を保有している細胞の監視にとって必須である．胸腺で発達するT細胞のポジティブセレクション［正の選択］positive selectionの結果，自己MHC分子に対するある程度のアフィニティ［親和性］affinityをもつ成熟したT細胞が生存し，またこれら多くの成熟したT細胞は，多くは外来ペプチドを提示する自己MHCに対して高アフィニティをもつ．アロ細胞に由来するペプチドを含むアロMHC分子は，自己MHC分子と外来ペプチドが結合したようにみえる（**図10-8**）．そのため，アログラフトにおけるアロMHC分子の認識は，免疫学的交差反応の例である．

なぜアロMHC分子を認識すると強いT細胞反応が引き起こされる結果となるかについては，いくつかの理由がある．同一の自己MHC分子に結合したさまざまな外来ペプチドに特異的な多くのT細胞クローンは，アロMHC分子が自己MHC−外来ペプチド複合体と似ている場合には，どのようなアロMHC分子であっても，交差反応する．その結果，さまざまなペプチド抗原特異的な多くの自己MHC拘束性T細胞は，どのようなアロMHC分子であっても認識できる．また，胸腺のネガティブセレクション［負の選択］negative selectionの過程は，自己MHCを強く認識する細胞を除去するが，TCRがアロMHC分子（これらは胸腺には決して存在しない）に対して高アフィニティT細胞を選択的に除去する機構はない．さらに，1つのアロ移植細胞が何千個ものMHC分子を発現するので，そのどの1つでも，移植片レシピエントのT細胞により，外来性であると認識される．対照的に，感染細胞の場合においては，細胞表面上のごくわずかな自己MHC分子だけが，宿主のT細胞により認識される外来微生物ペプチドを保有する．アロ認識allorecognitionの最終結果は，正常な個体においては，すべてのT細胞の0.1–1%がアロMHC分子に反応するが，この割合は，どのような微生物抗原でも認識する，10^5–10^6個のT細胞に対して1個の割合に比べ，非常に高い．

MHCタンパク質は移植片拒絶を刺激する主要な抗原であるけれども，他の多型タンパク質もまた，拒絶において役割を果たす．移植片拒絶を誘導する非MHC抗原は，マイナー組織適合抗原minor histocompatibility antigenと呼ばれており，マイナー組織適合抗原のほとんどはドナーとレシピエントで異なる正常の細胞タンパク質のアミノ酸配列である．マイナー組織適合抗原が引き起こす拒絶反応は，通常，外来MHCタンパク質に対する反応ほど強くない．マイナー抗原が拒絶の重要な標的である2つの臨床状況は，後述する輸血と造血幹細胞移植である．

移植に対する免疫応答の誘導
Induction of Immune Responses Against Transplants

抗移植片免疫応答antigraft immune responseを誘発するためには，移植片からのアロ抗原は，所属リンパ節に樹状細胞によって輸送され，そこで，アロ反応性T細胞によって認識される（**図10-9**）．

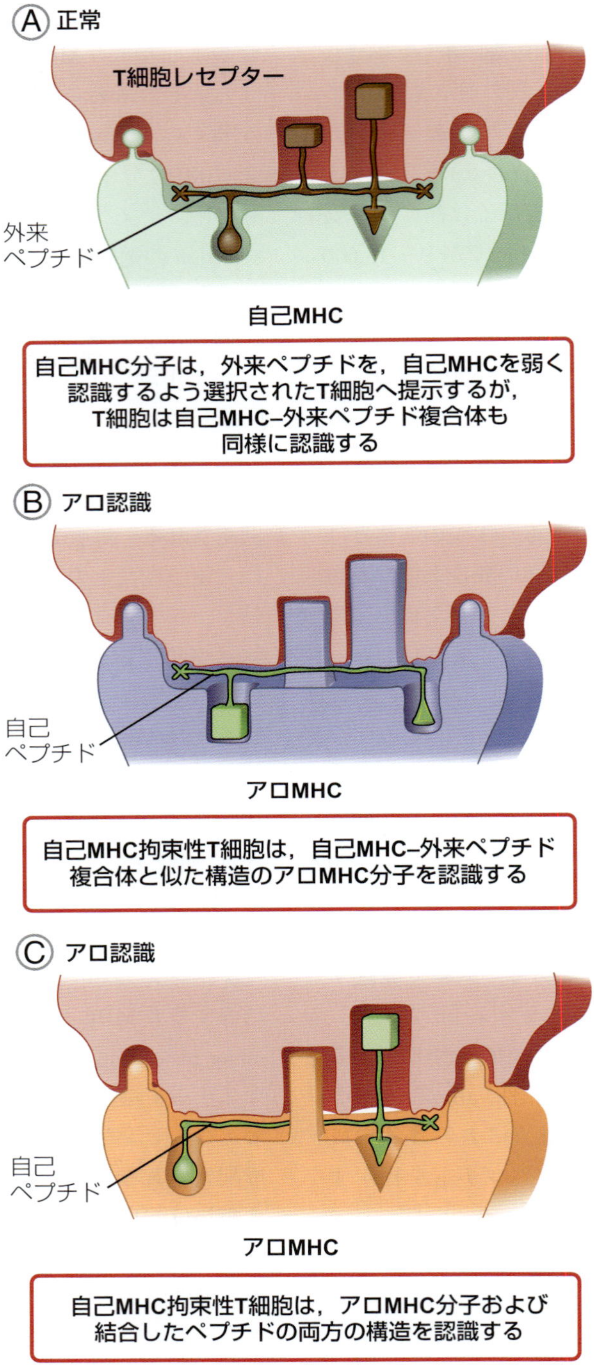

図 10-8　T リンパ球によるアロ MHC 分子の認識　アロ MHC 分子の認識は，自己 MHC 分子–外来ペプチド複合体(**A**)に特異的な T 細胞が，自己 MHC 分子–外来ペプチド複合体と構造が似ているアロ MHC 分子(**B**，**C**)も認識する交差反応とみなされる．移植片，あるいはレシピエント(自己ペプチドと標識をつけた)に由来するペプチドは，アロ抗原認識に関与しないか(**B**)，あるいは T 細胞が認識する複合体の一部を構成する(**C**)．**B** と **C** で表される型の T 細胞認識は直接アロ抗原認識と呼ばれる．

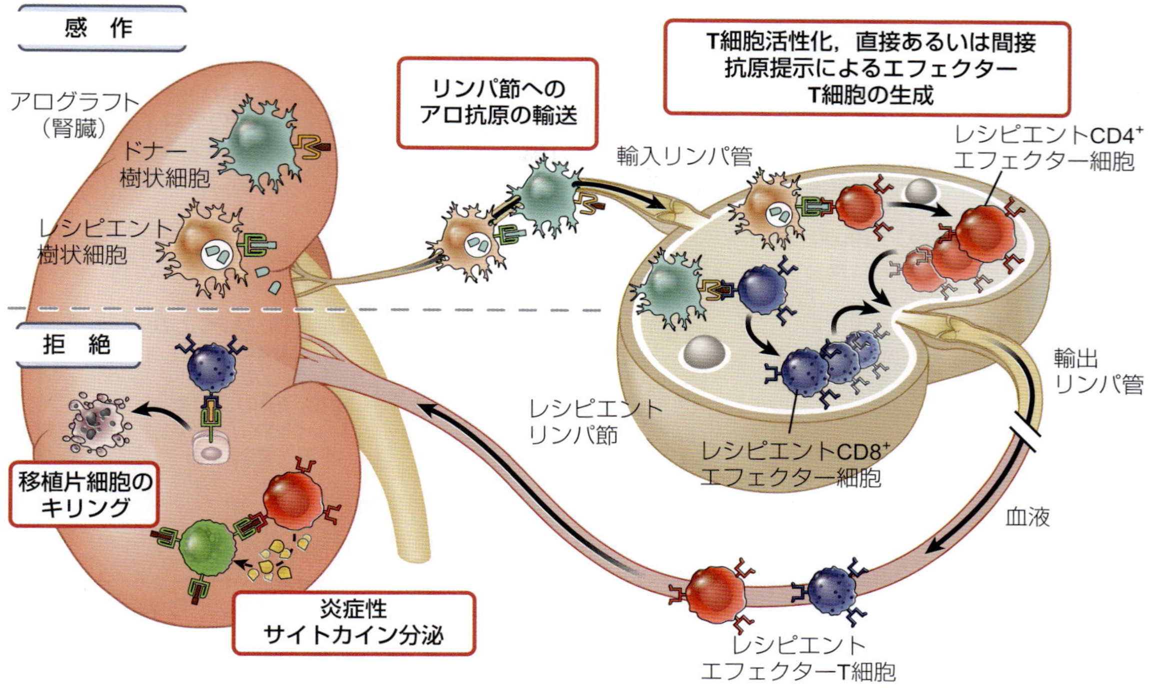

図 10-9　移植片に対する免疫応答　ドナー樹状細胞上に発現するか，あるいはドナー樹状細胞により捕捉された移植片抗原は，末梢リンパ器官に輸送され，そこでアロ抗原特異的 T 細胞が活性化される（感作段階）．T 細胞は移植片へ遊走し，移植片細胞を破壊する（拒絶）．抗体はまた，移植片抗原に対しても産生され，拒絶に関与する（図示していない）．腎臓移植片の例を示したが，同じ一般原則はすべての臓器移植片にあてはまる．

アロ抗原を提示する樹状細胞は，コスティミュレーターを提供し，ヘルパー T 細胞およびアロ反応性 CTL を刺激する．生成されたエフェクター T 細胞は，移植片へ循環し，拒絶を媒介する．

T 細胞は，移植片中のドナー樹状細胞により提示される移植片のアロ MHC 分子を認識し，あるいは，移植片アロ抗原は，宿主の樹状細胞によりプロセシングされ，提示される（図 10-10）．移植片抗原提示のこのような 2 つの経路には，異なる特徴と名前がある．

- **直接アロ認識**．ほとんどの組織は樹状細胞を含み，組織が移植されると，樹状細胞は移植片レシピエントに運ばれる．レシピエントの T 細胞が移植片樹状細胞上のドナーのアロ MHC 分子を認識すると，T 細胞は活性化される．この過程は，**直接抗原認識 direct recognition**（あるいは直接提示 direct presentation）と呼ばれる．直接認識は，移植片の細胞を認識し，攻撃するアロ反応性 T 細胞（たとえば CTL）の発達を刺激する．
- **間接アロ認識**．もし移植片細胞（あるいはアロ抗原）が，レシピエントの樹状細胞により摂取されると，ドナーアロ抗原はプロセシングされ，レシピエント APC 上の自己 MHC 分子により提示される．この過程は**間接抗原認識 indirect recognition**（あるいは間接提示 indirect presentation）と呼ばれ，先述した腫瘍抗原のクロスプレゼンテーションと類似する．もし，アロ反応性 CTL が間接経路により誘導されると，これらの CTL は，レシピエント APC 上の，レシピエントの自己 MHC 分子により提示されるドナーアロ抗原に特異的であり，これらの CTL は，移植片中の細胞（もちろん，ドナー MHC 分子を発現する）を認識することができず，またキリングすることもできない．移植片アロ抗原が，間接経路により認識されると，以降の移

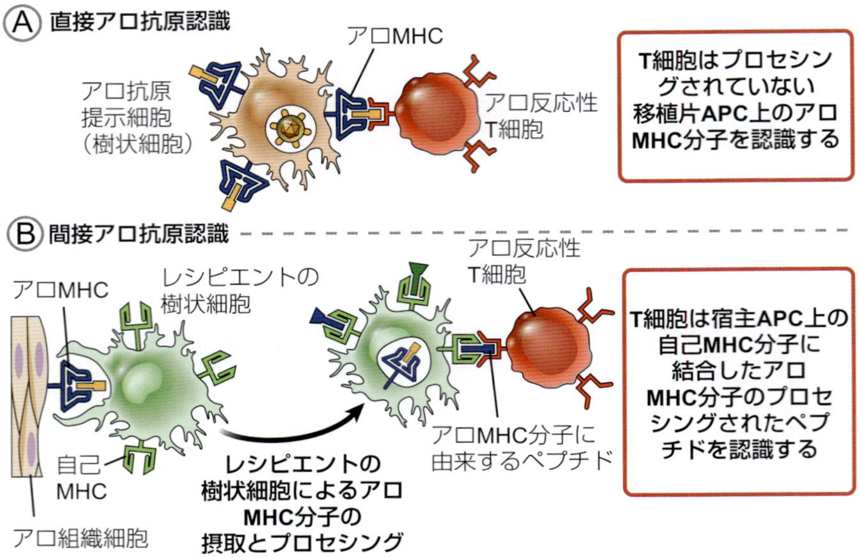

図10-10 アロ抗原の直接認識と間接認識 **A**：直接アロ抗原認識は，図10-8に示すように，T細胞が移植片細胞のプロフェッショナルAPC上のインタクトのアロMHC分子と直接結合すると起こる．**B**：間接アロ抗原認識は，移植片細胞からのアロMHC分子が，レシピエントAPCにより捕捉されプロセシングされたときに起こり，アロMHC分子ペプチドフラグメントはレシピエント(自己)MHC分子によって提示される．レシピエントAPCは，アロMHC分子以外の移植片タンパク質もプロセシングして提示する．

植片の拒絶は，たぶん主にアロ反応性CD4$^+$T細胞により媒介される．これらのT細胞は，宿主APCとともに移植片に入り，APCにより提示される移植片抗原を認識して，移植片を炎症反応により傷害するサイトカインを分泌する．

アログラフトの拒絶におけるアロ抗原認識の直接経路と間接経路の相対的重要性は知られていない．直接経路は，後述するように，CTL媒介性急性拒絶にとって最も重要であり，また間接経路は慢性拒絶でより大きな役割を演ずる．

アログラフトへのT細胞反応は，コスティミュレーションを必要とするが，どのようにして，移植片がAPC上のコスティミュレーターの発現を刺激するかは不明である．腫瘍と同様に，移植片細胞は，たぶん，移植が実行される前の虚血ischemiaの段階でネクローシス［壊死］necrosisとなり，傷害される．また死細胞から放出された物質は，自然免疫機構によりAPCを活性化する．後述するように，コスティミュレーションの阻止は，移植片生着を促進する，1つの治療的戦略である．

混合リンパ球反応mixed lymphocyte reaction(MLR)は，アロ抗原のT細胞認識のin vitroモデルである．このモデルでは，ある個体からのT細胞は別の個体の白血球とともに培養され，T細胞の応答が分析される．この応答の大きさは，このような個体のMHC差異の程度に比例しており，これらの個体間で交換される移植片予後のおおまかな予測手段である．

アログラフト拒絶の強調の多くが，T細胞の役割に関してであったが，アロ抗体も拒絶に関与することは明らかである．これらの抗体の大部分は，ヘルパーT細胞依存性高アフィニティ抗体である．アロ抗体を産生するために，レシピエントB細胞は，ドナーアロ抗原を認識し，またプロセシングし，これらの抗原に由来するペプチドを，ヘルパーT細胞(同じドナーアロ抗原を提示するレシピエント樹状細胞により，事前に活性化されている)に提示し，抗体産生の過程を開始する．これは，Bリンパ球による場合であるが，アロ抗原の間接提示の良い例である．

移植片［グラフト］拒絶の免疫機構
Immune Mechanisms of Graft Rejection

移植片拒絶は，臨床的および病理的特徴に基づいて，超急性拒絶，急性拒絶，慢性拒絶に分類される（図 10-11）．この歴史的な分類は，腎アログラフトの拒絶に基づいて臨床医により考案され，非常によく歴史の試練に耐えてきた．それぞれの型の拒絶が特定の型の免疫応答により媒介されていることが明らかになってきた．

- **超急性拒絶 hyperacute rejection** は，移植の数分以内で起こり，移植片血管の血栓と移植片の虚血性ネクローシスにより特徴づけられる．超急性拒絶は，移植片内皮細胞上の抗原に対して特異的であり，移植前に存在する循環抗体により媒介される．これらのあらかじめ形成された抗体は，血液型抗原に対する特異的な自然 IgM 抗体であるか，以前の輸血，妊娠あるいは臓器移植のために，アロ細胞への暴露により誘導されたアロ MHC 分子に特異的な抗体である．移植後，直ちにこれらの抗体は移植片血管内皮で抗原と結合して，補体系と凝固系［システム］clotting system を活性化して，内皮に傷害を与え，血栓形成を導く．すべてのドナーとレシピエントは，血液型が適合され，またレシピエントは，ドナーとなる細胞に対する抗体検査がされているので，超急性拒絶は臨床的な移植の一般的問題ではない（抗体に対するこの検査は，交差適合［クロスマッチ］試験 cross-matching と呼ばれる）．しかし後述するように，超急性拒絶は異種臓器移植の主なバリアである．
- **急性拒絶 acute rejection** は，移植後数日あるいは数週間以内に起こり，移植片におけるアロ抗原により刺激される，宿主の能動的な免疫応答により引き起こされ，初期の移植片不全の主要な原因である．急性拒絶は，移植片におけるアロ抗原に対する特異的な T 細胞と抗体により媒介される．T 細胞は，移植片細胞を直接破壊する $CD8^+$CTL か，あるいはサイトカインを分泌し，炎症を誘導して移植片を破壊する $CD4^+$ 細胞である．T 細胞はまた，移植片血管の細胞に対して反応し，血管のダメージを導く．抗体はまた，この反応の，特に血管構成要素の急性拒絶に関与する．移植血管に対する抗体媒介性傷害は，主にクラシカル［古典］経路 classical pathway による補体活性化により引き起こされる．現在の免疫抑制療法は，主に，アロ反応性 T 細胞活性化を阻止することにより，急性拒絶を予防し，また軽減させるよう意図されている．
- **慢性拒絶 chronic rejection** は，数か月あるいは数年にわたって移植片機能の進行性の消失が起こる移植片ダメージのゆっくり進行する型である．慢性拒絶は，移植片の線維化として，また，移植片動脈硬化と呼ばれる段階的進行性の移植片血管の狭窄化として出現する．両方の傷害部位における原因は，移植片アロ抗原に対して反応し，移植片の線維芽細胞と血管平滑筋細胞の増殖と活性化を刺激するサイトカインを分泌する T 細胞であると考えられている．アロ抗体はまた，慢性拒絶の原因でもある．急性拒絶を防止，または減少させる治療は着実に改善し，移植後 1 年生存率は改善した．慢性拒絶はこれらの治療の大部分に抵抗し，移植片不全の主要な原因になっている．

移植片［グラフト］拒絶の予防と治療
Prevention and Treatment of Graft Rejection

臓器移植の拒絶を予防し，治療する大黒柱は，主に T 細胞活性化とエフェクター機能を阻止するよう意図されている免疫抑制である（図 10-12）．特にマッチングが非実用的だった状況において，心臓，肺，肝臓の移植などのレシピエントと HLA が一致しないドナーからの臓器移植を免疫抑制剤が可能にしたので，免疫抑制剤の進展は現代の臓器移植の時代をもたらした．

臨床移植の免疫抑制剤で最も有用である種類の 1 つは，ホスファターゼであるカルシニューリンを阻害することにより機能する，カルシニューリンインヒビター［阻害因子］calcineurin inhibitor のシクロスポリン cyclosporine とタクロリムス tacrolimus（FK506）であった．この酵素は，転写因子 NFAT（活性化 T 細胞核内因子 nuclear factor of

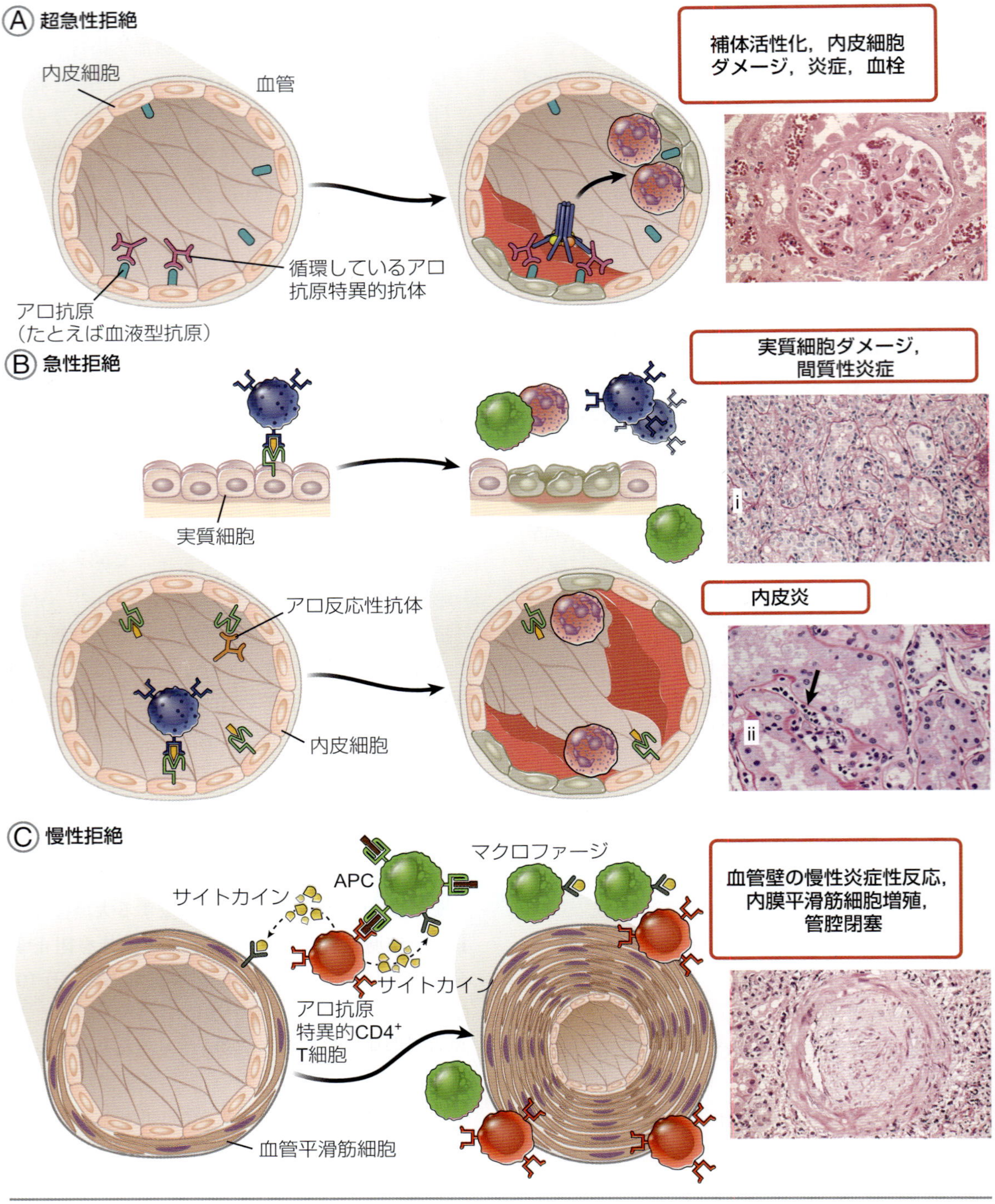

図 10-11 移植片拒絶の機構と病理組織 各型の拒絶の代表的な組織所見を右側に示した．**A**：超急性拒絶では，あらかじめ形成された抗体は移植片の血管内皮上でアロ抗原と反応して，補体を活性化して，急速な血管内血栓と血管壁のネクローシスを誘発する．**B**：急性拒絶では，移植片内皮細胞と実質細胞のアロ抗原反応性の $CD8^+$T リンパ球，あるいは内皮細胞と反応する抗体は，これらの型の細胞にダメージを与える．内皮の炎症は内皮炎と呼ばれる．急性細胞性拒絶(**i**)と，急性液性(抗体媒介性)拒絶(**ii**)の組織を示す．**C**：移植片動脈硬化を伴う慢性拒絶では，移植片アロ抗原反応性 T 細胞は，内皮細胞と内膜平滑筋細胞の炎症と増殖を誘導するサイトカインを産生し，管腔閉塞を引き起こす．

薬　剤	作用機序
シクロスポリン cyclosporineとタクロリムス tacrolimus（FK506）	ホスファターゼーカルシニューリンを抑制することによりT細胞サイトカイン産生を阻止し，そのため，転写因子NFATの活性化を阻止する
ミコフェノール酸モフェチル Mycophenolate mofetil	リンパ球におけるグアニンヌクレオチド生成抑制によるリンパ球増殖の阻止
ラパマイシン Rapamycin	mTORおよびIL-2シグナル伝達を抑制することによるリンパ球増殖の阻止
副腎皮質ステロイド Corticosteroid	多くの型の細胞に対する炎症の軽減
抗胸腺グロブリン Antithymocyte globulin	ファゴサイトーシスあるいは補体媒介性細胞溶解を促進することにより，T細胞に結合し，T細胞を除去する（急性拒絶の治療に用いられる）
抗IL-2レセプター（CD25）抗体 Anti-IL-2 receptor（CD25）antibody	IL-2結合を阻止することによるT細胞増殖の抑制また，活性化IL-2レセプター発現T細胞をオプソニン化し，排除することが可能
CTLA4-Ig（ベラタセプト belatacept）	T細胞CD28に結合するB7コスティミュレーターを阻止することによるT細胞活性化の抑制
抗CD52（アレムツズマブ alemtuzumab）	補体媒介性細胞溶解によりリンパ球除去

図 10-12　移植片拒絶に対する治療　本図は，臓器移植片の拒絶を治療するために一般的に用いられる薬剤とこれらの作用機序を示した．タクロリムス（FK506）はシクロスポリンと同様に，カルシニューリンインヒビターであるが，シクロスポリンのようには広く使用されていない．CTLA4-Ig：CTLA-4（細胞傷害性 T 細胞関連タンパク質 4）-Ig（融合タンパク質），IL：インターロイキン interleukin，NFAT：活性化 T 細胞核内因子 nuclear factor of activated T cell.

activated T cell）を活性化するのに必要であり，その活性を阻害することにより T 細胞のサイトカイン遺伝子の転写を阻止する．臨床的に有用である薬剤としてのシクロスポリンの出現により，移植医療において新しい時代が開け，心臓，肝臓，肺の移植が可能となった．もう 1 つの広く使用されている薬剤は，T 細胞活性化に必要な mTOR と呼ばれるキナーゼを抑制するラパマイシン rapamycin である．カルシニューリンと mTOR インヒビターなどの補助薬として，あるいは代替として，他の多くの免疫抑制剤が現在使用されている（図 10-12 参照）．

これらすべての免疫抑制剤は，非特異的免疫抑制剤としての問題を保有している（すなわち薬剤は移植片に対する応答を阻止する以上に移植片以外の応答を阻止する）．そのため，移植後療法の一部としてこれらの薬剤で治療をされる患者は，感染，特に細胞内微生物による感染に罹患しやすくなり，癌の，特に腫瘍ウイルスにより引き起こされる腫瘍の罹患率が増加する．

シクロスポリンが臨床使用に利用できるようになる前には，組織タイピング［適合試験］tissue typing によるドナーとレシピエントの HLA 対立遺伝子を適合させることは，移植片拒絶を最小にするために重要であった．MHC 適合は，ある種の組織（たとえば，造血幹細胞移植）の移植の成功のために重要であり，他型の臓器移植片（たとえば，腎臓アロ移植）の生存を改善するが，現代の免疫抑制剤は，非常に効果的であるので，HLA 適合は，多くの型の臓器移植（たとえば，心臓や肝臓）では，特にドナーの数が制限される場合，また，レシピエントが適合した臓器を待つにはしばしばあまりに重篤である場合においては，必要であるとは考えられなくなった．

移植免疫学者の長期の目標は，移植片のアロ抗原特異的な免疫寛容を誘導することである．もしこれが達成されると，他のどの宿主の免疫応答も閉ざすことなく移植片の定着を可能とすることになる．移植片特異的寛容を誘導する試みは，実験的および臨床的に進行中である．

移植の主要な問題は，適切なドナー臓器の不足である．**ゼノ［異種］臓器移植 xenotransplantation** は，この問題のための可能性がある解決策である．ゼノ臓器移植による実験的な研究は，超急性拒絶がこれらの移植に関する主要な失敗原因であることを示した．ゼノグラフトの超急性拒絶での高い発生率の理由は，個体がしばしば他の種からの細胞に反応する抗体を含み，またゼノグラフト細胞では，ヒト補体活性化を阻止することができる制御タンパク質が欠損しているからである．これらの抗体は，血液型抗原に対する抗体に類似しており，それらの産生が異種抗原への事前の暴露を必要としないので，自然抗体と呼ばれる．これらの抗体は，通常は腸に定住する細菌に対して産生され，また他の種の細胞と交差反応すると考えられている．ゼノグラフトはまた，アログラフトと同じくらい多く急性拒絶になりやすいが，しばしばアログラフト拒絶よりも重篤である．拒絶の問題のため，また進化的にヒトに近い動物から器官を調達することは困難であるので，ゼノ臓器移植の達成は遠い．

血球と造血幹細胞の移植
Transplantation of Blood Cells and Hematopoietic Stem Cells

血球の移植は，**輸血 transfusion** と呼ばれており，臨床医学における移植の最も古い型である．輸血の主要なバリアは異種の**血液型抗原 blood group antigen** の存在であり，その原型はABO抗原である（**図10-13**）．これらの抗原は，赤血球，内皮細胞，多くの他型の細胞上に発現される．

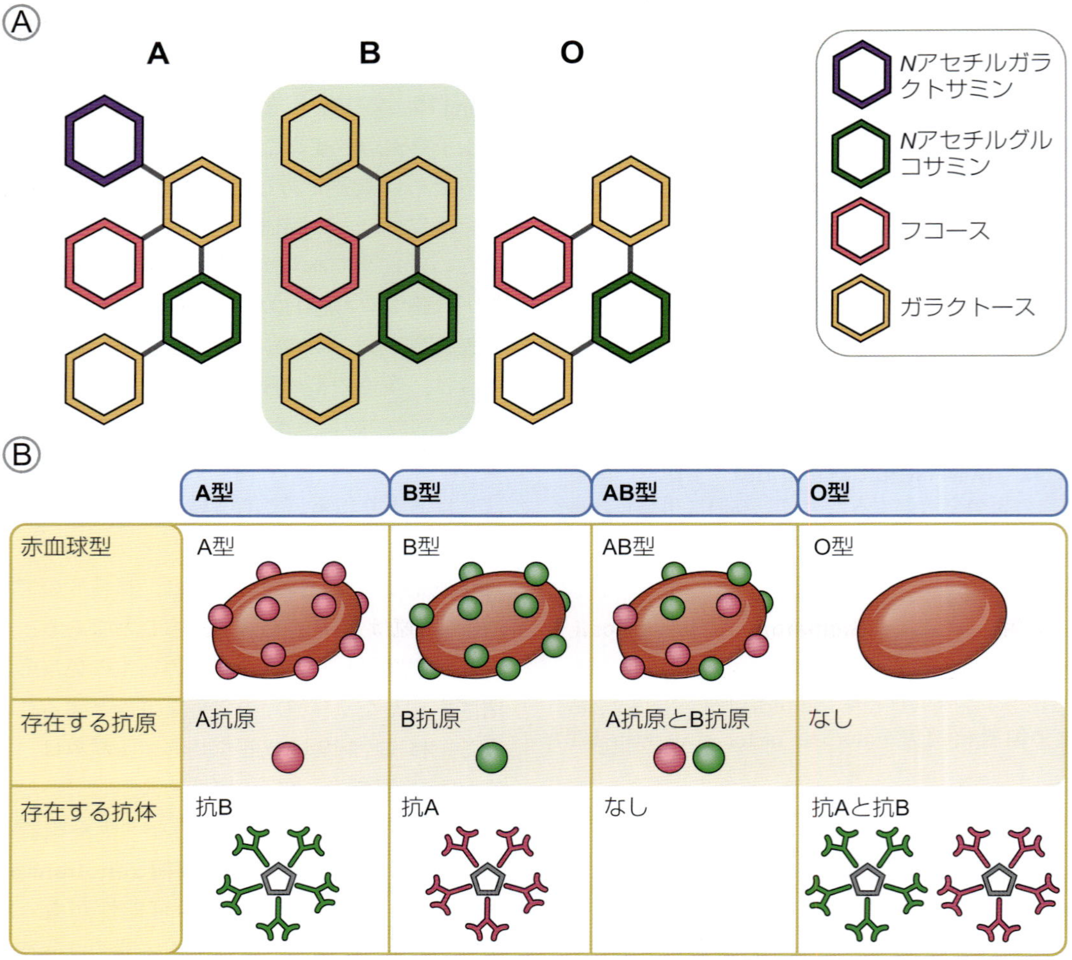

図10-13 ABO血液型抗原 **A**：ABO抗原の化学構造. **B**：個体に存在する主要なABO血液型の抗原と抗体を示した.

ABO抗原は，細胞膜糖タンパク質あるいは細胞膜グリコスフィンゴリピド上の炭水化物である．ABO抗原は，末端糖鎖が付加されたコアグリカン core glycanを含んでいる．血液型抗原Aと血液型抗原Bは，異なる末端の糖をもっている(それぞれ，*N*アセチルガラクトサミン *N*-acetylgalactosamineとガラクトース galactose)．AB型をもつ個体は，異なる糖脂質分子上で両方の末端の糖を発現する．O型をもつ個体は，コアグリカンを発現しているが，いずれの末端の糖も発現していない．

ある1つの血液型抗原を発現している個体はその抗原に寛容となっているが，他の血液型に対する抗体をもっている．O型をもつ個体は，抗A抗体と抗B抗体の両方を生成する．これらの抗体は，腸の微生物により発現される抗原に対して生成され，ABO血液型抗原と交差反応する．あらかじめ形成されている抗体は，標的抗原を発現している輸血された血球に対して反応し，その結果は，重症の**輸血反応 transfusion reaction**となる．この問題は，医療の標準的技法となっている献血者とレシピエントを適合させることにより回避することができる．血液型抗原は糖であるので，T細胞応答は引き起こさない．

ABO抗原以外の血液型抗原も，輸血反応に関係するが，これらは通常は重症ではない．1つの重要な例は，Rh抗原である．Rh抗原は，胎児が父方のRhタンパク質を発現し，母方のRhタンパク質が欠損しているときに，発達している胎児を攻撃し母体抗体の標的細胞となる赤血球膜型タンパク質である．

造血幹細胞移植 hematopoietic stem cell transplantationは，造血障害を修復し，癌に対する放射線照射と化学療法によりダメージされた骨髄細胞を回復し，また白血病を治療するのに最近ますます使用されている．骨髄細胞，あるいはより頻繁にドナーの血液から準備された造血幹細胞は，レシピエントの循環に注射され，細胞は骨髄にホーミング［帰巣］homingする．造血幹細胞移植は，多くの特別な問題を提起する．移植の前に，レシピエントの骨髄は，移植される幹細胞を受ける空間をつくるために破壊されなければならず，このレシピエント骨髄の破壊により，免疫細胞を含む血球の不足が必然的に起きる．免疫系はアロ造血幹細胞に対して強く反応するので，移植を成功させるためには，ドナーとレシピエントのHLA適合を慎重に行う必要がある．HLA適合はまた，自己MHCを認識すると抑制されるNK細胞による移植造血幹細胞の拒絶を防止する(**第2章**参照)．もし成熟アロT細胞が骨髄細胞とともに移植されると，これらの成熟T細胞はレシピエントの組織を攻撃することができ，その結果，**移植片対宿主病 graft-versus-host disease**と呼ばれる重篤な臨床反応を引き起こす．HLA適合は，常にこれらの移植に対してされるので，この反応はマイナー組織適合抗原に向けられる．同じ反応は，白血病細胞をキリングするために利用され，造血幹細胞移植は，現在化学療法に抵抗する白血病を治療するために一般的に使用されている．骨髄の接種細胞に含まれるNK細胞は，また白血病細胞の破壊に関与する．

たとえ移植が成功したとしても，免疫系が再構築される間，レシピエントはしばしば重症の免疫不全となる．これらの問題があるにもかかわらず，造血幹細胞移植は，造血系およびリンパ系を傷害する広範囲な疾病に対する，成功した治療法である．

要旨 SUMMARY

- 免疫系の生理機能は腫瘍を根絶し，腫瘍の成長を防止することである．
- 腫瘍抗原は，癌遺伝子あるいは癌抑制遺伝子の産物，悪性発現型には関与しない突然変異した細胞タンパク質，過剰発現した，あるいは変異した構造的に正常の分子，あるいは発癌ウイルスの遺伝子産物などである．
- 腫瘍拒絶は腫瘍抗原に由来するペプチドを認識するCTLにより主に媒介される．腫瘍抗原に対するCTL応答の誘導には，しばしば，樹状細胞により腫瘍細胞あるいは腫瘍抗原を摂取し，その抗原をT細胞へ提示することが含まれる．

- 腫瘍は抗原の発現を失い，MHC分子の発現あるいは抗原プロセシングに関与する分子の発現を阻止し，T細胞抑制性レセプターに対するリガンドを発現し，Tregを誘導し，あるいは，免疫応答を抑制するサイトカインを分泌することにより，免疫応答を回避する．
- 癌免疫療法は患者に受動的に免疫エフェクターを提供することにより，あるいは能動的に宿主自身のエフェクターを増強することにより，抗腫瘍免疫を増強することを目標としている．能動的に増強するための方法には，腫瘍抗原を用いた，あるいは，腫瘍抗原をパルスされた樹状細胞を用いたワクチン接種，およびT細胞抑制性レセプターを阻止する抗体を用いた癌患者の治療が含まれる．
- 異種組織移植片は免疫系により拒絶され，拒絶の主要な抗原標的はMHC分子である．
- T細胞により認識されるアログラフトの抗原は，T細胞が認識するよう選択されたペプチドロード［積載］自己MHC分子 peptide-loaded self MHC molecule に類似したアロMHC分子である．移植抗原は，直接レシピエントT細胞に提示されるか，あるいは，宿主APCにより取り込まれ，提示される．
- 移植片は，さまざまな機構で拒絶される．超急性拒絶は，移植片の内皮損傷と血管の血栓を引き起こす，血液型抗原あるいはHLA分子に対する，あらかじめ形成された抗体により媒介される．急性拒絶は，移植片細胞あるいは内皮細胞を損傷するT細胞により，また内皮細胞と結合する抗体により媒介される．慢性拒絶は，血管平滑筋細胞，組織線維芽細胞の成長を刺激するサイトカインを産生するT細胞により引き起こされる．
- 移植片拒絶のための治療は，T細胞応答と炎症を抑制するよう計画されている．治療の大黒柱は，副腎皮質ステロイドとシクロスポリンを含む免疫抑制剤である．現在，多くの他の薬剤が臨床で用いられている．
- 造血幹細胞移植は強い拒絶反応を誘発して，移植片対宿主病の危険性を伴い，しばしばレシピエントの一時的な免疫不全を引き起こす．

復習問題
REVIEW QUESTIONS

1. 免疫系が反応する主要な腫瘍抗原の型は何か．
2. 腫瘍拒絶が免疫学的現象であるという証拠は何か．
3. ナイーブ $CD8^+$T細胞はどのようにして腫瘍抗原を認識し，これらの細胞はどのようにしてエフェクターCTLへ分化するために活性化されるのか．
4. 腫瘍が免疫応答を回避する機構は何か．
5. 腫瘍抗原に対する宿主免疫応答を増強するための戦略は何か．
6. 自己MHC分子に結合した外来ペプチド抗原を認識する正常のT細胞は，なぜ移植片のアロMHC分子に対して強く反応するのか．
7. アログラフトの拒絶の主要な機構は何か．
8. 臨床移植における移植片拒絶をどのようにして減弱させるのか．
9. 造血幹細胞移植と関連する問題は何か．

復習問題の解答とそれに関する解説は，*https://studentconsult.inkling.com* に記述した（オンラインコンテンツは英語のみ）．

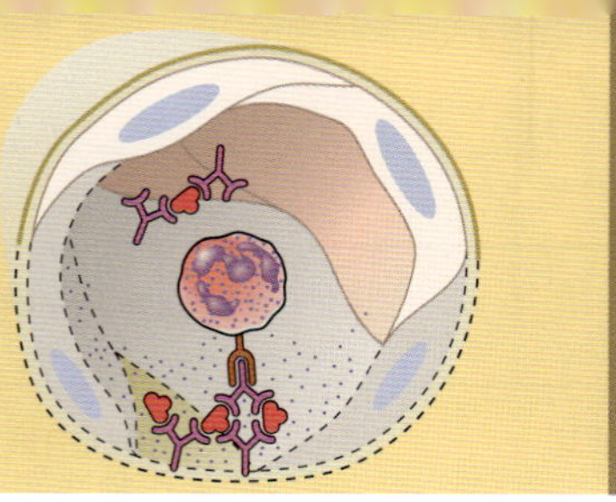

第11章

過敏症

Hypersensitivity

免疫応答に起因する疾患

Disorders Caused by Immune Responses

免疫系［システム］immune system が宿主を感染から防御するために必要であるという概念は，本書を通して強調されている．しかし免疫応答は，それ自身で組織傷害と疾病を引き起こすことができる．有害であるか，あるいは病理的な免疫反応は，**過敏症 hypersensitivity reaction** と呼ばれる．抗原に対する免疫応答は，その抗原に対する暴露の感受性の増加となる結果に終わることを意味しており，そのため，過敏症は過剰な，あるいは逸脱した免疫応答を反映している．過敏症は，2つの状況で引き起こされる．第1に，外来抗原（微生物と非感染性環境抗原）への反応が正しく制御されず，あるいは制御不可能となり，組織傷害の結果となる．第2に，自己寛容［トレランス］self-tolerance の破綻の結果として，免疫応答が自己 self（自身 autologous）の抗原に対して向けられる（**第9章**参照）．自己抗原に対する応答は，**自己免疫 autoimmunity** と呼ばれ，このような応答に起因する疾患は，**自己免疫疾患 autoimmune disease** と呼ばれる．

本章では過敏症と，結果として生じる疾患の重要な特徴について，病因に焦点をあてて記述する．臨床病理的特徴は記述が短いが，それは他の医学教科書で記述されているからである．以下の疑問に焦点をあてる．

- 過敏症のさまざまな型とはどんなものか．
- これらの反応に起因する疾患の主要な臨床的，病理的特徴は何であり，また，どのような原則が過敏症の治療の基礎となっているか．

過敏症の型

Types of Hypersensitivity Reactions

過敏症は組織傷害と疾患の原因となる主要な免疫学的機構に基づいて分類される（図 11-1）．数

過敏症の型	病理的免疫機構	組織傷害と疾患の機構
即時型過敏症（I型） Immediate hypersensitivity	Th2細胞，IgE抗体，マスト細胞，好酸球 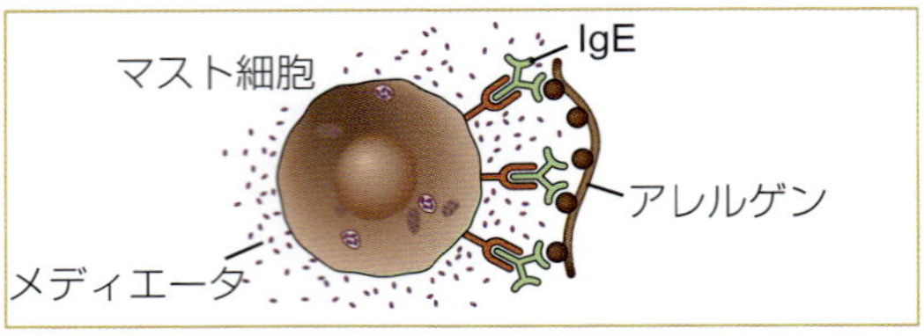 	マスト細胞由来メディエータ（血管作動性アミン，脂質メディエータ，サイトカイン） サイトカイン媒介性炎症（好酸球，好中球，リンパ球）
抗体媒介性疾患（II型） Antibody-mediated disease	細胞表面あるいは細胞外マトリックス抗原に対するIgM，IgG抗体 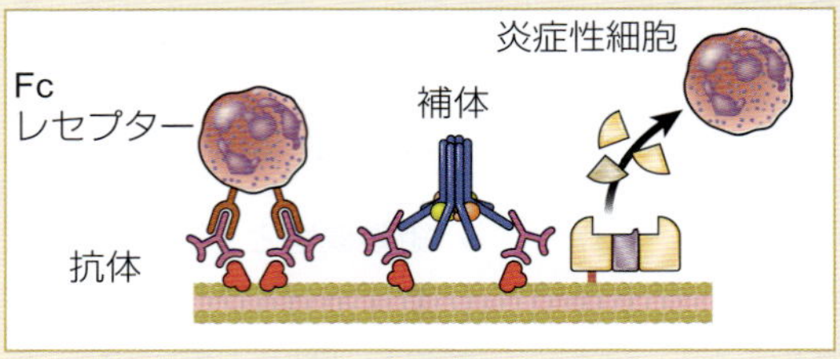 	白血球（好中球，マクロファージ）の補体媒介性動員，Fcレセプター媒介性動員と活性化 細胞のオプソニン化とファゴサイトーシス 細胞機能の異常（たとえば，ホルモン，あるいは神経伝達物質レセプターシグナル伝達）
免疫複合体媒介性疾患（III型） Immune complex-mediated disease	循環抗原とIgM，IgG抗体の免疫複合体の血管基底膜への沈着 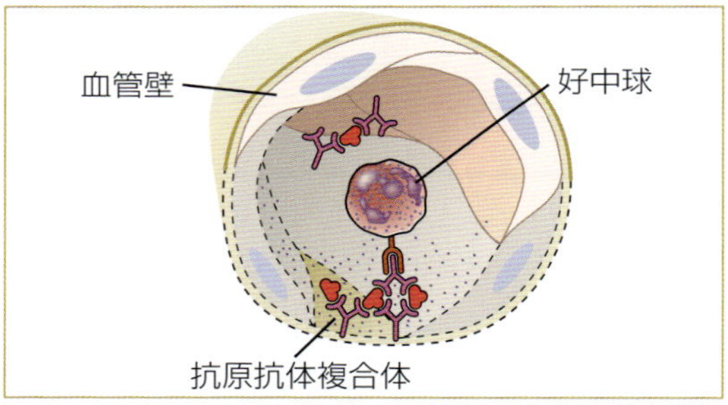 	白血球の補体媒介性動員，Fcレセプター媒介性動員と活性化，および血流低下による二次性の組織ダメージ
T細胞媒介性疾患（IV型） T cell-mediated disease	1. CD4⁺T細胞（サイトカイン媒介性炎症） 2. CD8⁺T細胞（T細胞媒介性細胞傷害） 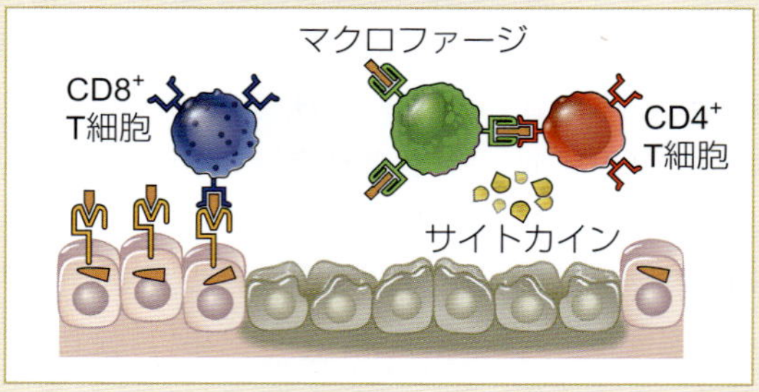 	1. マクロファージ活性化，サイトカイン媒介性炎症 2. 直接標的細胞溶解，サイトカイン媒介性炎症

図 11-1　過敏症の型　過敏症の 4 つの主な型において，さまざまな免疫エフェクター機構が組織傷害と疾患を引き起こす．CTL：細胞傷害性 T リンパ球 cytotoxic T lymphocyte，Ig：免疫グロブリン immunoglobulin.

字による名称(Ⅰ型，Ⅱ型，Ⅲ型，Ⅳ型)よりもむしろ記述呼称がより有益であると思うので，本章を通して使用される．

- 即時型過敏症 immediate hypersensitivity(Ⅰ型過敏症)は，マスト［肥満］細胞 mast cell からのメディエータ［伝達物質］mediator の放出により引き起こされる病理的反応の1つの型である．この反応は，環境抗原に対する IgE 抗体産生と，さまざまな組織において IgE 抗体がマスト細胞へ結合することにより，最も一般的に引き起こされる．
- 細胞あるいは組織抗原に対する IgE 以外の抗体は，細胞あるいは組織にダメージ［損傷］damage を与えるか，あるいはその機能を減弱する．これらの疾患は，抗体媒介性疾患 antibody-mediated hypersensitivity といわれ，Ⅱ型過敏症を代表する．
- 可溶性抗原に対する抗体は抗原と複合体を形成し，免疫複合体はさまざまな組織の血管に沈着し，炎症と組織傷害を引き起こす．このような疾患は，免疫複合体疾患 immune complex-disease と呼ばれ，Ⅲ型過敏症を代表する．
- いくつかの疾患は，しばしば組織の自己抗原に対する T リンパ球の反応から生じる．これらの T 細胞媒介性疾患 T cell-mediated disease は，Ⅳ型過敏症と呼ばれる．

これらの分類方法は，免疫媒介性組織傷害機構を区別するので有益である．しかし，多くのヒト免疫疾患においては，ダメージは抗体媒介性反応，および T 細胞媒介性反応の組み合わせの結果から生じることがあるので，これらの疾患をきちんと過敏症の1つの型に分類することはしばしば困難である．

即時型過敏症
Immediate Hypersensitivity

即時型過敏症は，急速な血管の漏出と粘膜分泌を引き起こす，特定の抗原への IgE 抗体媒介性反応，マスト細胞媒介性反応であり，しばしば炎症が後に続く． IgE 媒介性即時型過敏症が顕著な疾患はまた，**アレルギー allergy**(あるいは，**アトピー atopy**)と呼ばれ，これらの反応を引き起こす強い傾向の個体はアトピーである atopic といわれる．即時型過敏症は，さまざまな組織を傷害し，また異なった個体でさまざまな重症度を示す．ありふれた型の即時型過敏症は，花粉症，食物アレルギー，気管支喘息，アナフィラキシーである．アレルギーは免疫系で最もよくみられる疾患であり，人口の 10–20％が罹患していると推定されており，また先進国におけるアレルギー疾患の罹患率は増加している．

即時型過敏症の出現する連続する事象は，Th2 細胞と，抗原に応答して IgE 抗体の産生を刺激する IL-4 分泌濾胞ヘルパー T(Tfh)細胞の活性化で始まり，マスト細胞上の特定の Fc レセプター［受容体］Fc receptor と IgE の結合，引き続く抗原暴露，抗原による結合した IgE のクロスリンク［架橋］cross-linking，マスト細胞メディエータの放出から構成される(図 11-2)．一部のマスト細胞メディエータは，急速な血管透過性の増加と平滑筋収縮の増強を引き起こし，即時型過敏症の多くの症状を引き起こす結果となる(図 11-3)．この血管および平滑筋反応は，以前に感作された個体が抗原に再暴露後数分以内に起こるので，**即時型過敏症 immediate hypersensitivity** と命名される．他のマスト細胞メディエータは，数時間にわたって反応の場に好中球と好酸球を動員するサイトカインである．この炎症性構成要素は，**遅発相反応 late phase reaction** と呼ばれており，即時型過敏症により引き起こされる反復攻撃による組織傷害の主要な原因である．

この背景により，即時型過敏症における逐次的な記述まで進む．

Th2 細胞の活性化と IgE 抗体の産生
Activation of Th2 Cells and Production of IgE Antibody

アレルギーの傾向がある個体では，ある抗原に暴露されると，Th2 細胞および Tfh 細胞の活性化と IgE 抗体が産生される結果となる(図 11-2 参照)．大部分の個体は，外来抗原に対する強い Th2 反応を惹起しない．理由は不明であるが，ある個体が花粉，特定の食品，昆虫トキシン，動物

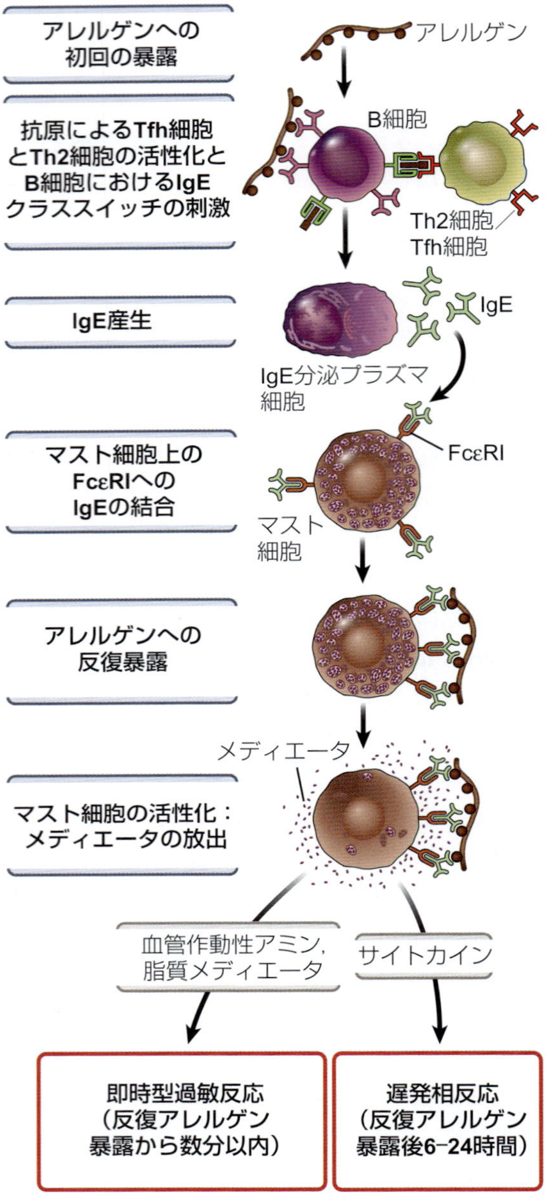

図 11-2 即時型過敏反応の連続する事象 即時型過敏反応は，Th2 反応と Th2 細胞および Il-4/il-β 産生 Tfh 細胞を刺激し，また IgE 産生を刺激するアレルゲンの導入によって開始される．IgE は，マスト細胞の上の Fc レセプター(FcεRI)と結合し，引き続くアレルゲン暴露はマスト細胞を活性化し，即時型過敏症の病理的反応に関与するメディエータを分泌する．

の鱗屑などのタンパク質に遭遇したとき，あるいは，ペニシリンなどの特定の薬で治療されると，強い Th2 反応が起こる．即時型過敏症は，タンパク質抗原あるいはタンパク質と結合する化学物質に応答した Th2 細胞の活性化の結果として出現する．即時型過敏症(アレルギー性)反応を誘発する抗原は，しばしばアレルゲンと呼ばれる．どんなアトピーの個体でも，これらの抗原の 1 つ以上にアレルギーとなっている．なぜ一般の環境抗原の小さなサブセット［亜集団］subset だけが，Th2 媒介性反応と IgE 産生を惹起するか，あるいは，これらの抗原のどのような特徴がアレルゲンとして作用する原因となるかはわかっていない．

同一の抗原により活性化された Th2 細胞，あるいは Tfh 細胞から分泌される 2 つのサイトカインは，IL-4 と IL-13 である．これらのサイトカインは B リンパ球を刺激して，IgE 抗体産生プラズマ［形質］細胞 IgE-producing plasma cell へクラススイッチさせる．そのためアトピーの個体は，他の個体で IgE 応答を誘発しない抗原に反応して大量の IgE 抗体を産生する．IL-4 産生 T 細胞の発達，IgE 産生，即時型過敏症への傾向は，強い遺伝子的な根拠をもつ．アレルギーが発症するための大きな既知のリスクは，アトピー性疾患の家族歴である．多くの異なる遺伝子が原因となる役割を果たしているようにみえるが，これらの遺伝子がアレルギーの発症に影響を与える機構は十分にはわかっていない．

マスト［肥満］細胞の活性化とメディエータの分泌
Activation of Mast Cells and Secretion of Mediators

アレルゲンに反応して産生される IgE 抗体は，マスト細胞上に発現する ε H 鎖［重鎖］ε heavy-chain に特異的な高アフィニティ［親和性］Fc レセプター high-affinity Fc receptor と結合する(図 11-2 参照)．このように，アトピーの個体では，マスト細胞は個体がアレルギーとなる抗原に特異的な IgE 抗体で被覆されている．ある抗原に対して特異的である IgE で被覆されると，マスト細胞はその抗原に引き続いて遭遇したときに過敏に活性化されるので，IgE でマスト細胞を被覆する過程は，感作 sensitization と呼ばれる．それとは異なり，多くの抗原は，小さな IgE 応答を引き起こ

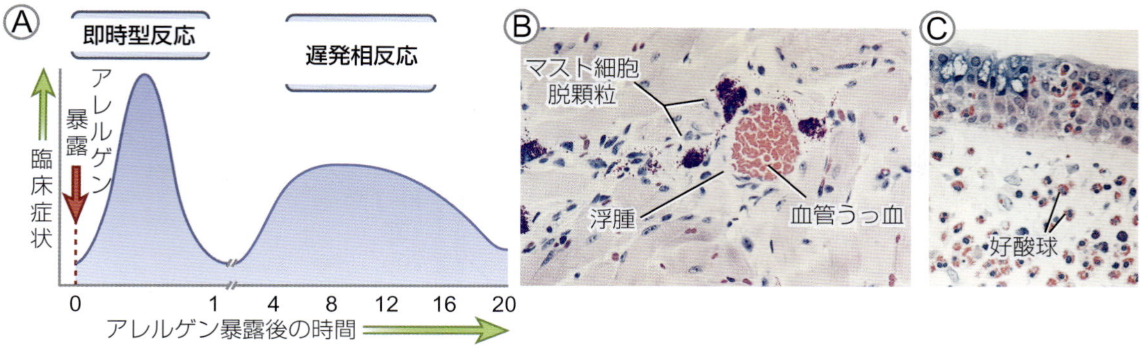

図 11-3　即時型過敏反応　**A**：即時型反応および遅発相反応の速度．アレルゲンに対する血管および平滑筋の即時型過敏反応は，チャレンジ(前に感作された個体のアレルゲン暴露)後，数分以内に発症し，遅発相反応は 2–24 時間後に発症する．**B**：即座型過敏反応の形態は，血管拡張，うっ血，浮腫によって特徴づけられる．**C**：遅発相反応は，好酸球，好中球と T 細胞が豊富な炎症性浸潤によって特徴づけられる．（顕微鏡写真は，Dr.Daniel Friend, Department of Pathology, Brigham and Women's Hospital, Boston のご厚意による）

し，また特異的 IgE の量は，その抗原暴露時に即時型過敏症を引き起こすには十分ではないので，正常の個体のマスト細胞は，多くの異なる特異性の IgE 分子を保有している．

マスト細胞はすべての結合組織(特に上皮の下)に存在し，通常血管に隣接して所在する．抗原特異的 IgE のクロスリンクにより，身体のどの部位のマスト細胞が活性化されるのかは，しばしばアレルゲンの侵入経路に依存する．たとえば，吸入されたアレルゲンは気管支の粘膜下組織でマスト細胞を活性化するのに対し，摂取されたアレルゲンは腸壁でマスト細胞を活性化する．

FcεRI と呼ばれる IgE に対する高アフィニティレセプターは，3 本のポリペプチド鎖から構成され，その 1 つは非常に強く，K_d は約 10^{-11}M で ε H 鎖の Fc 部分と結合する(血漿中の IgE 濃度は約 10^{-9}M なので，健康な個体であってもマスト細胞は常に FcεRI に結合した IgE により被覆されている)．レセプターの残り 2 つの鎖は，シグナル伝達タンパク質である．同じ FcεRI はまた，多くのマスト細胞の特徴をもつ循環している好塩基球にも存在しているが，即時型過敏症における好塩基球の役割は，マスト細胞の役割ほどは確立されていない．

IgE により感作されたマスト細胞がアレルゲンに暴露されると，マスト細胞は活性化され，メディエータを分泌する(図 11-4)．マスト細胞の活性化は，マスト細胞上の 2 つ以上の IgE 抗体にアレルゲンが結合することにより起こる．この状態が起こると，IgE を保有している FcεRI 分子はクロスリンクされ，FcεRI のシグナル伝達鎖からの生化学的シグナルを引き起こす．このシグナルはマスト細胞において 3 つの型の反応を引き起こす．顆粒内容の急激な放出(脱顆粒)，脂質メディエータの合成と分泌，およびサイトカインの合成と分泌である．

マスト細胞から産生される最も重要なメディエータは，顆粒に保存され，また顆粒から放出される 血管作動性アミンとプロテアーゼ［タンパク質分解酵素］protease，新しく生成されまた分泌されるアラキドン酸の代謝産物，およびサイトカインである(図 11-4 参照)．これらのメディエータは，異なる作用をする．主要なアミンであるヒスタミンは，小さな血管の拡張を引き起こし，血管の透過性を亢進させ，平滑筋の一過性の収縮を刺激する．プロテアーゼは，局所の組織にダメージを引き起こす．アラキドン酸代謝産物には，血管拡張を引き起こすプロスタグランジン，および持続的な平滑筋収縮を刺激するロイコトリエンが含まれる．サイトカインは，局所の炎症(次に記

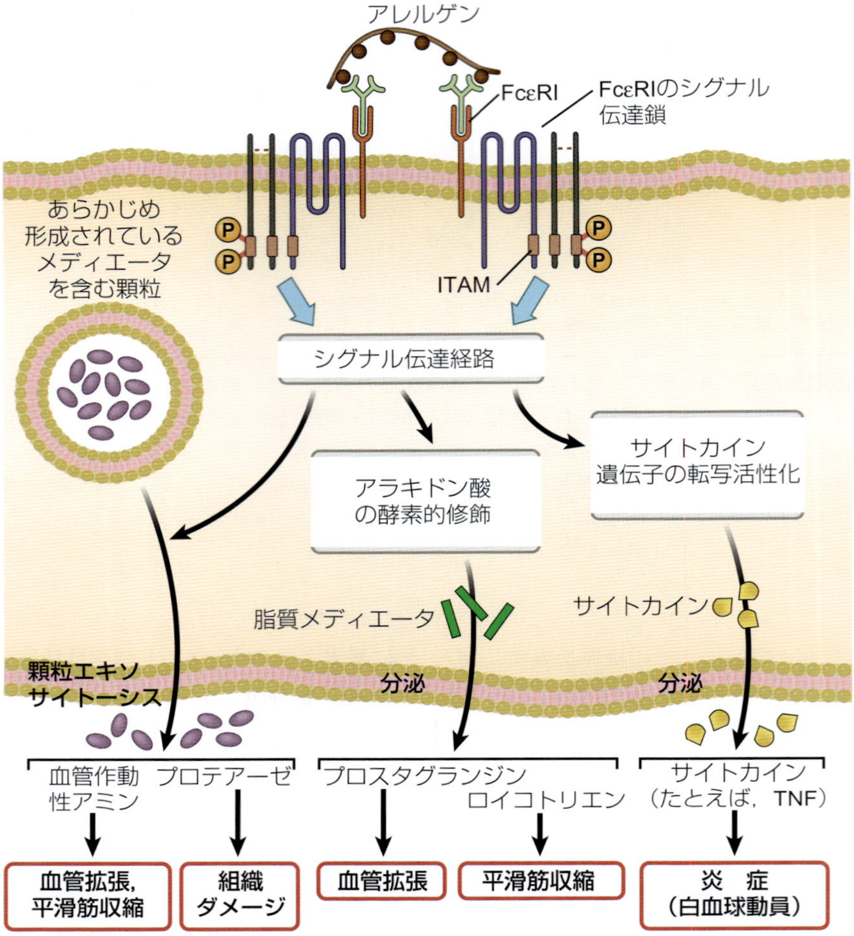

図 11-4　マスト細胞メディエータの産生と作用　アレルゲンによるマスト細胞上の IgE のクロスリンクが起こると，IgE Fc レセプター（FcεRI）のシグナル伝達鎖における ITAM のリン酸化が刺激され，その後，多数のシグナル伝達経路が開始される．これらのシグナル伝達経路は，マスト細胞の顆粒内容（アミン，プロテアーゼ）の放出，アラキドン酸代謝産物（プロスタグランジン，ロイコトリエン）の合成，および，さまざまなサイトカインの生成を刺激する．ITAM：免疫レセプターチロシン活性化モチーフ immunoreceptor tyrosine-based activation motif，TNF：腫瘍壊死因子 tumor necrosis factor.

述する遅発相反応 late phase reaction）を誘導する．このように，マスト細胞のメディエータは，急激に起こる血管および平滑筋反応と炎症を引き起こし，即時型過敏症の証拠となっている．

マスト細胞により産生されるサイトカインは，遅発相反応を引き起こす白血球の動員を刺激する．この反応に関与する主要な白血球は，好酸球，好中球，Th2 細胞である．マスト細胞由来の腫瘍壊死因子 tumor necrosis factor（TNF）と IL-4 は，好中球と好酸球に富んだ炎症を促進する．マスト細胞と組織の上皮細胞により産生されるケモカインは，また白血球動員に関与する．好酸球と好中球は，組織傷害を引き起こすプロテアーゼを遊離させ，Th2 細胞は，より多くのサイトカインを産生することにより反応を悪化させる．好酸球は多くのアレルギー反応の顕著な構成要素であり，これらの反応における組織傷害の重要な原因である．好酸球は，Th2 細胞，自然リンパ球，およびマスト細胞により産生されるサイトカインの IL-5 により活性化される．

臨床症候群と治療
Clinical Syndromes and Therapy

即時型過敏症には多様な臨床的特徴と病理的特徴があり，これらはすべてさまざまな量で，またさまざまな組織でマスト細胞から産生されるメディエータに起因する(図 11-5).

- **花粉症 hay fever** で一般にみられるアレルギー性鼻炎とアレルギー性副鼻腔炎などの軽度の反応は，たとえばブタクサ花粉のタンパク質などの吸入性アレルゲンに対する反応である．鼻粘膜のマスト細胞は，ヒスタミンを産生し，またTh2 細胞は IL-13 を産生し，これらの 2 つのメディエータは粘液の分泌を増加させる．遅発相反応は，より長引いた炎症を導く．
- **食物アレルギー food allergy** では，摂取されたアレルゲンはマスト細胞の脱顆粒を引き起こし，放出されたヒスタミンは蠕動を亢進し，結果的に嘔吐と下痢をきたす．

臨床症候群	臨床症状と病理的症状
アレルギー性鼻炎とアレルギー性副鼻腔炎(花粉症) Allergy rhinitis, sinusitis(hay fever)	粘液分泌の亢進：上気道炎，副鼻腔炎
食物アレルギー Food allergy	腸管平滑筋収縮による蠕動の亢進
気管支喘息 Bronchial asthma	気管支平滑筋過活動により引き起こされる気道閉塞：遅発相反応により引き起こされる炎症と組織傷害
アナフィラキシー Anaphylaxis(薬剤drug，蜂刺傷bee sting，食物foodにより引き起こされる)	血管拡張による血圧低下(ショック)：気管支収縮と喉頭浮腫による気道閉塞

図 11-5 即時型過敏症の臨床症状 本図は，いくつかの一般的な即時型過敏症の特徴を示した．即時型過敏症の症状は，皮膚症状(たとえば，蕁麻疹，湿疹)など，他にも多く存在する．

- **気管支喘息 bronchial asthma** は，呼吸アレルギーの最も多い型であり，呼吸アレルギーでは吸入されたアレルゲン(しばしば同定されない)が気管支のマスト細胞を刺激して，繰り返される気管支収縮と気道の閉塞の発作を引き起こすロイコトリエンを含むメディエータを放出する．慢性気管支喘息では，多数の好酸球が気管支の粘膜に存在し，また気道には粘液の過度の分泌が存在し，気管支平滑筋は肥大し，またさまざまな刺激に過敏性になる．気管支喘息のいくつかの症例は IgE 産生と関係していないが，すべての症例はマスト細胞の活性化により引き起こされる．一部の患者においては，気管支喘息は寒冷あるいは運動により引き起こされる．寒冷あるいは運動がどのようにマスト細胞を活性化するかは知られていない．
- 即時型過敏症で最も重篤な型は**アナフィラキシー anaphylaxis** である．喉頭を含む多くの組織での浮腫により特徴づけられる全身的なこの反応は，血圧の低下を伴う．アナフィラキシーで最も頻繁な誘発因子のいくつかは，蜂刺傷，ペニシリン系抗生物質の注射あるいは内服，ナッツ類あるいは甲殻類の摂取である．アナフィラキシー反応は，全身性の抗原に反応して広範囲にわたるマスト細胞の脱顆粒により引き起こされ，突然の血圧低下と気道閉塞のため，生命が脅かされる病態である．

即時型過敏症に対する治療は，マスト細胞の脱顆粒を阻止し，マスト細胞のメディエータの効果に拮抗して，炎症を減少させることを目的とする(図 11-6)．一般的に用いられる薬には，花粉症においては抗ヒスタミン薬，気管支喘息においては気管支平滑筋を弛緩させる薬，アナフィラキシーにおいてはエピネフリン(アドレナリン)がある．たとえば喘息のように炎症が病態の重要な構成要素である疾患では，炎症を阻止するために副腎皮質ステロイドが用いられる．多くの患者では，アレルゲンの低用量の頻回投与が有効であり，減感作，あるいはアレルゲン特異的免疫療法と呼ばれている．この治療は，T 細胞応答を Th2 優位か

症候群	治 療	作用機序
アナフィラキシー Anaphylaxis	エピネフリン(アドレナリン)	血管平滑筋収縮と心拍出量の増加を引き起こし（ショックに対抗するため），また気管支平滑筋の収縮の抑制をする
気管支喘息 Bronchial asthma	副腎皮質ステロイド	炎症を軽減させる
	ロイコトリエンアンタゴニスト	気管支平滑筋を弛緩させ，炎症を軽減させる
	ホスホジエステラーゼインヒビター	気管支平滑筋を弛緩させる
さまざまなアレルギー疾患 Various allergy diseases	減感作(アレルゲンの低用量の繰り返しの投与)	不明．IgE産生を抑制し他のIgアイソタイプ産生を増加させる
		T細胞寛容を誘導する
	抗IgE抗体	IgEを中和し，排除する
	抗ヒスタミン薬	血管と平滑筋に対するヒスタミンの作用を阻止する
	クロモリン	マスト細胞の脱顆粒を抑制する

図 11-6 即時型過敏症の治療 本図には，アレルギー疾患を治療するために使用されるさまざまな薬物の主要な作用機序を要約した．Ig：免疫グロブリン immunoglobulin.

ら変えることにより，抗原特異的T細胞における寛容を誘導することにより，あるいはTregを刺激することにより，作用しているかもしれない．

即時型過敏症に関する記述を終える前に，なぜ主要な効果が病理的であるIgE抗体媒介性免疫応答とマスト細胞性免疫応答が進化過程で保存されてきたかに対する疑問を指摘することは重要である．この難問に対するよい解答はないが，即時型過敏症は，たぶん病原体あるいはトキシン［毒素］toxinから保護するために進化した．IgE抗体と好酸球は，蠕虫感染に対する防御の重要な機構であることが知られており，マスト細胞は，いくつかの細菌に対する自然免疫において，また有毒性のトキシンの破壊において，役割を果たしている．

抗体と抗原抗体複合体に起因する疾患
Diseases Caused by Antibodies and Antigen-Antibody Complexes

IgE以外の抗体は，細胞と組織で標的抗原と結合することにより，あるいは血管に沈着する免疫複合体を形成することにより，疾患を引き起こす（図11-7）．抗体媒介性過敏症は以前から認識されており，ヒトの多くの慢性免疫疾患において一般的な型である．細胞あるいは細胞外マトリックス［基質］extracellular matrix構成要素に対する抗体は，関連する標的抗原を発現しているどのような組織にでも沈着する．このような抗体により引き起こされる疾患は，通常特定の組織に特異的である．免疫複合体は，しばしば，特に血漿が高圧で濾過される血管に(たとえば，腎糸球体と関節

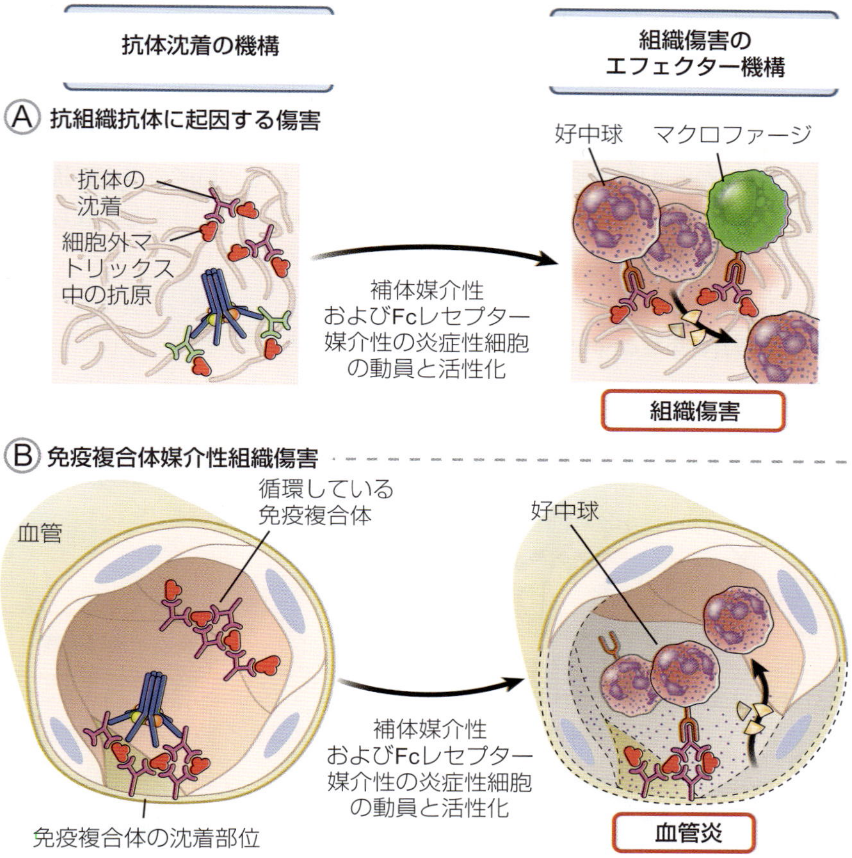

図 11-7　抗体媒介性疾患の型　抗体（IgE 以外）は，**A**：細胞と細胞外マトリックスに存在する標的抗原に直接結合することにより（Ⅱ型過敏症），あるいは **B**：主に血管に沈着する免疫複合体を形成することにより（Ⅲ型過敏症），組織傷害と疾患を引き起こす．

滑膜などにおいて）沈着する．したがって，免疫複合体疾患は全身的な疾患となる傾向があり，しばしば広範囲にわたる血管炎，関節炎，腎炎として出現する傾向がある．

抗体媒介性疾患の病因
Etiology of Antibody-Mediated Diseases

疾患を引き起こす抗体は，自己抗原に対する自己抗体であることが最も多く，外来（たとえば微生物）抗原に対しては，一般的に特異的であることは少ない． 自己抗体の産生は，自己寛容の破綻から生じる．第 9 章では，自己寛容が破綻する機構を記述したが，なぜこれがどんなヒト自己免疫疾患でも起こるかに関してはまだわかっていない．自己抗体は組織で自己抗原と結合し，あるいは，循環している自己抗原と免疫複合体を形成する．

まれではあるが，微生物抗原に対して産生される抗体に起因する連鎖球菌感染の後遺症として，最もよく示されている 2 つの疾患がある．このような感染の後，一部の個体は，心臓の組織の抗原と交差反応する抗連鎖球菌抗体を産生する．心臓でのこのような抗体の沈着は，急性心不全，あるいは徐々に起こる弁の瘢痕，遅発性の心不全を引き起こす，リウマチ熱と呼ばれる炎症性疾患を誘発する．別の一部の個体は，腎臓の糸球体に沈着する抗連鎖球菌抗体を産生し，腎不全を引き起こすことがある，連鎖球菌感染後糸球体腎炎と呼ばれる炎症性過程が発症する．いくつかの免疫複合体疾患は，抗微生物抗体と微生物抗原の複合体により引き起こされる．これは，特定のウイルス(たとえば，肝炎ウイルス)あるいは寄生生物 parasite (たとえば，マラリア)をもつ慢性感染患者に起こることがある．

組織傷害と疾患の機構
Mechanisms of Tissue Injury and Disease

細胞の抗原と組織の抗原に特異的な抗体は，組織に沈着して，局所の炎症を誘導することにより傷害を引き起こし，またこれらの抗体は，細胞の

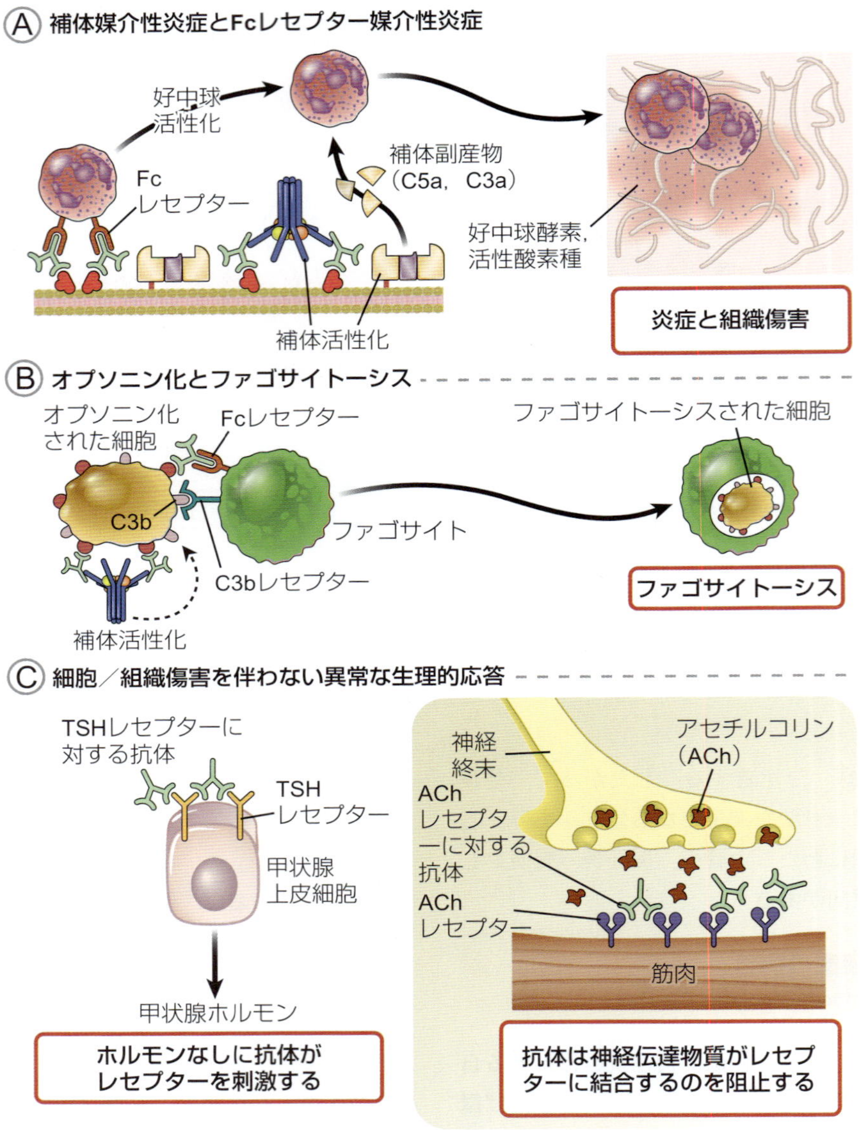

図 11-8 抗体媒介性疾患のエフェクター機構 抗体は沈着部位で炎症を引き起こすこと(**A**)により，ファゴサイトーシスのためにオプソニン化された細胞(**B**)により，またホルモンレセプターシグナルなどの正常な細胞機能を妨げること(**C**)により疾患を引き起こす．3つのすべての機構は直接標的抗原と結合する抗体でみられるが，免疫複合体は主に炎症を誘導することにより疾患を引き起こす(**A**)．TSH：甲状腺刺激ホルモン thyroid-stimulating hormone，ACh：アセチルコリン acetylcholine.

ファゴサイトーシス［貪食］phagocytosis と破壊を促進し，あるいは，正常の細胞機能を妨げる(図 11-8).

- **炎症**. 組織抗原に対する抗体と血管に沈着する免疫複合体は，白血球を引き寄せ，活性化することにより，炎症を誘導する．IgG1 と IgG3 サブクラスの IgG 抗体は，好中球とマクロファージの Fc レセプターと結合して，これらの白血球を活性化し，その結果炎症が引き起こされる(**第 8 章**参照)．IgM 抗体だけでなくこれらの IgG 抗体は，クラシカル［古典］経路 classical pathway により補体系［システム］complement system を活性化し，その結果白血球を動員し，炎症を誘導する補体副産物の産生が引き起こされる．白血球が抗体沈着部位で活性化されると，これらの細胞は，隣接する組織にダメージを与える活性酸素種 reactive oxygen species(ROS) とリソソーム［水解小体］酵素 lysosomal enzyme などの物質を放出する．
- **オプソニン化とファゴサイトーシス**. もし抗体が赤血球と血小板などの細胞と結合すると，細胞はオプソニン化されて，宿主のファゴサイト［貪食細胞］phagocyte により摂取されて破壊される．
- **異常な細胞応答**. いくつかの抗体は，直接組織傷害を誘導することなく，疾患を引き起こす．たとえばホルモンレセプターに対する抗体は，レセプター機能を阻害する．重症筋無力症のいくつかの症例において，アセチルコリンレセプターに対する抗体は，神経筋伝達を阻害して，麻痺を引き起こす．他の抗体は，生理的リガンドを擬態して，直接レセプターを活性化する．グレーブス［バセドウ］病 Graves' disease と呼ばれる甲状腺機能亢進症の型では，甲状腺刺激ホルモンレセプターに対する抗体は，ホルモンが存在しない場合であっても，甲状腺細胞を刺激する．

臨床症候群と治療
Clinical Syndromes and Therapy

ヒトにおける多くの慢性の過敏症は，細胞と組織に対する抗体(図 11-9)と免疫複合体(図 11-10)により，あるいはこれらが関連して引き起こされることが知られている．最初に研究された免疫複合体疾患は，感染症の治療のために動物の血清を繰り返し投与されたヒトにみられた血清病であった．この疾病は実験動物において再現された．**血清病 serum sickness** はタンパク質抗原の全身投与により誘発され，抗体反応を惹起し，循環する免疫複合体が形成される結果となる．全身性エリテマトーデス systemic lupus erythematosus(SLE) はよく研究されたもう 1 つの全身性の免疫複合体疾患の例である．

アルサス反応 arthus reaction と呼ばれる局所免疫複合体反応は，実験動物で最初に研究された．アルサス反応は，以前に免疫された動物にタンパク質抗原の皮下注射により誘発される．これにより，抗原注射部位で，免疫複合体が形成され，また局所の血管炎が引き起こされる結果となる．以前に予防接種を受けたか，あるいはワクチンの抗原に対してすでに抗体をもっているワクチン被接種者のうち少ない割合においてではあるが，抗原注射部位に発現する疼痛を伴う腫脹は，臨床的に関連したアルサス反応を意味する．

これらの疾患の治療は，副腎皮質ステロイドなどの薬を用い，主に炎症と，炎症による傷害的な結果を抑えることを目的としている．重篤症な症例では，血漿交換は循環している抗体あるいは免疫複合体の量を減少させるのに用いられる．これらの疾患の一部は，健康ドナー［提供者］donor からプールされた免疫グロブリン静注 intravenous IgG(IVIG) を用いた治療によく反応する．IVIG がどのように作用するかは知られていない．IVIG は，骨髄系細胞と B 細胞の抑制性 Fc レセプターの発現を誘導し，また抑制性 Fc レセプターへの結合を誘導するかもしれず(図 7-15 参照)，あるいは，内皮細胞，および他の細胞における，新生児 Fc レセプターへの結合と競合することにより，病因となる抗体の半減期を減少させる(図 8-2 参照)．成熟 B 細胞の表面タンパク質である CD20 に対する特異的抗体で治療した患者は，B 細胞が除去され，たぶんいくつかの抗体媒介性疾患の治療に役立つ．自己抗体の産生を阻止するた

抗体媒介性疾患	標的抗原	疾患の機構	臨床病理的特徴
自己免疫性溶血性貧血 Autoimmune hemolytic anemia	赤血球膜タンパク質（Rh血液型抗原，I抗原）	赤血球のオプソニン化とファゴサイトーシス	溶血，貧血
自己免疫性（特発性）血小板減少性紫斑病 Autoimmune (idiopathic) thrombocytopenic purpura	血小板膜タンパク質（gpIIb/IIIaインテグリン）	血小板のオプソニン化とファゴサイトーシス	出血
グッドパスチャー症候群 Goodpasture's syndrome	腎糸球体と肺胞の基底膜の非コラーゲン性タンパク質	補体媒介性炎症とFcレセプター媒介性炎症	腎炎，肺出血
グレーブス病（甲状腺機能亢進症） Graves' disease (hyperthyroidism)	TSHレセプター	抗体媒介性TSHレセプター刺激	甲状腺機能亢進症
重症筋無力症 Myasthenia gravis	アセチルコリンレセプター	抗体がACh結合を阻止し，レセプター発現を低下させる	筋力低下，運動麻痺
尋常性天疱瘡 Pemphigus vulgaris	上皮細胞の細胞間ジャンクションのタンパク質（デスモグレイン）	プロテアーゼの抗体媒介性活性化，細胞間接着の破綻	皮膚の水胞（ブラ）
悪性貧血 Pernicious anemia	胃壁細胞の内因子	内因子の中和，ビタミンB_{12}吸収の減少	赤血球造血の異常，貧血
リウマチ熱 Rheumatic fever	連鎖球菌細胞壁抗原．心筋抗原と交差反応する抗体	炎症，マクロファージの活性化	心筋炎，関節炎

図 11-9 ヒト抗体媒介性疾患（II型過敏症） 本図は，抗体によって引き起こされるヒト疾患の例を示した．大部分のこれらの疾患において，抗体の役割は，血液または傷害部位での抗体の検出により，またある症例では抗体移入の研究によって，抗体関与が正式に確立された実験モデルとの類似性により，推論されている．

めの新しい手法の試みには，CD40リガンドを妨げる拮抗薬で患者を治療することによりヘルパーT細胞依存性B細胞活性化を抑制する治療を行うこと，B細胞とプラズマ細胞の生存を促進するサイトカインを阻止するために抗体を使用することなどが存在する．自己抗原が知られている症例で寛容を誘導することにも大きな関心がもたれている．

Tリンパ球に起因する疾患
Diseases Caused by T Lymphocytes

Tリンパ球を傷害部位において同定して，分離する方法が改良されてきたので，また，実験によるT細胞の病理的役割が確立されるようなヒト疾患の動物モデルが開発されてきたので，ヒト免疫疾患における，Tリンパ球の役割はますます認識されてきた．実際，ヒト自己免疫疾患の病因と治療における多くの最近の関心は，組織傷害が主にTリンパ球に起因する疾患に焦点があてられてきた．

T細胞媒介性疾患の病因
Etiology of T Cell-Mediated Diseases

T細胞媒介性過敏症 T cell-mediated hypersen-

免疫複合体疾患	抗体特異性	臨床病理的特徴
全身性エリテマトーデス Systemic lupus erythematosus（SLE）	DNA，核タンパク質，他の分子	腎炎，関節炎，血管炎
結節性多発動脈炎 Polyarteritis nodosa	ある症例では微生物抗原（たとえば，B型肝炎表面抗原），ほとんどの症例では不明	血管炎
連鎖球菌感染後糸球体腎炎 Post-streptococcal glomerulonephritis	連鎖球菌細胞壁抗原	腎炎
血清病 Serum sickness（臨床的および実験的）	さまざまなタンパク質抗原	全身性血管炎，腎炎，関節炎
アルサス反応 Arthus reaction（実験的）	さまざまなタンパク質抗原	皮膚血管炎

図 11-10　ヒト免疫複合体疾患　本図は，免疫複合体の沈着によって引き起こされるヒト疾患の例ばかりでなく，2つの実験的モデルを示した．これらの疾患では，免疫複合体は，血液中，あるいは傷害部位の組織で検出される．すべての疾患において，傷害は補体媒介性炎症および Fc レセプター媒介性炎症により引き起こされる．

sitivity reaction の主要な原因は，自己免疫および過度の，あるいは，持続的な環境抗原への応答である．自己免疫反応は，通常限定された生体内分布の細胞抗原に向けられる．したがって，T 細胞媒介性自己免疫疾患は 2–3 の器官に限られる傾向があり，通常は全身性ではない．環境抗原に対する T 細胞媒介性過敏症の例には，化学物質（たとえば，さまざまな治療薬やツタウルシなどに存在する物質）に対する接触過敏症が含まれる．組織傷害は，また，微生物への T 細胞応答を伴う．たとえば，結核において，T 細胞性免疫応答はヒト型結核菌 *M. tuberculosis* のタンパク質抗原に対して生成され，結核菌感染は，根絶するのが難しいので，この反応は慢性的になる．結果として生じる肉芽腫性炎症は，感染部位における正常組織を傷害する．

いくつかの細菌と，ウイルスにより産生されたある種の微生物のトキシンによる過度のポリクローナル［多クローン性］T 細胞活性化 polyclonal T cell activation により，大量の炎症性サイトカインの産生が起こり，敗血症性ショックに類似した症候群が引き起こされる．これらのトキシンは，多数の T 細胞を刺激するので，**スーパー抗原 superantigen** と呼ばれる．スーパー抗原は，抗原特異性に関係なく，多くの異なる T 細胞のクローン上で T 細胞レセプターのインバリアント［非多型］部分 invariant part に結合し，これらの細胞を活性化する．

組織傷害の機構
Mechanisms of Tissue Injury

さまざまな T 細胞媒介性疾患では，組織傷害は主に $CD4^+$T 細胞により産生されるサイトカインにより誘導される炎症により，あるいは，$CD8^+$ 細胞傷害性 T リンパ球 cytotoxic T lymphocyte（CTL）による宿主細胞のキリング［傷害］により引き起こされる（図 11-11）．このような組織傷害の機構は，T 細胞により細胞結合の微生物を排除するのに使用される機構と同じである．

$CD4^+$T 細胞は，細胞あるいは組織抗原に反応し，局所炎症を誘導し，またマクロファージを活性化するサイトカインを分泌する．さまざま

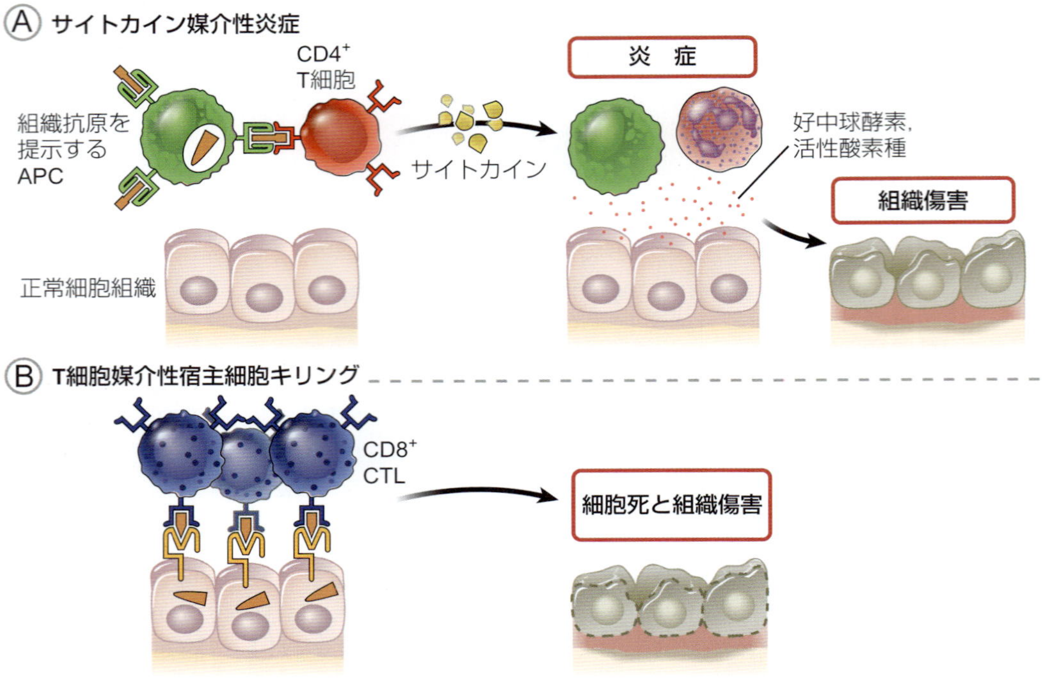

図 11-11 T細胞媒介性組織傷害(Ⅳ型過敏症)の機構 T細胞は，2つの機構で組織傷害と疾患を引き起こす．**A**：炎症は，主として $CD4^+$T細胞によって産生されるサイトカインにより開始され，組織傷害は活性化マクロファージと炎症性細胞により引き起こされる．**B**：標的細胞の直接のキリングは，$CD8^+$CTLにより媒介される．APC：抗原提示細胞 antigen presenting cell.

な疾患は，Th1細胞とTh17細胞の活性化と関係している．Th1細胞は，主要なマクロファージ活性化サイトカインであるインターフェロンγ interferon-γ(IFNγ)の供給源であり，Th17細胞は，好中球を含む白血球を動員する．これらの疾患の実際の組織傷害は，主にマクロファージと好中球により引き起こされる．

T細胞サイトカインにより媒介される典型的反応は，**遅延型過敏症 delayed-type hypersensitivity(DTH)**であるが，これは，タンパク質抗原に以前に暴露された個体が，その抗原にチャレンジ［攻撃誘発］challenged された後，24–48時間後に起こる(すなわち，反応は遅延する)ので，このように呼ばれる．循環するエフェクター［効果］Tリンパ球 effector T lymphocyte が，抗原チャレンジ部位にホーミング［帰巣］homing し，この部位で抗原に反応し，検出可能な反応を誘導する

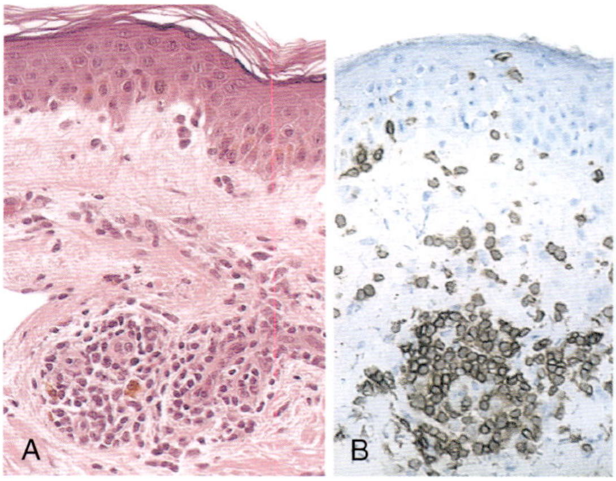

図 11-12 皮膚の遅延型過敏症 **A**：皮膚の浮腫とフィブリン沈着を伴う，単核炎症性細胞(リンパ球とマクロファージ)の血管周囲集簇(袖口状)．**B**：免疫ペルオキシダーゼ染色は，抗CD4抗体陽性の主に血管周囲の細胞浸潤を示している．(**B**：Dr. Louis Picker, Department of Pathology, Oregon Health Sciences University, Portland. のご厚意による)

のに数時間かかるので遅延が起こる．DTH 反応は，組織における T 細胞と血液単球［モノサイト］blood monocyte の浸潤，$CD4^+$T 細胞により産生したサイトカインに反応して増加した血管の透過性に起因する浮腫とフィブリン沈着，および，T 細胞により活性化された白血球生成物（主にマクロファージからの生成物であるが）により誘導される組織ダメージにより特徴づけられる（図 11-12）．DTH 反応は，しばしば，個体が以前にこの抗原に暴露されたか，また，この抗原に応答したかどうかを決定するのに用いられる．たとえば，抗酸菌［マイコバクテリア］抗原（PPD：精製ツベルクリンタンパク質 purified protein derivative）に対する DTH 反応は，抗酸菌への T 細胞反応の指標である．これは PPD 皮膚試験の基礎であり，過去の，あるいは活動性のある抗酸菌感染を検出するのに用いられる．

宿主細胞上の抗原に対する特異的な $CD8^+$T 細胞は，これらの細胞を直接キリングする．$CD8^+$T 細胞は，また，炎症を誘導するサイトカインを産生するが，通常は，主要な免疫反応のサイトカインの供給源でない．多くの T 細胞媒介性自己免疫疾患では，自己抗原特異的な $CD4^+$T 細胞と $CD8^+$T 細胞が存在し，両方とも組織傷害に関与する．

臨床症候群と治療
Clinical Syndromes and Therapy

ヒトの器官特異的自己免疫疾患の多くは，T 細胞が病変組織に存在することと，疾患が T 細胞媒介性であることが知られている動物モデルとの類似点に基づき，T 細胞により引き起こされると考えられている（図 11-13）．これらの疾患は，一部は T 細胞反応が長引き，またしばしば無際限に継続する傾向があるので，また，常在性微生物 resident microbe により発現される組織抗原あるいはタンパク質などの刺激性抗原は，しばしば決して排除されないので，一般的に慢性的であり，また進行性である．また，組織傷害は，自己タンパク質の放出と変性を引き起こし，これらの新たに遭遇するタンパク質に対する反応が引き起こされる結果となる．このエピトープスプレッディング［抗原決定基拡大］epitope spreading と呼ばれる現象は，1 個あるいは 2–3 個の自己抗原エピトープに対する最初の免疫応答が，より多くの自己抗原に対する反応を含むよう拡大することを示す．免疫反応により開始される慢性炎症性疾患は，免疫媒介炎症性疾患 immune-mediated inflammatory disease と呼ばれる．

T 細胞媒介性過敏症の治療は，炎症を減少させて，T 細胞応答を抑制するよう計画されている．多くの理由で，このような疾患の治療の中心は強力な抗炎症性ステロイドであったが，これらの薬には重篤な副反応がある．これらの疾患の基本的な機構の理解に基づいた，より標的とされる治療法の発達は，免疫学で最も輝かしい成果の 1 つであった．TNF のアンタゴニスト［拮抗薬］antagonist は，炎症を減少させることにより，関節リウマチと炎症性腸疾患患者で効果があることが明らかとなった．T 細胞反応を阻止するように開発されたより新しい薬には，B7 などのコスティミュレーター［共刺激分子］costimulator を阻止する薬，また，IL-1，IL-6，IL-17 などのサイトカインに対するレセプターのアンタゴニストなどが含まれる．抗 CD20 抗体を用いた B 細胞の除去はまた，関節リウマチと多発性硬化症にも効果的だった．抗 CD20 抗体がこの疾患に効果を示したのか，あるいは，B 細胞が T 細胞活性化を促進する抗原提示細胞 antigen presenting cell（APC）として機能しているのかははっきりしない．病因となる T 細胞において寛容を誘導することに対する大きな望みはあるが，成功した臨床治験はまだ報告されていない．

要 旨
SUMMARY

- 組織傷害を引き起こす免疫応答は，過敏症 hypersensitivity reaction と呼ばれており，これらの反応に起因する疾患は，過敏症 hypersensitivity disease あるいは免疫媒介炎症性疾患 immune-mediated inflammatory disease と呼ばれる．

疾　患	病因となるT細胞の特異性	臨床病理的特徴
多発性硬化症 Multiple sclerosis	ミエリンタンパク質	中枢神経系の脱髄，感覚神経，運動神経の機能不全
関節リウマチ Rheumatoid arthritis	関節における未知の抗原	関節滑膜の炎症と関節の軟骨および骨の糜爛(びらん)
1型(インスリン依存性)糖尿病 Type 1 (insulin-dependent) diabetes mellitus	ランゲルハンス島抗原	グルコース代謝の低下，血管疾患
クローン病 Crohn's disease	未知，腸管微生物の役割	腸管壁の炎症，腹痛，下痢，腸管出血
接触過敏症(たとえば，ツタウルシ反応) Contact sensitivity (poison ivy reaction)	修飾された皮膚タンパク質	皮膚のDTH反応，発赤
慢性炎症(たとえば，結核) Chronic infection (tuberculosis)	微生物タンパク質	慢性(たとえば肉芽腫性)炎症
ウイルス性肝炎(HBV，HCV) Viral hepatitis	ウイルスコード化タンパク質	CTL媒介性肝細胞死，肝機能障害，線維化
スーパー抗原媒介性疾患(トキシックショック症候群) Superantigen-mediated disease (toxic shock syndrome)	ポリクローナル(微生物スーパー抗原はさまざまな特異性をもつ多くのT細胞を活性化する)	全身性炎症性サイトカイン放出による発熱，ショック

図 11-13 T細胞媒介性疾患 本図は，組織傷害を引き起こす重要な役割をT細胞が果たしている疾患を示す．また抗体と免疫複合体も関与している．多発性硬化症，関節リウマチと1型糖尿病は，自己免疫疾患であることに注意すること．炎症性腸疾患であるクローン病は，腸管内の微生物に対する反応に起因し，自己免疫の要素をもっている．他の疾患は，外来(微生物あるいは環境)抗原に対する反応により引き起こされる．これら疾患のほとんどにおいて，T細胞の役割が，血液あるいは病変部位からのさまざまな抗原に反応するT細胞の検出と分離から，またさまざまな疾患研究によるT細胞の関与が樹立された実験的なモデルとの類似性から，推論されている．病因となるT細胞の特異性は，動物モデルにおいて，また，ヒトの傷害部位において明らかにされてきた．ウイルス性肝炎とスーパー抗原媒介性疾患は，T細胞が重要な病原性の役割を果たす疾患の臨床例であるが，これらは過敏症の例とは考えられない．CTL：細胞傷害性Tリンパ球 cytotoxic T lymphocyte，DTH：遅延型過敏症 delayed-type hypersensitivity，HBV：B型肝炎ウイルス hepatitis B virus，HCV：C型肝炎ウイルス hepatitis C virus.

- 過敏症は外来抗原に対する制御されていない反応，あるいは異常な反応，あるいは自己抗原に対する自己免疫反応に起因する．
- 過敏症は組織傷害の機構により分類される．
- 即時型過敏症(一般にアレルギーと呼ばれるI型過敏症)は，環境抗原あるいは薬(アレルゲン)に対するIgE抗体の産生，IgEによるマスト細胞の感作と，アレルゲンの引き続きの遭遇によるマスト細胞の脱顆粒により引き起こされる．

- 即時型過敏症の臨床病理的特徴は，マスト細胞により分泌されるメディエータの作用による．アミンは血管を拡張し，平滑筋を収縮させ，また，アラキドン酸代謝産物は平滑筋を収縮させ，サイトカインは遅発相反応の特徴となる炎症を誘導する．アレルギーの治療は，メディエータの産生を阻止し，メディエータの作用に拮抗し，終末器官への効果を打ち消すよう計画することである．
- 細胞抗原と組織抗原に対する抗体は，組織傷害と疾患（抗体媒介性疾患：Ⅱ型過敏症）を引き起こす．IgM と IgG 抗体は，これらの抗体が結合している細胞のファゴサイトーシスを促進し，補体媒介性白血球動員と Fc レセプター媒介性白血球動員により炎症を誘導し，また必須な分子とレセプターに結合することにより細胞の機能を妨げる．
- 免疫複合体疾患（Ⅲ型過敏症）において，抗体は循環する抗原に結合して免疫複合体を形成して血管に沈着し，免疫複合体は血流減少のために 2 次的に組織傷害の原因となる血管壁における炎症（血管炎）を引き起こす．
- T 細胞媒介性疾患（Ⅳ型過敏症）は，$CD4^+$Th1，$CD4^+$Th17 細胞により産生されるサイトカインに起因する炎症により，あるいは $CD8^+$CTL による宿主細胞のキリングにより引き起こされる．

復習問題
REVIEW QUESTIONS

1. 過敏症の主要な型は何か．
2. 過敏症を引き起こす免疫応答をどのような型の抗原が誘導するか．
3. 典型的な即時型過敏症の連続する事象は何か．遅発相反応とは何か，また，それは何により引き起こされるか．
4. 即時型過敏症の例は何か，また病因は何か，またどのように治療されるか．
5. 抗体は組織傷害と疾患をどのように引き起こすか．
6. 細胞表面，あるいは組織マトリックス抗原に特異的な抗体に起因する疾患のいくつかの例は何か．
7. 免疫複合体はどのようにして疾患を引き起こし，また，細胞表面，あるいは，組織マトリックスタンパク質に対する特異的抗体に起因する大部分の疾患と，どのように臨床症状が異なるか．
8. T 細胞に起因する疾患のいくつかの例にはどんなものがあり，また病因は何か．また主要な臨床病理的徴候は何か．

復習問題の解答とそれに関する解説は，*https://studentconsult.inkling.com* に記述した（オンラインコンテンツは英語のみ）．

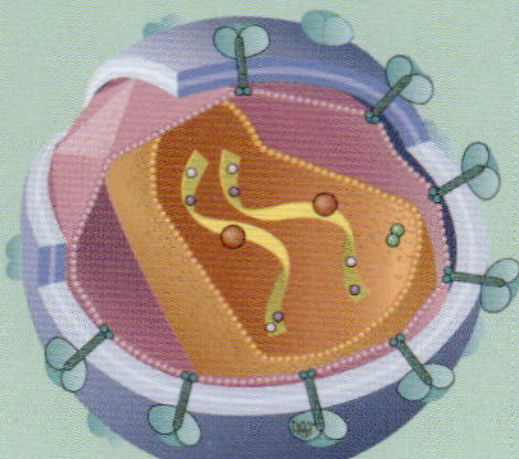

第 12 章

先天性および後天性免疫不全
Congenital and Acquired Immunodeficiencies

免疫欠損に起因する疾患
Diseases Caused by Defective Immunity

免疫系［システム］immune system の発達と機能の欠損により，新たに罹患する感染に対する感受性が高まり，通常の免疫応答は感染を抑制するが根絶することができないサイトメガロウイルス，Epstein–Barr ウイルス，結核などの潜伏感染の再活性化が起こり，またある種の癌の罹患率が増加する結果となる．これらの免疫欠損の結果は，本書を通して強調しているように，免疫系の正常機能が個体を感染とある種の癌から防御することなので，予想できることである．免疫の欠損により起因する疾患は，**免疫不全症 immunodeficiency disease** と呼ばれている．これらの疾患の中には，免疫系の 1 つ以上の構成要素における遺伝子の異常から生じるものがある．これらは**先天性免疫不全 congenital immunodeficiency**(あるいは**原発性免疫不全 primary immunodeficiency**)と呼ばれる．免疫系の他の欠損は，免疫系のさまざまな構成要素の消失あるいは不十分な機能を引き起こす感染，栄養失調，医学的治療の結果として起こる．これらは**後天性免疫不全 acquired immunodeficiency**(あるいは **2 次性免疫不全 secondary immunodeficiency**)と呼ばれる．

本章では，先天性免疫不全と後天性免疫不全の病因と病態を記述する．後天性疾患の中では，ヒト免疫不全ウイルス human immunodeficiency virus (HIV)による感染から生じ，そして，世界中で最も破壊的な健康問題のうちの 1 つである後天性免疫不全症候群 acquired immunodeficiency syndrome (AIDS)を強調する．次の疑問に焦点をあてる．

- 最も一般的な免疫不全において，免疫不全が起こる機序は何か．
- HIV は AIDS の臨床的および病理的異常をどのようにして引き起こすか．

- 免疫不全を治療するのにどのような手法が用いられているか.

これらの疾患の臨床的な特徴に関する情報は，小児科と内科の教科書に記載されている.

先天性（原発性）免疫不全
Congenital (Primary) Immunodeficiencies

先天性免疫不全は，免疫系のさまざまな構成要素の成熟あるいは機能を阻止する遺伝的欠損に起因する. 米国と欧州では，500人に1人の割合で，さまざまな程度の先天性免疫不全に罹患すると推定されている. 先天性免疫不全はいくつかの一般的な特徴があり，それらは感染の合併である（図12-1）. しかしさまざまな先天性免疫不全は，臨床的特徴と病理的特徴がかなり異なっている. これらの疾患の中には，出生後すぐに顕性になる感染に対して非常に感受性が高くなるものがあり，免疫欠損が是正されないと致命的となる. 他の先天性免疫不全では軽度の感染を生じ，成人期になってはじめて発見される.

次の記述では，代表的な免疫不全の病因を要約するが，このうちのいくつかは，免疫系のさまざまな構成要素の生理的重要性を例示するために，これまでの章において言及した. 第9章で記述したように，自己寛容［トレランス］self-tolerance に関係する分子の先天性欠損は，自己免疫疾患となる.

リンパ球成熟の欠損
Defects in Lymphocyte Maturation

多くの先天性免疫不全は，Bリンパ球，Tリンパ球あるいは両方の成熟の阻止を引き起こす遺伝子異常の結果である（図12-2，図12-3）.

重症複合免疫不全
Severe Combined Immunodeficiency

B細胞とT細胞の両方にわたる欠損として現れる疾患は，**重症複合免疫不全 severe combined immunodeficiency（SCID）** として分類される. いくつかのさまざまな遺伝子の異常によりSCIDが起きる.

- **γc突然変異に起因するX-SCID**. SCIDの約半分はX染色体に連鎖されており，男児のみが罹患

免疫不全の型	病理組織と検査異常	一般的な感染結果
B細胞不全 B cell deficiency	リンパ器官における濾胞と胚中心の欠損あるいは減少 血清Ig値の低下	化膿菌感染，腸管の細菌感染とウイルス感染
T細胞不全 T cell deficiency	リンパ器官におけるT細胞領域の減少 一般的な抗原に対するDTH反応の低下 in vitroでのマイトジェンに対するT細胞増殖応答の欠損	ウイルスと他の細胞内微生物感染（たとえば，ニューモシスティス−イロヴェチ，他の真菌，非結核性抗酸菌） イルス関連悪性腫瘍（たとえば，EBV関連リンパ腫）
自然免疫不全 Innate immune deficiency	自然免疫のどの構成要素の障害であるかにより，さまざまである	さまざまである：化膿菌感染，ウイルス感染

図12-1　免疫不全の特徴　本図は，免疫系のさまざまな構成要素を障害する免疫不全の重要な診断的特徴と臨床的特徴を要約した. それぞれのグループにおいて，異なる疾患において，また，同一の疾患であっても異なる患者では，かなりの差異がみられる. 循環B細胞数，あるいはT細胞数の減少は，これらの疾患の一部でしばしば検出される. DTH：遅延型過敏症 delayed-type hypersensitivity，EBV：Epstein-Barrウイルス Epstein-Barr virus，Ig：免疫グロブリン immunoglobulin.

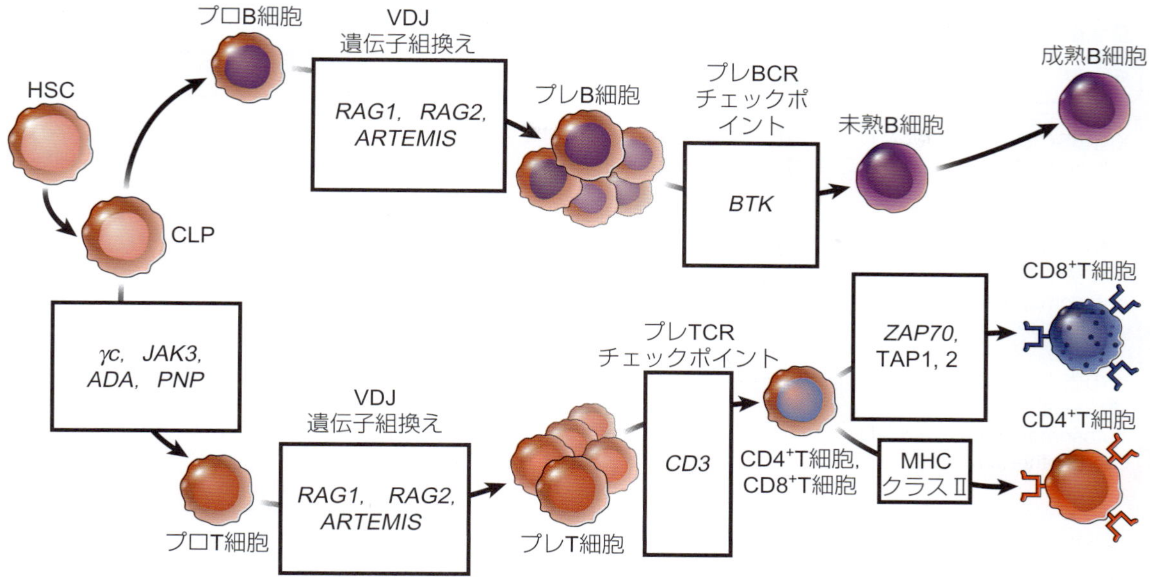

図 12-2 リンパ球成熟の遺伝子欠損による先天性免疫不全 リンパ球成熟の経路は**第 4 章**に詳細を記述した．JAK3(ヤヌスキナーゼ 3)は多くのサイトカインレセプターによるシグナル伝達に関与するキナーゼである．ARTEMIS は抗原レセプター遺伝子組換えに関与するタンパク質である．BTK(ブルトン型チロシンキナーゼ Bruton's tyrosine kinase)は，プレ BCR と BCR からシグナルを供給するキナーゼである．ZAP70 は TCR シグナル伝達に関与するキナーゼである．TAP タンパク質はクラスⅠ MHC 分子による提示のためにペプチドを輸送する．ADA：アデノシンデアミナーゼ adenosine deaminase，CLP：コモンリンパ球系プロジェニター common lymphoid progenitor，HSC：造血幹細胞 hematopoietic stem cell，PNP：プリンヌクレオシドホスホリラーゼ purine nucleoside phosphorylase，RAG：リコンビナーゼ活性化遺伝子 recombinase-activating gene.

する．**X 連鎖 SCID X-linked SCID** の症例の 99% 以上は，IL-2，IL-4，IL-7，IL-9，IL-15，IL-21 を含むいくつかのサイトカインレセプター［受容体］cytokine receptor のコモン［共通］γ(γc)鎖シグナル伝達サブユニット common γ(γc) chain signaling subunit における突然変異に起因する(γc 鎖は IL-2 レセプターの 3 本の鎖のうちの 1 つであると最初に同定されたので，IL-2Rγ 鎖とも呼ばれる)．γc 鎖が機能的でないと，未熟なリンパ球，特にプロ T 細胞は，これらの細胞のための主要な成長因子である IL-7 に反応して増殖することができない．IL-7 に対する応答の欠損により，リンパ球プリカーサー［前駆細胞］lymphocyte precursor の生存と成熟が減少する結果となる．ヒトでは，この欠損は，主に T 細胞成熟に影響を与える(しかし，マウスにおいては，B 細胞も著明に減少する)．この阻止の結果，著しい成熟 T 細胞数の減少，細胞性免疫の不全，T 細胞ヘルプの欠如による液性免疫の欠損がみられる(たとえ B 細胞がほとんど正常に成熟するとしても)．また γc 鎖はナチュラルキラー natural killer(NK)細胞の増殖と成熟に関与する主要なサイトカインである IL-15 のレセプターの一部であるため，NK 細胞は欠損する．

- **ADA 欠損と PNP 欠損**．核酸代謝に関与するタンパク質をコードする常染色体遺伝子の突然変異は，SCID の多くの症例を引き起こす．常染色体劣性 SCID の症例の約半数は，アデノシンの分解に関与する**アデノシンデアミナーゼ adenosine deaminase(ADA)**と呼ばれる酵素の突然変異に起因する．ADA 欠損では，DNA を活発に合成している細胞，すなわち，増殖している細胞での有毒なプリン代謝産物の蓄積が

重症複合免疫不全(SCID)		
疾　患	機能不全	欠損機序
X連鎖SCID X-linked SCID	著しいT細胞の減少．B細胞は正常あるいは増加．血清Igの低下	サイトカインレセプターコモンγ鎖遺伝子の突然変異，IL-7シグナル欠損のためのT細胞成熟不全
ADA，PNPの欠損による常染色体劣性遺伝SCID Autosomal recessive SCID due to ADA，PNP deficiency	T細胞とB細胞の進行性の減少(ほとんどはT細胞の減少)	ADAあるいはPNP欠損はリンパ球におけるトキシックな代謝産物の蓄積を導く
他の原因による常染色体劣性遺伝SCID Autosomal recessive SCID due to other causes	T細胞とB細胞の減少．血清Igの減少	T細胞とB細胞の成熟障害.VDJ遺伝子組換え,あるいはIL-7Rシグナル伝達に関与する*RAG*遺伝子,あるいは他の遺伝子の突然変異である

B細胞免疫不全		
疾　患	機能不全	欠損機序
X連鎖無γグロブリン血症 X-linked agammaglobulinemia	すべてのIgアイソタイプの減少．B細胞数の減少	BTKにおける突然変異のため，プレB細胞段階移行の成熟の阻止
Ig H鎖の欠損 Ig H chain deficiency	IgGサブクラスの欠損．ときにIgAあるいはIgE欠損を伴う	Ig H鎖の遺伝子座14q32での染色体欠失

T細胞免疫不全		
疾　患	機能不全	欠損機序
ディジョージ症候群 DiGeorge syndrome	T細胞は減少．B細胞は正常．血清Igは正常あるいは減少	第3鰓囊(さいのう)と第4鰓囊の発達の異常であり,そのために胸腺低形成となる

図 12-3 リンパ球成熟欠損による先天性免疫不全の特徴 本図は，遺伝子の欠損がみられることが知られている先天性免疫不全とそれらの主な特徴を要約した．ADA：アデノシンデアミナーゼ adenosine deaminase，Ig：免疫グロブリン immunoglobulin，IL-7：インターロイキン 7 interleukin-7，PNP：プリンヌクレオシドホスホリラーゼ purine nucleoside phosphorylase，RAG：リコンビナーゼ活性化遺伝子 recombinase-activating gene.

生じる．リンパ球は，成熟の間，著しい増殖過程を経るので，特にプリン代謝産物による傷害に対する感受性がきわめて高い．ADA 欠損は B 細胞の成熟の阻止よりも T 細胞の成熟の阻止をより強く起こす．液性免疫の欠損は，大部分が T 細胞ヘルパー機能の欠如の結果として生じる．類似した表現型は，**プリンヌクレオシドホスホリラーゼ purine nucleoside phosphorylase(PNP)**欠損をもつ個体において起こる．

- **他の突然変異**．SCID のもう 1 つの重要な常染色体劣性型は γc サイトカインレセプター鎖によるシグナル伝達に関与する JAK3 と呼ばれるキナーゼをコードする遺伝子の突然変異により引き起こされる．これらの突然変異は，先述した γc 突然変異による X 連鎖 SCID と同一の異常の結果となる．まれな常染色体 SCID の症例には，免疫グロブリン immunoglobulin(Ig)と T 細胞レセプター T cell receptor(TCR)遺伝子組換えのため，およびリンパ球成熟のために必要である VDJ リコンビナーゼをコードする *RAG1*

あるいは *RAG2* 遺伝子の突然変異に起因するものがある（**第 4 章**参照）.

SCID を引き起こす他の原因の先天性免疫不全を同定するための多くの新生児スクリーニングの方法が開発されている.

B リンパ球あるいは T リンパ球の成熟の欠損
Defects in Maturation of B or T Lymphocytes

いくつかの先天性免疫不全は，B 細胞あるいは T 細胞の欠損に起因する.

- **X 連鎖無ガンマ（γ）グロブリン血症**．B 細胞成熟の阻止に起因する最もありふれた臨床症候群は，**X 連鎖無 γ グロブリン血症 X-linked agammaglobulinemia** である（ブルトン型無 γ グロブリン血症 Bruton's agammaglobulinemia と最初に記載された）．この疾患では，骨髄の B 細胞はプレ B 細胞の段階を越えて成熟することができないため，成熟 B リンパ球と血清 Ig の著しい減少あるいは欠如という結果となる．この疾患は，ブルトン型チロシンキナーゼ Bruton's tyrosine kinase（BTK）と呼ばれるキナーゼをコードする遺伝子の突然変異により引き起こされ，その結果この酵素の生成，あるいは機能の障害が起こる．この酵素は，プレ B 細胞に発現するプレ B 細胞レセプターにより活性化され，これらの細胞の生存，増殖，成熟を促進する生化学的シグナルを伝達することに関与すると考えられている．*BTK* 遺伝子は，X 染色体に位置している．したがって，X 染色体のうちの 1 つに *BTK* 遺伝子の突然変異対立遺伝子［アレル］allele をもつ女性はこの疾患のキャリアであるが，異常な X 染色体を受け継ぐ男性の子孫が罹患する．X 連鎖無 γ グロブリン血症患者の約 1/4 は，自己免疫疾患（特に関節炎）を発症する．免疫不全と自己免疫の関連は，逆説的である．この関連についての 1 つのありうる説明は，BTK は，BCR シグナル伝達に関与し，中枢性 B 細胞寛容のために必要であるため，BTK 欠損が，自己反応性 B 細胞の蓄積をもたらすことである.
- **ディジョージ症候群**．T 細胞成熟の選択的な欠損は非常にまれである．そのうち最も頻度の高いのは**ディジョージ症候群 DiGeorge syndrome** である．ディジョージ症候群は胸腺（および副甲状腺）の不完全な発達と T 細胞成熟の不全から生じる．このディジョージ症候群患者は，実際に発達する少量の胸腺組織がいくらかの T 細胞の成熟を支持することができるので，年齢とともに改善する傾向がある.

リンパ球の活性化と機能の欠損
Defects in Lymphocyte Activation and Function

リンパ球活性化と機能に関係する分子の理解がより深まったので，免疫不全症となるこれらの分子の突然変異と他の異常も認識され始めた（**図 12-4**）．本節では，リンパ球は正常に成熟するが，成熟リンパ球の活性化とエフェクター［効果］機能 effector function に欠損のあるいくつかの疾患について記述する.

B 細胞応答の欠損 Defects in B Cell Responses

抗体産生不全は，B 細胞あるいは，ヘルパー T 細胞の異常から生じる.

- **高 IgM 症候群**．**X 連鎖高 IgM 症候群 X-linked hyper-IgM syndrome** は，B 細胞の H 鎖［重鎖］heavy-chain アイソタイプ（クラス）スイッチの欠損の結果，IgM が主要な抗体となり，また，細胞内微生物に対する細胞性免疫の著しい不全により特徴づけられる．この疾患は，B 細胞，樹状細胞 dendritic cell（DC），マクロファージの CD40 と結合し，T 細胞依存性にこれらの活性化を媒介する，ヘルパー T 細胞タンパク質である CD40 リガンド（CD40L）の突然変異に起因する（**第 6 章**，**第 7 章**参照）．機能的な CD40 リガンドの発現不全は，液性免疫におけるアイソタイプスイッチなどの T 細胞依存性 B 細胞応答の欠損，および細胞性免疫における T 細胞依存性マクロファージ活性化の欠損などを引き起こす．この疾患をもつ男児は，T 細胞のヘルプがない場合，ファゴサイト［貪食細胞］phagocyte の中で生存する真菌であるニューモシスティス–イロヴェチ *Pneumocystis jiroveci* による感染に感受性が高い．まれな常染色体劣性

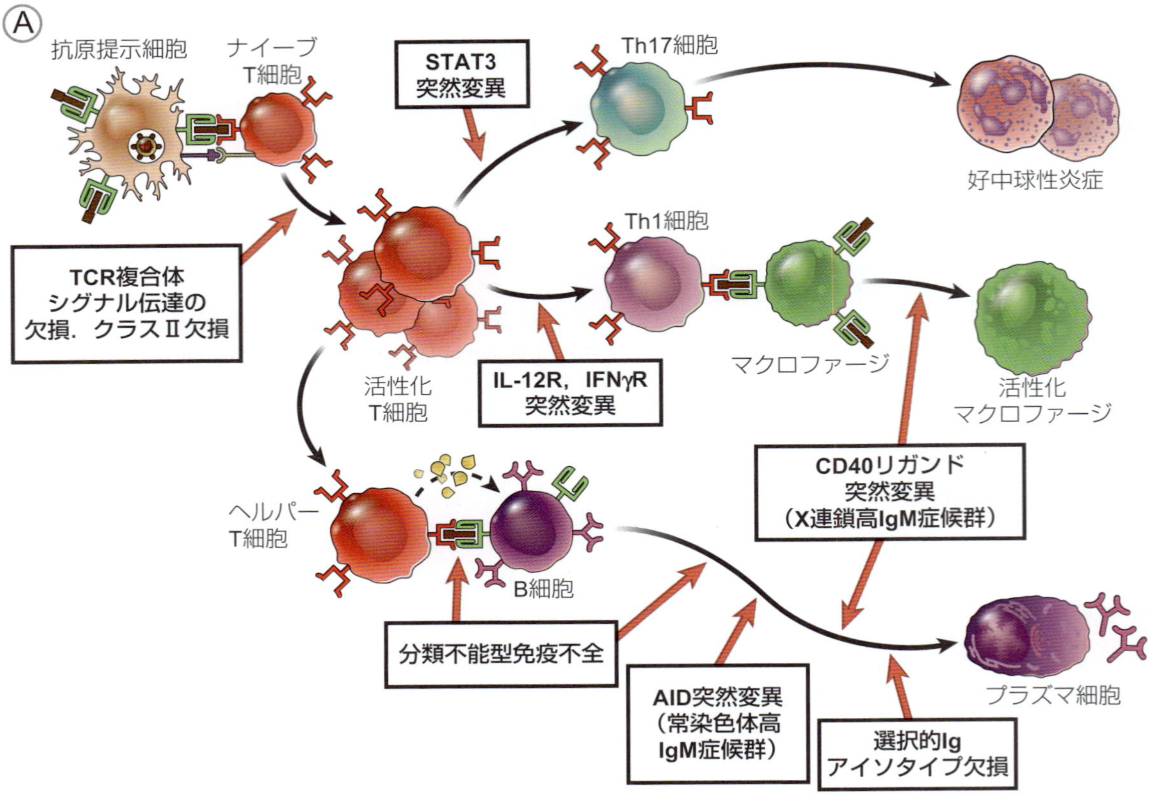

図 12-4 リンパ球活性化とエフェクター機能の欠損に関連する先天性免疫不全 先天性免疫不全は，T細胞への抗原提示，Tリンパ球あるいはBリンパ球の抗原レセプターシグナル伝達，B細胞とマクロファージのヘルパーT細胞の活性化，抗体産生B細胞への分化に必要な分子の発現における遺伝子欠損により引き起こされる．**A**：免疫応答の阻止されている部位を示した．AID：活性化誘導デアミナーゼ activation-induced deaminase，IL-12R：IL-12 レセプター IL-12 receptor，IFNγR：IFNγ レセプター IFNγ receptor．（次ページへつづく）

型の高IgM症候群は，アイソタイプスイッチと体細胞高頻度突然変異に関与する活性化誘導デアミナーゼ activation-induced deaminase（AID）の酵素に影響を及ぼす突然変異をもつ個体にみられる（**第7章**参照）．

- 選択的Igアイソタイプ産生における遺伝子欠損はきわめて普通にみられる．IgA欠損は700人に1人の割合で罹患すると信じられているが，ほとんどの患者では臨床症状を示さない．これらの免疫不全を引き起こす欠損は，大多数の症例でわかっていない．まれには免疫不全は，Ig H鎖の定常部遺伝子の突然変異により生じることがある．
- **分類不能型［コモンバリアブル］免疫不全 common variable immunodeficiency（CVID）** は，最も一般的な先天性（原発性）免疫不全から構成される異質な疾患の集団である．これらの疾患は，感染に対する抗体応答の低下と，IgG，IgA，しばしばIgMの血清レベルの低下により特徴づけられる．CVIDの根本原因は，B細胞成熟と活性化に関与するさまざまな遺伝子の欠損である．一部の患者にはB細胞成長因子に対するレセプター，あるいは，T細胞とB細胞の相互作用における役割を果たすコスティミュレーター［共刺激分子］costimulatorをコードする遺伝子の突然変異が存在する．患者

B

疾　患	機能不全	欠損機序
X連鎖高IgM症候群 X-linked hyper-IgM syndrome	ヘルパーT細胞依存性B細胞とマクロファージ活性化における欠損	CD40リガンドの突然変異
分類不能型免疫不全 Common variable immunodeficiency	Igの選択的なアイソタイプ，あるいは，サブタイプ産生減少または無産生．菌感に対する易細染性あり，または臨床的に易感染性なし	B細胞成長因子に対するレセプター，コスティミュレーターの突然変異
クラスⅡMHC発現の欠損：ベアリンパ球症候群 Bare lymphocyte syndrome	クラスⅡMHC発現の欠損と$CD4^+$T細胞活性化の機能低下．細胞性免疫の欠損とT細胞依存性液性免疫の欠損	クラスⅡMHC遺伝子発現に必要な転写因子をコードする遺伝子の突然変異
T細胞レセプター複合体の発現あるいはシグナル伝達の欠損 Defects in T cell receptor complex expression or signaling	T細胞の減少，あるいは$CD4^+$と$CD8^+$サブセット比の異常．細胞性免疫の低下	CD3タンパク質，ZAP70をコードする遺伝子における突然変異，あるいは欠失によるまれな疾患
Th1分化欠損 Defects in Th1 differentiation	T細胞媒介性マクロファージ活性化の減少．易感染性	IL-12レセプター，あるいはIFNγレセプターをコードする遺伝子の突然変異によるまれな疾患
Th17分化欠損 Defects in Th17 differentiation	T細胞媒介性炎症性反応の減少．皮膚粘膜カンジダ症，細菌性皮膚膿瘍	STAT3，IL-17，IL-17Rをコードする遺伝子の突然変異によるまれな疾患
X連鎖リンパ増殖症候群 X-linked lymphoproliferative syndrome	EBV誘発B細胞増殖およびCTL活性化の制御不全．NK細胞機能，CTL機能および抗体応答の欠損	SAP(リンパ球シグナル伝達におけるアダプタタンパク質)をコードする遺伝子の突然変異

図 12-4—つづき　**B**：代表的な先天性免疫不全の特徴を示した．クラスⅡ MHC 発現と TCR 複合体シグナル伝達の異常は，T 細胞成熟の欠損(**図 12-2** 参照)ばかりでなく，ここで示すように成熟細胞の不完全な活性化を引き起こすことがある点に注意すること．CTL：細胞傷害性 T リンパ球 cytotoxic T lymphocyte，EBV：Epstein-Barr ウイルス Epstein-Barr virus，NK：ナチュラルキラー natural killer，ZAP70：70 kD ζ 鎖会合タンパク質 ζ chain associated protein of 70 kD.

は反復感染症に罹患し，自己免疫疾患とリンパ腫を発症する．

T リンパ球の活性化欠損
Defective Activation of T Lymphocytes

さまざまな遺伝疾患は T 細胞活性化を抑制する．

- **ベア［裸］リンパ球症候群 bare lymphocyte syndrome** は，通常ではクラスⅡ MHC 発現を誘導する転写因子の突然変異の結果として，クラスⅡ MHC 分子発現の欠損に起因する疾患である．クラスⅡ MHC 分子が $CD4^+$T 細胞による認識に対するペプチド抗原を提示し，この認識が T 細胞の成熟と活性化のために必須であることを思い出すこと．この疾患は胸腺におけるこれらの細胞成熟の欠損と末梢リンパ器官における活性化の欠損のために，

$CD4^+$T 細胞の著しい低下により特徴づけられている．

- 選択的 T 細胞欠損のまれな症例として，ナイーブ T 細胞のエフェクター細胞への分化に関与するさまざまなシグナル伝達経路あるいはサイトカイン，レセプターに影響を及ぼす突然変異に起因するものがある．突然変異と欠損の程度にしたがって，罹患した患者は，重症の T 細胞欠損，あるいは，Th1 応答（非結核性抗酸菌感染 nontuberculous mycobacterial infection を伴う）と，Th17 応答（真菌感染と細菌感染を伴う）などのある特定の系統における T 細胞性免疫不全を示す．これらの欠損は，T 細胞活性化のさまざまな経路の重要性を明らかにしたが，これらはまれな疾患である．

自然免疫の欠損
Defects in Innate Immunity

自然免疫の 2 つの構成要素であるファゴサイトと補体系［システム］complement system の異常は，免疫不全の重要な原因である（図 12-5）．

- **慢性肉芽腫症 chronic granulomatous disease** は，リソソーム［水解小体］lysosome における微生物の活性酸素中間体サブユニットを触媒するファゴサイトオキシダーゼ［酸化酵素］phagocyte oxidase の突然変異に起因する（**第 2 章**参照）．その結果，微生物をファゴサイトーシス［貪食］phagocytose する好中球とマクロファージは，微生物をキリング［殺菌］することができない．免疫系は，この欠損のある微生物キリングを，もっと多くのマクロファージを呼び込むことにより，またより多くのファゴサイトの動員と活性化を刺激するよう T 細胞を活性化することにより代償しようとする．その結果，ファゴサイトは，細胞内微生物による感染巣の周囲に集簇するが，微生物は効果的に破壊されない．これらの集簇は，肉芽腫 granuloma に似ており，この疾患の名前の由来となっている．最も一般的な慢性肉芽腫症の型は，X 染色体上の遺伝子によってコードされるファゴサイトオキシダーゼ酵素のサブユニットにおける突然変異に起因する X 連鎖で起こる．
- **白血球接着不全症 leukocyte adhesion deficiency** は，インテグリン，セレクチンに対するリガンドの発現のために必要な分子，あるいはインテグリンを活性化するために必要なケモカインレセプターにより活性化されるシグナル伝達分子などをコードする遺伝子の突然変異が原因となっている．インテグリンとセレクチンリガンドは，白血球が他の細胞へ接着するのに関与している．これらの突然変異の結果，血液白血球は強固に血管内皮細胞と結合することができず，感染部位に正常には動員されない．
- ほとんどすべての補体タンパク質および多くの補体制御タンパク質の欠損が記載されている（**第 8 章**参照）．C3 欠損症は重症感染症となり，通常は致命的である．補体活性化のクラシカル［古典］経路 classical pathway における 2 つの構成要素である C2 と C4 の欠損症は，細菌あるいはウイルス感染の増加，あるいはたぶん免疫複合体の不完全な除去のため，全身性エリテマトーデスの罹患率上昇の結果となる．補体制御タンパク質の欠損は，過剰な補体活性化と関連したさまざまな症候群を引き起こす．
- **Chédiak–Higashi［Chédiak–東］症候群**は，白血球のリソソーム顆粒が正常に機能しない免疫不全症である．この免疫欠損はファゴサイトと NK 細胞を傷害し，細菌感染に対する感受性が増加する．
- Toll［トル］様レセプター（TLR），あるいは，核内因子 κB nuclear factor κB（NFκB）転写因子の活性化に必要な分子を含む TLR の下流にあるシグナル伝達経路に影響を及ぼす突然変異をもつまれな患者が記載されている．いくぶん驚くべきことに，これらの突然変異のいくつかは，患者は限られた種類の感染だけに易感染性となる．たとえば，多くの TLR のアダプタタンパク質［アダプタプロテイン］adaptor protein の下流に位置する MyD88 を障害する突然変異は，重症の細菌性（多くの場合肺炎球菌性）肺炎と関

疾　患	機能不全	欠損機序
慢性肉芽腫症 Chronic granulomatous disease	ファゴサイトによる活性酸素中間体(ROI)生成の欠損	ファゴサイトオキシダーゼ，ほとんどはチトクロームb558酵素の構成要素をコードする遺伝子の突然変異
白血球接着不全症1 Leukocyte adhesion deficiency-1	β2インテグリン発現が欠損あるいは減少しており，白血球接着依存性機能の欠損を引き起こす	β2インテグリンのβ鎖(CD18)をコードする遺伝子の突然変異
白血球接着不全症2 Leukocyte adhesion deficiency-2	内皮細胞のEセレクチン，Pセレクチンに対する白血球リガンド発現が欠損あるいは減少しており，白血球の組織への遊走不全を引き起こす	Eセレクチン，Pセレクチンリガンドのシアリルルイス Xコンポーネント合成に必要なタンパク質をコードする遺伝子の突然変異
補体C3欠損症 Complement C3 deficiency	補体カスケード活性化の欠損	C3遺伝子の突然変異
補体C2，C4欠損症 Complement C2，C4 deficiency	補体のクラシカル経路活性化の欠損により免疫複合体の除去ができないため，易感染性がみられ，またループス様疾患が発症する	C2，C4遺伝子の突然変異
Chédiak-Higashi症候群 Chédiak-Higashi syndrome	好中球，マクロファージ，樹状細胞のリソソーム機能の欠損とNK細胞の顆粒機能の欠損	リソソーム輸送制御タンパク質をコードする遺伝子の突然変異
単純ヘルペスウイルス1型脳炎 HSV-1 encephalitis	中枢神経系における抗ウイルス免疫の欠損	TLR3遺伝子の突然変異
反復化膿菌感染 Recurrent pyogenic bacterial infection	化膿菌に対する自然免疫応答の欠損	MyD88遺伝子の突然変異

図 12-5　自然免疫の欠損に起因する先天性免疫不全　本図は，自然免疫系のさまざまな構成要素における欠損により生じる免疫不全を示した．

係しており，また，TLR3 を障害する突然変異は，反復性ヘルペスウイルス脳炎と関係しているが，明らかに他のウイルス感染とは関係していない．これらのきわめて制限された臨床症状発現は，宿主防御機構におけるかなりのリダンダンシー［冗長性］redundancy を示唆しており，そのため，1 つの経路の欠損は他の経路により代償することができ，患者は多種多様な感染に易感染性とならない．

他の疾患に伴うリンパ球異常
Lymphocyte Abnormalities Associated with Other Diseases

多臓器系を含む全身性疾患の中には，これらの主要な徴候が免疫学的でないものであっても，免疫不全の構成要素をもっているものがある．

- **Wiskott–Aldrich 症候群**は，湿疹，血小板減少，免疫不全により特徴づけられる．Wiskott–Aldrich 症候群は X 連鎖疾患であり，造血細胞において，さまざまなアダプタ分子と細胞骨格構成要素に結合するタンパク質をコードする遺伝子の突然変異に起因する．このタンパク質の欠損のため，血小板と白血球は正常に発達せず，小型で，また正常に遊走することができない．

- **血管拡張性運動失調症 ataxia-telangiectasia** は，歩行異常(運動失調 ataxia)，血管奇形(血管拡張症 telangiectasia)，免疫不全により特徴づけられる疾患である．この疾患は，遺伝子産物がDNA修復に関与している遺伝子の突然変異により引き起こされる．このタンパク質の欠損は，異常なDNA修復(たとえば，抗原レセプター遺伝子セグメント［断片］antigen receptor gene segment の遺伝子組換えの間)につながり，その結果リンパ球の成熟が欠損する．

先天性免疫不全の治療
Therapy of Congenital Immunodeficiencies

リンパ球成熟に影響を及ぼす先天性(原発性)免疫不全の治療は疾患により異なる．患者の免疫系が再構築されないかぎり，SCIDは人生の初期に致命的となる．最も広く使用されている治療は，起こりうる重症の移植片対宿主病を回避するためにドナー［提供者］donor とレシピエント［受容者］recipient を注意深く適合させた造血幹細胞移植である．選択的B細胞欠損症では，患者は受動免疫を提供するために，健康なドナーから分離されプールされたIg(IVIG)を投与される．Ig補充療法は，X連鎖無γグロブリン血症で非常に大きな恩恵をもたらした．すべての先天性免疫不全の理想的な治療は，遺伝子の置換を行う治療であるが，この治療は大部分の疾患にとっては遠い目標のままである．成功した遺伝子治療は，X連鎖SCID患者で報告された．正常のγc遺伝子が骨髄幹細胞に導入され，その後，患者へ移植された．しかし，導入されたγc遺伝子は，明らかに癌遺伝子の近くに挿入され活性化されたので，その後T細胞白血病がこれらの患者の一部において発症した．すべての先天性免疫不全患者において，感染は必要に応じて抗生物質で治療される．

後天性（2次性）免疫不全
Acquired (Secondary) Immunodeficiencies

免疫系の不全は，しばしば遺伝的ではなく，生涯に獲得する異常により発症する(図12-6)．本章で後述するように，これらの異常で世界的に最も重篤なものはHIV感染である．先進国の後天性(2次性)免疫不全で最もよくある原因は，骨髄を含む癌とさまざまな治療である．化学療法薬と放射線照射による癌治療は，骨髄プリカーサーと成熟リンパ球を含む増殖している細胞にダメージ［損傷］damage を与え，その結果免疫不全となる．移植片拒絶を防止するために使用される免疫抑制剤，および，いくつかのより新しい治療法(たとえば，腫瘍壊死因子アンタゴニスト［拮抗薬］tumor necrosis factor (TNF) antagonist，コスティミュレーション［共刺激］遮断薬 costimulation blockade)を含む炎症性疾患に対する薬剤は，免疫応答を弱くするよう設計されている．したがって免疫不全は，このような治療による合併症である．タンパク質カロリー栄養失調 protein-calorie malnutrition は，実質的に免疫系のすべての構成要素が欠損し，開発途上国の免疫不全の一般的な原因となっている．

後天性免疫不全症候群（AIDS）
Acquired Immunodeficiency Syndrome (AIDS)

AIDSは1980年代に独立した疾患単位として最初に認識されたが，歴史における最も破壊的な苦悩のうちの1つになった．AIDSはHIV感染により引き起こされる．世界中で3,500万人がHIVに感染していると推定されており，約70％はアフリカに，約20％はアジアに分布している．2,500万人以上の死亡が，HIV/AIDSに起因しており，毎年100–200万人が死亡している．効果的な抗レトロウイルス剤が開発されたが，感染はこれらの治療法が広く利用できない世界の領域で蔓延し続け，いくつかのアフリカ諸国では，人口の30％以上がHIVに感染している．本節では，HIVの重要な特徴，すなわち，HIVがヒトにどのように感染し，またHIVが疾病をどのように引き起こ

原　因	機　序
ヒト免疫不全ウイルス感染 Human Immunodeficiency virus infection	$CD4^+$ヘルパーT細胞の消失
癌に対する放射線照射療法と化学療法 Irradiation and chemotherapy treatments for cancer	すべての白血球の骨髄プリカーサーの減少
移植片拒絶および炎症性疾患に対する免疫抑制 Immunosuppression for graft rejection and Inflammatory disease	リンパ球の消失あるいは機能低下
癌による骨髄占拠(骨髄転移，白血病) Involvement of bone marrow by cancers(metastasis, leukemia)	白血球の発達部位の減少
タンパク質カロリー栄養失調 Protein-calorie malnutrition	代謝障害はリンパ球成熟と機能を抑制する
脾摘 Removal of spleen	微生物のファゴサイトーシスの低下

図 12-6　後天性(2 次性)免疫不全　本図は，後天性免疫不全の最もよくみられる原因と，それらがどのように免疫応答不全の原因となるかについて示した．

すのかについて記述し，治療とワクチン開発の現状に関する短い記述で締めくくる．

ヒト免疫不全ウイルス（HIV）
Human Immunodeficiency Virus（HIV）

HIV は免疫系細胞(主に $CD4^+$T リンパ球)に感染し，その細胞の進行性の破壊を引き起こすレトロウイルス retrovirus である． 感染性 HIV 分子は，感染宿主細胞に由来するが，ウイルスタンパク質を含む脂質のエンベロープ［外被膜］envelope により囲まれており，コアタンパク質内の 2 本の RNA ストランド［鎖］strand から構成される(図 12-7)．ウイルス RNA は，構造タンパク質，さまざまな酵素，ウイルス遺伝子の転写とウイルスのライフサイクル［生活環］life cycle を制御するタンパク質をコードする．

HIV のライフサイクルは，以下の連続した段階から構成される．すなわち，細胞への感染，ウイルス RNA からウイルス DNA の生成，宿主ゲノムへの組み込み，ウイルス遺伝子の発現，ウイルス粒子の生成である(図 12-8)．HIV は gp120 (120kD 糖タンパク質)と呼ばれる主要なエンベロープ糖タンパク質が，ヒト細胞上の CD4 および特定のケモカインレセプター(主に CXCR4 と CCR5)と結合することにより，細胞へ感染する．HIV に感染する主要な細胞型は，$CD4^+$T リンパ球，マクロファージと樹状細胞である．細胞のレセプターと結合した後に，ウイルス膜は宿主の細胞膜と融合し，ウイルスはその細胞の細胞質に入る．ここで，ウイルスはウイルスプロテアーゼ［タンパク質分解酵素］viral protease によりタンパク質が融解され，RNA が放出される．ウイルス RNA の DNA コピーがウイルスの逆転写酵素 reverse transcriptase enzyme により合成され(すべてのレトロウイルス retrovirus に特有な過程である)，DNA はインテグラーゼ酵素の作用により，宿主細胞の DNA に組み込まれる．組み込まれたウイルス DNA は，プロウイルス provirus と呼ばれる．もし感染した T 細胞，マクロファージあるいは樹状細胞が，もう 1 つの感染性微生物

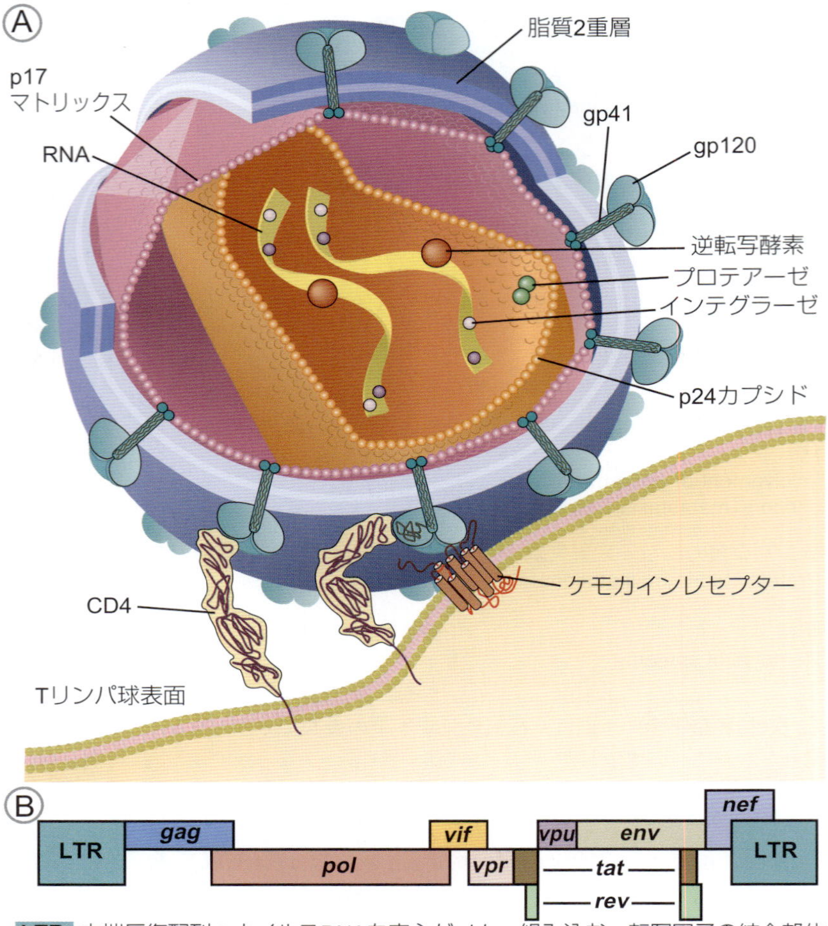

LTR	末端反復配列：ウイルスDNAを宿主ゲノムへ組み込む．転写因子の結合部位
gag	Pr55gag：ウイルスDNAの核移行
pol	ポリメラーゼ：さまざまなウイルス酵素をコードする
vif	ウイルス感染因子（p23）：宿主細胞因子の抑制効果に打ち勝つ
vpr	ウイルスタンパク質R（p15）：HIVプレインテグレーション複合体の核移行の調節によりマクロファージへの感染を促進する
tat	転写アクチベーター（p14）：細胞周期の停止を促進し，ウイルスDNAの転写の組み込みを増強する
rev	ウイルス遺伝子発現調整因子（p19）：ウイルスRNAスプライシングを抑制し，不完全なスプライシングウイルスRNAの核外への輸送を促進する
vpu	ウイルスタンパク質U：CD4の分解を促進し，ビリオン放出に影響を与える
env	エンベロープタンパク質gp160：CD4とケモカインレセプターへの結合を媒介するgp120と，融合を媒介するgp41に分解される
nef	ネガティブエフェクター：細胞表面CD4とクラスI MHC分子発現のダウンレギュレーションを促進する．アポトーシスを阻止する．ビリオンの感染性を増強する

図 12-7 ヒト免疫不全ウイルス(HIV)の構造と遺伝子 **A**：HIV-1 ビリオンを，T 細胞表面に接した形で示した．HIV-1 は RNA(ウイルスゲノム)の同一の 2 本鎖と，逆転写酵素，インテグラーゼとプロテアーゼを含む酵素から構成されており，p17 タンパク質マトリックスで囲まれた p24 カプシドタンパク質から構成される円錐形のコアに包まれている．これらすべては，宿主細胞に由来するリン脂質膜エンベロープによって囲まれている．ウイルスによりコードされた細胞膜タンパク質(gp41 と gp120)は，宿主細胞表面上の CD4 とケモカインレセプター結合する．**B**：HIV-1 ゲノムは，異なる色のブロックとして示された位置にある遺伝子から構成される．いくつかの遺伝子は，重なったブロックとして示されているように，他の遺伝子の配列と重なっているが，宿主細胞の RNA ポリメラーゼにより，1 つひとつ読まれる．同様に線により分離された同じ色のブロック(*tat* と *rev*)は，コードしている配列がゲノム内で分離されている遺伝子を示し，機能的なメッセンジャー RNA を生じるには，RNA スプライシングが必要となる．異なるウイルス遺伝子によってコードされるタンパク質の主な機能をリストアップした．MHC：主要組織適合抗原遺伝子複合体 major histocompatibility complex.（**A**：The New Face of AIDS. *Science* 272:1841-2102, 1996. の表紙から引用，©Terese Winslow. **B**：Greene WC: *AIDS and the immune system.* から引用，©1993 by Scientific American, Inc.）

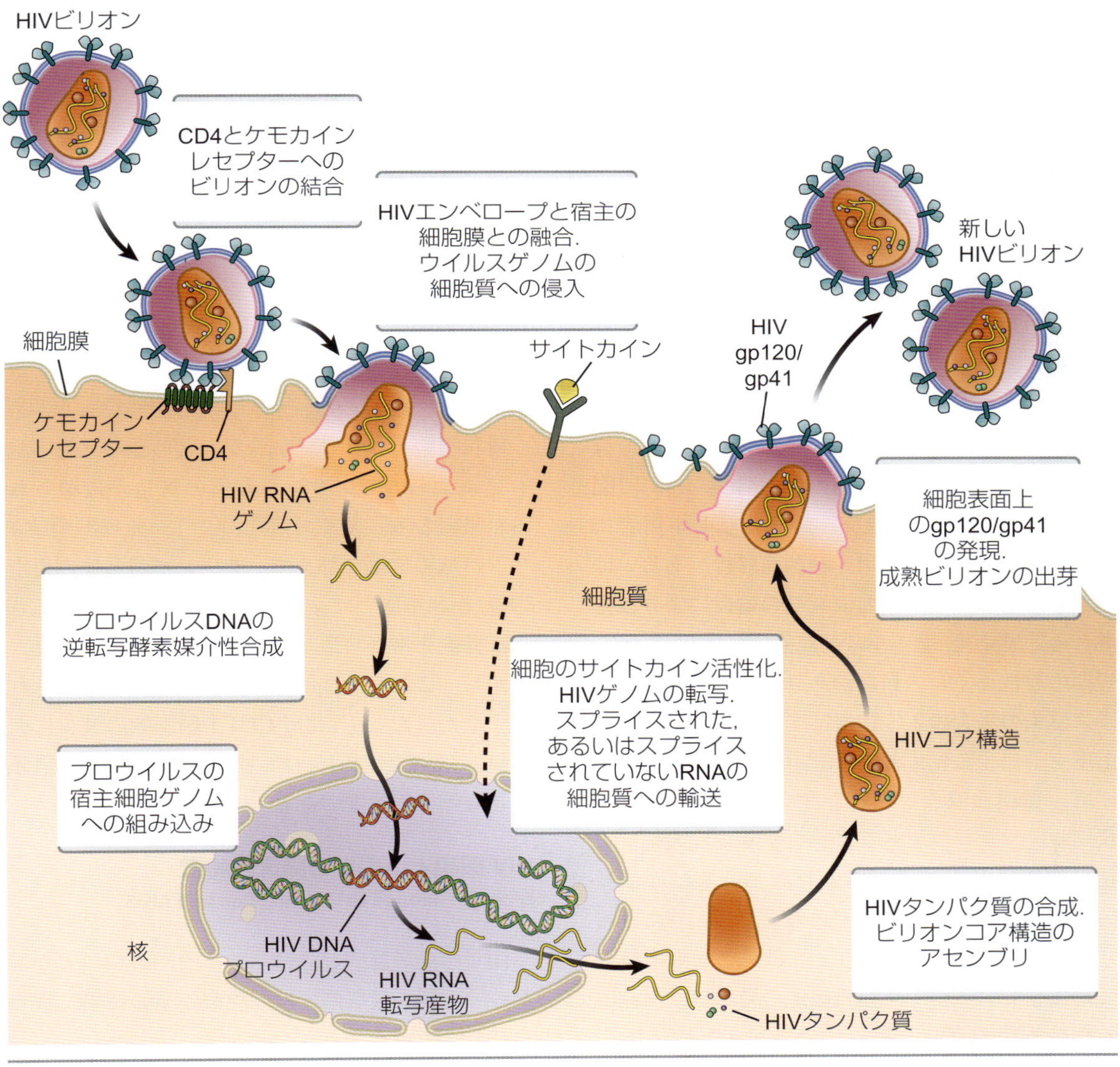

図 12-8 HIV のライフサイクル 宿主細胞の最初の感染から，新しいウイルス粒子(ビリオン)の放出までの HIV 複製における連続した段階を示した．

などの外部刺激により活性化されると，細胞はそれ自身の遺伝子において多くの転写を活性化することにより，またしばしばサイトカインを産生することにより反応する．この正常の防御反応の不運な結果として，サイトカインと細胞活性化自身の過程が，プロウイルスを活性化させ，ウイルスRNAとそのタンパク質の生成が導かれてしまう．ウイルスはこうして，コア構造を形成することができ，細胞膜に遊走して，宿主から脂質エンベロープを獲得し，もう1つの細胞を感染させる準備ができている状態の感染性ウイルス粒子として分離されていく．組み込まれたHIVプロウイルスは，何か月，何年にもわたって感染細胞内で潜伏し続け，患者の免疫系から，さらに後述する抗ウイルス療法から，隠れた状態でいることが可能である．

AIDSの大部分の症例は，HIV-1(すなわち，HIV 1型)に起因する．関連したウイルスであるHIV-2は，AIDSの一部の症例を引き起こす．

AIDSの病因 Pathogenesis of AIDS

AIDSは潜伏感染しているHIVが活性化されて，免疫系の細胞を破壊して，何年もかかって発症する． このウイルス生成は，感染細胞を死滅させるばかりでなく，非感染リンパ球をも死滅に導き，その後の免疫不全と臨床的なAIDSを導く(図12-9)．HIV感染は，性交，静脈内麻薬常用者による汚染された針の共用，経胎盤移行，あるいは感染した血液あるいは血液製剤の輸血により獲得される．感染後，ウイルスが血液中に検出できる，短期の急性ウイルス血症があり，宿主は軽いウイルス感染の場合のように反応する．ウイルスは，上皮を通過する侵入部位，リンパ節などのリンパ器官，循環血液などに存在する$CD4^+$T細胞，樹状細胞，マクロファージに感染する．侵入部位の粘膜組織においては，感染したT細胞はかなり破壊される．体内のリンパ球の大部分，特にメモリ［記憶］T細胞 memory T cell は，これらの組織に定住しているので，局所破壊の結果は，血液中の感染細胞の存在，あるいは循環T細胞の減少には反映されない，重篤な機能障害となる．樹状細胞は，ウイルスが粘膜上皮を通過して侵入するときにウイルスを捕捉し，ウイルスを末梢リンパ器官へ輸送し，そこでウイルスはT細胞に感染する．$CD4^+$T細胞へHIVを侵入させない*CCR5*突然変異をもつまれな個体は，HIV感染後，何年間もAIDSは発症しない．先に記述したように，組み込まれたプロウイルスは，感染細胞で活性化され，ウイルス粒子を生成し，感染を拡大させる．HIV感染の経過の間，感染性ウイルス粒子の主要な供給源は，活性化された$CD4^+$T細胞である．樹状細胞とマクロファージは，感染のレザバー［保有宿主］reservoir である．

HIV感染の後の$CD4^+$T細胞の減少は，ウイルス粒子生成の結果生じるウイルスの細胞変性効果だけでなく，非感染細胞の死滅によっても起こっている． 活性化ウイルス遺伝子発現とタンパク質生成は，T細胞の生成機構を妨げる．そのためウイルスが複製している感染T細胞は，この過程で死滅する．AIDSへの進行の間に消失したT細胞数は，感染細胞の数よりはるかに多い．このT細胞の消失機序はまだよく解明されていない．たぶんHIV感染者に共通する感染によってT細胞が慢性的に活性化されており，慢性刺激がアポトーシスで終わるという1つの可能性がある．

樹状細胞とマクロファージなどの他の感染細胞も死滅するので，リンパ器官の構造が破壊される結果になる．多くの研究により，免疫不全はTリンパ球の枯渇に加えて，Tリンパ球と他の免疫細胞(樹状細胞とマクロファージ)におけるさまざまな機能異常から生じることが示唆されている．しかし，これらの機能的欠損の重要性は確立されてこなかったし，(血液$CD4^+$T細胞数の減少に引き続く)T細胞の消失は，疾病の進行で最も信頼できる指標のままである．

HIV感染とAIDSの臨床的特徴
Clinical Features of HIV Infection and AIDS

HIV感染の臨床経過は，いくつかの相により特徴づけられ，最終的には，免疫不全の結果に終わる(図12-10A)．

- **急性HIV症候群**．HIV感染後の初期には，患者は発熱と倦怠感を伴った軽度の急性疾患を経

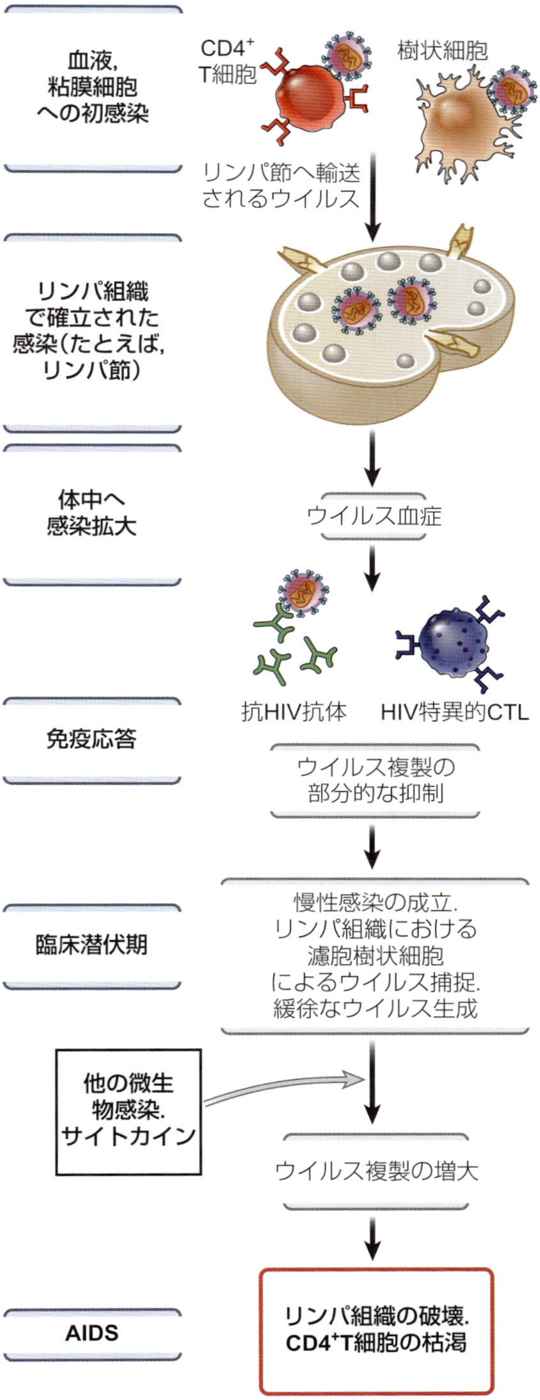

図 12-9　HIV によって引き起こされる疾患の病態　HIV 疾患の段階は，感染の最初の部位から，体中のリンパ組織までの HIV の進行性の広がりと相関する．宿主の免疫応答は，一時的には急性感染を抑制するが，リンパ組織での細胞の慢性感染の確立は防止しない．HIV と他の微生物に反応して産生されたサイトカインは，HIV の生成と AIDS への進行を促進するように働く．CTL：細胞傷害性 T 細胞 cytotoxic T lymphocyte.

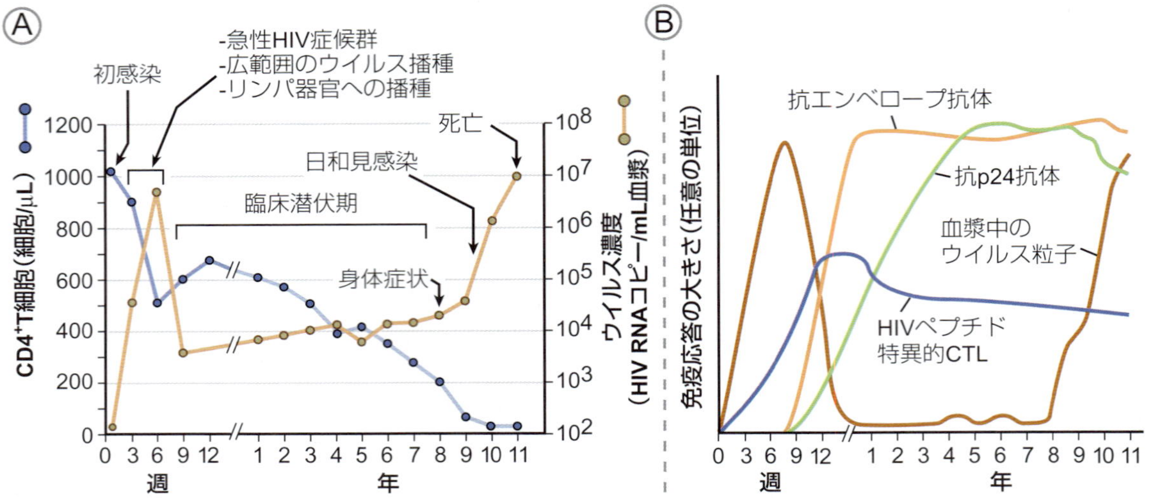

図 12-10 HIV 疾患の臨床経過 **A**：血液媒介ウイルス(ウイルス血症)は，感染後，早期に検出され，急性 HIV 症候群に特有の全身症状を伴う．ウイルスはリンパ器官まで広がるが，ウイルス血症は非常に低いレベル(高感度の逆転写酵素ポリメラーゼ連鎖反応分析法によってのみ検出される)に下降し，長年にわたりこの状態にとどまる．リンパ組織での活発なウイルス複製と T 細胞破壊のために，$CD4^+$T 細胞数は，この臨床的潜伏期の間に，着実に減少する．$CD4^+$T 細胞のレベルが減少すると，感染の危険性が増加し，AIDS の他の臨床構成要素が出現する．**B**：免疫応答の大きさと速度は任意の相対的な単位で示した．CTL：細胞傷害性 T 細胞 cytotoxic T lymphocytes. (Pantaleo G, Graziosi C, Fauci A:The immunopathogenesis of human immunodeficiency virus infection. *N Engl J Med* 328:327-335, 1993. の許可を得て複製)

験するが，この急性疾患の程度は最初のウイルス血症と相関する．この疾患は 2–3 日以内で終息し，その後臨床的潜伏期に入る．

- **潜伏期**．潜伏期の間，一般的にリンパ組織において $CD4^+$T 細胞の進行性の消失が起こり，またリンパ組織構造の破壊が起こる．最終的には，血中 $CD4^+$T 細胞数は減少し始め，血中 $CD4^+$T 細胞数が 200 個 /μL(正常では約 1,500 個 /μL)より少なくなると，患者は感染に対して感受性が増加し，AIDS に罹患していると診断される．
- **臨床期 AIDS**．**十分に完成した AIDS の臨床病理的特徴は，免疫不全の結果として，基本的には感染と，ある種の癌に対する感受性が増加する．**抗レトロウイルス剤を与えられない患者は，しばしば，ウイルス，真菌の病原体であるニューモシスティス–イロヴェチ *Pneumocystis jiroveci*，非結核性抗酸菌など，T 細胞免疫により通常は処理される細胞内微生物に感染している．これらの微生物の多くは環境中に存在し，これらは正常の免疫系をもっている健康な個体には感染しない．これらの感染は免疫不全の患者でみられるので，微生物が感染を成立させる機会をもつ個体では，これらの感染の型は，日和見感染 opportunistic infection といわれる．日和見感染の多くは，サイトメガロウイルスなどのウイルスに起因する．たとえ HIV が $CD8^+$T 細胞に感染していなくても，AIDS 患者はウイルスに対して細胞傷害性 T リンパ球 cytotoxic T lymphocyte(CTL)応答に欠損を示す．この欠損のある CTL 応答は，多くのウイルス抗原に対して $CD4^+$ ヘルパー T 細胞(HIV の主要な標的細胞)が完全な $CD8^+$CTL 応答のために必要であると考えられているからである(**第 5 章，第 6 章**参照)．AIDS 患者は細菌抗原へのヘルパー T 細胞依存性抗体応答が減弱しているために，細胞外細菌に対する感染の危険が高い．患者はまた，腫瘍ウイルスに起因する癌に罹患しやすくなる．癌の 2 つの最もありふれた型は，

Epstein–Barr ウイルスに起因する B 細胞リンパ腫と，カポジ肉腫 Kaposi's sarcoma と呼ばれ，ヘルペスウイルスに起因する小さな血管の腫瘍である．代謝が変化し，またカロリー摂取量が減少するために，進行した AIDS 患者は，しばしば体重の著しい減少を伴う消耗症候群 wasting syndrome に罹患する．一部の AIDS 患者は，脳のマクロファージ(ミクログリア［小膠細胞］microglial cell)の感染に起因すると考えられる認知症 dementia を発症する．

HIV/AIDS の臨床経過は，効果的な抗レトロウイルス薬物治療により劇的に変化した．適切な治療により，患者においては，進行は非常に遅くなり，日和見感染は減少し，癌と認知症の罹患率は非常に減少した．

HIV への免疫応答は，ウイルスの拡散とその病理的効果の制御においては効果がない．感染した個体はウイルス抗原に対して抗体と CTL を生成し，この応答は初期の急性 HIV 症候群を制限するのを助ける(図 12-10B)．しかし，これらの免疫応答は通常，疾病の進行を防止しない．ウイルスは，大部分の抗体の標的である gp120 領域［部分］region を急速に突然変異させるので，gp120 などのエンベロープ糖タンパク質に対する抗体は効果がない．ウイルスは，ウイルス感染細胞のクラス I MHC 分子の発現を阻止するので，CTL は感染細胞を傷害する場合にしばしば効果がない．HIV への免疫応答は，逆説的に感染の拡大を促進する．抗体で被覆されたウイルス分子は，リンパ器官でマクロファージと濾胞樹状細胞 follicular dendritic cell(FDC)上の Fc レセプターと結合し，これらの細胞へのウイルス侵入を増大させて，感染のさらなるレザバーをつくりだす．もし CTL が感染細胞をキリング［傷害］することができると，死滅細胞はマクロファージにより一掃され，マクロファージは他の組織へ遊走し，感染を拡散させる．免疫細胞へ感染することにより，また免疫細胞の機能を妨げることにより，ウイルスは自身の根絶を阻止することができる．

ごくわずかな患者は，治療なしに HIV 感染を制御する．すなわち，これらの個体は，エリートコントローラー elite controller あるいは長期非進行者 long-term nonprogressor としばしば呼ばれる．これらの遺伝子の解明により，治療的な手法が示唆されることがあるので，これらの個体を防御する遺伝子を同定することに対する大きな関心が示された．HLA-B57 と HLA-B27 などの特定の HLA 対立遺伝子の存在は，これらの HLA 分子が HIV ペプチドを $CD8^{+}T$ 細胞に提示するのに特に効率的であるので，防御的に働く．

治療とワクチン接種戦略
Therapy and Vaccination Strategies

現在の AIDS の治療は，HIV の複製と疾病の感染合併症を制御することを目的としている．ウイルス逆転写酵素，プロテアーゼ酵素，およびインテグラーゼ酵素の活動を阻止する薬のカクテル療法は，現在感染の初期の経過で投与されている．この治療は，高度強力抗レトロウイルス療法 highly active antiretroviral therapy(HAART)，あるいは，抗レトロウイルス併用療法 combination antiretroviral therapy(ART)と呼ばれる．これらの治療は，過去には悲惨な合併症であったが現在ではめったにみられない日和見感染(たとえば，ニューモシスティスによる)，およびいくつかの腫瘍(たとえば，EBV 誘発性リンパ腫のカポジ肉腫)などの HIV 感染の臨床経過を変えた．実際，治療を受けている患者は寿命が長く，HIV 感染なしに加齢する個体を襲う心血管疾患および他の疾患で死亡する(疾患は未知の理由ではあるが，HIV 感染の結果として促進される)．これらの非常に効果的な薬でさえ，HIV 感染を完全には根絶しない．ウイルスはこれらの薬に対して耐性を示すような突然変異を起こし，薬物治療は潜伏ウイルスのレザバーを根絶しない．宿主細胞とウイルスの融合を阻止するさらなる薬物が開発されている．

効果的なワクチンの開発は，世界規模での HIV 制御に対する戦略の主要構成要素である．成功するワクチンは，自然免疫応答，中和抗体の高い力価，強い T 細胞応答ばかりでなく，粘膜免疫を誘導する必要がある．現在のワクチン接種戦略では，すべてのこれらの目的を達成することは困難であると判明した．さらなる挑戦は，すべてのHIVサブタイプに対する防御能力である．初期の努力は免疫原としてgp120に焦点をあてたが，主にgp120における高い突然変異率のため，不成功だった．より最近の試みは，DNAワクチン免疫と，いくつかの異なるHIVタンパク質をコードする遺伝子組換えポックスウイルスとの組み合わせを用いることである．これまでのところ，HIVワクチンの臨床治験は期待はずれである．

要 旨
SUMMARY

- 免疫不全は，免疫系のさまざまな構成要素の欠損により引き起こされ，感染といくつかの癌に対して感受性が増加する結果となる．先天性（原発性）免疫不全は遺伝子の異常に起因する．後天性（2次性）免疫不全は，感染，癌，栄養失調あるいは免疫系細胞に悪影響を与える他の状態に対する治療の結果である．
- 重症複合免疫不全（SCID）は，リンパ球の成熟の阻止による結果として生じる．重症複合免疫不全は，未熟リンパ球のIL-7惹起性増殖を減少させるサイトカインレセプター γc 鎖の突然変異，あるいはプリン代謝に関与する酵素の突然変異により，あるいはリンパ球成熟の他の欠損に起因する．
- 選択的B細胞成熟欠損は，B細胞成熟に関与する酵素（BTK）の異常に起因するX連鎖無 γ グロブリン血症でみられ，また選択的T細胞成熟欠損は，胸腺が正常に発達しないディジョージ症候群でみられる．
- いくつかの免疫不全は，リンパ球活性化の欠損に起因する．X連鎖高IgM症候群は，CD40リガンドの突然変異により引き起こされ，そのため，ヘルパーT細胞依存性B細胞応答（たとえば，Ig H鎖アイソタイプスイッチ）とT細胞依存性マクロファージ活性化が欠損する．ベアリンパ球症候群は，クラスⅡ MHCタンパク質の発現が欠損しているために起こり，その結果 $CD4^{+}$T細胞の成熟と活性化が欠損する．
- 後天性免疫不全症候群は，CD4とケモカインレセプターと結合するエンベロープタンパク質（gp120）を用いて，$CD4^{+}$T細胞，マクロファージ，樹状細胞に感染するレトロウイルスであるHIVにより引き起こされる．ウイルスRNAは，逆転写酵素により転写され，その結果DNAは，宿主ゲノムに組み込まれ，活性化されて，感染性ウイルスを生成する．感染細胞はウイルス複製のこの過程で死滅し，免疫系細胞の死滅は，ウイルスが免疫不全を引き起こす主要な機構である．
- HIV感染の臨床経過は，典型的には，急性ウイルス血症，$CD4^{+}$T細胞の進行性の破壊とリンパ組織の破壊がみられる臨床的潜伏期と，最終的には日和見感染，ある種の癌，体重減少，ときに認知症を併発する重症免疫不全を伴うAIDSから構成される．HIV感染の治療は，ウイルスのライフサイクルを防止するよう計画されている．ワクチン開発は進行中である．

復習問題
REVIEW QUESTIONS

1. 免疫不全症で最も一般な臨床病理的特徴は何か．
2. ヒト免疫不全症で，Tリンパ球とBリンパ球の成熟を妨げる突然変異に影響を受けるタンパク質は何か．
3. 成熟 $CD4^{+}$T細胞および成熟 $CD4^{+}$B細胞の活性化あるいはエフェクター機能を阻止する突然変異は何であり，またこれらの突然変異の臨床病理的所見は何か．
4. HIVはどのようにして細胞に感染し，感染細胞の中で複製するか．
5. 進行したHIV感染の主要な臨床症状は何であり，またこれらの症状の病因は何か．

復習問題の解答とそれに関する解説は，*https://studentconsult.inkling.com* に記述した（オンラインコンテンツは英語のみ）．

推薦文献

以下に紹介されている参考文献は，学生が免疫学の特定の興味のある分野を学ぶのに役立ちます．この参考文献は，主題や著者の観点から包括的または完全なものを意図していません．

第1章

免疫学の一般的な序論と基礎

Burnet FM: A modification of Jerne's theory of antibody production using the concept of clonal selection, *Australian Journal of Science* 20:67–69, 1957.

Jerne NK: The natural-selection theory of antibody formation, *Proceedings of the National Academy of Sciences of the United States of America* 41:849–857, 1955.

Silverstein AM: *Paul Ehrlich's Receptor Immunology: The Magnificent Obsession*, Academic Press, New York, 2001.

リンパ球：生活史と機能

Roederer M, Quaye L, Mangino M, et al.: The genetic architecture of the human immune system: a bioresource for autoimmunity and disease pathogenesis, *Cell* 161:387–403, 2015.

Surh CD, Sprent J: Homeostasis of naive and memory T cells, *Immunity* 29:848–862, 2008.

免疫系の細胞と組織

Boehm T: Thymus development and function, *Current Opinion in Immunology* 20:178–184, 2008.

Bronte V, Pittet MJ: The spleen in local and systemic regulation of immunity, *Immunity* 39:806–818, 2013.

Drayton DL, Liao S, Mounzer RW, Ruddle NH: Lymphoid organ development: from ontogeny to neogenesis, *Nature Immunology* 7:344–353, 2006.

リンパ球の遊走

Masopust D, Schenkel JM: The integration of T cell migration, differentiation and function, *Nature Reviews Immunology* 13:309–320, 2013.

第2章

パターン認識レセプター［受容体］とそのリガンド

Blasius AL, Beutler B: Intracellular Toll-like receptors, *Immunity* 32:305–315, 2010.

Brubaker SW, Bonham KS, Zanoni I, Kagan JC: Innate immune pattern recognition: a cell biological perspective, *Annual Review of Immunology* 33:257–290, 2015.

Chen G, Shaw MH, Kim YG, Nuñez G: Nod-like receptors: role in innate immunity and inflammatory disease, *Annual Review of Pathology* 4:365–398, 2009.

Franchi L, Munoz-Planilla R, Nunez G: Sensing and reacting to microbes through the inflammasomes, *Nature Immunology* 13:325–332, 2012.

Netea MG, van de Veerdonk FL, van der Meer JW, Dinarello CA, Joosten LA: Inflammasome-dependent regulation of IL1-family cytokines, *Annual Review of Immunology* 33:49–77, 2015.

Takeuchi O, Akira S: Pattern recognition receptors and inflammation, *Cell* 140:805–820, 2010.

Vanaja SK, Rathinam VA, Fitzgerald KA. Mechanisms of inflammasome activation: recent advances and novel insights, *Trends in Cell Biology* 25:308–315, 2015.

Yin Q, Fu T-M, Li J, Wu H: Structural biology of innate immunity, *Annual Review of Immunology* 33:393–416, 2015.

自然免疫系の細胞

Amulic B, Cazalet C, Hayes GL, et al.: Neutrophil function: from mechanisms to disease, *Annual Review of Immunology* 30:459–489, 2012.

Dale DC, Boxer L, Liles WC: The phagocytes: neutrophils and monocytes, *Blood* 112:935–945, 2008.

Eberl G, Colonna M, Di Santo JP, McKenzie ANJ: Innate lymphoid cells: a new paradigm in immunology, *Science* 348:aaa6566, 2015.

Flannagan RS, Jaumouille V, Grinstein S: The cell biology of phagocytosis, *Annual Review of Pathology: Mechanisms of Disease* 7:61–98, 2012.

Lanier LL: NK cell recognition, *Annual Review of Immunology* 23:225–274, 2005.

Mócsai A: Diverse novel functions of neutrophils in

immunity, inflammation, and beyond, *Journal of Experimental Medicine* 10:1283–1299, 2013.

Selsted ME, Ouellette AJ: Mammalian defensins in the anti-microbial immune response, *Nature Immunology* 6:551–557, 2005.

Varol C, Mildner A, Jung S: Macrophages: development and tissue specialization, *Annual Review of Immunology* 33:643–675, 2015.

Vivier E, Tomasello E, Baratin M, et al.: Functions of natural killer cells, *Nature Immunology* 9:503–510, 2008.

急性炎症

Ley K, Laudanna C, Cybulsky MI, et al.: Getting to the site of inflammation: the leukocyte adhesion cascade updated, *Nature Reviews Immunology* 7:678–689, 2007.

Rock KL, Latz E, Ontiveros F, et al.: The sterile inflammatory response, *Annual Review of Immunology* 28:321–342, 2010.

Sokol CL, Luster AD: The chemokine system in innate immunity, *Cold Spring Harbor Perspectives in Biology* 7:1–18, 2015.

Zlotnik A, Yoshie O: The chemokine superfamily revisited, *Immunity* 36:705–716, 2012.

抗ウイルス自然免疫

Klotman ME, Chang TL: Defensins in innate antiviral immunity, *Nature Reviews Immunology* 6:447–456, 2006.

Pichlmair A, Reis e Sousa C: Innate recognition of viruses, *Immunity* 27:370–383, 2007.

自然免疫の他の機能

Iwasaki A, Medzhitov R: Control of adaptive immunity by the innate immune system, *Nature Immunology* 16:343–353, 2015.

自然免疫疾患

Angus DC, van der Poll T: Severe sepsis and septic shock, *New England Journal of Medicine* 369:840–851, 2013.

de Jesus AA, Canna SW, Liu Y, Goldbach-Mansky R: Molecular mechanisms in genetically defined autoinflammatory diseases: disorders of amplified danger signaling, *Annual Review of Immunology* 33:823–874, 2015.

第3章

抗原補捉と提示における樹状細胞

Bousso P: T-cell activation by dendritic cells in the lymph node: lessons from the movies, *Nature Reviews Immunology* 8:675–684, 2008.

Collin M, McGovern N, Haniffa M: Human dendritic cell subsets, *Immunology* 140:22–30, 2013.

Durand M, Segura E: The known unknowns of the human dendritic cell network, *Frontiers in Immunology* 6:1–7, 2015.

Heath WR, Carbone FR: Dendritic cell subsets in primary and secondary T cell responses at body surfaces, *Nature Immunology* 10:1237–1244, 2009.

Merad M, Sathe P, Helft J, et al.: The dendritic cell lineage: ontogeny and function of dendritic cells and their subsets in the steady state and inflamed setting, *Annual Review of Immunology* 31:563–604, 2013.

Mildner A, Jung S: Development and function of dendritic cell subsets, *Immunity* 40:642–645, 2014.

Shortman K, Sathe P, Vremec D, et al.: Plasmacytoid dendritic cell development, *Advances in Immunology* 120:105–126, 2013.

MHC 遺伝子，MHC 分子とペプチド MHC 複合体の構造

Bjorkman PJ, Saper MA, Samraoui B, et al.: Structure of the human class I histocompatibility antigen HLA-A2, *Nature* 329:506–512, 1987.

Horton R, Wilming L, Rand V, et al.: Gene map of the extended human MHC, *Nature Reviews Genetics* 5:889–899, 2004.

タンパク質抗原のプロセシング［加工処理］と MHC 結合ペプチド抗原の提示

Basler M, Kirk CJ, Groettrup M: The immunoproteasome in antigen processing and other immunological functions, *Current Opinion in Immunology* 25:74–80, 2013.

Blum JS, Wearsch PA, Cresswell P: Pathways of antigen processing, *Annual Review of Immunology* 31:443–473, 2013.

Purcell AW, Elliott T: Molecular machinations of the MHC-I peptide loading complex, *Current Opinion in Immunology* 20:75–81, 2008.

Roche PA, Furuta K: The ins and outs of MHC class II-mediated antigen processing and presentation, *Nature Reviews Immunology* 15:203–216, 2015.

Trombetta ES, Mellman I: Cell biology of antigen processing in vitro and in vivo, *Annual Review of Immunology* 23:975–1028, 2005.

van de Weijer ML, Luteijn RD, Wiertz EJ: Viral immune evasion: lessons in MHC class I antigen presentation, *Seminars in Immunology* 27:125–137, 2015.

クロスプレゼンテーション［交差提示］

Schuette V, Burgdorf S: The ins-and-outs of endosomal antigens for cross-presentation, *Current Opinion in Immunology* 26:63–68, 2014.

Segura E, Amigorena S: Cross-presentation by human dendritic cell subsets, *Immunology Letters* 158:73–78, 2014.

非古典的抗原提示

Adams EJ, Luoma AM: The adaptable major histocompatibility complex (MHC) fold: structure and function of nonclassical and MHC class I-like molecules, *Annual Review of Immunology* 31:529–561, 2013.

Cohen NR, Garg S, Brenner MB: Antigen presentation by CD1: lipids, T cells, and NKT cells in microbial immunity, *Advances in Immunology* 102:1–94, 2009.

第 4 章

抗体の構造と機能

Corti D, Lanzavecchia A: Broadly neutralizing antiviral antibodies, *Annual Review of Immunology* 31:705–742, 2013.

Fagarasan S: Evolution, development, mechanism and function of IgA in the gut, *Current Opinion in Immunology* 20:170–177, 2008.

Law M, Hengartner L: Antibodies against viruses: passive and active immunization, *Current Opinion in Immunology* 20:486–492, 2008.

抗原に対する T 細胞レセプター［受容体］の構造と機能

Davis SJ, Ikemizu S, Evans EJ, et al.: The nature of molecular recognition by T cells, *Nature Immunology* 4:217–224, 2003.

Klein L, Hinterberger M, Wirnsberger G, et al.: Antigen presentation in the thymus for positive selection and central tolerance induction, *Nature Reviews Immunology* 9:833–844, 2009.

Kuhns MS, Davis MM, Garcia KC: Deconstructing the form and function of the TCR/CD3 complex, *Immunity* 24:133–139, 2006.

Rossjohn J, Gras S, Miles JJ, et al.: T cell antigen receptor recognition of antigen-presenting molecules, *Annual Review of Immunology* 33:169–200, 2015.

Rudolph MG, Stanfield RL, Wilson IA: How TCRs bind MHCs, peptides, and coreceptors, *Annual Review of Immunology* 24:419–466, 2006.

B リンパ球と T リンパ球の発達

Boehm T: Thymus development and function, *Current Opinion in Immunology* 20:178–184, 2008.

Jung D, Giallourakis C, Mostoslavsky R, et al.: Mechanism and control of V(D)J recombination at the immunoglobulin heavy chain locus, *Annual Review of Immunology* 24:541–570, 2006.

Klein L, Kyewski B, Allen PM, et al.: Positive and negative selection of the T cell repertoire: what thymocytes see (and don't see), *Nature Reviews Immunology* 14:377–391, 2014.

Lo WL, Allen PM: Self-peptides in TCR repertoire selection and peripheral T cell function, *Current Topics in Microbiology and Immunology* 373:49–67, 2014.

Matthews AG, Oettinger MA: RAG: a recombinase diversified, *Nature Immunology* 10:817–821, 2009.

Reth M, Nielsen P: Signaling circuits in early B-cell development, *Advances in Immunology* 122:129–175, 2014.

Schatz DG, Ji Y: Recombination centers and the orchestration of V(D)J recombination, *Nature Reviews Immunology* 11:251–263, 2011.

Stritesky GL, Jameson SC, Hogquist K: Selection of self-reactive T cells in the thymus, *Annual Review of Immunology* 30:95–114, 2012.

Taniuchi I, Ellmeier W: Transcriptional and epigenetic regulation of CD4/CD8 lineage choice, *Advances in Immunology* 110:71–110, 2011.

第 5 章

T 細胞抗原認識とコスティミュレーション［共刺激］

Chen L, Flies DB: Molecular mechanisms of T cell co-stimulation and co-inhibition, *Nature Reviews Immunology* 13:227–242, 2013.

Fooksman DR, Vardhana S, Vasiliver-Shamis G, et al.: Functional anatomy of T cell activation and synapse formation, *Annual Review of Immunology* 28: 79–105, 2010.

Greenwald RJ, Freeman GJ, Sharpe AH: The B7 family revisited, *Annual Review of Immunology* 23:515–548, 2005.

Huppa JB, Davis MM: The interdisciplinary science of T-cell recognition, *Advances in Immunology* 119:1–50, 2013.

Malissen B, Bongrand P: Early T cell activation: integrating biochemical, structural, and biophysical cues, *Annual Review of Immunology* 33:539–561, 2015.

T 細胞活性化における生化学的シグナル

Chakraborty A, Weiss A: Insights into the initiation of TCR signaling, *Nature Immunology* 15:798–807, 2014.

Gallo EM, Cante-Barrett K, Crabtree GR: Lymphocyte calcium signaling from membrane to nucleus, *Nature Immunology* 7:25–32, 2006.

Malissen B, Gregoire C, Malissen M, et al.: Integrative biology of T cell activation, *Nature Immunology* 15:790–797, 2014.

T 細胞活性化に対する機能応答

Boyman O, Sprent J: The role of interleukin-2 during homeostasis and activation of the immune system, *Nature Reviews Immunology* 12:180–190, 2012.

Zhu J, Yamane H, Paul WE: Differentiation of effector CD4 T cell populations, *Annual Review of Immunology* 28:445–489, 2010.

メモリ［記憶］T 細胞

Farber DL, Yudanin NA, Restifo NP: Human memory T cells: generation, compartmentalization and homeostasis, *Nature Reviews Immunology* 14:24–35, 2014.

Mueller SN, Gebhardt T, Carbone FR, et al.: Memory T cell subsets, migration patterns, and tissue residence, *Annual Review of Immunology* 31:137–161, 2013.

Pepper M, Jenkins MK: Origin of CD4+ effector and central memory T cells, *Nature Immunology* 12:467–471, 2011.

Sallusto F, Lanzavecchia A: Heterogeneity of CD4+ memory T cells: functional modules for tailored immunity, *European Journal of Immunology* 39:2076–2082, 2009.

Sprent J, Surh CD: Normal T cell homeostasis: the conversion of naive cells into memory-phenotype cells, *Nature Immunology* 12:478–484, 2011.

T 細胞の遊走

Bajénoff M, Egen JG, Qi H, et al.: Highways, byways and breadcrumbs: directing lymphocyte traffic in the lymph node, *Trends in Immunology* 28:346–352, 2007.

Bromley SK, Mempel TR, Luster AD: Orchestrating the orchestrators: chemokines in control of T cell traffic, *Nature Immunology* 9:970–980, 2008.

Masopust D, Schenkel JM: The integration of T cell migration, differentiation and function, *Nature Reviews Immunology* 13:309–320, 2013.

第 6 章

CD4⁺ヘルパー T 細胞サブセット

Annunziato F, Romagnani S: Heterogeneity of human effector CD4+ T cells, *Arthritis Research and Therapy* 11:257–264, 2009.

Gordon S, Martinez FO: Alternative activation of macrophages: mechanisms and functions, *Immunity* 32:593–604, 2010.

Kanno Y, Golnaz V, Hirahara K, et al.: Transcriptional and epigenetic control of T helper cell specification: molecular mechanisms underlying commitment and plasticity, *Annual Review of Immunology* 30:707–731, 2012.

Korn T, Bettelli E, Oukka M, et al.: IL-17 and TH17 cells, *Annual Review of Immunology* 27:485–517, 2009.

Littman DR, Rudensky AY: Th17 and regulatory T cells in mediating and restraining inflammation, *Cell* 140:845–858, 2010.

Murphy KM, Stockinger B: Effector T cell plasticity: flexibility in the face of changing circumstances, *Nature Immunology* 11:674–680, 2010.

O'Shea JJ, Paul WE: Mechanisms underlying lineage commitment and plasticity of helper CD4+ T cells, *Science* 327:1098–1102, 2010.

Pulendran B, Artis D: New paradigms in type 2 immunity, *Science* 337:431–435, 2012.

Reiner SL: Development in motion: helper T cells at work, *Cell* 129:33–36, 2007.

Van Dyken SJ, Locksley RM: Interleukin-4- and interleukin-13-mediated alternatively activated macrophages: roles in homeostasis and disease, *Annual Review of Immunology* 31:317–343, 2013.

Zhu J, Yamane H, Paul WE: Differentiation of effector CD4 T cell populations, *Annual Review of Immunology* 28:445–489, 2010.

CD8⁺細胞傷害性 T リンパ球

Kaech SM, Cui W: Transcriptional control of effector and memory CD8+ T cell differentiation, *Nature Reviews Immunology* 12:749–761, 2012.

Williams MA, Bevan MJ: Effector and memory CTL differentiation, *Annual Review of Immunology* 25:171–192, 2007.

Zhang N, Bevan MJ: CD8(+) T cells: foot soldiers of the immune system, *Immunity* 35:161–168, 2011.

第 7 章

ヘルパー T 細胞依存性抗体応答

Crotty S: T follicular helper cell differentiation, function, and roles in disease, *Immunity* 41:529–542, 2014.

De Silva NS, Klein U: Dynamics of B cells in germinal centres, *Nature Reviews Immunology* 15:137–148, 2015.

Gonzalez SF, Degn SE, Pitcher LA, et al.: Trafficking of B cell antigen in lymph nodes, *Annual Review of Immunology* 29:215–233, 2011.

Goodnow CC, Vinuesa CG, Randall KL, et al.: Control systems and decision making for antibody production, *Nature Immunology* 11:681–688, 2010.

Heesters BA, Myers RC, Carroll MC: Follicular dendritic cells: dynamic antigen libraries, *Nature Reviews Immunology* 14:495–504, 2014.

McHeyzer-Williams M, Okitsu S, Wang N, et al.: Molecular programming of B cell memory, *Nature Reviews Immunology* 12:24–34, 2012.

Nutt SL, Hodgkin PD, Tarlinton DM, et al.: The generation of antibody-secreting plasma cells, *Nature Reviews Immunology* 15:160–171, 2015.

Peled JU, Kuang FL, Iglesias-Ussel MD, et al.: The biochemistry of somatic hypermutation, *Annual Review of Immunology* 26:481–511, 2008.

Shlomchik MJ, Weisel F: Germinal center selection and the development of memory B and plasma cells, *Immunology Reviews* 247:52–63, 2012.

Stavnezer J, Schrader CE: IgH chain class switch recombination: mechanism and regulation, *Journal of Immunology* 193:5370–5378, 2014.

Takemori T, Kaji T, Takahashi Y, et al.: Generation of memory B cells inside and outside germinal centers, *European Journal of Immunology* 44:1258-1264, 2014.

Ueno H, Banchereau J, Vinuesa CG: Pathophysiology of T follicular helper cells in humans and mice, *Nature Immunology* 16:142-152, 2015.

Victora GD, Nussenzweig MC: Germinal centers, *Annual Review of Immunology* 30:429-457, 2012.

T 細胞非依存性 B 細胞応答

Cerutti A, Cols M, Puga I: Marginal zone B cells: virtues of innate-like antibody-producing lymphocytes, *Nature Reviews Immunology* 13:118-132, 2013.

第 8 章

抗体エフェクター［効果］機能と Fc レセプター［受容体］

Nimmerjahn F, Ravetch JV: FcγRs in health and disease, *Current Topics in Microbiology and Immunology* 350:105-125, 2011.

Schwab I, Nimmerjahn F: Intravenous immunoglobulin therapy: how does IgG modulate the immune system? *Nature Reviews Immunology* 13:176-189, 2013.

Vidarsson 1, Dekkers G, Rispens T: IgG subclasses and allotypes: from structure to effector functions, *Frontiers in Immunology* 5:520, 2014.

Ward ES: Acquiring maternal immunoglobulin: different receptors, similar functions, *Immunity* 20:507-508, 2004.

補体

Carroll MV, Sim RB: Complement in health and disease, *Advances in Drug Delivery Reviews* 63:965-975, 2011.

Holers VM: Complement and its receptors: new insights into human disease, *Annual Review of Immunology* 32:433-459, 2015.

Liszewski M, Atkinson JP: Complement regulators in human disease: lessons from modern genetics, *Journal of Internal Medicine* 277:294-305, 2015.

Ricklin D, Lambris JD: Complement in immune and inflammatory disorders, *Journal of Immunology* 190:3831-3847, 2013.

第 9 章

免疫寛容［トレランス］：一般的なメカニズム

Baxter AG, Hodgkin PD: Activation rules: the two-signal theories of immune activation, *Nature Reviews Immunology* 2:439-446, 2002.

Goodnow CC, Sprent J, Fazekas de St Groth B, et al.: Cellular and genetic mechanisms of self tolerance and autoimmunity, *Nature* 435:590-597, 2005.

Mueller DL: Mechanisms maintaining peripheral tolerance, *Nature Immunology* 11:21-27, 2010.

Redmond WL, Sherman LA: Peripheral tolerance of CD8 T lymphocytes, *Immunity* 22:275-284, 2005.

Schwartz RH: Historical overview of immunological tolerance, *Cold Spring Harbor Perspectives in Biology* 4:a006908, 2012.

Shlomchik MJ: Sites and stages of autoreactive B cell activation and regulation, *Immunity* 28:18-28, 2008.

中枢性寛容［トレランス］

Hogquist KA, Baldwin TA, Jameson SC: Central tolerance: learning self-control in the thymus, *Nature Reviews Immunology* 5:772-782, 2005.

Kyewski B, Klein L: A central role for central tolerance, *Annual Review of Immunology* 24:571-606, 2006.

Laan M, Peterson P: The many faces of Aire in central tolerance, *Frontiers in Immunology* 4:1-6, 2013.

Mathis D, Benoist C: Aire. *Annual Review of Immunology* 27:287-312, 2009.

Nemazee D: Receptor editing in lymphocyte development and central tolerance, *Nature Reviews Immunology* 6:728-740, 2006.

Von Boehmer H, Melchers F: Checkpoints in lymphocyte development and autoimmune disease, *Nature Immunology* 11:14-20, 2010.

アナジー：抑制性レセプター［受容体］

Okazaki T, Chikuma S, Iwai Y, et al.: A rheostat for immune responses: the unique properties of PD-1 and their advantages for clinical applications, *Nature Immunology* 14:1212-1218, 2013.

Walker LS, Sansom DM: The emerging role of CTLA-4 as a cell-extrinsic regulator of T cell responses, *Nature Reviews Immunology* 11:852-863, 2011.

Wells AD: New insights into the molecular basis of T cell anergy: anergy factors, avoidance sensors, and epigenetic imprinting, *Journal of Immunology* 182:7331-7341, 2009.

アポトーシス

Arakaki R, Yamada A, Kudo Y, et al.: Mechanism of activation-induced cell death of T cells and regulation of FasL expression, *Critical Reviews of Immunology* 34:301-314, 2014.

Bidere N, Su HC, Lenardo MJ: Genetic disorders of programmed cell death in the immune system, *Annual Review of Immunology* 24:321-352, 2006.

Griffith TS, Ferguson TA: Cell death in the maintenance and abrogation of tolerance: the five Ws of dying cells, *Immunity* 35:456-466, 2011.

制御性［レギュラトリー］T 細胞

Bilate AM, Lafaille JJ: Induced CD4+Foxp3+ regulatory T cells in immune tolerance, *Annual Review of Immunology* 30:733-758, 2012.

Burzyn D, Benoist C, Mathis D: Regulatory T cells in nonlymphoid tissues, *Nature Immunology* 14:1007-1013, 2013.

Josefowicz SZ, Lu L-F, Rudensky Y: Regulatory T cells: mechanisms of differentiation and function, *Annual Review of Immunology* 30:531-564, 2012.

Ohkura N, Kitagawa Y, Sakaguchi S: Development and maintenance of regulatory T cells, *Immunity* 38:414-423, 2013.

自己免疫のメカニズム：遺伝学［ジェネティックス］と環境

Bluestone JA, Bour-Jordan H, Cheng M, Anderson M: T cells in the control of organ-specific autoimmunity, *Journal of Clinical Investigation* 125:2250-2260, 2015.

Cheng MH, Anderson MS: Monogenic autoimmunity, *Annual Review of Immunology* 30:393-427, 2012.

Chervonsky A: Influence of microbial environment on autoimmunity, *Nature Immunology* 11:28-35, 2010.

Deitiker P, Atassi MZ: Non-MHC genes linked to autoimmune disease, *Critical Reviews of Immunology* 32:193-285, 2012.

Fernando MM, Stevens CR, Walsh EC, et al.: Defining the role of the MHC in autoimmunity: a review and pooled analysis, *PLoS Genetics* 4:e1000024, 2008.

Fourneau JM, Bach JM, van Endert PM, et al.: The elusive case for a role of mimicry in autoimmune diseases, *Molecular Immunology* 40:1095-1102, 2004.

Longman RS, Yang Y, Diehl GE, et al.: Microbiota: host interactions in mucosal homeostasis and systemic autoimmunity, *Cold Spring Harbor Symposium on Quantitative Biology* 78:193-201, 2013.

Marson A, Housley WJ, Hafler DA: Genetic basis of autoimmunity, *Journal of Clinical Investigation* 125:2234-2241, 2015.

Rosenblum MD, Remedios KA, Abbas AK: Mechanisms of human autoimmunity, *Journal of Clinical Investigation* 125:2228-2233, 2015.

Suurmond J, Diamond B: Autoantibodies in systemic autoimmune diseases: specificity and pathogenicity, *Journal of Clinical Investigation* 125:2194-2202, 2015.

Voight BF, Cotsapas C: Human genetics offers an emerging picture of common pathways and mechanisms in autoimmunity, *Current Opinion in Immunology* 24:552-557, 2012.

Zenewicz L, Abraham C, Flavell RA, et al.: Unraveling the genetics of autoimmunity, *Cell* 140:791-797, 2010.

第10章

腫瘍に対する免疫応答

Boon T, Coulie PG, Van den Eynde BJ, et al.: Human T cell responses against melanoma, *Annual Review of Immunology* 24:175-208, 2006.

Burnet FM: The concept of immunological surveillance, *Progress in Experimental Tumor Research* 13:1-27, 1970.

Coussens LM, Zitvogel L, Palucka AK: Neutralizing tumor-promoting chronic inflammation: a magic bullet? *Science* 339:286-291, 2013.

Gajewski TF, Schreiber H, Fu YX: Innate and adaptive immune cells in the tumor microenvironment, *Nature Immunology* 14:1014-1022, 2013.

Grivennikov SI, Greten FR, Karin M: Immunity, inflammation, and cancer, *Cell* 140:883-899, 2010.

Mantovani A, Allavena P, Sica A, et al.: Cancer-related inflammation, *Nature* 454:436-444, 2008.

Schreiber RD, Old LJ, Smyth MJ: Cancer immunoediting: integrating immunity's roles in cancer suppression and promotion, *Science* 331:1565-1570, 2011.

腫瘍免疫療法

Kalos M, June CH: Adoptive T cell transfer for cancer immunotherapy in the era of synthetic biology, *Immunity* 39:49-60, 2013.

Mellman I, Coukos G, Dranoff G: Cancer immunotherapy comes of age, *Nature* 480:480-489, 2012.

Palucka K, Banchereau J: Dendritic cell-based therapeutic cancer vaccines, *Immunity* 39:38-48, 2013.

Rosenberg SA, Restifo NP: Adoptive cell transfer as personalized immunotherapy for human cancer, *Science* 348:62-68, 2015.

Schumacher TN, Schreiber RD: Neoantigens in cancer immunotherapy, *Science* 348:69-74, 2015.

Sharma P, Allison JP: Immune checkpoint targeting in cancer therapy: toward combination strategies with curative potential, *Cell* 161:205-214, 2015.

Topalian SL, Drake CG, Pardoll DM: Immune checkpoint blockade: a common denominator approach to cancer therapy, *Cancer Cell* 27:450-461, 2015.

アロ［同種］移植の認識と拒絶

Baldwin WM, Valujskikh A, Fairchild RL: Antibody-mediated rejection: emergence of animal models to answer clinical questions, *American Journal of Transplantation* 10:1135-1142, 2010.

Gras S, Kjer-Nielsen L, Chen Z, et al.: The structural bases of direct T-cell allorecognition: implications for T-cell-mediated transplant rejection, *Immunology and Cell Biology* 89:388-395, 2011.

Lakkis FG, Lechler RI: Origin and biology of the allogeneic response, *Cold Spring Harbor Perspectives in Medicine* 3:1-10, 2013.

LaRosa DF, Rahman AH, Turka LA: The innate immune system in allograft rejection and tolerance, *Journal of Immunology* 178:7503–7509, 2007.

Li XC, Rothstein DM, Sayegh MH: Costimulatory pathways in transplantation: challenges and new developments, *Immunological Reviews* 229:271–293, 2009.

Nagy ZA: Alloreactivity: an old puzzle revisited, *Scandinavian Journal of Immunology* 75:463–470, 2012.

Nankivell BJ, Alexander SI: Rejection of the kidney allograft, *New England Journal of Medicine* 363:1451–1462, 2010.

Thomas KA, Valenzuela NM, Reed EF: The perfect storm: HLA antibodies, complement, FcγRs, and endothelium in transplant rejection, *Trends in Molecular Medicine* S1471-4914, 2015.

Wood KJ, Goto R: Mechanisms of rejection: current perspectives, *Transplantation* 93:1–10, 2012.

臨床移植

Blazar BR, Murphy WJ, Abedi M: Advances in graft-versus-host disease biology and therapy, *Nature Reviews Immunology* 12:443–458, 2012.

Li HW, Sykes M: Emerging concepts in haematopoietic cell transplantation, *Nature Reviews Immunology* 12:403–416, 2012.

McCall M, Shapiro AM: Update on islet transplantation, *Cold Spring Harbor Perspectives in Medicine* 2:a007823, 2012.

アログラフトに対する免疫抑制と寛容［トレランス］誘導

Chidgey AP, Layton D, Trounson A, et al.: Tolerance strategies for stem-cell-based therapies, *Nature* 453:330–377, 2008.

Halloran PF: Immunosuppressive drugs for kidney transplantation, *New England Journal of Medicine* 351:2715–2729, 2004.

Kinnear G, Jones ND, Wood KJ: Costimulation blockade: current perspectives and implications for therapy, *Transplantation* 95:527–535, 2013.

McDonald-Hyman C, Turka LA, Blazar BR: Advances and challenges in immunotherapy for solid organ and hematopoietic stem cell transplantation, *Science Translational Medicine* 7:280r, 2015.

第 11 章

即時型過敏症

Abraham SN, St John AL: Mast cell-orchestrated immunity to pathogens, *Nature Reviews Immunology* 10:440–452, 2010.

Bossé Y: Genome-wide expression quantitative trait loci analysis in asthma, *Current Opinion in Allergy and Clinical Immunology* 3:443–452, 2013.

Galli SJ, Tsai M: IgE and mast cells in allergic disease, *Nature Medicine* 18:693–704, 2012.

Gurish MF, Austen KF: Developmental origin and functional specialization of mast cell subsets, *Immunity* 37:25–33, 2012.

Holgate ST: Innate and adaptive immune responses in asthma, *Nature Medicine* 18:673–683, 2012.

Lambrecht BN, Hammad H: The immunology of asthma, *Nature Immunology* 16:45–56, 2015.

Licona-Limon P, Kim LK, Flavell RA: TH2, allergy and group 2 innate lymphoid cells, *Nature Immunology* 14:536–542, 2013.

Rothenberg ME, Hogan SP: The eosinophil, *Annual Review of Immunology* 24:147–174, 2006.

Stone KD, Prussin C, Metcalfe DD: IgE, mast cells, basophils, and eosinophils, *Journal of Allergy and Clinical Immunology* 125:S73–S80, 2010.

Voehringer D: Protective and pathological roles of mast cells and basophils, *Nature Reviews Immunology* 13:362–375, 2013.

Wu LC, Zarrin AA: The production and regulation of IgE by the immune system, *Nature Reviews Immunology* 14:247–259, 2014.

Wynn TA: Type 2 cytokines: mechanisms and therapeutic strategies, *Nature Reviews Immunology* 15:271–282, 2015.

T リンパ球に起因する疾患

Weaver CT, Elson CO, Fouser LA, Kolls JK: The Th17 pathway and inflammatory diseases of the intestines, lungs, and skin, *Annual Review of Pathology* 8:477–512, 2013.

第 12 章

先天性（原発性）免疫不全

Bustamante J, Boisson-Dupuis S, Abel L, et al.: Mendelian susceptibility to mycobacterial disease: genetic, immunological, and clinical features of inborn errors of IFN-γ immunity, *Seminars in Immunology* 26:454–470, 2014.

Conley ME, Dobbs AK, Farmer DM, et al.: Primary B cell immunodeficiencies: comparisons and contrasts, *Annual Review of Immunology* 27:199–227, 2009.

Durandy A, Kracker S, Fischer A: Primary antibody deficiencies, *Nature Reviews Immunology* 13:519–533, 2013.

Milner JD, Holland SM: The cup runneth over: lessons from the ever-expanding pool of primary immunodeficiency diseases, *Nature Reviews Immunology* 13:635–668, 2013.

Notarangelo LD: Functional T cell immunodeficiencies (with T cells present), *Annual Review of Immunology* 31:195–225, 2013.

Parvaneh N, Casanova JL, Notarangelo LD, et al.: Primary immunodeficiencies: a rapidly evolving story, *Journal of Allergy and Clinical Immunology* 131:314–323, 2013.

Pieper K, Grimbacher B, Eibel H: B-cell biology and development, *Journal of Allergy and Clinical Immunology* 131:959–971, 2013.

HIV と AIDS

Barouch DH: Challenges in the development of an HIV-1 vaccine, *Nature* 455:613–619, 2008.

Burton DR, Mascola JR: Antibody responses to envelope glycoproteins in HIV-1 infection, *Nature Immunology* 16:571–576, 2015.

Hladik F, McElrath MJ: Setting the stage: host invasion by HIV, *Nature Reviews Immunology* 8:447–457, 2008.

McLaren PJ, Carrington M: The impact of host genetic variation on infection with HIV-1, *Nature Immunology* 16:577–583, 2015.

McMichael AJ, Borrow P, Tomaras GD, et al.: The immune response during acute HIV-1 infection: clues for vaccine development, *Nature Reviews Immunology* 10:11–23, 2010.

Migueles SA, Connors M: Success and failure of the cellular immune response against HIV-1, *Nature Immunology* 16:563–570, 2015.

Moir S, Chun TW, Fauci AS: Pathogenic mechanisms of HIV disease, *Annual Review of Pathology: Mechanisms of Disease* 6:223–248, 2011.

Walker BD, Yu XG: Unraveling the mechanisms of durable control of HIV-1, *Nature Reviews Immunology* 13:487–498, 2013.

語彙［用語］解説 Glossary

ギリシャ文字

αβ T 細胞レセプター［受容体］ αβ T cell receptor（αβ TCR）
最も一般的な型の TCR であり，$CD4^+$T 細胞と $CD8^+$T 細胞上で発現される．αβ TCR は MHC 分子に結合するペプチド抗原を認識する．α 鎖と β 鎖とも，超可変（V）領域だけでなく，一緒に抗原結合部位を形成する定常（C）領域も含む．TCR V 領域と C 領域は，Ig 分子の V 領域と C 領域と構造的に相同性がある．

β_2 ミクログロブリン β_2-Microglobulin
クラス I MHC 分子の L 鎖である．β_2 ミクログロブリンは，MHC 複合体の外の非多型遺伝子によりコードされる細胞外タンパク質であり，構造的に Ig ドメインに相同性があり，すべてのクラス I 分子でインバリアントである．

γδ T 細胞レセプター γδ T cell receptor（γδ TCR）
より一般的な αβ TCR とは異なり，大部分は上皮バリア組織に発現する T 細胞サブセット上で表される TCR の型である．構造的には αβ TCR と類似しているけれども，γδ TCR により認識される抗原の型は，十分には理解されていない．γδ TCR は，多型 MHC 分子に結合したペプチド複合体は認識しない．

ζ 鎖 ζ Chain
TCR 複合体の一部として T 細胞で発現する膜貫通型タンパク質であり，細胞質部分に免疫レセプターチロシン活性化モチーフを含み，また T 細胞活性化の間に ZAP70 タンパク質チロシンキナーゼと会合する．

数字・アルファベット

1 型糖尿病 Type 1 diabetes mellitus
さまざまな代謝性の，また血管性の異常を引き起こすインスリン不足により特徴づけられる疾患である．インスリン欠乏は，通常小児期における膵臓のランゲルハンス島のインスリン産生 β 細胞の自己免疫性破壊から生じる．$CD4^+$T 細胞，$CD8^+$T 細胞，抗体，サイトカインなどは，膵島細胞のダメージに関与する．また，1 型糖尿病はインスリン依存性糖尿病とも呼ばれる．

1 型補体レセプター Complement receptor type 1（CR1）
補体の C3b フラグメントと C4b フラグメントに対する高親和性レセプターである．ファゴサイトは C3b あるいは C4b 被覆粒子の細胞内移行を媒介するために CR1 を用いる．赤血球の CR1 は循環から免疫複合体を排除するのに役立つ．また CR1 は補体活性化の制御因子である．

1 次免疫応答 Primary immune response
ある個体の初回の外来抗原暴露後に起こる適応免疫応答である．1 次応答は，2 回目，あるいは引き続きの暴露後の応答と比較して比較的遅い速度であり，また少量であるという特徴がある．

2 型補体レセプター Complement receptor type 2（CR2）
C3d，C3dg，iC3b を含む C3 補体タンパク質のタンパク質分解フラグメントを結合する，B 細胞と濾胞樹状細胞上に発現するレセプターである．CR2 は抗原による B 細胞活性化を増強することにより，また胚中心での抗原抗体複合体の捕捉を促進することにより，液性免疫応答を刺激するよう機能する．CR2 は，また Epstein-Barr ウイルスに対するレセプターである．

2 次免疫応答 Secondary immune response
2 回目の抗原暴露で起こる適応免疫応答である．2 次免疫応答は初回暴露で起こる 1 次免疫応答と比較して，より急速な時間経過であり，またより大きな量であることが特徴である．

3 次リンパ器官 Tertiary lymphoid organ
関節リウマチ患者の関節滑膜などの慢性の免疫媒介性炎症の場となるように発達した B 細胞濾胞と T 細胞領域を形成するリンパ球および APC の集合である．

70kD ゼータ会合タンパク質 Zeta-associated protein of 70 kD（ZAP70）
B 細胞における Syk と同様に，抗原誘導 T 細胞活性化において，初期のシグナル伝達段階で重要な Src ファミリー細胞質タンパク質チロシンキナーゼである．ZAP70 は TCR 複合体の ζ 鎖および TCR 複合体のCD3鎖の細胞質の尾部のリン酸化チロシンに会合し，次にシグナル伝達カスケードの他の構成要素を動員するアダプタタンパク質をリン酸化する．

ABO 血液型抗原　ABO blood group antigen
赤血球を含む多くの細胞の種類に存在する細胞表面のタンパク質あるいは脂質に主として付着する糖鎖抗原である．この糖鎖抗原は炭水化物を合成するのに必要な酵素をコードする遺伝的な対立遺伝子に依存するので，それぞれの個体により異なる．ABO 抗原は，輸血反応や同種移植片の超急性拒絶のアロ抗原として作用する．

Akt　Akt
プロテインキナーゼB protein kinase B と呼ばれる．リンパ球抗原レセプターシグナル伝達により活性化される酵素であり，mTOR を活性化させて細胞代謝を制御し，また抗アポトーシスタンパク質の発現を増加させ，抗原刺激リンパ球の生存を促進するなど多くの役割をもっている．

B1 リンパ球　B-1 lymphocyte
個体発生において，通常のB細胞より初期に発達するBリンパ球のサブセットであり，ジャンクショナルダイバーシティをほとんどもたない限られたV 遺伝子のレパトワを発現し，T 細胞非依存性抗原に結合する IgM 抗体を分泌する．多くの B1 細胞は，CD5（Ly-1）分子を発現する．

Bcl-2 ファミリータンパク質　Bcl-2 family protein
ミトコンドリア外膜タンパク質の透過性に影響することにより，アポトーシスを制御する，部分的に相同性のある細胞質およびミトコンドリア膜タンパク質ファミリーである．このファミリーメンバーには，プロアポトーシス（Bax，Bad，Bak など），あるいは抗アポトーシス（Bcl-2，Bcl-XL など）がある．

Bcl-6　Bcl-6
胚中心B細胞と Tfh の発達のために必要である転写リプレッサー［抑制因子］transcriptional repressor である．

BLIMP-1　BLIMP-1
プラズマ細胞生成のために必要な転写リプレッサーである．

B 細胞レセプター　BCR（B cell receptor）
膜結合 Ig 分子であるBリンパ球の細胞表面抗原レセプターである．

B リンパ球　B lymphocyte
抗体分子を産生することができる唯一の細胞の型であり，そのため液性免疫応答のメディエータである．Bリンパ球あるいはB細胞は，骨髄で発達し，成熟したB細胞は，主として2次リンパ組織のリンパ濾胞と骨髄中に，また循環中に少数存在する．

B リンパ球レセプター複合体　BCR（B cell receptor）complex
抗原を認識するBリンパ球の細胞表面に発現する多量体タンパク質複合体であり，活性化シグナルを伝達する．BCR 複合体は，抗原結合の役割を果たす膜型 Ig とシグナル伝達事象を開始する Igα と Igβ タンパク質を含んでいる．

C1　C1
抗原に結合する IgG あるいは IgM 抗体の Fc 部分に付着することにより，補体活性化のクラシカル経路が開始されるいくつかのポリペプチド鎖から構成される血清補体系タンパク質である．

C1 インヒビター［阻害因子］　C1 inhibitor（C1 INH）
補体活性化のクラシカル経路の血漿タンパク質のインヒビターである．C1 INH は C1 の C1r と C1s 構成要素の正常基質に疑似したセリンプロテアーゼインヒビターである（セルピン serpin）．C1 INH の遺伝的な欠損により，遺伝性血管神経性浮腫が引き起こされる．

C3　C3
中心となる，また最も大量の補体系タンパク質である．C3 はクラシカル経路および第2経路カスケードに関与する．C3 は，補体活性化の間に分解し，細胞あるいは微生物表面に共有結合的に結合する C3b フラグメント，またさまざまな炎症性活性をもつ C3a フラグメントを生成する．

C3 コンバターゼ［転換酵素］　C3 convertase
補体活性化のクラシカル経路，レクチン経路，第2経路の初期の段階により生成する多量体タンパク質酵素複合体である．C3 コンバターゼは C3 を切断し，C3a と C3b と呼ばれる2つのタンパク質分解生成物を生成する．

C5 コンバターゼ［転換酵素］　C5 convertase
C3b が C3 コンバターゼに結合することにより生成される，多量体タンパク質酵素複合体である．C5 コンバターゼは C5 を切断し，補体活性化の後期の段階を開始して膜攻撃複合体を形成し，細胞を溶解する．

CD 分子　CD molecule
免疫系のさまざまな型の細胞上に発現する“分化の集団 cluster of differentiation”すなわち CD（細胞膜分化）命名法により示される細胞表面分子である．CD 分子のリストは付録Ⅲを参照．

Chédiak-Higashi［Chédiak-東］症候群　Chédiak-Higashi syndrome
好中球とマクロファージなどのリソソームを傷害するさまざまな細胞の型の細胞質の顆粒の欠損ばかりでなく，CTL と NK 細胞の顆粒の欠損に起因するまれな常染色体劣性免疫不全症である．患者は化膿菌感染に対する抵抗性が低下する．

c-Kit リガンド（幹細胞因子） c-Kit ligand（stem cell factor）
造血とマスト細胞成熟に必要なタンパク質である．c-Kit リガンドは，骨髄と胸腺のストローマ［間質］細胞 stromal cell により膜結合型と可溶性型として産生され，多能性幹細胞上の c-Kit チロシンキナーゼ膜レセプターと結合する．

CTLA-4 CTLA-4
活性化エフェクター T 細胞と Treg の細胞表面上に発現する Ig スーパーファミリータンパク質である．B7-1 と B7-2 を高親和性で結合し，T 細胞応答の抑制において重要な役割を果たしている．CTLA-4 は Treg 機能と自己抗原に対する T 細胞寛容にとって必須である．CTLA-4 を阻止する抗体が癌免疫治療のために使用されている．この抗体は抗腫瘍免疫応答の抑制（チェックポイント）を阻害（チェックポイント阻害）することにより作用する．

C（定常領域）遺伝子セグメント C（constant region）gene segment
Ig H 鎖および L 鎖と TCR α，β，γ，δ 鎖の非可変部をコードする *Ig* と *TCR* 遺伝子座の DNA 配列である．

C 型レクチン C-type lectin
カルシウム依存性の炭水化物結合タンパク質の大きなファミリーメンバーであり，自然免疫と適応免疫において重要な役割を果たす．たとえば可溶性 C 型レクチンは微生物の炭水化物構造と結合し，ファゴサイトーシス機能あるいは補体の活性化を引き起こす（たとえば，マンノース結合レクチン，デクチン，コレクチン，フィコリン）．

C 反応性タンパク質 C-reactive protein（CRP）
細菌感染への自然免疫反応に関与する血漿タンパク質のペントラキシンファミリーメンバーである．CRP は急性期反応物質であり，肺炎球菌の莢膜と結合する．また CRP は C1q と結合し，補体を活性化させること，あるいはファゴサイトの C1q レセプターと相互作用することにより，オプソニンとして作用する．

DNA ワクチン DNA vaccine
タンパク質抗原をコードする相補的 DNA を含む細菌のプラスミドを接種するワクチンである．DNA ワクチンは，たぶんプロフェッショナル APC がプラスミドにより生体内で遺伝子導入され，特異的免疫応答を引き出す免疫原性ペプチドを発現するために作用する．それのみならず，プラスミド DNA は，強力なアジュバントとして作用する CpG ヌクレオチドを含む．

Epstein-Barr ウイルス Epstein-Barr virus（EBV）
伝染性単核症の原因ウイルスであり，いくつかの B 細胞悪性腫瘍と上咽頭癌に関連するヘルペスウイルス科の 2 本鎖 DNA ウイルスである．EBV は 2 型補体レセプター CR2（CD21）に特異的に結合することにより，B リンパ球といくつかの上皮細胞に感染する．

F(ab')2 フラグメント F(ab')2 fragment
2 つの完全な L 鎖と 2 つの H 鎖の可変領域，第 1 定常ドメイン，ヒンジ領域だけを含む Ig 分子の一部である（最初に IgG タンパク質分解により生成された）．F(ab')2 フラグメントは，無傷の IgG のすべての 2 価の抗原結合領域を保持しているが，補体あるいは IgG Fc レセプターを結合することができない．抗体のエフェクター機能なしに抗原結合が必要とされるときに，F(ab')2 フラグメントは研究用と医療用に使用される．

Fab（フラグメント，抗原結合） Fab（fragment, antigen-binding）
最初に IgG 抗体分子から生成されたタンパク質分解フラグメントであり，可変領域と第 1 定常ドメインだけを含む 1 つの H 鎖フラグメントとの対を構成する，1 つの完全な L 鎖を含む．すべての抗体は，1 価で抗原に結合する能力を保持する Fab フラグメントをもっているが，細胞上の Fc レセプターあるいは補体と相互作用することはできない．そのため，抗原結合がエフェクター機能の活性化なしで望まれるときに，Fab 抗体は研究用と医療用に使用される（Fab' フラグメントは，H 鎖のヒンジ領域を保持している）．

Fas（CD95） Fas（CD95）
細胞および他の多くの細胞の表面に発現し，細胞のアポトーシス細胞死を引き起こすシグナル伝達カスケードを開始する，TNF レセプターファミリーのデスレセプターである．細胞死経路は，Fas が活性化 T 細胞上に発現される Fas リガンドに結合すると開始される．Fas 媒介性リンパ球のキリングは，自己寛容の維持にとって重要である．*FAS* 遺伝子の突然変異は全身性自己免疫疾患を引き起こす（デスレセプター Death receptor も参照）．

Fas リガンド（CD95 リガンド） Fas ligand（CD95 ligand）
活性化 T 細胞上に発現される TNF ファミリーメンバーである，タンパク質の膜タンパク質である．Fas リガンドは Fas に結合し，Fas を発現している細胞のアポトーシス死を引き起こすようにシグナル伝達経路を刺激する．Fas リガンド遺伝子の突然変異はマウスにおいて全身性自己免疫疾患を引き起こす．

Fc（結晶性フラグメント） Fc（fragment, crystalline）
2つのH鎖のジスルフィド結合C末端領域だけを含む，最初にIgGから生成されたタンパク質分解フラグメントである．またFc領域は，細胞表面レセプター，あるいはC1q補体タンパク質に結合することによりエフェクター機能を媒介する，対応するインタクトのIg分子の領域を示すのにも用いられる（Fcフラグメントは，溶液から結晶化しやすい傾向があるので，結晶性crystallineと名づけられた）．

Fcγレセプター Fcγ receptor（FcγR）
IgG分子のC末端定常領域に対する特異的な細胞表面レセプターである．マクロファージと好中球によるファゴサイトーシスを媒介する，高親和性FcγRI，B細胞において，抑制性シグナルを伝達するFcγRIIB，NK細胞に存在し，NK細胞の標的化および活性化を媒介するFcγRIIIAを含む，異なるいくつかの型のFcγレセプターが存在する．

FcεRI FcεRI
マスト細胞上，好塩基球上，好酸球上に発現されるIgE分子のC末端定常領域に対する高親和性レセプターである．マスト細胞のFcεRI分子は，通常IgEにより占拠されており，これらのIgE-FcεRI複合体の抗原誘導性架橋はマスト細胞を活性化し，即時型過敏症反応を開始する．

Fcレセプター Fc receptor
Ig分子のC末端の定常領域に特異的な細胞表面レセプターである．Fcレセプターは，典型的にはシグナル伝達構成要素とIg結合構成要素を含む．異なるIgGアイソタイプ，IgEとIgAに対して特異的なFcレセプターを含むいくつかのFcレセプターの型が存在する．Fcレセプターは，抗体で被覆された（オプソニン化された）抗原のファゴサイトーシス，抗原誘導されたマスト細胞活性化，ADCCなどの抗体の多くのエフェクター機能を媒介する．あるFcレセプターは異化を抑制することにより循環するIgG抗体の半減期を延長し，またあるFcレセプターはB細胞活性化を阻止する（この過程は抗体フィードバックAntibody feedbackと呼ばれる）．

FK506 FK506
シクロスポリンと同様に，T細胞サイトカイン遺伝子転写を阻止することにより機能する，アログラフト拒絶を予防するために用いられる免疫抑制剤（タクロリムスとして知られている）である．FK506はFK506結合タンパク質と呼ばれるサイトゾルタンパク質と結合し，その結果として生じる複合体はカルシニューリンと結合し，それにより転写因子NFATの活性化と核移行を抑制する．

FoxP3 FoxP3
$CD4^+$制御性T細胞に発現し，$CD4^+$制御性T細胞の発達に必要なフォークヘッドファミリーの転写因子である．マウスとヒトにおいて，FoxP3の突然変異では$CD25^+$制御性T細胞が欠如し，多臓器系にわたる自己免疫疾患が引き起こされる．

GATA3 GATA3
ナイーブT細胞からTh2細胞への分化を促進する転写因子である．

Gタンパク質 G protein
グアニル酸ヌクレオチドに結合し，結合GDPのGTPによる置き換えを触媒することにより交換分子として作用するタンパク質である．GTP結合Gタンパク質は，異なるシグナル伝達カスケードでさまざまな細胞酵素を活性化することができる．3量体GTP結合タンパク質は，ケモカインレセプターなど，多くの細胞表面レセプターの細胞質部分と会合している．Ras，Racなどの他の小分子可溶性Gタンパク質は，アダプタタンパク質によりシグナル伝達経路に動員される．

Gタンパク質共役型レセプターファミリー G protein-coupled receptor family
細胞内シグナル伝達のために，レセプター会合3量体Gタンパク質を使用するホルモン，脂質炎症性メディエータ，ケモカインに対するさまざまなレセプターファミリーである．

H2分子 H-2 molecule
マウスのMHC分子である．マウスMHCは，最初はH2ローカス［座］H-2 locusと呼ばれていた．

HLA HLA
ヒト白血球抗原Human leukocyte antigenを参照．

HLA-DM HLA-DM
抗原提示のクラスII MHC経路で重要な役割を果たすペプチド交換分子である．HLA-DMは特別なMIICエンドソームコンパートメント［区画］MIIC endosome compartmentに存在し，インバリアント鎖から派生するCLIPペプチドを除去し，また他のペプチドをクラスII MHC分子に結合しやすくする．HLA-DMはMHC内の遺伝子によりコードされ，クラスII MHC分子と構造的に類似しているが，多型ではない．

H鎖アイソタイプ（クラス）スイッチ Heavy chain isotype（class）switching
Bリンパ球が，抗体の特異性を変えることなく，IgMからIgG，IgEあるいはIgAへ，産生する抗体のアイソタイプ，すなわちクラスを換える過程である．H鎖アイソタイプスイッチはヘルパT細胞サイトカインとCD40リガンドにより調節されており，H鎖VDJセグメントと下流の定常部遺伝子セグメントとの遺伝子組換えが行われる．

IL-1 レセプターアンタゴニスト［拮抗薬］ IL-1 receptor antagonist（IL-1RA）
構造的に IL-1 に類似し，同一のレセプターと結合するが，生物学的には不活性の単核ファゴサイトにより生成される IL-1 のナチュラルインヒビターである．IL-1RA は IL-1 産生の制御不全により引き起こされる自己炎症症候群の治療に用いられており，また関節リウマチにおいてある程度の効果がある．

JAK/STAT シグナル伝達経路 JAK/STAT signaling pathway
Ⅰ型およびⅡ型サイトカインレセプターと結合するサイトカインにより開始されるシグナル伝達経路である．この経路は，レセプター会合ヤヌスキナーゼ（JAK）チロシンキナーゼ，サイトカインレセプターの細胞質の尾部の JAK 媒介性チロシンリン酸化，STAT（signal transducers and activators of transcription）のリン酸化レセプター鎖への結合，会合した STAT の JAK 会合チロシンリン酸化，STAT の 2 量体化と核への移行，標的遺伝子の転写の活性化を引き起こす調節領域との結合などの連続的な活性化である．

J（結合）鎖 Joining（J）chain
IgM 分子あるいは IgA 分子に結合し，多量体を形成するポリペプチドである（たとえば，2 量体 IgA，5 量体 IgM）．

J（結合）セグメント Joining（J）segment
すべての Ig 遺伝子座および TCR 遺伝子座の可変（V）遺伝子セグメントおよび定常（C）遺伝子セグメントの間に存在する短いコード配列であり，D セグメントとともに，リンパ球発達の間に V セグメントと体細胞性に組換えされる．その結果起こる組換え VDJ DNA は，第 3 超可変領域（相補性決定領域 complementarity-determining region：CDR）を含む抗原レセプター V 領域の C 末端をコードする．

Lck Lck
T 細胞の CD4 と CD8 分子の細胞質尾部に非共有結合的に会合する Src ファミリー非レセプター型チロシンキナーゼであり，抗原誘導 T 細胞活性化の初期シグナル伝達に関与する．Lck は TCR 複合体の CD3 および ζ タンパク質の細胞質尾部のチロシンリン酸化を媒介する．

M1 マクロファージ M1 Macrophage
クラシカル経路活性化マクロファージ Classical macrophage activation を参照．

M2 マクロファージ M2 Macrophage
第 2 経路活性化マクロファージ Alternative macrophage activation を参照．

MHC 拘束 MHC restriction
MHC 分子の特定の対立遺伝子型に結合するときだけ，外来ペプチド抗原を認識する T リンパ球の特徴である．

MHC 分子 Major histocompatibility complex（MHC）molecule
MHC 座内においてコードされる T リンパ球による認識のためのペプチド提示分子として働く，ヘテロダイマー膜タンパク質である．2 つの構造的に異なった MHC 分子の型が存在する．クラスⅠ MHC 分子はほとんどすべての有核細胞上に存在し，サイトゾルタンパク質に由来するペプチドに結合し，$CD8^+$T 細胞により認識される．クラスⅡ MHC 分子は，主として樹状細胞，マクロファージ，B リンパ球に限定され，エンドサイトーシスされたタンパク質に由来するペプチドと結合し，$CD4^+$T 細胞により認識される．

M 細胞 M cell
抗原をパイエル板に運搬する役割を果たす，腸管のパイエル板の上を被覆して存在する特別な上皮細胞である．

NKT 細胞 Natural killer T cell（NKT cell）
T 細胞レセプターといくつかの NK 細胞に特徴的な表面分子を発現する少数のリンパ球サブセットである．NKT 細胞の中には，ごくわずかな多様性しかもたない αβ T 細胞抗原レセプターを発現し，インバリアント NKT（iNKT）と呼ばれ，CD1 分子により提示される脂質抗原を認識し，ヘルパー T 細胞に特有のさまざまなエフェクター機能をもつ細胞が存在する．

NK 細胞 Natural killer（NK）cell
自然免疫応答において，直接の細胞傷害機構により，また IFNγ を分泌することにより，微生物感染細胞をキリングする自然リンパ球のサブセットである．NK 細胞は Ig あるいは TCR のようにクローン性に分布した抗原レセプターを発現せず，NK 細胞の活性化は，細胞表面の活性化レセプターと，自己 MHC 分子を認識する抑制性レセプターの組み合わせにより調節される．

NOD 様レセプター NOD（nucleotide-binding oligomerization domain）-like receptor（NLR）
細胞質の病原体関連分子パターン（PAMP）およびダメージ関連分子パターン（DAMP）を感知し，炎症を促進するシグナル伝達複合体を形成する他のタンパク質を動員するサイトゾルの，多ドメインタンパク質ファミリーである．

N ヌクレオチド N nucleotide
リンパ球発達過程において，*Ig* あるいは *TCR* 遺伝子の V，D と J 遺伝子セグメント間のジャンクションにおいてランダムに追加されるヌクレオチドに与えられた名前である．ターミナルデオキシヌクレオチジルトランスフェラーゼにより媒介されるこれらの最高20個までのヌクレオチドの追加により，抗体とTCRレパトワの多様性が引き起こされる．

PD-1 PD-1

さまざまな細胞型上に発現するB7タンパク質ファミリーメンバーのPD-1リガンドであるPD-L1あるいはPD-L2と結合するCD28と相同性のある，活性化T細胞上に発現する抑制性レセプターである．PD-1は慢性感染あるいは腫瘍の存在により，T細胞上でアップレギュレーション［上方制御］upregulatedされ，単クローン性抗体によるPD-1の阻害により抗腫瘍免疫応答が増強される（チェックポイント阻害薬Checkpoint blockade）．

Pヌクレオチド P nucleotide

体細胞組換え事象の間にヘアピンDNA中間体の非対称性切断を媒介するRAG1とRAG2により生成する再構成された*Ig*と，*TCR*遺伝子のVDJジャンクションの短い逆転反復ヌクレオチド配列である．Pヌクレオチドは，抗原レセプターのジャンクショナルダイバーシティに役立っている．

RAG1*と*RAG2 Recombination activating gene 1 and 2

V(D)Jリコンビナーゼの構成要素であり，分化成熟段階のB細胞とT細胞に発現する，RAG1，RAG2タンパク質をコードする遺伝子である．RAGタンパク質は組換えシグナル配列と結合し，*Ig*遺伝子および*TCR*遺伝子機能を形成するDNA組換え事象に必須である．そのためRAGタンパク質は，Bリンパ球とTリンパ球の抗原レセプターの発現と成熟に必要である．

Ras Ras

多様な細胞において，多くの異なるシグナル伝達経路に関与する固有のGTPase活性をもつ21kDグアニンヌクレオチド結合タンパク質ファミリーメンバーである．突然変異*ras*遺伝子は腫瘍性形質転換を伴う．T細胞活性化において，Rasはチロシンリン酸化アダプタタンパク質により細胞膜に動員され，そこでRasはGDP-GTP交換因子により活性化される．GTP・Rasは，それからMAPキナーゼカスケードを開始し，*fos*遺伝子の発現およびAP-1（活性化タンパク質1）転写因子の会合を引き起こす．

Rh血液型抗原 Rh blood group antigen

輸血反応と新生児溶血性疾患の原因の赤血球膜上に発現されるタンパク質のアロ抗原の複合システムである．最も臨床的に重要なRh抗原はD抗原と呼ばれる．

RIG様レセプター RIG-like receptors（RLR）

ウイルスRNAを認識し，Ⅰ型IFNの生成を誘導する自然免疫系のサイトゾルレセプターである．2つの最も解明されたRLRは，RIG-I（retinoic acid inducible gene -I）およびMDA5（melamoma differentiation-associated gene 5）である．

SCIDマウス SCID mouse

骨髄プリカーサーから成熟の初期段階における阻止のため，B細胞とT細胞が存在しないマウス系統である．SCIDマウスでは，2本鎖DNA切断の修復に必要なDNA依存性プロテインキナーゼ酵素の構成要素に突然変異がある．この酵素の欠損により，遺伝子組換えの間の*Ig*と*TCR*遺伝子セグメントの異常な結合が起こる結果として，抗原レセプターの発現不全が生じる．

Syk Syk

抗原誘導B細胞活性化における早期のシグナル伝達過程に非常に重要である，T細胞のZAP70と類似する細胞質内のタンパク質チロシンキナーゼである．SykはBCR複合体のIgα鎖とIgβ鎖の細胞質尾部においてリン酸化されたチロシンと結合して，他のシグナル伝達カスケードの成分を動員するアダプタタンパク質を順番にリン酸化する．

T-bet T-bet

ナイーブT細胞からTh1細胞の分化を促進するTボックスファミリーの転写因子である．

Th1細胞 Th1 cell

IFNγを含む特定の種類のサイトカインを分泌し，主要な機能が特に細胞内微生物感染に対するファゴサイト媒介性防御を刺激する$CD4^+$ヘルパーT細胞の機能的なサブセットである．

Th2細胞 Th2 cell

IL-4，IL-5，IL-3を含む特定の種類のサイトカインを分泌し，主要な機能がIgEおよび好酸球／マスト細胞媒介性免疫反応を刺激する$CD4^+$ヘルパーT細胞の機能的なサブセットである．

Th17細胞 Th17 cell

細菌感染，真菌感染に対して防御作用があり，また自己免疫疾患，他の炎症性疾患における炎症反応を媒介する，IL-17，IL-22を含む特別な炎症性サイトカインの集合を分泌する，$CD4^+$ヘルパーT細胞の機能的なサブセットである．

TNFスーパーファミリー Tumor necrosis factor superfamily（TNFSF）

増殖，分化，アポトーシス，炎症性遺伝子発現を含め，応答細胞におけるさまざまな機能を調節する構造的に相同性のある細胞膜貫通型タンパク質の大きなファミリーである．TNFSFメンバーは，典型的には細胞膜内において，あるいは細胞膜からタンパク質分解性に放出された後で，ホモトリマー［3量体］homotrimericを形成し，ホモトリマーのTNFRSF分子と結合し，さまざまなシグナル伝達経路を開始する．

TNF レセプタースーパーファミリー　Tumor necrosis factor receptor superfamily（TNFRSF）
TNF スーパーファミリー（TNFSF）タンパク質と結合し，増殖，分化，アポトーシス，炎症性遺伝子発現を調節するシグナルを生成する構造的に相同性のある細胞膜貫通型タンパク質の大きなファミリーである．

Toll［トル］様レセプター　Toll-like receptor（TLR）
エンドトキシンおよびウイルス RNA などの微生物構造を認識し，炎症性遺伝子および抗ウイルス遺伝子発現のシグナルを伝達する多くの細胞の型の細胞表面およびエンドソーム内に発現する，自然免疫系のパターン認識レセプターファミリーである．

T 細胞依存性抗原　T-dependent antigen
B 細胞の抗体応答を刺激するためにヘルパー T 細胞を必要とする抗原である．T 細胞依存性抗原は，T 細胞により認識されるいくつかのエピトープと B 細胞により認識される他のエピトープを含むタンパク質抗原である．ヘルパー T 細胞は B 細胞の増殖と抗体産生細胞への分化を刺激するサイトカインと細胞表面分子を生成する．T 細胞依存性抗原への液性免疫応答の特徴は，アイソタイプスイッチ，アフィニティ成熟，メモリが存在することである．

T 細胞非依存性抗原　T-independent antigen
抗原特異的ヘルパー T リンパ球の必要性なしに，抗体応答を刺激することができる多糖と脂質などの非タンパク質抗原である．T 細胞非依存性抗原は，通常 B 細胞の抗原レセプターを架橋することができる多数の同一のエピトープを含んでおり，これにより B 細胞を活性化する．T 細胞非依存性抗原への液性免疫応答は，ヘルパー T 細胞からシグナルを必要とする 2 つの過程である H 鎖アイソタイプスイッチ，あるいはアフィニティ成熟をほとんど示さない．

T 細胞レセプター　T cell receptor（TCR）
APC の表面で自己 MHC 分子に結合する外来ペプチド複合体を認識する $CD4^+$ リンパ球と $CD8^+$T リンパ球の，クローン性に分布する抗原レセプターである．最も一般的な TCR は，α 鎖と β 鎖と呼ばれる 2 つのジスルフィド結合された膜貫通型ポリペプチド鎖のヘテロダイマーから構成され，それぞれ 1 つの N 末端 Ig 様可変（V）領域，1 つの Ig 様定常（C）領域，疎水性の膜貫通領域，短い細胞質の領域を含む（頻度の少ない TCR のもう 1 つの型は，γ 鎖と δ 鎖から構成される T 細胞の少ないサブセットであり，異なる抗原の型を認識する）．

T リンパ球　T lymphocyte
適応免疫系において細胞性免疫応答を媒介する重要な構成要素である．T リンパ球は胸腺で成熟し，血液を循環し，2 次リンパ組織に定住し，抗原暴露の末梢の部位に動員される．T リンパ球は，自己 MHC 分子に結合する外来タンパク質のペプチド断片を認識する抗原レセプター（TCR）を発現する．T リンパ球の機能的なサブセットには，$CD4^+$ ヘルパー T 細胞と $CD8^+$CTL が存在する．

V(D)J リコンビナーゼ　V(D)J recombinase
リンパ球抗原レセプター遺伝子組換えを触媒する RAG1 と RAG2 タンパク質複合体である．

V 遺伝子セグメント　V gene segment
Ig H 鎖，L 鎖，あるいは TCR α 鎖，β 鎖，γ 鎖，δ 鎖の可変ドメインをコードする DNA 配列である．それぞれの抗原レセプター遺伝子座は，多くの異なる V 遺伝子セグメント［断片］V gene segment を含み，リンパ球が成熟して機能的な抗原レセプター遺伝子を形成するためにそのうちのどれでも下流の D セグメント，あるいは J セグメントと結合し直す．

Wiskott-Aldrich 症候群　Wiskott-Aldrich syndrome
湿疹，血小板減少（血液中の血小板数の減少），細菌感染への易感染性として現れる免疫不全により特徴づけられる X 連鎖疾患である．シグナル伝達カスケードおよびアクチン細胞骨格の制御に関与するサイトゾルタンパク質をコードする遺伝子に欠損がある．

X 連鎖高 IgM 症候群　X-linked hyper-IgM syndrome
CD40 リガンド遺伝子の突然変異により引き起こされるまれな免疫不全であり，B 細胞 H 鎖アイソタイプスイッチ不全および細胞性免疫不全により特徴づけられる．患者は化膿菌感染と原虫感染の両方に罹患する．

X 連鎖無ガンマ（γ）グロブリン血症　X-linked agammaglobulinemia
ブルトン型無ガンマ（γ）グロブリン血症とも呼ばれる免疫不全であり，初期 B 細胞成熟の障害と血清 Ig の欠損により特徴づけられる．患者は化膿菌感染に罹患する．この疾患は分化成熟段階の B 細胞においてシグナル伝達に関与する酵素である B 細胞チロシンキナーゼ（Btk）をコードする遺伝子の突然変異，あるいは欠失により引き起こされる．

あ

アイソタイプ　Isotype
異なる 5 つの H 鎖の型により決定される抗体の型である．抗体アイソタイプには，IgM，IgD，IgG，IgA，IgE が存在し，それぞれのアイソタイプは異なるエフェクター機能を実行する．構造的バリエーションがさらにみられ，IgG と IgA の異なるサブタイプが存在する．

アジュバント Adjuvant
抗原とは別に，主に抗原暴露部位で APC の集簇および活性化を促進することにより，T 細胞および B 細胞活性化を増強する物質である．アジュバントは，APC による T 細胞の活性化コスティミュレーターおよびサイトカイン発現を刺激し，また APC の細胞表面のペプチド MHC 複合体の発現期間を延長する．

アダプタタンパク質 Adaptor protein
他のシグナル伝達分子の動員のための分子間の結合あるいは足場として作用する，リンパ球の細胞内シグナル伝達経路に関与するタンパク質である．リンパ球抗原レセプターあるいはサイトカインレセプターシグナル伝達において，アダプタ分子は，Src ホモロジー 2（SH2）ドメインを含む他のタンパク質に結合できるように，チロシン残基がリン酸化される．T 細胞活性化に関与するアダプタ分子には，LAT，SLP76，Grb2 が存在する．

アトピー Atopy
さまざまな環境抗原に反応して IgE 抗体を産生し，強い即時型過敏症（アレルギー）反応 immediate hypersensitivity（allergic）response を引き起こす個体の傾向である．花粉あるいはハウスダストなどの環境抗原に対するアレルギーをもつ個体は，アトピーであるといわれる．

アドレシン Addressin
器官特異的なリンパ球ホーミングを方向づける，異なる解剖学的部位に存在する内皮細胞上に発現する接着分子である．粘膜アドレシン細胞接着分子 1 Mucosal addressin cell adhesion molecule 1（MadCAM-1）は，腸ホーミング T 細胞上に発現するインテグリン $\alpha_4\beta_7$ と結合する腸壁のパイエル板のアドレシンの例である．

アナジー［麻痺］ Anergy
抗原刺激への非応答性状態である．リンパ球アナジー（クローンアナジー clonal anergy とも呼ばれる）は，抗原に反応する T 細胞あるいは B 細胞クローンの不全であり，アナジーは自己抗原に対する免疫学的寛容を維持する機構である．臨床においてアナジーは，一般の抗原に対する皮膚の T 細胞依存性遅延型過敏症反応の欠如を示す．

アナフィラキシー Anaphylaxis
全身性のマスト細胞あるいは好塩基球が活性化される即時型過敏症の重篤な型であり，放出されたメディエータが気管支の収縮，組織浮腫と心血管虚脱を引き起こす．

アナフィラトキシン［毒素］ Anaphylatoxin
補体活性化の間に生成される補体フラグメント（主に C5a と C3a）であり，好中球走化性を刺激することにより，またマスト細胞を活性化することにより急性炎症を促進する．

アビディティ［結合力］ Avidity
抗体と抗原などの 2 つの分子間の相互作用の全体的な強さである．アビディティは，アフィニティと相互作用する結合価の両方に依存する．そのため，10 個の抗原結合部位をもつ 5 量体 IgM 抗体の多価抗原に対するアビディティは，同じ抗原に対する 2 量体 IgG 分子のアビディティより非常に大きい．またアビディティは，細胞表面分子間の多くの結合相互作用により媒介される細胞間の相互作用の強さを記述するのにも用いられる．

アフィニティ［親和性］ Affinity
分子の 1 つの結合部位（たとえば，抗体）とリガンド（たとえば，抗原）の間の結合の強さである．リガンド Y に対する分子 X のアフィニティは，溶液中に存在する半分の X 分子が結合する部位を占拠するのに必要な Y の濃度である解離定数（K_d）により表される．より小さな K_d は，より強い，あるいはより高いアフィニティの相互作用を示すので，ある部位を占拠するためには低濃度のリガンドが必要とされる．

アフィニティ［親和性］成熟 Affinity maturation
T 細胞依存性抗体応答の進行に伴って，ある特定の抗原に対する抗体のアフィニティが増加する過程である．アフィニティ成熟はリンパ組織の胚中心で起こり，また *Ig* 遺伝子の体細胞突然変異の結果である．その後，最も高いアフィニティ抗体を産生する B 細胞の選択的な生存が続く．

アポトーシス Apoptosis
細胞内カスパーゼの活性化，DNA の切断，核の濃縮と断片化，細胞膜の突起［ブレブ］blebbing により特徴づけられる細胞死の過程であり，炎症性反応を誘導することなく，細胞のファゴサイトーシスを引き起こす．この型の細胞死は，リンパ球の発達，感染に対する免疫応答後のホメオスタシスへの復帰，自己抗原に対する寛容の維持，CTL，NK 細胞による感染細胞のキリングにおいて重要である．

アルサス反応 Arthus reaction
以前に免疫された動物への，あるいは抗原特異的な抗体を静脈内投与された動物への抗原皮下注射により誘発される，実験的免疫複合体媒介性血管炎の局所化された型である．循環抗体は，注射された抗原に結合し，注射部位で小動脈の壁に沈着する免疫複合体を形成し，局所性の壊死を伴う皮膚の血管炎を引き起こす．

アレルギー Allergy
しばしば，即時型過敏症により引き起こされる疾患であり，疾患を引き起こす抗原（アレルゲン）

の型により，食物アレルギー，蜂刺傷アレルギー，ペニシリンアレルギーなどと命名される．すべてのこれらの状態は，IL-4 産生ヘルパー T 細胞刺激による IgE 産生の結果であり，その後，抗原および IgE 依存性マスト細胞活性化が続く．

アレルゲン　Allergen
即時型過敏症（アレルギー）反応を誘発する抗原である．アレルゲンは，アトピーの個体に IgE 抗体産生を誘導するタンパク質あるいはタンパク質に結合した化学物質である．

アロ［同種］移植　Allogenetic graft
同じ種からであるが，遺伝的にレシピエントと同一でないドナーからの臓器あるいは組織移植である（またアログラフト Allograft と呼ばれる）．

アロ［同種］抗血清　Alloantiserum
以前に 1 つ以上のアロ抗原に暴露された個体のアロ抗体を含有する血清である．

アロ［同種］抗原　Alloantigen
ある種の個体には存在するが，他の種の個体には存在しない細胞あるいは組織抗原であり，アログラフトにおいて異物として認識される．アロ抗原は通常多型遺伝子産物である．

アロ［同種］抗体　Alloantibody
アロ抗原（すなわち，ある種のある個体に存在するが，他の個体には存在しない抗原）に特異的な抗体である．

アロ［同種］タイプ　Allotype
ある個体に存在するが，他の個体には存在しない抗体にみられる特定の抗原決定基を共有することにより定義される抗体分子の一群の性質である．抗原決定基を共有する抗体は，同一のアロタイプに属する．

アロ［同種］反応性　Alloreactive
アロ抗原に反応性のあることを示す．他の遺伝的に同一ではない個体の細胞あるいは組織上の抗原を認識する個体の T 細胞あるいは抗体を示す．

アンカー残基　Anchor residue
側鎖が MHC 分子のペプチド収容溝のくぼみに収まったペプチドのアミノ酸残基である．側鎖は MHC 分子の相補的アミノ酸と結合し，MHC 分子の溝でペプチドを固定するのに役立つ．

い

移植　Transplantation
ある個体から他の個体へ，あるいは同じ個体での 1 つの部位から他の部位へ，細胞，組織，臓器（すなわち移植片）を移す過程である．移植は，組織あるいは臓器の機能障害があるさまざまな疾病を治療するのに用いられる．個体間での移植の成功に対する主要な障害は，移植された移植片に対する免疫応答（拒絶）である．

移植片［グラフト］　Graft
1 つの部位から採取され，通常異なる個体の他の部位に移植される組織あるいは臓器である．

移植片［グラフト］拒絶　Graft rejection
臓器あるいは組織移植片に対する炎症，ダメージ，移植片不全を引き起こすことがある特異的免疫応答である．

移植片［グラフト］対宿主病　Graft-versus-host disease
造血幹細胞 hematopoietic stem cell（HSC）移植レシピエントに起こる宿主細胞上の同種抗原に対して，HSC 中の成熟 T 細胞の反応により引き起こされる疾患である．この疾患は，最もしばしば皮膚，肝臓，腸を傷害する．

移植片［グラフト］動脈硬化　Graft arteriosclerosis
内膜平滑筋細胞の増殖による移植片動脈の閉塞である．この過程は移植後 6 か月から 1 年以内に顕性となり，血管を有する臓器移植片の慢性拒絶の原因である．この機構は血管壁アロ抗原に対する慢性免疫応答の結果である．移植片動脈硬化は，促進性動脈硬化 Accelerated arteriosclerosis とも呼ばれる．

一酸化窒素　Nitric oxide
マクロファージにおいて，摂取した微生物をキリングする強力な殺菌性作用薬として機能する幅広い活性範囲をもつ分子である．

一酸化窒素シンターゼ［合成酵素］　Nitric oxide synthase（NOS）
アルギニンから血管作動性であり殺菌性の一酸化窒素化合物を合成する酵素のファミリーメンバーである．マクロファージは，さまざまな微生物あるいはサイトカイン刺激により活性化すると，この酵素の誘導型を発現する．

イノシトール 1, 4, 5 三リン酸（イノシトールトリスリン酸）　Inositol 1, 4, 5-triphosphate（IP3）
リンパ球の抗原活性化の間に，細胞膜リン脂質ホスファチジルイノシトール 4,5 二リン酸 Phosphatidylinositol 4,5-bisphosphate（PIP2）の加水分解により生成される小胞体（ER）膜上の IP3 レセプターに結合するサイトゾル内のシグナル伝達分子であり，小胞体からの Ca^{2+} の放出を刺激し，サイトゾル内 Ca^{2+} 濃度を増加させる．

イムノトキシン［免疫毒素］　Immunotoxin
リシン ricin あるいはジフテリアトキシンなどの腫瘍細胞の表面で発現される抗原特異的抗体と強力な細胞毒素との共有結合物から構成される，癌の治療に用いられる試薬である．このような試薬は正常細胞にダメージを与えることなく，特異的に腫瘍細胞を標的としてキリングすることが期待されるが，安全で効果的なイムノトキシンはまだ開発されていない．

イムノドミナント［免疫優性］エピトープ Immunodominant epitope
ある個体において天然タンパク質により免疫された最大の応答を惹起する，タンパク質抗原のエピトープである．イムノドミナントエピトープは，APC内でタンパク質分解的に生成されるタンパク質のペプチドに応答し，MHC分子に最も強い結合力で結合し，また最もよくT細胞を刺激する．

インターフェロン Interferon（IFN）
もともとはウイルス感染を防御する能力に対して命名されたサイトカインのサブグループであるが，他の重要な免疫調節機能をもっている．Ⅰ型IFNはウイルス感染およびウイルス複製に対する抵抗性を誘導し（抗ウイルス作用），IFNαとIFNβのいくつかの型を含む．Ⅱ型IFNは一般的にはIFNγと呼ばれるが，マクロファージと他の細胞を活性化する．

インターフェロン制御因子 Interferon regulatory factor（IRF）
炎症性遺伝子および抗ウイルス遺伝子の発現において誘導される活性化転写因子の重要なファミリーである．たとえばIRF3は，TLRシグナルにより活性化され，細胞をウイルス感染から防御するサイトカインであるⅠ型IFNの発現を制御する．

インターロイキン Interleukin
発見あるいは同定のおおよその順番で末尾に番号をつけて用いられる（たとえばIL-1，IL-2）分子的に明らかにされたサイトカインである．いくつかのサイトカインは当初は生物活性により命名され，インターロイキンの名称をもっていない．

インテグリン Integrin
主要な機能は，他の細胞あるいは細胞外マトリックスと細胞の接着を媒介するヘテロダイマーの細胞表面タンパク質である．インテグリンは，APCとのT細胞相互作用および白血球の血液から組織への遊走にとって重要である．白血球インテグリンのリガンド結合活性はケモカインのケモカインレセプターへの結合により誘導されるシグナルに依存する．免疫系における2つの重要なインテグリンは，VLA-4（very late antigen 4）とLFA-1（leukocyte function-associated antigen 1）である．

インバリアント［非多型］鎖（Ii） Invariant chain（Ii）
小胞体（ER）で新しく合成されるクラスⅡ MHC分子に結合する非多型タンパク質である．インバリアント鎖は，ERに存在するペプチドがクラスⅡ MHCペプチド収容溝への結合を防ぎ，このペプチドをクラスⅠ分子に結合させないように離れさせている．インバリアント鎖はまた，クラスⅡ分子のフォールディング［折り畳み］foldingおよび会合を促進し，新しく形成されたクラスⅡ分子をペプチドロード［積載］が起こる，特別なエンドソームのMIIC（MHC class II）コンパートメントへ方向性を示す．

インフラマソーム Inflammasome
単核ファゴサイト，樹状細胞，他の細胞のサイトゾルに存在する不活性プロIL-1βプリカーサーから，タンパク質分解性にIL-1の活性型を生成する多量体タンパク質複合体である．NLRP3（NOD様パターン認識レセプター），アダプタタンパク質，カスパーゼ1酵素を含むインフラマソーム複合体形成は，さまざまな微生物生成物，細胞ダメージ関連分子，結晶により刺激される．

う

ウイルス Virus
タンパク質カプシドに包まれ，時には脂質エンベロープにより囲まれる単純な核酸ゲノムから構成される原始的な偏性細胞内寄生有機体，すなわち感染性分子である．広範囲にわたる疾病を引き起こす，多くの病原性動物ウイルスが存在する．ウイルスに対する液性免疫応答は細胞の感染阻止に効果的であり，NK細胞とCTLはすでに感染した細胞をキリングするために必要である．

え

液性免疫 Humoral immunity
Bリンパ球により産生される抗体により媒介される適応免疫応答の型である．液性免疫は，細胞外微生物と微生物由来トキシンに対する主要な防衛機構である．

エピトープ Epitope
抗体が結合する高分子抗原の特異的な部分である．T細胞により認識されるタンパク質抗原の場合には，エピトープはTCR認識に対するMHC分子に結合するペプチド部分である．エピトープは抗原決定基Determinantと同意語である．

エフェクター［効果］細胞 Effector cell
サイトカインを分泌し（たとえば，ヘルパーT細胞），微生物をキリングし（たとえば，マクロファージ），微生物感染宿主細胞をキリングし（たとえば，CTL），あるいは抗体を分泌する（たとえば，プラズマ細胞）など，免疫応答においてエフェクター機能を実行する細胞である．

エフェクター［効果］相　Effector phase
認識相，活性化相の後に起こる免疫応答の相であり，外来抗原は，破壊され，あるいは不活化される．たとえば液性免疫応答では，エフェクター相は抗体依存性補体活性化により，また抗体および補体でオプソニン化された細菌のファゴサイトーシスにより特徴づけられる．

炎症　Inflammation
血管外に集まる血漿タンパク質と白血球が関与する感染あるいは細胞損傷に対する血管の存在する組織における複合反応である．急性炎症は自然免疫応答の一般的な結果であり，また局所の適応免疫応答は炎症を促進する．炎症は感染制御および組織修復促進において防御機能を示すが，組織ダメージおよび疾病を引き起こすことがある．

炎症性腸疾患　Inflammatory bowel disease（IBD）
潰瘍性大腸炎とクローン病を含む胃腸管の慢性炎症により特徴づけられる一群の疾患である．IBD の病因は不明であるが，腸管内共生細菌に対する T 細胞免疫応答の制御不全により引き起こされる証拠がある．IBD は IL-2，IL-10 あるいは TCR α 鎖が欠損する遺伝子ノックアウトマウスにおいて発症する．

エンドソーム　Endosome
細胞外タンパク質が抗原プロセシングの間に内在化される細胞内の膜結合小胞である．エンドソームは，酸性の pH をしており，タンパク質をペプチドに分解し，クラス II MHC 分子に結合するタンパク質分解酵素を含む．MIIC と呼ばれるクラス II MHC の豊富なエンドソームのサブセットは，クラス II 経路での抗原プロセシングと提示において，特別な役割を果たしている．

エンドトキシン［内毒素］　Endotoxin
リポポリサッカライド lipopolysaccharide（LPS）とも呼ばれる．グラム陰性細菌の細胞壁の構成要素であり，死滅しつつある細菌から放出され，ファゴサイト，内皮細胞，樹状細胞，バリア上皮細胞を含む多くの異なる型の細胞上にある TLR4 と結合することにより自然免疫応答を刺激する．エンドトキシンは，脂質構成要素と炭水化物（ポリサッカライド）部分が含まれる．

エンベロープ糖タンパク質　Envelope glycoprotein（Env）
感染細胞の細胞膜上とウイルス分子の宿主細胞由来膜コート上に発現する，レトロウイルスによりコードされる膜糖タンパク質である．Env タンパク質は，しばしばウイルスの感染性に必要である．ヒト免疫不全ウイルスの Env タンパク質は gp41 と gp120 を含み，それぞれヒト T 細胞上の CD4 とケモカインレセプターに結合し，ウイルスと T 細胞の細胞膜の融合を媒介する．

お

オートクライン［自己分泌］因子　Autocrine factor
ある因子を生成する同一の細胞に作用する分子である．たとえば IL-2 は，生成する T 細胞自身の有糸分裂活動を刺激するオートクライン T 細胞増殖因子である．

オートファジー［自食作用］　Autophagy
細胞がリソソーム異化により，自己の構成要素を分解する正常の過程である．オートファジーは感染に対する自然免疫において役割を果たしており，またオートファジーを制御する遺伝子の多型は，いくつかの自己免疫疾患のリスクと関連する．

オプソニン　Opsonin
好中球とマクロファージ表面のレセプターにより認識されて微生物表面に付着し，また微生物のファゴサイトーシス効率を増加させる分子である．オプソニンにはファゴサイト上の Fcγ レセプターにより認識される IgG 抗体と，CR1（CD35），白血球インテグリン Mac-1 により認識される補体タンパク質フラグメントが含まれる．

オプソニン化　Opsonization
微生物をファゴサイトーシス標的とするために，IgG あるいは補体フラグメントなどのオプソニンを微生物表面に付着させる過程である．

か

核内因子 κB　Nuclear factor κB（NFκB）
c-Rel タンパク質と相同性［ホモロジー］homology のあるホモダイマーあるいはヘテロダイマータンパク質から構成される転写因子ファミリーである．NFκB タンパク質は，自然免疫応答と適応免疫応答の両方において重要な多くの遺伝子の誘導性転写において必要である．

カスパーゼ　Caspase
アスパラギン酸残基のカルボキシル基末端の側で基質を切断する活性化部位にシステインをもつ，細胞内プロテアーゼである．ほとんどのカスパーゼは細胞のアポトーシス死を引き起こす酵素のカスケードの構成要素であるが，インフラマソームの一部であるカスパーゼ 1 は，IL-1，IL-18 サイトカインのプリカーサー型を活性型へプロセシングすることにより炎症を引き起こす．

活性化 T 細胞核内因子　Nuclear factor of activated T cell（NFAT）
IL-2，IL-4，TNF，および他のサイトカイン遺伝子の発現のために必要な転写因子である．4 つの異なる NFAT があり，それぞれの別の遺伝子によりコードされている．NFATp と NFATc は，T 細胞に存在する．細胞質の NFAT は，NFAT を核に移行させ，通常は AP-1 などの他の転写因子と結合して，IL-2，IL-4，他のサイトカイン遺伝子の調整領域においてコンセンサス結合シーケンスに結合し，カルシウム／カルモジュリン依存性，カルシニューリン媒介性脱リン酸化により活性化される．

活性化タンパク質 1　Activation protein-1（AP-1）
ロイシンジッパー leucine zipper と呼ばれる共有の構造モチーフを通して互いに結合する 2 つのタンパク質の 2 量体から構成される DNA 結合転写因子ファミリーである．最もよく特性が明らかにされた AP-1 因子は，Fos と Jun タンパク質から構成される．AP-1 はサイトカイン遺伝子などの免疫系で，重要な多くの異なる遺伝子の転写調節に関与する．

活性化誘導細胞死　Activation-induced cell death（AICD）
活性化リンパ球のアポトーシスであり，通常は T 細胞に関して使用される．

活性化誘導（シチジン）デアミナーゼ　Activation-induced（cytidine）deaminase（AID）
B 細胞に発現し，DNA 分子においてシチジンのウリジンへの変換を触媒する酵素である．体細胞高頻度突然変異と抗体のアフィニティ成熟および Ig クラススイッチ組換えのために必要である．

活性酸素種　Reactive oxygen species（ROS）
活性化されたファゴサイトにより生成される，スーパーオキシドアニオン，ヒドロキシラジカル，過酸化水素を含む，非常に反応性の高い酸素の代謝物質である．活性酸素種は，摂取された細菌にダメージを与える酸素ハロゲン化物を形成するためにファゴサイトにより用いられる．また活性酸素種は細胞からも放出され，炎症性応答を促進し，あるいは組織ダメージを引き起こす．

カテプシン　Cathepsin
広い基質特異性をもつチオールプロテアーゼ thiol protease とアスパルチルプロテアーゼ aspartyl protease は，APC のエンドソームに豊富に存在し，クラス II MHC 分子と結合する外来性タンパク質抗原からのペプチドフラグメントの生成において重要な役割を演じている．

カテリシジン　Cathelicidin
微生物への直接的な細胞傷害，白血球の活性化，リポポリサッカライドの中和を含む自然免疫においてさまざまな機能を提供する，好中球とさまざまなバリア上皮により産生されるポリペプチドである．

化膿菌　Pyogenic bacteria
多形核白血球（膿を引き起こす）に富んだ炎症反応を引き起こす，グラム陽性ブドウ球菌，連鎖球菌などの細菌である．これらの細菌に対する抗体応答は，感染を治癒するために強力に自然免疫エフェクター機構の有効性を増強させる．

過敏症　Hypersensitivity disease
免疫応答により引き起こされる疾患である．過敏症には，免疫応答が自己抗原に向けられる自己免疫疾患と，微生物およびアレルゲンなどの外来抗原に対して制御されない，あるいは過剰の応答から生じる疾患が含まれる．過敏症で起こる組織損傷は，免疫系による微生物に対する防御に用いられるのと同じエフェクター機構の結果である．

可変（V）領域　Variable region
リンパ球のあらゆるクローンの間で異なり，抗原に対する特異性に責任のある可変アミノ酸配列を含む，Ig H 鎖，L 鎖，あるいは TCR α 鎖，β 鎖，γ 鎖，δ 鎖の細胞外 N 末端領域である．抗原を結合する可変領域のアミノ酸配列は拡大したループ構造，すなわち超可変セグメントに局在する．

顆粒球コロニー刺激因子　Granulocyte colony-stimulating factor（G-CSF）
感染部位の活性化 T 細胞，マクロファージ，内皮細胞により産生されるサイトカインであり，骨髄に作用し，炎症反応で消費された好中球を補うため，好中球の産生を増加させ，動員する．

顆粒球－単球コロニー刺激因子　Granulocyte-monocyte colony-stimulating factor（GM-CSF）
活性化 T 細胞，マクロファージ，内皮細胞，骨髄ストローマ線維芽細胞により産生されるサイトカインであり，好中球と単球の産生を増やすように骨髄に作用する．また GM-CSF はマクロファージ活性化因子であり，樹状細胞の成熟を促進する．

カルシニューリン　Calcineurin
転写因子 NFAT の脱リン酸化を行う．また，それにより NFAT を核内に入れる細胞質のセリン／トレオニンホスファターゼである．カルシニューリンは，抗原認識に応じて TCR シグナル伝達を通して生成するカルシウムシグナルにより活性化される．免疫抑制薬シクロスポリンと FK506 は，カルシニューリン活性を阻害することにより作用する．

幹細胞　Stem cell
連続的に分裂し，さらなる幹細胞および多数の異なる系統の細胞を生じる未分化な細胞である．たとえば，すべての血球は骨髄のコモン造血幹細胞に由来する．

間接抗原提示（間接アロ［同種］認識）　Indirect antigen presentation（indirect allorecognition）
移植免疫学において，微生物タンパク質を提示するのに用いられる同一の機構で，レシピエント APC によるドナー（アロ）MHC 分子を提示する経路である．アロ MHC タンパク質はレシピエントのプロフェッショナル APC によりプロセシングされ，アロ MHC 分子に由来するペプチドは，レシピエント（自己）MHC 分子とともに，宿主 T 細胞に提示される．間接抗原提示は，移植片細胞の表面でプロセシングされていないアロ MHC 分子をレシピエント T 細胞が認識する，直接抗原提示と対照的である．

関節リウマチ　Rheumatoid arthritis
主に関節への炎症性ダメージ，および時には血管，肺，他の組織の炎症により特徴づけられる自己免疫疾患である．$CD4^+$T 細胞，活性化 B リンパ球とプラズマ細胞は炎症を起こした関節表層（関節滑膜）に存在し，また IL-1 と TNF を含む多数の炎症性サイトカインが，（関節）滑液に存在する．

癌胎児抗原　Oncofetal antigen
ある種の癌細胞に高水準に，成人組織ではなく正常に発達している胎児組織に発現するタンパク質である．これらのタンパク質に対する特異的な抗体は，患者での腫瘍の組織病理同定において，あるいは腫瘍成長の進行の経過観察において，しばしば用いられる．癌胎児性抗原 CEA（CD66）と α フェトプロテイン（AFP）は，ある特定の癌に一般的に発現される 2 つの癌胎児抗原である．

癌胎児性抗原　Carcinoembryonic antigen（CEA，CD66）
高度にグリコシル化された膜タンパク質である．大腸癌，膵癌，胃癌，乳癌などの多くの癌において発現が増加すると，血清レベルの増加が起こる結果となる．血清 CEA レベルは，治療後転移性癌の残存あるいは再発をモニターするのに用いられる．

寛容［トレランス］　Tolerance
抗原暴露により誘導される抗原特異的リンパ球の非活性化，あるいは死滅の結果として，適応免疫系が抗原へ非応答性となることである．自己抗原に対する寛容は適応免疫系の正常の特徴であるが，外来抗原に対する寛容は抗原暴露の特定の条件で誘導される．

寛容原性［トレロジェン］　Tolerogen
免疫反応を誘導する免疫原とは対照的に，免疫寛容を誘導する抗原である．投与方法により，多くの抗原は寛容原あるいは免疫原となる．抗原の寛容原型には，アジュバントなしで投与される大量のタンパク質，あるいは経口投与された抗原がある．

き

気管支喘息　Bronchial asthma
肺において通常繰り返される即時型過敏症反応により引き起こされる炎症性疾患であり，間歇的，可逆的な気道閉塞，好酸球増多を伴う慢性気管支炎と気管支平滑筋細胞の肥大と過敏性を引き起こす．

キメラ抗原レセプター　Chimeric antigen receptor（CAR）
キメラ抗原レセプターは，一般的に 1 本鎖抗体の細胞外ドメインをコードする融合遺伝子と細胞膜貫通ドメインおよび T 細胞レセプター会合細胞内シグナル伝達タンパク質との産物である．T 細胞がキメラ抗原レセプターを発現するように設計されると，これらの細胞は細胞外ドメインが認識する細胞を認識し，キリングすることができる．CAR 発現 T 細胞の養子移入は，ある種の癌治療において成功している．

逆転写酵素　Reverse transcriptase
HIV などのレトロウイルスによりコードされる酵素であり，ウイルスの RNA ゲノムテンプレート［鋳型］genomic template からウイルスゲノムの DNA コピーを合成する．精製された逆転写酵素は，メッセンジャー RNA から，発現させたい遺伝子をコードする相補的 DNA をクローニングする目的のため，分子生物学研究で広く用いられる．逆転写酵素インヒビターは，HIV-1 感染を治療するための薬として用いられる．

急性期応答　Acute phase response
感染に対する自然免疫応答の一部として初期に起こる急性期タンパク質と呼ばれるいくつかのタンパク質の血漿濃度の増加である．

急性期タンパク質　Acute-phase protein
IL-6 と TNF などの炎症性サイトカインに反応し，大部分が肝臓で合成されるタンパク質であり，全身性炎症反応症候群 systemic inflammatory response syndrome（SIRS）の一部として感染の直後に血漿濃度が増加する．例としては CRP，フィブリノゲンと血清アミロイド A タンパク質がある．急性期反応物質は，微生物に対する自然免疫応答において，さまざまな役割を果たしている．

急性拒絶　Acute rejection
通常移植の数日から数週間後に始まる，T 細胞，マクロファージ，抗体により媒介される血管および実質組織傷害を含む移植片拒絶の型であるが，免疫抑制が不十分であるともっと後に起こることがある．

共生［常在］微生物　Commensal microbe
正常のヒト皮膚と粘膜の表面に存在する非病原性の微生物であり，ウイルスと細菌を含み，免疫ホメオスタシスの役に立ち，重要な代謝機能を提供する．

胸腺　Thymus
前縦隔に位置する 2 葉の器官であり，骨髄由来プリカーサーから T リンパ球が成熟する部位である．

胸腺組織は外側の皮質と内側の髄質に分かれており，ストローマ胸腺上皮細胞，マクロファージ，樹状細胞，および，さまざまな成熟段階の多数のT細胞プリカーサー（胸腺細胞）が含まれる．

胸腺細胞 Thymocyte
胸腺に存在する成熟Tリンパ球のプリカーサーである．

胸腺上皮細胞 Thymic epithelial cell
T細胞成熟で重要な役割を果たし，胸腺の皮質と髄質ストローマに豊富に存在する上皮細胞である．ポジティブセレクションの過程において，胸腺上皮細胞表面のMHC分子に結合し，自己ペプチドを弱く認識する成熟したT細胞はプログラム細胞死から免れることができる．

キラー細胞免疫グロブリン様レセプター Killer cell Ig-like receptor（KIR）
NK細胞に発現するHLA-A，HLA-B，HLA-C分子の異なる対立遺伝子を認識するIgスーパーファミリーレセプターである．KIRの中には，細胞質尾部に免疫レセプターチロシン抑制性モチーフ（ITIM）をもつシグナル伝達の構成要素を保有するものがあり，これらはNK細胞を不活化するための抑制性シグナルを伝達する．KIRファミリーのメンバー中には，ITIMを保有しないが免疫レセプターチロシン活性化モチーフ（ITAM）を含むポリペプチドと結合する短い細胞質尾部をもつものがあり，これらは活性化レセプターとして機能する．

く

組み合わせによる多様性 Combinatorial diversity
組み合わせによる多様性は，B細胞，T細胞の発達の間にIgとTCR遺伝子座のDNAの体細胞遺伝子組換えの結果として生じるV（可変variable）セグメント，D（多様性diversity）セグメント，J（結合joining）セグメントの多くの異なる組み合わせをいう．組み合わせによる多様性は，ジャンクショナルダイバーシティとともに働き，限られた数のDNA遺伝子セグメントから，多数の異なる抗原レセプター遺伝子生成のための1つの機構である．

組換えシグナル配列 Recombination signal sequence
V(D)J領域に隣接する抗原レセプター部位に存在し，またV(D)JリコンビナーゼのRAG1/RAG2構成要素により認識される特異的DNA配列である．認識配列は，V，D，Jコード配列に隣接して位置し，正確に12個あるいは23個の非保存的ヌクレオチドのスペーサーが続くヘプタマー［7mer］heptamerと呼ばれる7個のヌクレオチドの高度に保存された延長と，ノナマー［9mer］nonamerと呼ばれる9個のヌクレオチドの高度に保存された延長から構成される．

クラシカル［古典］経路活性化マクロファージ Classical macrophage activation
IFNγ，Th1細胞，TLRリガンドによるマクロファージの活性化は，炎症型と微生物傷害型を誘導する．クラシカル経路活性化マクロファージはM1マクロファージとも呼ばれる．

クラスⅠ MHC分子 Class I major histocompatibility complex（MHC）molecule
Tリンパ球による認識のためのAPCの表面上で，タンパク質抗原のペプチド断片を結合して提示する，多型，ヘテロダイマー膜タンパク質の2つの型のうちの1つである．クラスⅠ MHC分子は，通常は細胞のサイトゾルに由来するペプチドを$CD8^+$T細胞による認識のために提示する．

クラスⅡ MHC分子 Class II major histocompatibility complex（MHC）molecule
Tリンパ球による認識のためのAPCの表面上で，タンパク質抗原のペプチドフラグメントを結合して提示する，多型，ヘテロダイマーの膜タンパク質の2つの型のうちの1つである．クラスⅡ MHC分子は，通常はファゴソーム，あるいはエンドサイトーシス小胞へ内在化されるタンパク質由来のペプチドを，$CD4^+$T細胞による認識のために提示する．

クラスⅡ関連インバリアント［非多型］鎖ペプチド（CLIP） Class II-associated invariant chain peptide（CLIP）
クラスⅡ MHCペプチド収容溝に位置するインバリアント鎖のペプチドレムナントであり，溝が細胞外タンパク質抗原から産生されるペプチドに接近できるようになる前に，HLA-DM分子の作用により取り除かれる．

グランザイム Granzyme
CTLとNK細胞の顆粒に存在するセリンプロテアーゼ酵素であり，エキソサイトーシス［開口分泌］exocytosisにより放出され，標的細胞に入り，タンパク質加水分解的にカスパーゼを分解して活性化する．カスパーゼは，順番にいくつかの基質を分解して標的細胞アポトーシスを誘導する．

クローン Clone
1つの共通するプリカーサーから生じる細胞集団である．Bリンパ球あるいはTリンパ球のすべてのクローンのメンバーは，他のすべてのクローンで再構成された遺伝子とは異なる同一で固有の組換え*Ig*遺伝子あるいは*TCR*遺伝子を共有する．B細胞クローン内の細胞の再構成された*Ig V*遺伝子は，成熟B細胞の抗原刺激の後に起こる体細胞高頻度突然変異において，塩基配列の変化が起こる．

クローンアナジー［麻痺］ Clonal anergy
機能的な活性化のために必要である，追加の信号（コスティミュラトリーシグナル costimulatory signal）がない場合の抗原認識による実験的に誘導されるTリンパ球クローンの抗原非応答性状態である．クローンアナジーは，自己抗原に対する寛容の1つの機序のモデルと考えられており，また同様にBリンパ球にもあてはまる．

クローン拡大 Clonal expansion
ナイーブT細胞の抗原刺激と増殖から生じる，抗原特異的なリンパ球数の約1,000–100,000倍の増加である．クローン拡大はリンパ組織で生じ，感染を根絶するためにまれであるナイーブプリカーサーから十分な抗原特異的エフェクターリンパ球を生成するために必要である．

クローン選択仮説 Clonal selection hypothesis
あらゆる個体は多数のリンパ球クローンを保有し，それぞれのクローンリンパ球は1個のプリカーサーから出現し，異なった抗原決定基を認識し，応答することができると述べている免疫系の基本的な見解である（もはや仮説でないが）．抗原が浸入すると，抗原はすでに存在している特異的なクローンを選択し活性化する．

クローンデリーション［削除］ Clonal deletion
胸腺での未熟なT細胞あるいは骨髄での未熟なB細胞が，中枢器官で自己抗原を認識する結果，アポトーシス細胞死の結果となるリンパ球寛容の機構である．

クロスプレゼンテーション［交差提示］ Cross-presentation
樹状細胞が，第3の細胞（たとえば，ウイルス感染細胞あるいは腫瘍細胞）に対する抗原特異的なナイーブ$CD8^+$CTLを活性化する（あるいは感作する）機構である．たとえばクロスプレゼンテーションは，ちょうど他のファゴサイトーシスされた抗原のように，感染（しばしばアポトーシスする）細胞が樹状細胞により摂取され，微生物抗原がプロセシングされ，クラスⅠ MHC分子とともに提示されるときに起こる．しかしこれは，ファゴサイトーシスされた抗原がクラスⅡ MHC分子とともに提示される一般的な原理とは異なっている．また樹状細胞は，T細胞に対してもコスティミュレーションを行う．クロスプレゼンテーションはクロスプライミング Cross-priming ともいう．

け

経口寛容［トレランス］ Oral tolerance
抗原特異的T細胞のアナジーあるいはTGFβなどの免疫抑制サイトカインの産生による，抗原の経口投与後の，その抗原への全身性の液性免疫応答および細胞免疫応答の抑制である．経口寛容は，食物抗原および通常腸管腔で共生微生物として定住する細菌に対する免疫応答を防止する機構である．

血管作動性アミン Vasoactive amine
アミノ基をもつヒスタミンなどの低分子量の全非脂質化合物は，マスト細胞の細胞質顆粒に保存され，放出され，多くの即時型過敏（アレルギー性）反応の生物学的効果を媒介する（生体アミンはしばしば血管作動性アミンと呼ばれる）．

血管新生 Angiogenesis
自然免疫系と適応免疫系の細胞により生成され，さまざまなタンパク質因子により制御される新しい血管新生であり，しばしば慢性炎症と組織修復を伴う．

血清 Serum
血液あるいは血漿が凝固を形成したときに残る細胞のない液体である．血液の抗体は血清分画に存在する．

血清アミロイドA Serum amyloid A（SAA）
IL-1とTNFにより誘導され，主に肝臓により合成される感染と炎症の状況により，血清濃度が有意に上昇する急性期タンパク質である．SAAは白血球のケモタキシス，ファゴサイトーシス，内皮細胞への接着を活性化させる．

血清学 Serology
血液（血清）抗体および抗原との反応の研究である．血清学という用語は，しばしば血清中の微生物特異的抗体の検出による感染症の診断に用いられる．

血清型 Serotype
血清学的（すなわち，血清抗体）試験により，他のサブセットから区別される感染性微生物の抗原的に異なる種のサブセットである．ある微生物（たとえば，インフルエンザウイルス）の血清型への液性免疫応答は，別の血清型の微生物に対しては防御しない．

血清病 Serum sickness
大量のタンパク質抗原の血液への注射により引き起こされる疾患であり，特に腎臓と関節での血管壁における抗原抗体（免疫）複合体の沈着により特徴づけられる．免疫複合体沈着により補体活性化と白血球動員が生じ，糸球体腎炎と関節炎を引き起こす．血清病は，最初はジフテリアを防ぐために抗毒素抗体を含む血清の注射を受けた患者に起こった疾患として記載された．

ケモカイン Chemokine
白血球ケモタキシスを刺激し，白血球のインテグリンを活性化することにより血液から組織への白血球の遊走を制御する構造的に均一な，低分子量のサイトカインの大きなファミリーであり，リンパ器官内において異なるリンパ球サブセットとAPCの空間的配置を維持する．

ケモカインレセプター Chemokine receptor
白血球の遊走を刺激するシグナルを伝達するケモカインに対する細胞表面レセプターである．少なくとも19種類の哺乳類ケモカインレセプターがあり，それぞれのレセプターは種類の異なるケモカインに結合する．すべてのケモカインレセプターは，7回膜貫通型αヘリックス，Gタンパク質共役型レセプターファミリー seven-transmembrane α-helical, G protein–coupled receptor family メンバーである．

ケモタキシス［走化性］ Chemotaxis
化学濃度勾配により方向づけられる細胞の運動である．さまざまな組織への白血球の運動は，しばしばケモカインと呼ばれる低分子量のサイトカインの濃度勾配により方向づけられる．

減感作 Desensitization
アレルギーをもつ個体に対する低容量の抗原の反復的な投与を行う即時型過敏症（アレルギー）を治療する方法である．この過程は，引き続く抗原の環境暴露において，しばしば重篤なアレルギー反応を防止するが，その機序はまだよく理解されていない．

原虫 Protozoa
単細胞真核生物の集合で多くが人体寄生生物であり，疾病を引き起こす．病原性原虫の例には，アメーバ赤痢を引き起こす赤痢アメーバ *Entamoeba histolytica*，マラリアを引き起こすプラスモディウム属 *Plasmodium*，リーシュマニア症を引き起こすリーシュマニア属 *Leishmania* が存在する．原虫は自然免疫応答と適応免疫応答の両方を刺激する．これらの多くの原虫に対する効果的なワクチン開発は困難であることが判明した．

原発性免疫不全 Primary immunodeficiency
原発性免疫不全 Congenital immunodeficiency を参照．

こ

好塩基球 Basophil
マスト細胞と類似した構造と機能をもつ，骨髄由来の循環している顆粒球の1つの型であり，マスト細胞と多くの同じ炎症性メディエータの顆粒を含み，IgEに対する高親和性Fcレセプターを発現する．抗原が存在する組織部位に動員される好塩基球は，即時型過敏症反応に関与する．

抗血清 Antiserum
ある抗原に対して以前に免疫され，その抗原に特異的な抗体を含む個体からの血清である．

抗原 Antigen
抗体に結合する抗原はすべてのクラスの分子を含むが，ほとんどのTCRの抗原はMHC分子と複合体を形成したペプチド断片である．

抗原決定基 Determinant
抗体が結合する高分子抗原の特異的な部分である．T細胞により認識されるタンパク質抗原の場合は，抗原決定基は，TCRによる認識のためのMHC分子に結合するペプチド部分である．抗原決定基はエピトープ Epitope と同意語である．

抗原提示 Antigen presentation
APCの表面で主要組織適合分子により結合されるペプチド断片を提示することであり，TCRによる特異的な認識とT細胞の活性化を可能とする．

抗原提示細胞 Antigen presenting cell（APC）
細胞表面上のMHC分子とともに，タンパク質抗原のペプチド断片を提示し，抗原特異的T細胞を活性化する細胞である．ペプチドMHC複合体を提示することに加え，APCは最適にTリンパ球を活性化するために，コスティミュレーターを発現する．

抗原プロセシング［加工処理］ Antigen processing
細胞外間隙あるいはサイトゾルに由来するタンパク質抗原を細胞内でペプチドへ転換し，Tリンパ球に提示するためこれらのペプチドをMHC分子上へ積載することである．

抗原プロセシング［加工処理］関連トランスポーター Transporter associated with antigen processing（TAP）
サイトゾル内からクラスⅠMHC分子との会合部位まで，小胞体の中にペプチドの能動輸送を媒介するATP依存性ペプチドトランスポーターである．TAPはTAP1，TAP2ポリペプチドから構成されるヘテロダイマー分子であり，両方ともMHC遺伝子によりコードされている．ペプチドはクラスⅠMHC分子の安定した会合のために必要であるので，TAP欠損動物はきわめて少ない細胞表面クラスⅠMHC分子しか発現せず，その結果$CD8^+$T細胞の発達および活性化が障害される結果となる．

抗原変異 Antigenic variation
微生物により発現する抗原がさまざまな遺伝子の機構により変化し，そのために微生物が免疫応答から回避する過程である．抗原変異の1つの例はインフルエンザウイルスの表面タンパク質の赤血球凝集素とノイラミニダーゼの変化であり，このため毎年新しいワクチン使用が必要となる．

交差適合［クロスマッチ］試験 Cross-matching
輸血の有害作用の機会あるいは移植片拒絶を最小にするために実施されるスクリーニングテストであ

る．交差適合試験では，アログラフトが必要な患者がドナーの細胞表面抗原（通常は血液型抗原，MHC 抗原）に対して，あらかじめ形成された抗体の存在を見つけるために検査される．この試験は，レシピエント血清と予定されるドナー白血球，あるいは赤血球を混合し，凝集，あるいは補体依存性細胞溶解が起こるかどうかをみるための検査である．

好酸球　Eosinophil
即時型過敏症の遅発相反応の炎症性細胞浸潤において豊富にみられる骨髄由来の顆粒球であり，アレルギー疾患において多くの病態過程に関与する．好酸球は，蠕虫を含む細胞外寄生生物［寄生虫］parasite に対する防御において重要である．

抗酸菌［マイコバクテリア］　Mycobacterium
ファゴサイト内で生存することができ，また疾病を引き起こすことができる多くの種の好気性細菌属である．結核菌などの抗酸菌に対する主要な宿主防御は，細胞性免疫である．

合成ワクチン　Synthetic vaccine
組換え DNA 由来抗原から構成されるワクチンである．B 型肝炎ウイルスと単純ヘルペスウイルスに対する合成ワクチンが現在用いられている．

酵素免疫測定法　Enzyme-linked immunosorbent assay（ELISA）
共有結合した酵素と結合した特異的な抗体を用いる固体の表面で固相化された抗原を定量化する方法である．抗原に結合する抗体の量は存在する抗原の量と比例し，結合した酵素による透明な基質が着色した生成物への転換を分光光度法で測定することにより決定される．

抗体　Antibody
免疫グロブリン（Ig）とも呼ばれ，B リンパ球により産生される糖タンパク質分子の一種である．しばしば高度の特異性をもち，また高アフィニティ状態で抗原に結合する．抗体の基本的構造単位は，2 本の同一の H［重］鎖 heavy chain と 2 本の同一の L［軽］鎖 light chain から構成される．H 鎖および L 鎖の N 末端可変領域は抗原結合部位を形成するのに対して，H 鎖の C 末端定常領域は免疫系において機能的に他の分子と相互作用する．どんな個体においても何百万個もの異なる抗体が存在し，それぞれ固有の抗原結合部位をもっている．分泌された抗体は，抗原を中和し，補体を活性化し，白血球依存性微生物傷害の促進を含むさまざまなエフェクター機能を実行する．

抗体依存性細胞媒介性細胞傷害　Antibody-dependent cell-mediated cytotoxicity（ADCC）
NK 細胞による IgG 被覆細胞を標的とする過程を示し，その結果抗体被覆細胞の溶解という結果を生ずる．FcγRIII（CD16）と呼ばれる IgG の定常部に対する特異的なレセプターが NK 細胞膜上に発現されており，IgG に対する結合を媒介する．

抗体フィードバック　Antibody feedback
抗原抗体複合体が同時に B 細胞膜 Ig と Fcγ レセプターの 1 つの型（FcγRIIB）に結合したときに起こる，分泌された IgG 抗体による抗体産生のダウンレギュレーションである．これらの条件において，FcγRIIB レセプターの細胞質部分の尾部は抑制性シグナルを B 細胞内部に伝達する．

抗体分泌細胞　Antibody-secreting cell
分化して分泌型 Ig を産生する B リンパ球である．抗体分泌細胞は，抗原に応答してナイーブ B 細胞から生成され，脾臓，リンパ節のリンパ濾胞ばかりでなく骨髄に定住する．しばしばプラズマ細胞と同意語として用いられる．

抗体レパトワ　Antibody repertoire
個体に発現するさまざまな抗体の特異性の全体である．

好中球　Neutrophil（polymorphonuclear leukocyte, PMN）
多形核白血球 PMN ともいう．小葉に分葉した核と分解酵素で満ちている細胞質顆粒を特徴とするファゴサイトである．好中球は最も豊富な循環白血球であり，細菌感染に対して急性炎症反応を媒介する主要な細胞の型である．

後天性免疫不全　Acquired immunodeficiency
通常は癌あるいは薬物治療，あるいは感染（たとえば，AIDS）などのために引き起こされるリンパ球の減少により生じ，遺伝子欠損には関連しない出生後に獲得された免疫系における不全である．

後天性免疫不全症候群　Acquired immunodeficiency syndrome（AIDS）
$CD4^+$T 細胞の減少により特徴づけられ，細胞性免疫の重篤な障害を引き起こすヒト免疫不全ウイルス（HIV）感染に起因する疾患である．臨床的には，エイズは，日和見感染，悪性腫瘍，るい痩，脳症を含む．

高内皮細静脈　High endothelial venule（HEV）
血液から 2 次リンパ組織のストローマへのリンパ球遊走部位である特別な細静脈である．HEV は血管腔に突き出している，背の高い内皮細胞に覆われており，ナイーブ B 細胞と T 細胞の結合に関与する固有な接着分子を発現する．

抗レトロウイルス療法　Antiretroviral therapy（ART）
HIV 感染に対する逆転写酵素阻害薬とウイルスプロテアーゼ阻害薬，および最近ではインテグラーゼ阻害薬から構成される組み合わせの化学療法である．ART は，血漿ウイルス力価を 1 年以上検出レベル以下に下げることができ，HIV 疾患の進行を遅らせることができる．高度強力抗レトロウイルス療法 Highly active antiretroviral therapy（HAART）とも呼ばれる．

呼吸バースト　Respiratory burst
スーパーオキシドアニオン，ヒドロキシラジカルと過酸化水素などの活性酸素種が，マクロファージと多形核白血球で生成されるプロセスである．呼吸バーストは酵素であるファゴサイトオキシダーゼにより媒介され，通常，サイトカインの IFNγ，TNF などの炎症性メディエータにより，あるいは LPS などの細菌生成物により，引き金が引かれる．

コスティミュレーター［共刺激分子］　Costimulator
抗原（シグナル 1）に加えて，ナイーブ T 細胞の活性化のために必要な刺激（シグナル 2）を提供する APC の表面上の分子である．最もよく明らかにされているコスティミュレーターは，T 細胞上の CD28 分子に結合する APC 上の B7 分子（CD80 と CD86）である．

骨髄　Bone marrow
成人において，未熟なリンパ球を含むすべての循環血球を生成する部位であり，また B 細胞成熟の部位である骨の中心腔である．

骨髄移植　Bone marrow transplantation
造血幹細胞移植 Hematopoietic stem cell transplantation を参照．

コレクチン　Collectin
コラーゲン様ドメインとレクチン（すなわち，炭水化物と結合する）ドメインの存在により特徴づけられ，マンノース結合レクチンを含むタンパク質ファミリーである．コレクチンは微生物パターン認識レセプターとして作用することにより自然免疫系における役割を果たし，C1q に結合することにより補体系を活性化する．

コレセプター［共レセプター］　Coreceptor
膜型 Ig あるいは TCR が抗原と結合するときに同時に抗原複合体に結合し，最適のリンパ球活性化のために必要なシグナルを伝達するリンパ球表面レセプターである．CD4 と CD8 は，多型残基と提示されたペプチドに同時に結合する TCR 結合とともに，MHC 分子の非多型領域に結合する T 細胞コレセプターである． 2 型補体レセプター（CR2）は，膜型 Ig が抗原エピトープと結合するときに，補体オプソニン化抗原に結合する B 細胞のコレセプターである．

コロニー刺激因子　Colony-stimulating factor（CSF）
骨髄プロジェニター細胞の拡大と分化を促進するサイトカインである．CSF は，赤血球，顆粒球，単球，リンパ球の成熟にとって必須である．CSF の例として，顆粒球–単球コロニー刺激因子 granulocyte-monocyte colony-stimulating factor（GM-CSF），顆粒球コロニー刺激因子 granulocyte colony-stimulating factor（G-CSF），IL-3 がある．

混合リンパ球反応　Mixed leukocyte reaction（MLR）
他の個体の血球上の MHC 抗原に対するある個体のアロ反応性 T 細胞の試験管内の反応である．MLR は $CD4^+$T 細胞および $CD8^+$T 細胞の増殖と，サイトカイン分泌の両方に関与する．

さ

細動脈周囲リンパ球鞘　Periarteriolar lymphoid sheath（PALS）
脾臓における小さな細動脈を囲む袖口のリンパ球集簇であり，リンパ濾胞に隣接している．PALS は主には T リンパ球，2/3 は $CD4^+$ 細胞，1/3 は $CD8^+$ である．タンパク質抗原に対するヒト免疫応答において，B リンパ球は PALS と濾胞の間の部位で活性化され，胚中心を形成するために濾胞へ遊走する．

サイトカイン　Cytokine
多くの異なる細胞から産生され分泌されるタンパク質であり，炎症反応，免疫反応を媒介する．サイトカインは，免疫系の細胞間の主要なコミュニケーションのメディエータである（付録Ⅱを参照）．

細胞傷害性 T リンパ球　Cytotoxic（cytolytic）T lymphocyte（CTL）
主要なエフェクター機能がウイルスあるいは他の細胞内微生物に感染する宿主細胞を認識して 傷害し，また腫瘍細胞をキリングする T リンパ球の型である．CTL は通常 CD8 を発現し，クラスⅠ分子により提示される微生物ペプチドを認識する． 感染細胞，あるいは腫瘍細胞の CTL キリングは，細胞質内の顆粒内容が細胞のサイトゾルへ放出され，アポトーシス細胞死が引き起こされる．

細胞性免疫　Cell-mediated immunity（CMI）
T リンパ球により媒介され，ファゴサイトにより摂取され，あるいは非ファゴサイトに感染する微生物に対して防御機構として働く適応免疫の型である．細胞性免疫応答は，ファゴサイトの $CD4^+$T 細胞媒介性活性化と，感染細胞の $CD8^+$CTL 媒介性キリングを含む．

細胞内細菌　Intracellular bacterium
通常細胞内のエンドソーム内で生存し，複製する細菌である．結核菌などの細胞内細菌に対する主要な防御は T 細胞性免疫である．

サロゲート L 鎖［代替軽鎖］　Surrogate light chain
プレ B 細胞において，プレ B 細胞レセプターを形成するために Ig μ H 鎖と結合する 2 つの非可変タンパク質複合体である．2つのサロゲートL鎖タンパク質には，L鎖Vドメインとホモロジーがある V プレBタンパク質とジスルフィド結合により μH鎖に共有結合する λ5 が含まれる．

し

ジアシルグリセロール　Diacylglycerol（DAG）
リンパ球の抗原活性化の間に，ホスホリパーゼC（PLCγ1）媒介性細胞膜リン脂質ホスファチジルイノシトール 4, 5 二リン酸（PIP2）の加水分解により生成される膜結合シグナル伝達分子である．DAG の主な機能は，活性型転写因子の生成に関与する，プロテインキナーゼCと呼ばれる酵素を活性化させることである．

糸球体腎炎　Glomerulonephritis
糸球体基底膜への循環抗原抗体複合体の沈着，あるいは糸球体に発現する抗原に対する抗体の結合などの，しばしば免疫病理機構で発症する腎糸球体の炎症である．抗体は補体とファゴサイトを活性化し，その結果生じる炎症反応のため，腎不全になることがある．

シグナル伝達兼転写活性化因子　Signal transducer and activator of transcription（STAT）
Ⅰ型，Ⅱ型サイトカインレセプターに結合するサイトカインに反応して，転写因子として機能するタンパク質ファミリーメンバーである．STAT は細胞質で非活性のモノマー［単量体］monomer として存在し，JAK（ヤヌスキナーゼ）によりチロシンリン酸化され，架橋されたサイトカインレセプターの細胞質尾部に動員される．リン酸化された STAT タンパク質は，2量体化し，核へ移行し，そこで STAT タンパク質はさまざまな遺伝子のプロモーター特異的配列領域に結合し，転写を刺激する．異なる STAT は，異なるサイトカインにより刺激される．

シクロスポリン　Cyclosporine
カルシニューリンインヒビターは，T細胞活性化を阻止することによってアログラフト拒絶を防ぐために，免疫抑制剤として広く使用されている．シクロスポリン（シクロスポリンAとも呼ばれる）は，シクロフィリンと呼ばれるサイトゾルタンパク質に結合し，シクロスポリン-シクロフィリン複合体は，カルシニューリンに結合して阻害し，そのため転写因子 NFAT の活性化と核への移行を阻止する．

自己 MHC 拘束　Self MHC restriction
胸腺におけるT細胞成熟の間にT細胞が遭遇した MHC 分子により提示される（すなわち自己とみなす）抗原の制限（あるいは拘束）である．

自己移植　Autologous graft
ドナーとレシピエントが同じ個体の場合の組織あるいは臓器の移植である．自己骨髄移植と自己皮膚移植は，臨床医学で一般に実施されている．

自己寛容［トレランス］　Self-tolerance
主に自己抗原への暴露により誘導される自己反応性リンパ球の不活化，あるいは細胞死の結果として自己抗原に対する適応免疫系の非応答性である．自己寛容は正常の免疫系の基本的な特徴であり，自己寛容の破綻は自己免疫疾患を引き起こす結果となる．

自己抗体　Autoantibody
ある個体において，自己抗原に対して特異的に産生される抗体である．自己抗体は細胞と組織にダメージを引き起こすことがあり，全身性エリテマトーデスなどの多くの自己免疫疾患において過剰に産生される．

自己免疫　Autoimmunity
自己寛容機構が破綻するときに起こる，自己抗原に対する適応免疫系の応答状態である．

自己免疫疾患　Autoimmune disease
適応免疫系が自己抗原に応答し，細胞と組織のダメージを媒介する自己寛容の破綻により引き起こされる疾患である．自己免疫疾患は，1つの器官あるいは組織（たとえば，多発性硬化症，甲状腺炎あるいは1型糖尿病），あるいは多くのまた全身性に分布する抗原（たとえば，全身性エリテマトーデス）に対する免疫攻撃により引き起こされる．

自己免疫制御因子　Autoimmune regulator（AIRE）
胸腺髄質上皮細胞において末梢組織タンパク質抗原の発現を刺激するように機能するタンパク質である．ヒトとマウスにおける *AIRE* 遺伝子の突然変異は，胸腺における組織抗原の不完全な発現とこれらの抗原に特異的なT細胞の排除ができないため，多くの器官（ほとんどは内分泌器官）を障害する自己免疫疾患を引き起こす．

自然抗体　Natural antibody
主に B1 細胞により産生される一般的な環境および胃腸管に存在する細菌に対する特異的な IgM 抗体である．正常個体は，感染所見なしに自然抗体を保有しており，これらの抗体は上皮のバリアの浸入に成功した微生物に対し，あらかじめ形成された防御機構として作用する．これらの抗体の一部は，ABO 血液型抗原と交差反応し，輸血反応の原因となる．

自然免疫　Innate immunity
感染前から存在しており，微生物に対する迅速な応答ができる，繰り返しの感染に基本的に同じ方法で反応する機構に依存する感染に対する防御である．自然免疫系には，上皮バリア，ファゴサイト（好中球，マクロファージ），NK 細胞と他の自然リンパ球，補体系および自然免疫細胞の多くの活性を調節し，協調する樹状細胞および単核ファゴサイトにより産生されるサイトカインが含まれる．

自然リンパ球　Innate lymphoid cell
共通のリンパ系プリカーサーから由来する．自然免疫系の細胞であるが，リンパ球とは異なる系統であり，1 型，2 型，3 型に分類される．これらの自然リンパ球はまた，それぞれ，$CD4^{+}$Th1，Th2，Th17 細胞に固有のサイトカインを分泌する．

弱毒化ウイルスワクチン　Attenuated virus vaccine
生きている型ではあるが，非病原性の（弱毒化）型のウイルスから構成されるワクチンである．弱毒化ウイルスは，ウイルス生活環あるいは病原性を阻止する突然変異をもっている．生ウイルスワクチンは実際レシピエント細胞に感染するので，野生型ウイルス感染から防御するのに最適な CTL 反応などの免疫応答を効果的に刺激することができる．一般的に用いられている生ウイルスワクチンは，Sabin ポリオウイルスワクチンである【訳者注：日本では不活化ポリオワクチンが用いられている】．

ジャンクショナルダイバーシティ［接合部多様性］　Junctional diversity
V，D，J 遺伝子セグメントの間の接合部で，ヌクレオチド配列のランダムな追加あるいは除去に起因する抗体レパトワおよび TCR レパトワの多様性である．

重症複合免疫不全　Severe combined immunodeficiency（SCID）
B リンパ球および T リンパ球が正常に分化成熟しないか，あるいは機能しない免疫不全であり，そのため液性免疫と細胞性免疫が障害される．SCID の小児は，通常は最初の 1 年間で感染し，免疫不全が治療されないかぎり，これらの感染のため死亡する．SCID は，いくつかの異なる遺伝子に原因がある．

樹状細胞　Dendritic cell（DC）
形態学的に細長い膜様の突起が特徴の上皮組織とリンパ組織に存在する骨髄由来細胞である．さまざまな機能をもつ多くの DC サブセットが存在する．クラシカル樹状細胞は自然センチネル細胞として機能し，活性化されるとナイーブ T リンパ球に対する APC となる．これはタンパク質抗原に対する適応免疫応答の開始にとって重要である．未熟（休止）樹状細胞は，自己抗原に対する寛容誘導に重要である．プラズマサイトイド樹状細胞は，ウイルスの暴露に応じて，大量の I 型 IFN を産生する．

受動免疫　Passive immunity
その抗原に免疫がある個体から，抗体あるいはリンパ球の移入により一個体に確立される抗原に対する免疫の型である．このように移入されたレシピエントは以前の抗原暴露なしに，あるいは抗原応答なしに，その抗原に免疫を示す．受動免疫の例として，以前に免疫されていない個体に特定の微生物の毒素，あるいはヘビ毒素に対する特異的な抗体を含むヒト血清の移入がある．

腫瘍浸潤リンパ球　Tumor-infiltrating lymphocyte（TIL）
固形腫瘍の外科的切除検体内およびその周囲に存在する炎症性浸潤から分離されるリンパ球であり，腫瘍特異的 CTL と NK 細胞が豊富である．癌治療の実験的な方法では，腫瘍患者から分離された TIL は高濃度の IL-2 で培養により試験管内で数が増やされ，その後，担癌患者に養子移入される．

主要組織適合遺伝子複合体　Major histocompatibility complex（MHC）
T リンパ球により認識されるペプチド結合分子をコードする非常に多型に富む遺伝子を含む，大きな遺伝子座（ヒト 6 番染色体とマウス 17 番染色体上に存在する）である．また MHC 遺伝子座は，サイトカイン，抗原プロセシングに関与する分子，補体タンパク質をそれぞれコードする遺伝子を含む．

腫瘍免疫　Tumor immunity
免疫系による腫瘍の発達あるいは進行に対する防御である．自然発症腫瘍に対する免疫応答は高頻度に認められるが，腫瘍はしばしばこれらの応答から回避する．PD-1 などの T 細胞抑制性分子を標的とした新しい治療は，T 細胞媒介性抗腫瘍免疫の増強において効果的である．

上皮内リンパ球　Intraepithelial lymphocyte（IEL）
皮膚の表皮，粘膜上皮に存在する一般的には非常に限られた抗原レセプターの多様性を発現するリンパ球である．これらのリンパ球の一部は，インバリアント NKT 細胞と呼ばれ，糖脂質などの微生物生成物を非多型クラス I MHC 様分子と関連して認識する．γδ T 細胞と呼ばれる他の細胞は，MHC 分子に結合しないさまざまな非ペプチド抗原を認識する．上皮内 T リンパ球は自然免疫のエフェクター細胞と考えられ，サイトカインを分泌し，ファゴサイトを活性化することにより，また感染細胞をキリングすることにより宿主防御において機能する．

シングルポジティブ胸腺細胞　Single-positive thymocyte
CD4 分子あるいは CD8 分子を発現するが，両方の分子は同時に発現していない胸腺の成熟中の T 細胞プリカーサーである．シングルポジティブ胸腺細胞は主に胸腺髄質に存在し，胸腺細胞が CD4 と CD8 分子の両方を発現するダブルポジティブ段階から成熟する．

シンジェニック［同系］ Syngeneic
遺伝的に同一である．すべての同系交配の系統の動物および一卵性双胎はシンジェニックである．

シンジェニック［同系］移植 Syngeneic graft
レシピエントと遺伝的に同一であるドナーからの移植である．シンジェニック移植は拒絶されない．

新生児 Fc レセプター Neonatal Fc receptor (FcRn)
胎盤および新生児の腸上皮を通過して，母親の IgG の輸送を媒介する IgG 特異的 Fc レセプターであり，成人ではファゴサイトあるいは内皮細胞による異化を防御することにより体内の IgG 分子の半減期を長くするように機能する．

新生児免疫 Neonatal immunity
免疫系の完全な発達の前に，月齢 1 か月までの哺乳類の感染に対する受動液性免疫である．新生児免疫は，出生前に胎盤を通過して胎児循環に輸送された，あるいは摂取された母乳が腸管上皮を通って輸送され，母体から産生された抗体により媒介される．

蕁麻疹 Urticaria
即時型過敏症反応の間に，小さな血管から真皮へ，体液および血漿タンパク質の漏出による皮膚の局所的な一過性の腫脹と発赤である．

す

スイッチ組換え Switch recombination
Ig H 鎖クラス，すなわちアイソタイプスイッチの根拠をなす分子機構であり，抗体産生 B 細胞において再構成される VDJ 遺伝子セグメントが下流の C（定常領域）遺伝子と結合し直し，間に介在する C 遺伝子は削除される．スイッチ組換えにおける DNA 遺伝子組換え事象は，CD40 リガンドとサイトカインにより引き金が引かれ，それぞれの CH 遺伝子座の 5' 末端にあるイントロンに存在するスイッチ領域と呼ばれるヌクレオチド配列が関与する．

スーパー抗原 Superantigen
ある個体の Vβ*TCR* 遺伝子の特定のセット，あるいはファミリーを発現するすべての T 細胞に結合し，活性化するタンパク質である．スーパー抗原は APC 上のクラス II MHC 分子の非多型領域への結合により T 細胞に提示され，スーパー抗原は TCR Vβ 領域の保存された領域と相互作用する．いくつかのブドウ球菌エンテロトキシン［腸管毒素］staphylococcal enterotoxin はスーパー抗原である．スーパー抗原の重要性は多くの T 細胞を活性化する能力にあり，その結果，大量のサイトカイン産生が起こり，敗血症性ショックと類似の臨床症状を生じる．

スカベンジャーレセプター Scavenger receptor
マクロファージ上に発現する細胞表面レセプターファミリーであり，最初は酸化あるいはアセチル化された低密度リポタンパク質分子のエンドサイトーシスを媒介するレセプターとして定義されたが，さまざまな微生物に結合し，ファゴサイトーシスを媒介するレセプターである．

せ

制御性［レギュラトリー］T 細胞 Regulatory T cell
他の T 細胞の活性化機能あるいはエフェクター機能を調節する T 細胞集団であり，自己抗原に対する末梢性寛容を維持するのに必要である．大部分の制御性 T 細胞は $CD4^+$ であり，また IL-2R α 鎖である CD25，CTLA-4 と FoxP3 転写因子を発現する．

成熟 B 細胞 Mature B cell
骨髄での B 細胞成熟の最終段階を代表し，機能的に能力のある，また末梢のリンパ器官に定住する IgM^+，IgD^+ ナイーブ B 細胞である．

生殖細胞系構成 Germline organization
非リンパ系細胞の，あるいは未熟なリンパ球の抗原レセプター座の，V（可変 variable），D（多様性 diversity），J（結合 joining），C（定常 constant）遺伝子領域の遺伝性配列である．成熟している B リンパ球あるいは T リンパ球では，生殖細胞系構成は体細胞組換えにより修飾され，機能的な *Ig* 遺伝子あるいは *TCR* 遺伝子を形成する．

精製抗原（サブユニット）ワクチン Purified antigen (subunit) vaccine
微生物の精製抗原，あるいはサブユニットから構成されるワクチンである．この種のワクチンの例には，ジフテリアと破傷風トキソイド，肺炎球菌およびインフルエンザ菌の多糖ワクチン，B 型肝炎およびインフルエンザウイルスに対する精製ポリペプチドワクチンが存在する．精製抗原ワクチンは，抗体応答およびヘルパー T 細胞応答を刺激するが，通常は CTL 応答は引き起こさない．

赤脾髄 Red pulp
多数の赤血球，マクロファージ，樹状細胞およびまばらなリンパ球とプラズマ細胞が存在する血管シヌソイド［洞様毛細血管］vascular sinusoid から構成される脾臓の解剖的，機能的な分画である．赤脾髄マクロファージは，血液微生物，他の外来微粒子，ダメージ赤血球を取り除く．

接触過敏症 Contact sensitivity
皮膚において，特定の化学物質と接触したときに

T 細胞媒介性遅延型過敏症反応を引き起こす免疫反応である．接触過敏症を引き出すニッケルイオン，ツタウルシ中のウルシオール，また多くの治療薬を含む化学物質は APC の表面で自己タンパク質あるいは分子に結合し，自己タンパク質あるいは分子を修飾し，$CD4^+$T 細胞あるいは $CD8^+$T 細胞により認識され，MHC 分子を直接変化させる．

接着分子 Adhesion molecule

他の細胞あるいは細胞外マトリックスと接着性相互作用を促進するよう機能する細胞表面分子である．白血球は，セレクチン，インテグリン，Ig スーパーファミリーメンバーなどのさまざまな接着分子を発現し，これらの分子は，自然免疫応答と適応免疫応答における細胞遊走と活性化において重要な役割を担っている．

ゼノグラフト Xenograft（Xenogeneic graft）

レシピエントと異なる種に由来する臓器あるいは組織移植片である．ヒトへのゼノジェニック（たとえば，ブタから）移植片の移植は，免疫拒絶に関連した特別な問題のためまだ実用的でない．

ゼノ［異種］抗原 Xenoantigen

他の種からの移植片上の抗原である．

ゼノ［異種］臓器移植 Xenotransplantation

ある種から他の種への，生きている組織あるいは臓器の移植である．疾患治療のためのヒトへの異種移植はまだ成功していない．

セレクチン Selectin

白血球の内皮細胞への接着を媒介する 3 つの別々であるが密接に関連した炭水化物結合タンパク質である．それぞれのセレクチン分子は，細胞外カルシウム依存性レクチンドメインを含む類似したモジュール構造をもった 1 本鎖膜貫通型糖タンパク質である．セレクチンには，白血球上に発現される L セレクチン（CD62L），血小板および活性化内皮上に発現される P セレクチン（CD62P），活性化内皮上に発現される E セレクチン（CD62E）が存在する．

染色体転座［トランスロケーション］ Chromosomal translocation

ある染色体のある 1 つの部分が，もう 1 つの部分に移る染色体異常である．多くのリンパ球の悪性疾患は，Ig 座あるいは TCR 座，また細胞性癌遺伝子などの染色体領域を含む染色体転座と関連する．

全身性エリテマトーデス Systemic lupus erythematosus（SLE）

主に女性が罹患する慢性全身性自己免疫疾患であり，紅斑，関節炎，糸球体腎炎，溶血性貧血，血小板減少，中枢神経系病変などが特徴である．多くの異なる自己抗体，特に抗抗体が，SLE 患者に存在する．SLE の徴候の多くは，自己抗体と自己抗体に対する抗原で構成される免疫複合体の形成，および小血管とさまざまな組織におけるこれらの複合体の沈着のためである．SLE における自己寛容の破綻の根拠となる機構は，まだ理解されていない．

全身性炎症反応症候群 Systemic inflammatory response syndrome（SIRS）

播種性の細菌感染症をもつ患者で観察される全身性の変化である．軽症の状態では，SIRS は好中球増多，発熱と血漿中の急性期反応物質の増加が生じる．これらの変化は LPS などの細菌の生成物で刺激され，また自然免疫系のサイトカインにより媒介されている．重症の SIRS 症例では，播種性血管内凝固症候群，成人呼吸窮迫症候群，敗血症性ショックなどがみられる．

喘息 Asthma

気管支喘息 Bronchial asthma を参照．

蠕虫 Helminth

寄生生物である．蠕虫感染は，しばしば好酸球の豊富な炎症性細胞浸潤と，IgE 産生を伴う Th2 応答を引き起こす．

先天性免疫不全 Congenital immunodeficiency

自然免疫系あるいは適応免疫系のいくつかの成分における遺伝的な不全により，感染に対する感受性を増加させる遺伝子欠損である．先天性免疫不全は，幼児期と小児期の初期にしばしば明らかになるが，時には人生の後半に臨床的に発見される．原発性免疫不全 Primary immunodeficiency と同意語である．

セントロサイト［中心細胞］ Centrocyte

2 次リンパ組織の胚中心の明領域において急速に増殖している B 細胞であり，暗領域において増殖している B 細胞のプロジェニーである．高親和性 Ig を発現するセントロサイトはポジティブセレクションを受けて生存し，アイソタイプスイッチを受け，さらに長期生存プラズマ細胞とメモリ B 細胞に分化する．

セントロブラスト［中心芽細胞］ Centroblast

2 次リンパ組織の胚中心の暗領域において急速に増殖している B 細胞であり，多数のプロジェニーを生成し，活性化誘導デアミナーゼ（AID）を発現し，V 遺伝子の体細胞突然変異を受ける．セントロブラストが胚中心の明領域においてセントロサイトになる．

そ

造血 Hematopoiesis

骨髄と胎児の肝臓の多能性幹細胞から，赤血球，白血球，血小板を含む成熟した血球が分化増殖することである．造血は，骨髄ストローマ細胞，T細胞，他の型の細胞により産生される異なるいくつかのサイトカインにより制御されている．

造血幹細胞 Hematopoietic stem cell
連続的に分裂し，もう1つの幹細胞と複数の異なる系統の細胞を生成する，未分化な骨髄細胞である．骨髄中の造血幹細胞は，リンパ系統，骨髄系統，赤血球系統の細胞を生成する．

造血幹細胞移植 Hematopoietic stem cell transplantation
血液あるいは骨髄から採取された造血幹細胞の移植である．臨床的には，血球の腫瘍性疾患（白血病），免疫不全症，造血不全疾患を治療するために実施される．

相補性決定領域 Complementarity-determining region（CDR）
異なる抗体あるいはTCRの間で，ほとんどのアミノ酸配列の相違を含み，抗原と接触するIgタンパク質およびTCRタンパク質の短いセグメントである．超可変領域 hypervariable region とも呼ばれる．それぞれの抗原レセプターポリペプチド鎖の可変領域には，3個のCDRが存在し，またインタクトのIg分子，あるいはTCR分子の中には，6個のCDRが存在する．これらの超可変セグメントは結合抗原の3次元構造に相補的で，表面を一緒に形成するループ構造をしている．

即時型過敏症 Immediate hypersensitivity
IgE被覆組織マスト細胞の抗原媒介性活性化に依存するアレルギー疾患に対して責任がある免疫反応の型である．マスト細胞は，血管透過性の亢進，血管拡張，気管支平滑筋，内臓平滑筋の収縮と局所炎症を引き起こす伝達物質を放出する．

続発性免疫不全 Secondary immunodeficiency
後天性免疫不全 Acquired immunodeficiency を参照．

組織タイピング Tissue typing
アログラフトドナーとレシピエントの適合の目的のためにある個体に発現する，特定のMHC対立遺伝子を決定することである．組織タイピングはHLAタイピングとも呼ばれ，通常HLA対立遺伝子の分子配列（ポリメラーゼ連鎖反応PCR技術による），あるいは血清学的技術（抗HLA抗体パネルを用いた，それぞれの個体の細胞の溶解）により行われる．

た

第2［代替］経路活性化マクロファージ Alternative macrophage activation
IFNγとTLRリガンドによるクラシカル経路活性化マクロファージ classical macrophage activation と対照的に，IL-4とIL-13による活性化マクロファージは抗炎症の発現型および組織修復の発現型を誘導する．第2経路活性化マクロファージはまたM2マクロファージとも呼ばれる．

大顆粒リンパ球 Large granular lymphocyte（LGL）
血液中の細胞型の形態学的特徴に基づいたNK細胞のもう1つの名前である．

体細胞遺伝子組換え Somatic recombination
抗原レセプターの可変領域をコードする機能的な遺伝子が，リンパ球発達の間に形成されるDNA遺伝子組換えの過程である．最初は互いに離れて遺伝した，すなわち生殖細胞系のDNA配列の限られたセットが，介在配列の酵素的な欠失およびリライゲーション［再連結］religation により結合される．この過程は発達しているBリンパ球とTリンパ球だけで起こり，RAG1およびRAG2タンパク質により媒介される．この過程は，V(D)J遺伝子組換え，あるいは体細胞再構成 somatic rearrangement とも呼ばれる．

体細胞高頻度突然変異 Somatic hypermutation
胚中心B細胞において，Tfh細胞からのシグナルに応答して起こるIg H鎖およびL鎖の高頻度の点突然変異である．抗原に対する抗体の増加した親和性を引き起こす突然変異は，これらの抗体を産生するB細胞の選択的な生存に有利さをもたらし，液性免疫応答のアフィニティ成熟を引き起こす結果となる．

対立遺伝子［アレル］ Allele
特定の染色体の遺伝子座に存在する遺伝子の異なる1つの型である．遺伝子座でヘテロ［異型］接合 heterozygous である個体は，それぞれの異なる染色体上に2つの異なる対立遺伝子をもち，それぞれは染色体ペアの異なる番号上に存在する．1つは母親から遺伝し，もう1つは父親から遺伝する．ある集団で多くの異なる対立遺伝子が特定の遺伝子に対して存在する場合は，遺伝子あるいは遺伝子座は，多型 polymorphic であるといわれる．MHC遺伝子は多くの対立遺伝子をもっている（すなわち，非常に多型である）．

対立遺伝子［アレル］排除 Allele exclusion
Ig H鎖およびL鎖とTCR β鎖をコードする2つの遺伝する対立遺伝子のうちの1つだけが，排他的に発現することである．1つの染色体上の1つの機能的再結合抗原レセプター遺伝子座のタンパク質生成物が，他の染色体上の対応する遺伝子座の再構成を阻止するときに，対立遺伝子排除は起こる．この特性のため，リンパ球の1つのクローンにより発現するすべての抗原レセプターは同一の抗原特異性をもつようになる．TCR α鎖遺伝子座は，対立遺伝子排除を示さないため，T細胞の中には2つの異なるTCRの型を示すものがある．

多価 Multivalency
多価 Polyvalencyを参照．

多価 Polyvalency
1つの抗原分子上，細胞表面上あるいは微粒子上に多数の同一のエピトープのコピーが存在することである．細菌莢膜の多糖などの多価抗原は，しばしばヘルパーT細胞非依存性にBリンパ球を活性化することができる．多価 Multivalencyと同意語である．

多型［ポリモルフィズム］ Polymorphism
ある集団で安定した頻度で存在する特定の遺伝子の2つ以上の変異した型，すなわち変異体が存在することである．それぞれの共通した多型遺伝子の変異は対立遺伝子と呼ばれ，1個体は2個の異なる対立遺伝子を保有しており，それぞれ異なる親から遺伝する．MHCは哺乳類のゲノムの中の最大の多型遺伝子であり，数千の対立遺伝子が含まれる．

多発性骨髄腫 Multiple myeloma
しばしばIg，あるいはIg分子の一部を分泌する抗体産生B細胞の悪性腫瘍である．多発性骨髄腫により産生されるモノクローナル抗体は，初期の抗体構造の生化学分析にとって重要であった．

ダブルネガティブ胸腺細胞 Double-negative thymocyte
胸腺において，CD4もCD8も発現していない発達段階のT細胞（胸腺細胞）サブセットである．ほとんどのダブルネガティブ胸腺細胞は，初期の発達途中の段階であり，抗原レセプターを発現していない．ダブルネガティブ胸腺細胞は，その後さらに成熟してCD4だけ，あるいはCD8だけを発現するシングルポジティブT細胞となる前，中間のダブルポジティブ段階の間にCD4とCD8の両方を発現する．

ダブルポジティブ胸腺細胞 Double-positive thymocyte
胸腺において，CD4とCD8の両方を発現する中間の発達段階のT細胞（胸腺細胞）サブセットである．ダブルポジティブ胸腺細胞はまた，TCRを発現し，セレクション過程の対象である．ダブルポジティブ胸腺細胞はCD4だけ，あるいはCD8だけを発現するシングルポジティブT細胞に成熟する．

ダメージ関連分子パターン Damage-associated molecular patterns（DAMP）
ダメージを受けた細胞や死滅しつつある細胞から産生または放出される内在性分子であり，パターン認識レセプターと結合して自然免疫応答を刺激する．DAMPの例として，高移動度グループボックス1 high-mobility group box 1（HMGB1）タンパク質，細胞外ATP，尿酸などがある．

多様性 Diversity
どんな個体においても，異なる抗原特異性をもつ多数のリンパ球が存在することである．多様性は適応免疫系の基本的な特性であり，リンパ球抗原レセプター（抗体とTCR）の抗原結合部位構造の多様性の結果である．

多様性（D）セグメント Diversity（D）segment
Ig H鎖とTCR βとδ遺伝子座における可変（V）セグメントと定常（C）遺伝子セグメントの間の短いコード配列であり，Jセグメントとともに，リンパ球発達の間にVセグメントと体細胞性に再結合される．その結果再結合されたVDJ DNAは，抗原レセプターV領域をコードする．Dセグメントのランダムな使用により，抗原レセプターのレパトワの多様性が形成される．

単核ファゴサイト［貪食細胞］ Mononuclear phagocyte
基本機能がファゴサイトーシスである共通の骨髄系統の細胞である．これらの細胞は，適応免疫応答の認識相と活性化相においてAPCとして機能し，自然免疫と適応免疫においてエフェクター細胞として機能する．単核ファゴサイトは，単球と呼ばれる不完全に分化された型で血液を循環し，いったん組織に定住するとマクロファージと呼ばれる細胞に成熟する．

単球［モノサイト］ Monocyte
組織マクロファージのプリカーサーである骨髄由来循環血液細胞の型である．単球は炎症部位に能動的に動員され，そこでマクロファージに分化する．

タンパク質チロシンキナーゼ Protein tyrosine kinase（PTK）
タンパク質のチロシン残基のリン酸化を媒介し，リン酸化チロシン依存性のタンパク質間の相互作用を促進する酵素である．PTKは免疫系細胞におけるさまざまなシグナル伝達経路に関与する．

ち

チェックポイント阻害薬 Checkpoint blockade
腫瘍に対するリンパ球の正常の抑制性シグナルを阻害することにより宿主の免疫応答を増強する治療戦略であり，免疫応答に対するブレーキ（チェックポイント）を取り除く．臨床使用の例では，CTLA-4あるいはPD-1に特異的な遮断抗体である．

遅延型過敏症 Delayed-type hypersensitivity（DTH）

T 細胞依存性のマクロファージ活性化と炎症が，組織損傷を引き起こす免疫反応である．皮下注射抗原に対する DTH 反応は，細胞性免疫（たとえば結核菌に対する免疫のための PPD 皮膚試験）に対する分析法としてしばしば用いられる【訳者注：日本では PPD 皮膚試験は皮内注射である】．

遅発相反応 Late-phase reaction
マスト細胞の脱顆粒の 2-24 時間後に起こる即時型過敏症反応の構成要素であり，好酸球，好塩基球，好中球，リンパ球の炎症性浸潤により特徴づけられる．遅発相炎症反応の度重なる攻撃は組織ダメージを引き起こす．

中枢性寛容［トレランス］ Central tolerance
発生 generative（中枢 central）リンパ器官において，未熟な自己反応性のリンパ球が自己抗原を認識する結果として誘導される自己寛容の型であり，未熟な自己反応性のリンパ球の細胞死，あるいは不活性化を引き起こす結果となる．中枢性寛容は，骨髄あるいは胸腺に発現する自己抗原に対する高親和性レセプターをもつリンパ球の出現を防止する．

超可変領域（超可変ループ） Hypervariable region (Hypervariable loop)
抗原と接触するループ構造を形成する抗体，あるいは TCR タンパク質の可変領域内の約 10 個のアミノ酸残基の短いセグメントである．それぞれの抗体の H 鎖，L 鎖において，またそれぞれの TCR α 鎖，β 鎖において，相補性決定領域 complementarity-determining region（CDR）と呼ばれる 3 個の超可変領域が存在する．異なる抗体あるいは TCR 間の大部分の多様性は，これらのループ内に位置する．

腸管付属リンパ組織 Gut-associated lymphoid tissue（GALT）
腸の微生物フローラ［叢］microbial flora と摂取された抗原への，適応免疫応答が開始される胃腸管粘膜内のリンパ球と APC の集合である（粘膜付属リンパ組織 Mucosa-associated lymphoid tissue も参照）．

超急性拒絶 Hyperacute rejection
移植の後，数分から数時間以内に始まるアログラフト，あるいはゼノジェニック移植の拒絶反応であり，移植片血管の血栓性閉塞が特徴である．超急性拒絶は，血液型抗原あるいは MHC 分子などのドナー内皮抗原に結合し，補体系を活性化する，あらかじめ存在する宿主循環中の抗体により媒介される．

直接抗原提示（直接アロ［同種］認識） Direct antigen presentation（direct allorecognition）
移植片 APC によるアロ反応性 T 細胞の活性化を引き起こす移植片を受けたレシピエント T 細胞への，細胞表面のアロ MHC 分子の提示である．アロ MHC 分子の直接の認識においては，自己 MHC 分子と外来ペプチドを認識するよう選択された TCR はアロ MHC 分子とペプチドに交差反応する．直接抗原提示は，アログラフトに対する強い T 細胞応答の原因の一部となっている．

て

定常（C）領域 Constant（C）region
異なる B 細胞あるいは T 細胞のクローン間での，アミノ酸配列が異なっていない Ig ポリペプチド鎖あるいは TCR ポリペプチド鎖の部分であり，抗原結合には関与しない．

ディジョージ症候群 DiGeorge syndrome
第 3，第 4 鰓弓から生じる胸腺，上皮小体と他の構造の発達不全により引き起こされる先天性奇形による，選択的 T 細胞欠損症である．

ディフェンシン Defensin
皮膚，腸，肺，その他の組織の上皮バリア細胞により生成され，また好中球顆粒に存在する，さまざまな細菌と真菌をキリングする広範囲抗生物質として作用するシステインの豊富なペプチドである．ディフェンシンの生成は，Toll 様レセプターなどの自然免疫レセプター刺激に反応し，また IL-1，TNF などの炎症性サイトカインに反応して増加する．

適応免疫 Adaptive immunity
リンパ球により媒介される免疫の型であり，感染性微生物の暴露により刺激される．自然免疫とは対照的に，異なる高分子に対して洗練された特異性によって，および同じ微生物に対して繰り返される暴露により活発に応答する能力であるメモリ memory によって，適応免疫は特徴づけられる．また，特異免疫 Specific immunity あるいは獲得性免疫 Acquired immunity とも呼ばれる．

デクチン Dectin
真菌の細胞壁の炭水化物（グルカン）を認識し炎症を促進して，適応免疫応答を増強するシグナル伝達を誘導する樹状細胞に発現するパターン認識レセプターである．

デス［死］レセプター Death receptor
さまざまな型の細胞上に発現する細胞膜レセプターであり，リガンド結合すると FADD（Fas-Associated protein with Death Domain）アダプタタンパク質の動員を引き起こすシグナルを伝達する．FADD アダプタタンパク質はアポトーシス細胞死を引き起こすカスパーゼ 8 を活性化する．FAS，TRAIL と TNFR を含むすべてのデスレセプターは，TNF レセプタースーパーファミリーに属する．

と

痘瘡 Smallpox
痘瘡ウイルスにより引き起こされる疾患である．痘瘡は，ワクチン接種により防止できることが示された最初の感染症であり，世界的なワクチン接種プログラムにより完全に根絶された最初の疾患であった．

特異性 Specificity
異なる抗原，あるいは高分子抗原の小さな部分を区別する免疫応答の能力に関する適応免疫系の基本的特徴である．この微細な特異性はある分子には結合するが，別の非常に関連のある分子であっても結合しない，リンパ球抗原レセプターのために生じる．

な

ナイーブリンパ球 Naive lymphocyte
以前に抗原に遭遇したことのない成熟したBリンパ球あるいはTリンパ球である．ナイーブリンパ球が抗原刺激を受けると抗体分泌B細胞あるいはヘルパーT細胞，CTLなどのエフェクターリンパ球に分化する．ナイーブリンパ球は，以前に活性化されたリンパ球とは異なる細胞表面マーカーと再循環パターンをもっている（"ナイーブ"はまた免疫されていない個体も示す）．

に

肉芽腫 Granuloma
活性化されたマクロファージとTリンパ球の集簇から構成される炎症性組織の小結節であり，しばしば線維化を伴う．肉芽腫性炎症は，慢性遅延型過敏症の1つの型であり，しばしば結核菌，ある種の真菌などの持続的な微生物に対する応答，あるいは容易にはファゴサイトーシスされない粒子状の抗原に対する応答である．

ぬ

ヌードマウス Nude mouse
胸腺，したがってTリンパ球ばかりでなく，毛包の発達が欠如するマウスの系である．ヌードマウスは，実験的に，免疫および疾病におけるTリンパ球の役割を明らかにするのに用いられてきた．

ね

ネガティブセレクション［負の選択］ Negative selection
自己抗原に特異的な抗原レセプターを発現する分化成熟過程のリンパ球が除去される過程であり，それにより自己寛容の維持が可能になる．分化成熟段階のTリンパ球（胸腺細胞）のネガティブセレクションは最もよく理解されており，ネガティブセレクションは未熟な胸腺細胞が胸腺のAPC上で結合した自己ペプチドが自己MHC分子に高いアビディティで結合すると生じ，その結果，胸腺細胞のアポトーシス死が引き起こされる．

粘膜固有層 Lamina propria
腸管および気道などの粘膜組織で上皮を裏打ちする疎性結合組織の層であり，樹状細胞，マスト細胞，リンパ球，マクロファージが，侵入する病原体に対して免疫応答を引き起こす．

粘膜付属リンパ組織 Mucosa-associated lymphoid tissue（MALT）
抗原への適応免疫応答の部位である胃腸管粘膜内，呼吸気道の粘膜内のリンパ球，樹状細胞と他の細胞型の集合である．粘膜付属リンパ組織には，主にT細胞である上皮内リンパ球と，腸管のパイエル板あるいは咽頭扁桃の粘膜上皮下の，しばしばB細胞に富むリンパ球の組織化された集合が含まれる．

粘膜免疫系 Mucosal immune system
胃腸管と気道などの粘膜表面を通って体に入る微生物に応答し，防御する免疫系の一部であるが，粘膜上皮の外側表面に定住する共生有機体に対する寛容を維持している．粘膜免疫系はパイエル板ばかりでなく，粘膜固有層内に広く分布する粘膜付属リンパ組織などの集合から構成される．

の

能動免疫 Active immunity
外来抗原への暴露とリンパ球活性化により誘導される適応免疫の型であり，適応免疫において免疫された個体は，抗原応答において能動的な役割を果たす．この型は，ある個体が以前に能動的に免疫された別の個体からの抗体あるいはリンパ球を受け取る受動免疫とは対照的である．

ノックアウト［遺伝子破壊］マウス Knockout mice
相同［ホモロジー］遺伝子組換え技術 homologous recombination technique により作製される，1つ以上の遺伝子が標的とされる破壊部位をもつマウスである．サイトカイン，細胞表面レセプター，シグナル伝達分子，転写因子をコードする機能的な遺伝子を欠如するノックアウトマウスは，免疫系におけるこれらの分子の役割に関する広範囲な情報を提供した．

は

バーキットリンパ腫　Burkitt's lymphoma
組織学的特徴により規定される悪性B細胞腫瘍であるが，ほとんど常に，*Ig* 遺伝子座と8番染色体の細胞 MYC 遺伝子を含む染色体転座がみられる．アフリカのバーキットリンパ腫の多くの症例は，Epstein-Barr ウイルス感染を伴う．

パーフォリン　Perforin
CTL と NK 細胞の顆粒内に存在するタンパク質である．パーフォリンが活性化 CTL あるいは NK 細胞の顆粒から放出されると，パーフォリンはグランザイムの標的細胞内への流入を促進し，細胞のアポトーシス死を引き起こす．

パイエル板　Peyer's patch
腸内病原体および他の摂取された抗原への免疫応答が開始される，小腸の粘膜固有層の組織化されたリンパ組織である．パイエル板は大部分のB細胞と少数のT細胞とアクセサリー細胞から構成され，すべてがしばしば胚中心を伴い，リンパ節に存在するものと同様に濾胞状に配列している．

敗血症性ショック　Septic shock
血流に乗って広がる重症のグラム陰性細菌感染のしばしば致死的な合併症であり（敗血症），血管虚脱，播種性血管内凝固症候群，代謝障害により特徴づけられる．この症候群はさまざまな型の細胞に存在する TLR に結合し，また TNF，IL-12 を含む炎症性サイトカインの発現を誘導する LPS，あるいはペプチドグリカンなどの細胞壁構成成分の効果により引き起こされる．

胚中心　Germinal center
T細胞依存性液性免疫応答の間に形成されるリンパ器官における特別な構造であり，胚中心において，B細胞の活発な増殖，アイソタイプスイッチ，体細胞突然変異，アフィニティ成熟，メモリB細胞生成，長期生存プラズマ細胞の誘導が起こる．胚中心は，脾臓，リンパ節あるいは粘膜リンパ組織のリンパ濾胞内の明るく染色される領域である．

ハイブリドーマ　Hybridoma
正常のリンパ球と不死化リンパ球腫瘍セルライン［細胞株］immortalized lymphocyte tumor line の間の細胞融合した，すなわち体細胞ハイブリダイゼーション［ハイブリッド形成］hybridization に由来するセルラインである．抗原特異性の明らかとなっている正常B細胞と骨髄腫セルラインとの融合により生成されたB細胞ハイブリドーマは，単クローン性抗体を産生するのに用いられる．特異性が明らかとなっている正常T細胞とT細胞腫瘍セルラインとの融合により生成されるT細胞ハイブリドーマは，通常は研究に用いられる．

白脾髄　White pulp
細動脈周囲リンパ球鞘 periarteriolar lymphoid sheath（PALS）と濾胞においてみられるリンパ球優位に構成される脾臓の部分である．脾臓の残りにはファゴサイトが豊富に存在し，血液で満たされている赤脾髄と呼ばれるシヌソイドが含まれる．

パターン認識レセプター　Pattern recognition receptor
病原体関連分子パターン pathogen-associated molecular pattern（PAMP）およびダメージ関連分子パターン damage-associated molecular pattern（DAMP）を認識する自然免疫系のシグナル伝達レセプターであり，そのために自然免疫応答を引き起こす．例として，Toll 様レセプター（TLR）および NOD 様レセプター（NLR）がある．

白血球接着不全症　Leukocyte adhesion deficiency (LAD)
ファゴサイトとリンパ球の組織への動員のために必要とされる白血球接着分子の発現不全により引き起こされる，まれな免疫不全症のグループである．LAD1 は，β_2 インテグリンの一部である CD18 タンパク質をコードする遺伝子の突然変異による．LAD2 は，内皮セレクチンに対する白血球リガンドの合成に関係する酵素をコードするフコース輸送の遺伝子の突然変異により引き起こされる．

白血病　Leukemia
血球の骨髄プリカーサーの悪性腫瘍であり，通常，多数の白血病細胞が骨髄を占拠し，しばしば血流に乗って循環する．リンパ性白血病は，B細胞プリカーサーあるいはT細胞プリカーサーに，骨髄性白血病は顆粒球プリカーサーあるいは単球プリカーサーに，赤白血病は，赤血球プリカーサーに由来する．

発生リンパ器官　Generative lymphoid organ
未熟なプリカーサーからリンパ球が分化成熟する器官である．骨髄と胸腺は，それぞれB細胞とT細胞が分化成熟する主要な発生リンパ器官である．中心リンパ器官 Central lymphoid organ あるいは1次リンパ器官 Primary lymphoid organ とも呼ばれる．

ハプテン　Hapten
抗体に結合することができる小さな化学物質であるが，その化学物質に対する特異的適応免疫応答を刺激するためには，高分子量（キャリア［担体］carrier）に結合する必要がある．たとえばジニトロフェノール dinitrophenol（DNP）の免疫は単独では抗 DNP 抗体応答を刺激しないが，共有結合的に結合した DNP タンパク質の免疫は抗 DNP 抗体産生を刺激する．この場合 DNP はハプテンであり，タンパク質はキャリアである．

ハプロタイプ Haplotype
1個体の親から遺伝するMHC対立遺伝子のセットであり，したがって1本の染色体上に存在する．

ひ

ヒスタミン Histamine
マスト細胞の顆粒に保存される即時型過敏症の重要な伝達物質の1つである血管作動性アミンである．ヒスタミンはさまざまな組織の特異的なレセプターに結合し，血管透過性を増加させ，また気管支平滑筋，腸管平滑筋を収縮させる．

脾臓 Spleen
腹部の左上四分割部に存在する末梢の2次リンパ器官である．脾臓は，血液により運搬される抗原に対する適応免疫応答の主要な部位である．脾臓の赤脾髄は，オプソニン化された微生物およびダメージ赤血球を摂取する活性化ファゴサイトに囲まれ，血液に満ちたシヌソイドから構成される．脾臓の白脾髄にはリンパ球およびB細胞が活性化されるリンパ濾胞が含まれる．

ヒト化抗体 Humanized antibody
遺伝子組換え雑種［ハイブリッド］遺伝子hybrid geneによりコードされるモノクローナル抗体であり，マウスモノクローナル抗体からの抗原結合部位およびヒト抗体の定常部から構成される．ヒト化抗体は，ヒトにおいてマウスモノクローナル抗体より抗体に対する応答が誘導しにくい．ヒト化抗体は，炎症性疾患，腫瘍および移植片拒絶の治療において臨床的に用いられる．

ヒト白血球抗原 Human leukocyte antigens（HLA）
ヒト細胞の表面上に発現するMHC分子である．ヒトMHC分子は，以前他人の細胞に暴露された個体（たとえば，母親あるいは輸血レシピエント）からの血清抗体に結合した白血球の表面に，アロ抗原として最初に同定された（MHC分子を参照）．

ヒト免疫不全ウイルス Human immunodeficiency virus（HIV）
AIDSの原因病原体である．HIVはCD4を発現するヘルパーT細胞，マクロファージ，樹状細胞を含む多様な型の細胞に感染し，免疫系の進行性の破壊を引き起こすレトロウイルスである．

皮膚免疫系 Cutaneous immune system
皮膚の表面に存在する，あるいは皮膚の中に存在する病原体を検出し応答するために，また共生微生物とのホメオスタシスを維持するために，特別な方法でともに機能する，皮膚に存在する自然免疫系と適応免疫系の構成要素である．皮膚免疫系の構成要素には，ケラチン細胞，ランゲルハンス細胞，皮膚樹状細胞，上皮内リンパ球と真皮リンパ球が含まれる．

非メチル化シチジングアニンヌクレオチド CpG nucleotide
自然免疫応答を刺激し，微生物のDNAに存在する非メチル化シチジングアニン塩基配列である．CpGヌクレオチドはTLR9により認識され，哺乳類の免疫系でアジュバント特性がある．

病原性 Pathogenicity
疾病を引き起こす微生物の能力である．トキシンの産生，宿主の炎症反応の刺激，宿主細胞代謝の逸脱を含む多数の機構が病原性に関与する．

病原体関連分子パターン Pathogen-associated molecular pattern（PAMP）
微生物により生成されるが，哺乳類の（宿主）細胞によっては生成されない構造であり，自然免疫系により認識され，自然免疫系を刺激する．例としては，細菌のリポ多糖とウイルス2本鎖RNAがある．

ヒンジ領域 Hinge region
最初の2つの定常ドメインの間の多数のコンフォメーションを引き起こすIg H鎖の領域であり，そのため2つの抗原結合部位の配座において柔軟性をもたらしている．ヒンジ領域のため，抗体分子は，2つのエピトープをそれぞれがどこにあっても範囲内であれば同時に結合することができる．

ふ

ファゴサイトーシス［貪食作用］ Phagocytosis
マクロファージと好中球を含む自然免疫系の特定の細胞が，無傷の微生物などの大きな微粒子（直径0.5μmより大きい）を飲み込む過程である．細胞は，エネルギー依存性，細胞骨格依存性の過程により微粒子を細胞膜の伸張で囲む．この過程は，摂取された微粒子を含むファゴソームと呼ばれる細胞内小胞を形成する結果となる．

ファゴソーム［貪食胞］ Phagosome
細胞外環境からの微生物あるいは微粒子物質を含む膜結合性の細胞内小胞である．ファゴソームはファゴサイトーシス過程で形成される．ファゴソームはリソソームなどの他の小胞状の構造と融合し，摂取された物質の酵素的分解を引き起こす．

フィコリン Ficolin
グラム陽性菌の細胞壁構成要素と結合し，それらの細菌をオプソニン化し，補体を活性化させるコラーゲン様ドメインとフィブリノゲン様炭水化物認識ドメインをもつ6量体の自然免疫系血漿タンパク質である．

フィトヘムアグルチニン Phytohemagglutinin (PHA)

植物により生産される炭水化物を結合するタンパク質，すなわちレクチンであり，TCR を含むヒト T 細胞表面分子を架橋［クロスリンク］cross-linking し，そのためポリクローン性の T 細胞の活性化および凝集を誘導する．PHA は，T 細胞活性化の研究のための実験免疫学においてしばしば用いられる．臨床医学では，患者の T 細胞が機能的かどうか検出するため，あるいは染色体核型分析のための T 細胞有糸分裂を誘導するために用いられる．

プラズマ［形質］細胞 Plasma cell

最終的に分化した抗体分泌 B リンパ球であり，卵形で偏心的な核，核周囲暈輪［ハロー］peri-nuclear halo などの特徴的な組織学的外観をしている．

プラズマブラスト［形質芽細胞］ Plasmablast

骨髄と他の組織に存在するプラズマ細胞のプリカーサーの循環している抗体分泌細胞である．

ブルトン型チロシンキナーゼ Bruton's tyrosine kinase (Btk)

B 細胞成熟において必須の役割をする Tec ファミリーのチロシンキナーゼである．Btk をコードする遺伝子の突然変異により，B 細胞が，プレ B 細胞以降の成熟が起こらないことにより特徴づけられる疾患である，X 連鎖無ガンマ（γ）グロブリン血症が起こる．

プレ B 細胞 Pre-B cell

細胞質の Ig μ H 鎖，および Ig L 鎖ではなく，サロゲート L 鎖の発現により特徴づけた造血組織だけに存在する，発達中の成熟段階の B 細胞である．μ H 鎖およびサロゲート L 鎖を保有するプレ B 細胞レセプターは，プレ B 細胞がさらに未熟 B 細胞となる成熟を刺激するシグナルを伝達する．

プレ B 細胞レセプター Pre-B cell receptor

Ig μ H 鎖およびインバリアント鎖サロゲート L 鎖から構成されるプレ B 細胞段階での，成熟中の B リンパ球に発現するレセプターである．プレ B 細胞レセプターは，Igα，Igβ シグナル伝達タンパク質と結合し，プレ B 細胞レセプター複合体を形成する．プレ B 細胞レセプターは発達中の B 細胞の増殖を刺激し，持続的に成熟させるために必要であり，生産的な μ H 鎖 VDJ 再構成に対するチェックポイントとして機能する．プレ B 細胞レセプターが特異的なリガンドと結合するかについては知られていない．

プレ Tα Pre-Tα

プレ T 細胞レセプターを形成するために，プレ T 細胞において TCR β 鎖と会合する 1 つの細胞外 Ig 様ドメインをもつインバリアント膜貫通型タンパク質である．

プレ T 細胞 Pre-T cell

TCR β 鎖は発現するが TCR α 鎖の発現はなく，また CD4 あるいは CD8 とも発現していないことにより特徴づけられる胸腺の分化成熟段階の T リンパ球である．プレ T 細胞では，TCR β 鎖はプレ T 細胞レセプターの一部として細胞表面に発現する．

プレ T 細胞レセプター Pre-T cell receptor

プレ T 細胞の細胞表面で発現しており，TCR β 鎖とインバリアントプレ Tα 鎖タンパク質から構成されるレセプターである．このレセプターは CD3 および ζ 分子と会合し，プレ T 細胞レセプター複合体を形成する．この複合体の機能は B 細胞の分化成熟におけるプレ B 細胞レセプターと類似しており，すなわち，さらなる増殖，抗原レセプター遺伝子再構成，成熟事象を刺激するシグナル伝達である．プレ T 細胞レセプターが特異的なリガンドと結合するかについては知られていない．

プロ B 細胞 Pro-B cell

骨髄中の B リンパ球系統にコミットされた［系統決定された］committed，最も初期の分化成熟段階の B 細胞である．プロ B 細胞は Ig を産生しないが，B 細胞系統に限定されて発現する CD19 と CD10 などの表面分子の発現により，他の未熟な細胞と区別することができる．

プロ T 細胞 Pro-T cell

骨髄から由来した直後の胸腺皮質に存在する分化成熟中の T 細胞であり，TCR，CD3，ζ 鎖ばかりでなく CD4 分子あるいは CD8 分子も発現していない．プロ T 細胞はダブルネガティブ胸腺細胞 Double-negative thymocyte とも呼ばれる．

プロウイルス Provirus

宿主細胞ゲノムに組み込まれ，組み込まれた宿主細胞ゲノムからウイルス遺伝子が転写され，ウイルスゲノムが再生されるレトロウイルスのゲノムの DNA コピーである．HIV プロウイルスは長い間非活動性状態であり，免疫防御が感知できない HIV 感染の潜伏感染型状態となる．

フローサイトメトリー Flow cytometry

細胞浮遊液中の個々の細胞上で蛍光を検出し，蛍光プローブが結合した分子を発現している細胞の数ばかりでなく，発現している分子の相対的な量も決定することができる専門機器（フローサイトメーター）を用いた細胞集団の表現型の分析方法である．細胞浮遊液は，蛍光標識抗体あるいは他のプローブでインキュベーションされ，その細胞集団におけるそれぞれの細胞により結合されたプローブ量は，レーザー生成入射ビームを用いた蛍光計で1つずつ細胞を通過させることにより測定する．

フローセルソーター Fluorescence-activated cell sorter（FACS）
どの細胞がどれくらいの蛍光プローブを結合するかにより，混合細胞集団から細胞精製のために用いられるフローサイトメーターの応用である．細胞は最初に細胞集団の表面抗原に対する特異的な抗体などの蛍光色素標識プローブで染色される．細胞はそれからレーザー生成入射ビームで1つずつ蛍光計に通され，蛍光シグナルの計測された強さと方向が多様である電磁界により異なるチューブに偏向して収集される．

プログラム細胞死 Programmed cell death
アポトーシス Apoptosis を参照．

プロスタグランジン Prostaglandin
多くの型の細胞において，シクロオキシゲナーゼ経路を介してアラキドン酸に由来する脂質の炎症性化学伝達物質の種類であり，血管拡張作用，気管支収縮作用，ケモタキシス作用がある．マスト細胞により生成されるプロスタグランジンは，アレルギー反応の重要なメディエータである．

プロテアソーム Proteasome
広範囲のタンパク質分解活性をもつ大きな多量体タンパク質酵素複合体であり，ほとんどの細胞の細胞質で見つかり，サイトゾルタンパク質からクラスI MHC分子に結合するペプチドを生成する．タンパク質はユビキチン分子の共有結合により，プロテアソームの分解に対する標的となる．

プロテインキナーゼC［タンパク質リン酸化酵素C］ Protein kinase C（PKC）
多くの異なるタンパク質基質において，セリン，スレオニン残基のリン酸化を媒介する酵素のいくつかのアイソフォームであり，さまざまなシグナル伝達経路を拡大させ，転写因子の活性化を引き起こす．Tリンパ球とBリンパ球では，PKCは抗原レセプターのライゲーション［連結反応］ligationに反応して生じるジアシルグリセロールDAGにより活性化される．

分子擬態 Molecular mimicry
自己抗原に交差反応する抗原を含む微生物の感染が引き金となって引き起こされると仮定される自己免疫の機構である．その微生物への免疫応答は，自己組織に対して反応する結果になる．

分泌成分 Secretory component
腸管腔に分泌されるIgA分子に結合したまま残るポリIgレセプターの細胞外ドメインのタンパク質分解性に切断された部分である．

へ

ベア［裸］リンパ球症候群 Bare lymphocyte syndrome
クラスII MHC分子発現の欠損により特徴づけられる免疫不全疾患であり，抗原提示と細胞性免疫の障害を引き起こす結果となる．この疾患は，クラスII MHC遺伝子の転写を調節する因子をコードする遺伝子の突然変異により引き起こされる．

ペプチド収容溝 Peptide-binding cleft
T細胞への提示のためのペプチドを結合するMHC分子の部分である．溝は，8つのプリーツシートの床に載せられた1対のαヘリックスから構成される．異なるMHC対立遺伝子の間で異なるアミノ酸の多型を示す残基は，この溝の内側と近傍に位置している．ペプチド収容溝 Peptide-binding groove とも呼ばれる．

ヘルパーT細胞 Helper T cell
主な機能は，細胞性免疫応答においてマクロファージを活性化し炎症を促進することであり，液性免疫応答においてはB細胞の抗体産生を促進するTリンパ球のクラスである．これらの機能は，分泌されたサイトカインとマクロファージ，あるいはB細胞のCD40へのT細胞CD40リガンドによる結合により媒介される．ほとんどのヘルパーT細胞は，CD4分子を発現する．

辺縁帯 Marginal zone
多糖抗原の捕捉において特に効率的なマクロファージを含む脾臓リンパ濾胞の辺縁領域である．このような抗原は，辺縁帯マクロファージの表面で長期間存続し，そこで特異的なB細胞により認識されるか濾胞に輸送される．

辺縁帯Bリンパ球 Marginal zone B lymphocyte
脾臓の辺縁帯だけに存在し，限られた多様性をもつIgM抗体を産生することにより，血液媒介微生物抗原に対して迅速に応答するBリンパ球のサブセットである．

ペントラキシン Pentraxin
5個の同一の球形のサブユニットを含む血漿タンパク質ファミリーである．急性期反応物質のCRPが含まれる．

ほ

膨疹紅斑反応 Wheal and flare reaction
即時型過敏症反応の皮膚の部位の，局所の膨疹と紅斑である．膨疹は増加した血管透過性を反映し，紅斑は増加した局所の血流量から生じ，これら両方の変化は活性化真皮マスト細胞から放出されるヒスタミンなどの伝達物質の結果から生じる．

ホーミング［帰巣］レセプター　Homing receptor
リンパ球再循環と組織ホーミングのさまざまな経路に対して責任があるリンパ球の表面に発現する接着分子である．ホーミングレセプターは，特定の脈管床において内皮細胞上に発現するリガンド（アドレシン）に結合する．

ポジティブセレクション［正の選択］　Positive selection
胸腺において分化成熟しているT細胞（胸腺細胞）において，T細胞レセプターが自己MHC分子に結合するとプログラム細胞死から免れるが，自己MHC分子を認識しないレセプターをもつ胸腺細胞はデフォルトで死滅する過程である．ポジティブセレクションのために成熟T細胞は自己MHCに拘束性であり，また$CD8^+$T細胞はクラスI MHC分子ペプチド複合体と$CD4^+$T細胞は，クラスII MHC分子ペプチド複合体とは確実に特異的となる．

ホスファターゼ（タンパク質ホスファターゼ）　Phosphatase（protein phosphatase）
タンパク質の特定のアミノ酸残基の側鎖からリン酸基を除去する酵素である．CD45あるいはカルシニューリンなどのリンパ球のタンパク質ホスファターゼは，さまざまなシグナル伝達分子と転写因子の活性を調節する．いくつかのタンパク質ホスファターゼはホスホチロシン残基に特異的であり，また他のタンパク質ホスファターゼはホスホセリン残基とホスホスレオニン残基に特異的である．

ホスファチジルイノシトール3（PI3）キナーゼ　Phosphatidylinositol-3（PI-3）kinase
細胞膜PIP2をリン酸化してPIP3を生成するリンパ球レセプターシグナル伝達に関与する酵素である．PIP3はプロテインキナーゼBあるいはAktと呼ばれているセリンスレオニンキナーゼを含むいくつかの他の酵素の活性化のために必要である．

ホスファチジルイノシトール4,5二リン酸　Phosphatidylinositol 4,5-bisphosphate（PIP2）
リンパ球抗原レセプターシグナル伝達の間にホスホリパーゼCγによって加水分解される細胞膜イノシトールリン脂質であり，下流のシグナル伝達分子であるイノシトール1, 4, 5三リン酸塩（IP3）とジアシルグリセロール diacylglcerol（DAG）を生成する

ホスホリパーゼCγ　Phospholipase Cγ（PLCγ）
細胞膜リン脂質ホスファチジルイノシトール4, 5二リン酸（PIP2）の加水分解を触媒する酵素であり，イノシトール1, 4, 5三リン酸（IP3）とジアシルグリセロール（DAG）の2つのシグナル伝達分子を生成する．PLCγはリンパ球において，抗原レセプターへの抗原結合により活性化される．

補体　Complement
自然免疫と適応免疫応答の重要なエフェクターを生成するため，互いに，また免疫系の他の分子と相互作用する血清タンパク質および細胞表面タンパク質の系である．クラシカル経路は抗原抗体複合体により，第2経路は微生物表面により，レクチン経路は微生物と結合する血漿レクチンによりそれぞれ活性化され，それぞれの補体経路は，炎症性化学伝達物質およびオプソニンを生成するタンパク質分解酵素カスケードから構成される．これら3つのすべての経路において，細胞膜に挿入される共通の最終的な細胞溶解複合体形成を引き起こす．

補体活性化のクラシカル［古典］経路　Classical pathway of complement activation
C1分子に抗原抗体複合体が結合することにより開始される補体系活性化の経路であり，多数の他の補体タンパク質が関与するタンパク質分解カスケードを誘導する．クラシカル経路は，炎症性メディエータ，抗原のファゴサイトーシスのためのオプソニン，細胞を破壊する細胞溶解複合体を生成する液性免疫系のエフェクター機構である．

補体活性化の第2［代替］経路　Alternative pathway of complement activation
C3bタンパク質が微生物細胞表面に結合するときに起こる，補体系活性化の抗体非依存性経路である．第2経路は自然免疫系の構成要素であり，感染に対する炎症性応答ばかりでなく微生物の直接的な傷害を媒介する．

補体活性化のレクチン経路　Lectin pathway of complement activation
抗体の存在なしに，微生物多糖が血漿マンノース結合レクチン（MBL）などの循環しているレクチンに結合することにより開始される補体活性化の経路である．MBLはC1qと構造的に類似しており，C1r-C1s酵素複合体を（C1qと同様に）活性化し，あるいは別のマンノース結合タンパク質関連セリンエステラーゼ mannose-binding protein-associated serine protease（MASP）と呼ばれるセリンエステラーゼを活性化する．C4の切断から始まるレクチン経路の残りの段階は，クラシカル経路と同じである．

ホメオスタシス　Homeostasis
適応免疫系において，免疫原性抗原に対する応答の間に起こる新しいリンパ球の出現と個々のクローンのきわめて多い増殖にもかかわらず，リンパ球の一定数と多様なレパトワを維持することで

ある．ホメオスタシスは，リンパ球の細胞死と不活性化の調節された経路により行われている．

ポリクローナル［多クローン性］活性化物質 Polyclonal activator

抗原特異性に関係なく，多くのリンパ球クローンを活性化することができる物質である．ポリクローナル活性化物質には，B 細胞に対する抗 IgM 抗体および T 細胞に対する抗 CD3 抗体，細菌性スーパー抗原，フィトヘムアグルチニン PHA が存在する．

ポリメリック［多量体］Ig レセプター Poly-Ig receptor

上皮細胞から腸管腔へ，IgA と IgM の輸送を媒介する粘膜上皮細胞に発現する Fc レセプターである．

ま

マイトジェン活性化タンパク質（MAP）キナーゼカスケード Mitogen-activated protein (MAP) kinase cascade

Ras タンパク質の活性型により開始され，最後は MAP キナーゼである 3 つのセリン／トレオニンキナーゼの連続した活性化に関与するシグナル伝達カスケードである．MAP キナーゼは，次に他の酵素あるいは転写因子をリン酸化して活性化する．MAP キナーゼ経路は，TCR および BCR に結合する抗原により活性化されるいくつかのシグナル経路のうちの 1 つである．

膜攻撃複合体 Membrane attack complex (MAC)

多数の C9 の重合を含む補体カスケードの最終構成要素の細胞溶解複合体であり，MAC は補体が活性化されると標的細胞の細胞膜に形成される．MAC は細胞に致死的イオン変化および浸透圧変化を引き起こす．

マクロファージ Macrophage

自然免疫応答および適応免疫応答において重要な役割を果たす胎児造血器官，あるいは血液単球に由来する組織に基盤を置くファゴサイトである．マクロファージは，エンドトキシンなどの微生物生成物および IFNγ などの T 細胞サイトカインにより活性化される．活性化マクロファージは，微生物をファゴサイトーシスしてキリングし，炎症性サイトカインを分泌し，ヘルパー T 細胞に抗原を提示する．異なった組織に存在するマクロファージには異なる名称が与えられ，特別な機能を提供する．マクロファージには，中枢神経系のミクログリア［小膠細胞］microglia，肝臓のクッパー細胞，肺の肺胞マクロファージ，骨の破骨細胞などが存在する．

マスト［肥満］細胞 Mast cell

即時型過敏症（アレルギー）反応の主要なエフェクター細胞である．マスト細胞は骨髄に由来し，血管に隣接する組織に定住し，IgE に対する高親和性 Fc レセプターを発現し，多数の伝達物質に満ちた顆粒を含有する．マスト細胞 Fc レセプターに結合する抗原誘導 IgE 架橋により，顆粒内容の放出ばかりでなく他の伝達物質の新たな合成と分泌を引き起こし，即時型過敏症反応を引き起こす．

末梢性寛容［トレランス］ Peripheral tolerance

末梢の組織に存在する自己抗原への生理的非応答性である．末梢性寛容は，リンパ球活性化に必要なコスティミュレーターの十分な水準なしに抗原を認識することにより誘導される．

末梢リンパ器官／組織 Peripheral lymphoid organ/tissue

脾臓，リンパ節，粘膜関連リンパ組織を含むリンパ球とアクセサリー細胞の組織化された集合であり，そこで適応免疫応答が開始される．2 次リンパ器官／組織 secondary lymphoid organs/tissues とも呼ばれる．

慢性拒絶 Chronic rejection

長期間にわたって起こる正常の器官構造を消失した線維化により特徴づけられるアログラフト拒絶の型である．多くの例で，慢性拒絶における主要な病理的事象は血管内膜平滑筋細胞の増殖のために起こる移植片動脈の閉塞であり，移植片動脈硬化と呼ばれる．

慢性肉芽腫症 Chronic granulomatous disease (CGD)

多形核白血球とマクロファージによる微生物キリングのために必要とされるファゴサイトオキシダーゼ酵素の構成要素をコードする遺伝子の障害による，まれな遺伝性免疫不全症である．この疾患は反復性の細胞内細菌感染と真菌感染により特徴づけられ，しばしば慢性細胞性免疫応答と肉芽腫形成を伴う．

マンノース結合レクチン Mannose-binding lectin (MBL)

細菌の細胞壁のマンノース残基と結合し，マクロファージによる細菌のファゴサイトーシスを促進することにより，オプソニンとして作用する血漿タンパク質である．マクロファージはまた，MBL にも結合する C1q に対する細胞表面のレセプターを発現し，オプソニン化された微生物の取り込みを媒介することができる．

マンノースレセプター［受容体］ Mannose receptor

微生物の細胞壁上のマンノース残基とフコース残基に結合するマクロファージに発現する炭水化物

結合レセプター（レクチン）であり，微生物のファゴサイトーシスを媒介する．

み

未熟 B リンパ球　Immature B lymphocyte
骨髄プリカーサーから由来したばかりの膜型 IgM^+，IgD^-B 細胞であり，抗原応答では増殖あるいは分化せず，むしろアポトーシス細胞死，あるいは機能的に非応答性となる．多くの未熟 B リンパ球は骨髄を離れ，脾臓において成熟が完成する．

め

メモリ［記憶］　Memory
同じ抗原への繰り返しの暴露に対して，初回暴露に対する免疫応答と比較してより迅速に，より大きく，より効果的に免疫応答する適応免疫系の特性である．

メモリ［記憶］リンパ球　Memory lymphocyte
メモリ B 細胞およびメモリ T 細胞はナイーブリンパ球の抗原刺激により生成され，抗原が除去された後，機能的に長年の間，休止状態で生存する．メモリリンパ球は，2 回目の，また引き続きの抗原暴露に対して迅速で増強された（すなわち，メモリ memory，あるいはリコール recall）応答を媒介する．

免疫　Immunity
集合的に免疫系と呼ばれる分子，細胞，組織により媒介される，通常は感染症に対する防御である．より幅広い意味では，免疫は微生物および非感染性分子を含む外来物質に応答する能力を意味する．

免疫応答　Immune response
免疫系の細胞と分子により媒介され，個体における外来抗原の侵入に対する集合的で統合された応答である．

免疫応答（Ir）遺伝子　Immune response (Ir) gene
はじめはメンデルの優性の法則で遺伝し，単純な合成ポリペプチドに対して抗体産生する動物の能力をコントロールする近交系モルモットとマウスにおける遺伝子として定義された．現在では，Ir 遺伝子はペプチドを T リンパ球に提示し，したがってタンパク質抗原に対する T リンパ球活性化およびヘルパー T 胞依存性 B 細胞（抗体）応答に必要なクラス II MHC 分子をコードする多型遺伝子であることが知られている．

免疫監視　Immune surveillance
免疫系の生理機能は，トランスフォーム［形質転換］細胞クローン clone of transformed cell を腫瘍になる前に認識して傷害し，腫瘍が形成された後には腫瘍を傷害するという概念である．この用語はときどき一般的な意味で，外来（たとえば，微生物）抗原を発現する必ずしも腫瘍細胞ではないどんな細胞でも見いだして破壊する，T リンパ球の機能を記述するのに用いられる．

免疫寛容［トレランス］　Immunologic tolerance
寛容 Tolerance を参照．

免疫グロブリン　Immunoglobulin (Ig)
抗体 Antibody と同意語（抗体 Antibody を参照）．

免疫グロブリン α，免疫グロブリン β　Igα and Igβ
B 細胞上の膜型 Ig の表面発現およびシグナル伝達機能に必要なタンパク質である．Igα と Igβ の 1 組は互いにジスルフィド結合で結合し，非共有結合的に膜型 Ig の細胞質の尾部と会合し，B 細胞レセプター複合体を形成する．Igα と Igβ の細胞質ドメインは，初期の抗原誘導 B 細胞活性化の間のシグナル伝達機構に関与する免疫レセプターチロシン活性化モチーフ（ITAM）を含む．

免疫グロブリン H 鎖　Immunoglobulin heavy chain
抗体分子を構成するポリペプチド鎖の 2 つの型のうちの 1 つである．抗体の基本的な構造単位は，2 本の同一のジスルフィド結合された H 鎖と，2 本の同一の L 鎖である．それぞれの H 鎖は，可変（V）ドメインと 3 個あるいは 4 個の定常（C）Ig ドメインから構成される．IgM，IgD，IgG，IgA，IgE を含む異なる抗体アイソタイプは，H 鎖定常領域の構造的な違いにより区別される．また H 鎖定常領域は補体活性化，ファゴサイトとの関与などのエフェクター機能を媒介する．

免疫グロブリン L 鎖　Immunoglobulin light chain
抗体分子を構成するポリペプチド鎖の 2 つの型のうちの 1 つである．抗体の基本的な構造単位は，2 本の同一の L 鎖を含み，それぞれ 2 本の同一の H 鎖のうちの 1 本にジスルフィド結合する．それぞれの L 鎖は，1 個の可変（V）ドメインと 1 個の定常（C）ドメインから構成される．κ 鎖および λ 鎖と呼ばれる 2 本の L 鎖アイソタイプがあり，κ 鎖と λ 鎖は機能的に同一である．ヒト抗体の約 60% は κ 鎖 L 鎖であり，約 40% は λ 鎖 L 鎖である．

免疫グロブリンスーパーファミリー　Immunoglobulin superfamily
Ig ドメイン，あるいは Ig フォールド［折り畳み構造］Ig fold と呼ばれる球形の構造モチーフを含むタンパク質の大きなファミリーであり，最初に抗体で記述された．抗体，TCR，MHC 分子，CD4，CD8 を含む多くの重要な免疫系のタンパク質は，このスーパーファミリーのメンバーである．

免疫グロブリンドメイン　Immunoglobulin domain
Ig 分子，TCR 分子，MHC 分子を含む免疫系において，多くのタンパク質でみられる3次元の球形の構造モチーフである．Igドメインは，内部にジスルフィド結合およびそれぞれの層が逆平行のポリペプチド鎖の3-5個のストランドから構成される2枚の層のβプリーツシートを含む，およそ110個のアミノ酸残基の長さである． Igドメインは，IgVドメインあるいはCドメインの最も近いホモロジーにより，V様ドメインあるいはC様ドメインに分類される．

免疫系［システム］ Immune system
外来微生物に対する免疫，すなわち防御を提供するために，集合的に機能する分子，細胞，組織，器官である．

免疫蛍光 Immunofluorescence
蛍光プローブにより標識されている抗体を用いて分子を検出する技術である．たとえば免疫蛍光顕微鏡において，特定の細胞表面抗原を発現している細胞は抗原特異的蛍光結合抗体を用いて染色され，蛍光顕微鏡で視覚化される．

免疫原［イムノジン］ Immunogen
免疫応答を誘導する抗原である．すべての抗原が免疫原であるということではない．たとえば低分子量の化合物（ハプテン）は，高分子量（キャリア）へ結合しないかぎり，免疫応答を刺激しない．

免疫組織化学 Immunohistochemistry
組織切片において抗原特異的な酵素結合抗体を用いて抗原の存在を検出する技術である．酵素は無色の基質を，抗体，すなわち抗原が局在する部位で着色した不溶性物質に変える．組織切片の着色した沈殿物，したがって抗原の位置は通常の顕微鏡検査により観察される．免疫組織化学は，病理診断学，さまざまな研究分野でのルーチンの技術である．

免疫特権部位 Immunologically privileged site
免疫応答に遭遇せず，あるいは構成的に免疫応答を抑制する体内の部位である．眼球の前房，精巣，脳は，免疫特権部位の例である．

免疫媒介炎症性疾患 Immune-mediated inflammatory disease
自己抗原あるいは外来抗原に対する免疫応答，および慢性炎症が主要な構成要素である疾患の一般的な用語である．

免疫複合体 Immune complex
抗原に結合する抗体分子の多分子複合体である．それぞれの抗体分子が最低2個の抗原結合部位をもち，多くの抗原が多価であるので，免疫複合体は大きさが非常に異なっている．免疫複合体はクラシカル補体経路などの液性免疫，およびFcレセプター媒介性ファゴサイト活性化などのエフェクター機構を活性化する．血管壁，腎糸球体における循環免疫複合体の沈着により，炎症と疾病が引き起こされることがある．

免疫複合体疾患 Immune complex disease
局所の補体活性化およびファゴサイトの動員を引き起こす結果となる，血管壁における抗原抗体複合体の沈着が原因の炎症性疾患である．免疫複合体は，微生物抗原に対する抗体の産生過剰のために，あるいは全身エリテマトーデスなどの自己免疫疾患の状況において，自己抗体が産生されるために形成される．腎糸球体基底膜の特別な毛細血管に沈着する免疫複合体は，糸球体腎炎および腎機能低下を引き起こす．動脈壁における全身性の免疫複合体の沈着は，さまざまな器官における血栓と虚血性ダメージを伴う血管炎を引き起こす．

免疫不全 Immunodeficiency
後天性免疫不全Acquid immunodeficiencyおよび先天性免疫不全Congenital immunodeficiencyを参照．

免疫抑制 Immunosuppression
移植片拒絶，自己免疫疾患の予防または治療の目的において，基礎疾患や薬剤による意図的な誘導の結果，適応免疫系あるいは自然免疫系の1つ以上の構成成分の抑制である．一般的に用いられる免疫抑制剤は，T細胞サイトカイン産生を抑制するシクロスポリンである．

免疫療法 Immunotherapy
免疫応答を促進する，あるいは抑制する治療薬を用いた疾患の治療である．たとえば癌免疫治療は，腫瘍抗原に能動免疫応答を促進し，あるいは受動免疫を確立するために抗腫瘍性の抗体あるいはT細胞を投与することである．

免疫レセプターチロシン活性化モチーフ Immunoreceptor tyrosine-based activation motif（ITAM）
シグナル伝達に関与する免疫系において，さまざまな膜タンパク質の細胞質の尾部に存在する配列チロシン-X-X-ロイシン（Xは任意のアミノ酸）の2コピーから構成される，保存されたモチーフである．ITAMは，TCR複合体のζ鎖とCD3タンパク質において，BCR複合体の中のIgαとIgβタンパク質において，またいくつかのIgFcレセプターにおいて存在する．これらのレセプターがリガンドと結合すると，ITAMのチロシン残基はリン酸化され，細胞活性化シグナル伝達経路の拡大に関与する他の分子に対する結合部位を形成する．

免疫レセプターチロシン抑制性モチーフ Immunoreceptor tyrosine-based inhibition motif（ITIM）
6アミノ酸（イソロイシン-X-チロシン-X-X-ロイシン）モチーフは，B細胞のFcγRIIB，NK細胞のキラー細胞Ig様レセプターkiller cell Ig-like re-

ceptor（KIR）を含むさまざまな免疫系の抑制性レセプターの細胞質の尾部に存在する．ITIM レセプターがリガンドと結合すると，ITIM は，チロシン残基がリン酸化され，タンパク質チロシンホスファターゼの結合部位を形成する．その結果，他のシグナル伝達経路を抑制するように機能する．

も

モノクローナル［単クローン性］抗体　Monoclonal antibody

1つの抗原に対して特異的であり，B 細胞ハイブリドーマ（1つの正常の B 細胞と限りなく増殖する B 細胞腫瘍セルライン［細胞株］immortal B cell tumor line の融合に由来するセルラインである）により産生される抗体である．モノクローナル抗体は，研究，臨床診断，治療において広く用いられている．

や

ヤヌスキナーゼ　Janus kinase（JAK）

IL-2，IL-3，IL-4，IFNγ，IL-12，その他に対するレセプターを含む，異なるいくつかのサイトカインレセプターの細胞質内の尾部と会合するチロシンキナーゼファミリーである．サイトカイン結合とレセプター2量体化に応じて，JAK は STAT が結合できるようにサイトカインレセプターをリン酸化し，JAK は STAT をリン酸化し，それにより活性化させる．異なる JAK キナーゼは異なるサイトカインレセプターと会合する．

ゆ

輸血　Transfusion

ある個体から他の個体への，循環血球，血小板あるいは血漿の移植である．輸血は，出血による血液喪失を治療するため，あるいは不十分な生成もしくは過剰な破壊による1つ以上の血球の種類の不足を治療するために実施される．

輸血反応　Transfusion reaction

ABO 式血液型抗原あるいは組織適合抗原などのドナー血液細胞抗原に結合するレシピエントの既存の抗体により媒介される，輸血された血液製剤に対する免疫反応である．輸血反応は赤血球の血管内溶血を引き起こし，重篤な症例では，腎障害，発熱，ショック，播種性血管内凝固症候群を引き起こす．

ユビキチン化　Ubiquitination

ユビキチンと呼ばれる小さなポリペプチドのいくつかのコピーの，タンパク質への共有結合である．ユビキチン化は，リソソームあるいはプロテアソームによるタンパク質分解の標的として作用し，プロテアソームによるタンパク質分解はクラスⅠ MHC 経路における抗原プロセシングおよび抗原提示の重要な段階である．

よ

養子移入　Adoptive transfer

通常は，1個体からほかの1個体へ，あるいは in vitro で拡大され活性化された後にその同一の個体へ細胞を移入する過程である．養子移入は，免疫応答における特定の細胞集団（たとえば，T 細胞）の役割を決定する研究において用いられる．臨床的には，腫瘍反応性 T リンパ球および腫瘍抗原提示樹状細胞の養子移入が，実験的な癌治療において用いられており，また制御性 T 細胞の養子移入の治験がされている．

ら

ラパマイシン　Rapamycin

臨床的にアログラフト拒絶反応を防止するために用いられる免疫抑制剤である（シロリムス sirolimus とも呼ばれる）．ラパマイシンは IL-2 媒介性 T 細胞増殖に必要な経路を含む，さまざまな代謝および細胞成長経路において重要なシグナル伝達経路であるラパマイシンの分子標的 molecular target of rapamycin（mTOR）と呼ばれるタンパク質の活性化を抑制する．

ランゲルハンス細胞　Langerhans cell

皮膚の表皮の層で，網状構造として存在する未熟な樹状細胞であり，主要な機能は皮膚を通って進入する微生物とタンパク質抗原を捕捉し，所属リンパ節へ輸送することである．リンパ節への遊走の間に，ランゲルハンス細胞は，ナイーブ T 細胞に抗原を効率的に提示することができるリンパ節の樹状細胞に成熟する．

り

リソソーム［水解小体］　Lysosome

ファゴサイトにおいて豊富に存在する膜結合性の酸性の細胞小器官であり，細胞外環境から，また細胞内から由来するタンパク質を分解するタンパク質分解酵素を含む．リソソームは，抗原プロセシングのクラスⅡ MHC 経路に関与する．

リポポリサッカライド　Lipopolysaccharide（LPS）

エンドトキシン Endotoxin と同意語である．

リンパ球再循環　Lymphocyte recirculation
ナイーブリンパ球の血流から末梢（2 次）リンパ器官への連続的な移動であり，また血液へ戻る移動である．

リンパ球成熟　Lymphocyte maturation
多能性骨髄幹細胞が，成熟し，抗原レセプターを発現する末梢リンパ組織に定住する，ナイーブBリンパ球あるいはTリンパ球へ発達する過程である．この過程は，骨髄（B 細胞）と胸腺（T 細胞）の特別な環境で起こる．リンパ球発達 Lymphocyte development と同意語である．

リンパ球ホーミング［帰巣］　Lymphocyte homing
特定の組織部位に循環リンパ球サブセットを方向づける遊走である．リンパ球ホーミングは，さまざまな組織における選択的な内皮細胞接着分子の発現とケモカインにより制御されている．たとえば，いくつかのTリンパ球は腸管粘膜に選択的にホーミングし，この方向性は腸管に存在する，ケモカインの CCL25 および MadCAM（粘膜細胞接着分子）により制御されており，それぞれ腸管ホーミングリンパ球上の CCR9 ケモカインレセプターおよび $\alpha_4\beta_1$ インテグリンに結合する．

リンパ球遊走　Lymphocyte migration
血流から末梢組織へのリンパ球の連続的な移動である．

リンパ球レパトワ　Lymphocyte repertoire
抗原レセプターの完全な集合であり，したがってある個体のBリンパ球，Tリンパ球に発現される抗原の特異性である．

リンパ系　Lymphatic system
血液に由来するリンパと呼ばれる組織液を集めて胸管を通して循環に返す，体中に存在する脈管系である．リンパ節はこれらの脈管に沿って散在しており，リンパに存在する抗原を捕捉し，保持する．

リンパ腫　Lymphoma
通常，リンパ組織から発症しリンパ組織へ浸潤するBリンパ球あるいはTリンパ球の悪性腫瘍であるが，他の組織へ浸潤することがある．リンパ腫はしばしば由来した正常リンパ球の表現型の特徴を発現する．

リンパ節　Lymph node
体中のリンパ管に沿って位置する，リンパ球の豊富な組織の小さな結節性の被覆化された集簇体であり，リンパ運搬抗原への適応免疫応答が開始される．リンパ節は，B 細胞，T 細胞，樹状細胞の相互作用および防御免疫応答の誘導を最大にするための抗原を制御する特別な解剖学的構造がある．

リンパ濾胞　Lymphoid follicle
抗原誘導B細胞の増殖と分化の場であるリンパ節あるいは脾臓などの末梢のリンパ器官のB細胞の豊富な領域である．タンパク質抗原に対するT細胞依存性B細胞応答においては，濾胞内に胚中心を形成する．

リンフォカイン　Lymphokine
リンパ球により産生されるサイトカイン（免疫応答の可溶性タンパク質メディエータ）の古い名前である．

リンフォトキシン　Lymphotoxin（LT，TNFβ）
T細胞により産生されるサイトカインであり，TNF と相同性があり，TNF と同一のレセプターに結合する．TNF と同様に，LT には内皮細胞活性化，好中球活性化を含む，炎症性サイトカイン効果がある．また LT は，リンパ器官の正常の発達のために重要である．

れ

レセプター編集［エディティング］　Receptor editing
骨髄中で自己抗原を認識する未熟ないくつかのB細胞が，Ig の特異性を変えるために誘導される過程である．レセプター編集は，RAG 遺伝子の再活性化，さらなるL鎖 VJ 組換え，新しい Ig L 鎖の産生に関与し，細胞に自己反応性でない異なる抗原レセプターを発現させる．

レチノイン酸関連オーファンレセプター γT　RORγT（retinoid-related orphan receptor γT）
Th17 細胞および 3 型自然リンパ球に発現し，またこれらの細胞の分化に必要な転写因子である．

ろ

ロイコトリエン　Leukotriene
多くの型の細胞において，リポキシゲナーゼ経路により生成されるアラキドン酸由来脂質の炎症性のメディエータの1つの種類である．マスト細胞は，平滑筋細胞上の特異的レセプターに結合し，長期間の気管支収縮を引き起こす，大量のロイコトリエン C4（LTC4）とその分解産物 LTD4，LTE4 を生成する．ロイコトリエンは気管支喘息の病因となる．LTC4，LTD4 と LTE4 は，集合的にかつて“アナフィラキシーの遅反応性物質 slow-reacting substance of anaphylaxis”と呼ばれた物質を構成する．

濾胞　Follicle
リンパ濾胞 Lymphoid follicle を参照．

濾胞樹状細胞　Follicular dendritic cell（FDC）
補体レセプターと Fc レセプターを発現し，濾胞の網目状の統合構造を形成する長い細胞質突起をもつ末梢（2 次）リンパ器官に存在する細胞である．FDC は，B 細胞による認識のために表面上で抗原を提示し，アフィニティ成熟の過程の間に高親和性細胞膜 Ig を発現する B 細胞の活性化と選択に関与する．FDC は非造血幹細胞系である（骨髄由来細胞ではない）．

濾胞ヘルパー T 細胞　Follicular helper T cell（Tfh）
T 濾胞ヘルパー（Tfh）細胞 T follicular helper（Tfh）cell を参照．

濾胞ヘルパー T 細胞　T follicular helper（Tfh）cell
体細胞高頻度突然変異とアイソタイプスイッチを刺激し，またメモリ B 細胞および長期生存プラズマ細胞の生成を刺激する胚中心反応での B 細胞へのシグナル伝達において重要なリンパ濾胞内に存在する，$CD4^+$ ヘルパー T 細胞の不均一なサブセットである．Tfh 細胞は CXCR5，ICOS，IL-21，Bcl-6 を発現する．

わ

ワクチン　Vaccine
しばしばアジュバントと結合した微生物抗原の製剤であり，微生物感染に対して防御免疫を誘導するために個体に投与される．抗原は生きたままではあるが，非病原性（弱毒化）の微生物，死滅した微生物，純化された微生物の高分子成分［コンポーネント］component，あるいは微生物抗原をコードする相補的 DNA を含むプラスミドである．

サイトカイン Cytokines

サイトカインとサブユニット	主な供給源細胞	サイトカインレセプターとサブユニット *	主な細胞標的と生物学的効果
I 型サイトカインファミリーメンバー			
IL-2	T 細胞	CD25（IL-2Rα） CD122（IL-2Rβ） CD132（γc）	T 細胞：エフェクター細胞およびメモリ細胞への増殖，分化；Treg への発達，生存，機能の促進 NK 細胞：増殖，活性化
IL-3	T 細胞	CD123（IL-3R） CD131（βc）	未熟な骨髄プロジェニターすべての造血細胞系統の成熟の促進
IL-4	CD4⁺ 細胞（Th2），マスト細胞	CD124（IL-4R） CD132（γc）	B 細胞：IgE へのアイソタイプスイッチ T 細胞：Th2 への分化，増殖 マクロファージ：第 2 経路活性化，IFNγ 媒介性クラシカル経路マクロファージ活性化の抑制
IL-5	CD4⁺ 細胞（Th2），2 型 ILC	CD125（IL-5R） CD131（βc）	好酸球：活性化，生成の増強
IL-6	マクロファージ，内皮細胞，T 細胞	CD126（IL-6R） CD130（gp130）	肝臓：急性期タンパク質の合成 B 細胞：抗体産生細胞の増殖 T 細胞：Th17 細胞の分化
IL-7	線維芽細胞，骨髄ストローマ細胞	CD127（IL-7R） CD132（γc）	未熟リンパ球プロジェニター：初期 T 細胞と B 細胞の増殖 T 細胞：ナイーブ細胞とメモリ細胞の生存
IL-9	CD4⁺T 細胞，	CD129（IL-9R） CD132（γc）	マスト細胞，B 細胞，T 細胞，組織細胞：生存と活性化
IL-11	骨髄ストローマ細胞	IL-11Rα CD130（gp130）	血小板産生
IL-12 IL-12A（p35） IL-12B（p40）	マクロファージ，樹状細胞	CD212（IL-12Rβ1） IL-12Rβ2	T 細胞：Th1 細胞への分化 NK 細胞と T 細胞：IFNγ の生成，細胞傷害活性の増強
IL-13	CD4⁺T 細胞（Th2），NKT 細胞，2 型 ILC，マスト細胞	CD213a1（IL-13Rα1） CD213a2（IL-13Rα2） CD132（γc）	B 細胞：IgE へのアイソタイプスイッチ 上皮細胞：粘液産生の増加 マクロファージ：第 2 経路マクロファージ活性化
IL-15	マクロファージ，他の型の細胞	IL-15Rα CD122（IL-2Rβ） CD132（γc）	NK 細胞：増殖 T 細胞：メモリ CD8⁺ 細胞の生存，増殖

つづく

サイトカインとサブユニット	主な供給源細胞	サイトカインレセプターとサブユニット*	主な細胞標的と生物学的効果
IL-17A IL-17F	CD4$^+$T 細胞（Th17），3 型 ILC	CD217（IL-17RA） IL-17RC	内皮細胞：ケモカイン産生の増加 マクロファージ：ケモカインとサイトカイン産生の増加 上皮細胞：GM-CSF と G-CSF の産生
IL-21	Th2 細胞，Th17 細胞，Tfh 細胞	CD360（IL-21R） CD132（γc）	B 細胞：活性化，増殖，分化 Tfh 細胞：発達 Th17 細胞：生成増強 NK 細胞：機能成熟
IL-23 IL-23A（p19）， IL-12B（p40）	マクロファージ，樹状細胞	IL-23R CD212（IL-12Rβ1）	T 細胞：Th17 細胞の分化と増殖
IL-25（IL-17E）	T 細胞，マスト細胞，好酸球，マクロファージ，粘膜上皮細胞	IL-17RB	T 細胞と 2 型 ILC：IL-5，IL-13 の産生
IL-27： IL-27（p28） EBI3（IL-27B）	マクロファージ，樹状細胞	IL-27Rα CD130（gp130）	T 細胞：Th1 細胞分化の増強 Th17 細胞分化の抑制
幹細胞因子（c-Kit リガンド）	骨髄ストローマ細胞	CD117（KIT）	多能性造血幹細胞：すべての造血系統への成熟誘導
顆粒球－単球コロニー刺激因子（GM-CSF）	T 細胞，マクロファージ，内皮細胞，線維芽細胞	CD116（GM-CSFRα） CD131（βc）	未熟プロジェニターとコミットされたプロジェニター：顆粒球と単球の成熟の誘導 マクロファージ活性化
単球コロニー刺激因子（M-CSF，CSF1）	マクロファージ，内皮細胞，骨髄細胞，線維芽細胞	CD115（CSF1R）	コミットされた造血プロジェニター：単球の成熟の誘導
顆粒球コロニー刺激因子（G-CSF，CSF3）	マクロファージ，線維芽細胞，内皮細胞	CD114（CSF3R）	コミットされた造血プロジェニター：顆粒球の成熟の誘導
II 型サイトカインファミリーメンバー			
IFNα（多種類のタンパク質）	プラズマサイトイド樹状細胞，マクロファージ	IFNAR1 CD118（IFNAR2）	すべての細胞：抗ウイルス状態，クラス I MHC 発現の増加 NK 細胞：活性化
IFNβ	線維芽細胞，プラズマサイトイド樹状細胞	IFNAR1 CD118（IFNAR2）	すべての細胞：抗ウイルス状態，クラス I MHC 発現の増加 NK 細胞：活性化
IFNγ	T 細胞（Th1 細胞，CD8$^+$ 細胞） NK 細胞，1 型 ILC，	CD119（IFNGR1） IFNGR2	マクロファージ：クラシカル経路活性化（微生物傷害作用の増加） B 細胞：オプソニン化および補体結合 IgG サブクラスのためのアイソタイプスイッチ（マウスで確立されている） T 細胞：Th1 への分化 さまざまな細胞：クラス I およびクラス II MHC 分子発現の増加，T 細胞への抗原プロセシングおよび抗原提示の増加

サイトカインとサブユニット	主な供給源細胞	サイトカインレセプターとサブユニット＊	主な細胞標的と生物学的効果
IL-10	マクロファージ，T細胞（主としてTreg）	CD210（IL-10Rα） IL-10Rβ	マクロファージ，樹状細胞：IL-12，コスティミュレーター，クラスⅡ MHC 発現の抑制
IL-22	Th17 細胞	IL-22Rα1 IL-10Rβ2 あるいは IL-22Rα2 IL-10Rβ2	上皮細胞：ディフェンシン産生，バリア機能の増強 肝細胞：生存 脂肪細胞：脂肪分解
IFNλ（Ⅲ型 IFN） Interferon-λs	樹状細胞	IFNLR1（IL-28R） CD210B（IL-10Rβ2）	上皮細胞：抗ウイルス状態
白血病抑制因子 Leukemia inhibitory factor（LIF）	胎児栄養外胚葉 骨髄ストローマ細胞	CD118（LIFR） CD130（gp130）	幹細胞：分化の阻止
オンコスタチン M Oncostatin M	骨髄ストローマ細胞	OSMR CD130（gp130）	内皮細胞：造血サイトカイン産生の制御
TNF スーパーファミリーサイトカイン			
腫瘍壊死因子（TNF，TNFSF1）	マクロファージ，NK 細胞，T 細胞	CD120a（TNFRSF1） あるいは CD120b（TNFRSF2）	内皮細胞：活性化（炎症，凝固） 好中球：活性化 視床下部：発熱 筋肉，脂肪：異化（悪液質）
リンフォトキシン α（LTα，TNFSF1）	T 細胞，B 細胞	CD120a（TNFRSF1） あるいは CD120b（TNFRSF2）	TNF と同じ
リンフォトキシン β（LTβ）	T 細胞，NK 細胞，濾胞 B 細胞，リンパ系誘導細胞	LTβR	リンパ系組織ストローマ細胞および濾胞樹状細胞：ケモカインの発現，リンパ器官の新生
BAFF（CD257，TNFSF13B）	樹状細胞，単球，濾胞樹状細胞，B 細胞	BAFF-R（TNFRSF13C） あるいは TACI（TNFRSF13B） あるいは BCMA（TNFRSF17）	B 細胞：生存，増殖
APRIL（CD256，TNFSF13）	T 細胞，樹状細胞，単球，濾胞樹状細胞	TACI（TNFRSF13B） あるいは BCMA（TNFRSF17）	B 細胞：生存，増殖
オステオプロテゲリン（OPG，TNFRSF11B）	骨芽細胞	RANKL	破骨細胞プリカーサー細胞：破骨細胞分化の抑制

つづく

サイトカインとサブユニット	主な供給源細胞	サイトカインレセプターとサブユニット*	主な細胞標的と生物学的効果
IL-1 ファミリーサイトカイン			
IL-1α	マクロファージ，樹状細胞，線維芽細胞，内皮細胞，ケラチン細胞	CD121a（IL-1R1） IL-1RAP あるいは CD121b（IL-1R2）	内皮細胞：活性化（炎症，凝固） 視床下部：発熱 肝臓：急性期反応タンパク質の生成
IL-1β	マクロファージ，樹状細胞，線維芽細胞，内皮細胞，ケラチン細胞	CD121a（IL-1R1） IL-1RAP あるいは CD121b（IL-1R2）	内皮細胞：活性化（炎症，凝固の促進） 視床下部：発熱 肝臓：急性期反応タンパク質の生成 T 細胞：Th17 細胞分化
IL-1 レセプターアンタゴニスト（IL-1RA）	マクロファージ	CD121a（IL-1R1） IL-1RAP	さまざまな細胞：IL-1 の競合的阻害
IL-18	単球，マクロファージ，樹状細胞，クッパー細胞，ケラチン細胞，軟骨細胞，滑膜線維芽細胞，骨芽細胞	CD218a（IL-18R） CD218b（IL-18Rβ）	NK 細胞と T 細胞：IFNγ の生成 単球：GM-CSF，TNF，IL-1β の発現 好中球：活性化，サイトカインの放出
IL-33	内皮，平滑筋細胞，ケラチン細胞，線維芽細胞	ST2（IL1RL1） IL-1R アクセサリータンパク質（IL1RAP）	T 細胞：Th2 細胞の発達 ILC：2 型 ILC の活性化
他のサイトカイン			
トランスフォーミング増殖因子 β（TGFβ）	T 細胞（主として Treg），マクロファージ，他の型の細胞	TGFβR1 TGFβR2 TGFβR3	T 細胞：増殖およびエフェクター機能の抑制，Th17 および Treg への分化 B 細胞：増殖の抑制，IgA の産生 マクロファージ：活性化の抑制，血管新生因子の刺激 線維芽細胞：コラーゲン合成の増加

略語： APRIL：増殖誘導リガンド a proliferation-inducing ligand，BAFF：TNF ファミリーに属する B 細胞活性化因子 B cell activating factor belonging to the TNF family，BCMA：B 細胞成熟タンパク質 B cell maturation protein，CSF：コロニー刺激因子 colony-stimulating factor，IFN：インターフェロン interferon，ILC：自然リンパ球 innate lymphoid cell，MHC：主要組織適合遺伝子複合体 major histocompatibility complex，NK 細胞：ナチュラルキラー細胞 natural killer(NK)cell，OSMR：オンコスタチン M レセプター oncostatin M receptor，RANK：receptor activator for nuclear factor κB ligand(NFκB リガンドに対するレセプター活性化因子)，RANKL：RANK ligand (RANK リガンド)，TACI：膜内外活性剤とカルシウムモジュレータと CAML[サイクロフィリンリガンド]インタラクタ[相互作用分子]transmembrane activator and calcium modulator and cyclophilin ligand interactor，TNF：腫瘍壊死因子 tumor necrosis factor，TNFSF：TNF スーパーファミリー TNF superfamily，TNFRSF：TNF レセプタースーパーファミリー TNF receptor superfamily.

*ほとんどのサイトカインレセプターは，異なるポリペプチド鎖から構成される 2 量体あるいは 3 量体であり，そのいくつかは異なるサイトカインに対するレセプター間で共有されている．サイトカインに対する機能的なレセプター(サイトカイン結合とシグナル伝達)を構成するポリペプチドの組み合わせをリストアップした．サブユニットのポリペプチドの機能はリストアップしなかった．

†すべての TNF スーパーファミリー(TNFSF)メンバーは，細胞表面膜貫通型タンパク質として発現しているが，本表には主にタンパク質加水分解により可溶性サイトカインを放出して活性化されるサブセットだけをリストアップした．この表には主として膜結合型で機能し，厳密にいえば，サイトカインでない他の TNFSF メンバーは，リストアップしなかった．これらの膜結合タンパク質と膜結合タンパク質が結合する TNFRSF レセプターには以下が含まれる．

OX40L(CD252，TNFSF4)：OX40(CD134，TNFRSF4)；CD40L(CD154，TNFSF5)：CD40(TNFRSF5)；FasL(CD178，TNFSF6)：Fas(CD95，TNFRSF6)；CD70(TNFSF7)：CD27(TNFRSF27)；CD153(TNFSF8)：CD30(TNFRSF8)；TRAIL(CD253, TNFSF10)：TRAIL-R(TNFRSF10A-D)；RANKL(TNFSF11)：RANK(TNFRSF11)；TWEAK(CD257，TNFSF12)：TWEAKR(CD266，TNFRSF12)；LIGHT(CD258，TNFSF14)：HVEM(TNFRSF14)；GITRL(TNFSF18)：GITR(TNFRSF18)；4-IBBL：4-IBB(CD137).

精選 CD 分子の主な特徴
Principal Features of Selected CD Molecules

以下のリストは本文で言及された精選 CD 分子を含む．多くのサイトカインおよびサイトカインレセプターは CD ナンバーが割り当てられているが，ここではもっと叙述的にサイトカイン呼称について説明する．すべての，また最新の CD 分子は，http://www.hcdm.org に記載されている．

CD ナンバー（別名）	分子構造，ファミリー	主な細胞の発現	既知の，あるいは提唱されている機能
CD1a-d	49 kD，クラス I MHC 様 Ig ファミリー，β_2 ミクログロブリン結合	胸腺細胞，樹状細胞（ランゲルハンス細胞を含む）	非ペプチド抗原（脂質と糖脂質）の一部の T 細胞への提示
CD1e	28 kD，クラス I MHC 様，β_2 ミクログロブリン結合	樹状細胞	CD1a と同じ
CD2（LFA-2）	50 kD，Ig スーパーファミリー	T 細胞，NK 細胞	接着分子（CD58 と結合する），T 細胞活性化，CTL および NK 細胞媒介性溶解
CD3γ	25–28 kD，TCR 複合体の CD3δ および CD3ε と会合，Ig スーパーファミリー，細胞質尾部の ITAM	T 細胞	T 細胞抗原レセプターの細胞表面発現とシグナル伝達
CD3δ	20 kD，TCR 複合体の CD3γ および CD3ε と会合，Ig スーパーファミリー，細胞質尾部の ITAM	T 細胞	T 細胞抗原レセプターの細胞表面発現とシグナル伝達
CD3ε	20 kD，TCR 複合体の CD3δ および CD3γ と会合，Ig スーパーファミリー，細胞質尾部の ITAM	T 細胞	T 細胞抗原レセプターの細胞表面発現とシグナル伝達
CD4	55 kD：Ig スーパーファミリー	クラス II MHC 拘束性 T 細胞，樹状細胞とマクロファージの一部	クラス II MHC 拘束性抗原誘導 T 細胞活性化におけるシグナル伝達と接着のコレセプター（クラス II 分子と結合する），胸腺細胞の発達，HIV のレセプター

つづく

CD ナンバー（別名）	分子構造，ファミリー	主な細胞の発現	既知の，あるいは提唱されている機能
CD5	67 kD，スカベンジャーレセプターファミリー	T 細胞，B1 細胞サブセット	シグナル伝達分子，CD72 と結合
CD8α	34 kD，ホモダイマーとして発現，あるいは CD8β とヘテロダイマーを形成して発現	クラスⅠ MHC 拘束性 T 細胞，樹状細胞のサブセット	クラスⅠ MHC 拘束性抗原誘導 T 細胞活性化におけるシグナル伝達のコレセプター（クラスⅠ MHC と結合する），胸腺細胞の発達
CD8β	34 kD，CD8α Ig スーパーファミリーとヘテロダイマーを形成して発現	クラスⅠ MHC 拘束性 T 細胞	CD8α と同じ
CD10	100 kD，Ⅱ型膜タンパク質	未熟 B 細胞と一部の成熟 B 細胞，リンパ球系プロジェニター，顆粒球	メタロプロテアーゼ，免疫系においては機能は知られていない
CD11a（LFA-1α 鎖）	180 kD，非共有結合的に CD18 と会合し，LFA-1 インテグリンを形成	白血球	細胞と細胞との接着，ICAM-1（CD54），ICAM-2（CD102），ICAM-3（CD50）と結合
CD11b（Mac-1，CR3）	165 kD，非共有結合的に CD18 と会合し，Mac-1 インテグリンを形成	顆粒球，単球，マクロファージ，樹状細胞，NK 細胞	iC3b 被覆粒子のファゴサイトーシス，好中球と単球の，内皮細胞（CD54 へ結合する）と細胞外マトリックスタンパク質への接着
CD11c（p150，95，CR4α 鎖）	145 kD，非共有結合的に CD18 と会合し，p150，95 インテグリンを形成	単球，マクロファージ，顆粒球，NK 細胞	CD11b と同様の機能
CD14	53 kD，GPI 結合する	樹状細胞，単球，マクロファージ，顆粒球	LPS と LPS 結合タンパク質複合体と結合し，LPS を TLR4 に提示する，LPS 誘導マクロファージ活性化に必要である
CD16a（Fcγ RIIIA）	50–70 kD，膜貫通型タンパク質，Ig スーパーファミリー	NK 細胞，マクロファージ	IgG の Fc 領域と結合する，ファゴサイトーシスと抗体依存性細胞傷害
CD16b（Fcγ RIIIB）	50–70 kD，GPI 結合，Ig スーパーファミリー	好中球	IgG の Fc 領域と結合，免疫複合体媒介性好中球活性化
CD18	95 kD，非共有結合的に CD11a，CD11b，CD11c と会合し γ_2 インテグリンを形成	白血球	CD11a，CD11b，CD11c 参照
CD19	95 kD，Ig スーパーファミリー	ほとんどの B 細胞	B 細胞活性化，CD21，CD81 とコレセプター複合体を形成，B 細胞抗原レセプター複合体からのシグナルとシナジーするシグナルを伝達

CD ナンバー（別名）	分子構造，ファミリー	主な細胞の発現	既知の，あるいは提唱されている機能
CD20	35–37 kD，細胞膜4回貫通型タンパク質ファミリー（TM4SF）	B 細胞	B 細胞活性化あるいは制御における役割，カルシウムイオンチャネル
CD21（CR2，C3d レセプター）	145 kD，補体活性化の制御因子	成熟 B 細胞，濾胞樹状細胞	補体 C3d フラグメントに対するレセプター，CD19，CD81 とコレセプター複合体を形成し，B 細胞における活性化シグナルを伝達，Epstein–Barr ウイルスレセプター
CD22	130–140 kD，Ig スーパーファミリー，シアロアドヘシンファミリー，細胞質尾部の ITIM	B 細胞	B 細胞活性化の制御，接着分子
CD23（FcεRIIB）	45 kD，C 型レクチン	活性化 B 細胞，単球，マクロファージ	低アフィニティ Fcε レセプター，IL-4 により誘導，機能は明らかではない
CD25（IL-2 レセプター α 鎖）	55 kD，非共有結合的に IL-2Rβ（CD122）鎖，IL-2Rγ（CD132）鎖と結合し，高親和性 IL-2 レセプターを形成	活性化 T 細胞と B 細胞，Treg	IL-2 と結合し，低濃度 IL-2 に対する反応を促進
CD28	44 kD 鎖のホモダイマー，Ig スーパーファミリー	T 細胞（ヒトではすべての $CD4^+$ 細胞と＞50％の $CD8^+$ 細胞，マウスではすべての成熟 T 細胞）	CD80（B7-1），CD86（B7-2）コスティミュレーターに対する T 細胞レセプター
CD29	130 kD，非共有結合的に CD49a-d 鎖と結合し，VLA（β_1）インテグリンを形成する	T 細胞，B 細胞，単球，顆粒球	細胞外マトリックスタンパク質と内皮細胞への白血球の接着（CD49 参照）
CD30（TNFRSF8）	120 kD，TNFR スーパーファミリー	活性化 T 細胞と活性化 B 細胞，NK 細胞，単球，ホジキン病における Reed–Sternberg 細胞	確立されていない
CD31（血小板／内皮細胞接着分子 1：PECAM-1）	130–140 kD，Ig スーパーファミリー	血小板，単球，顆粒球，B 細胞，内皮細胞	白血球の内皮細胞を通過する血管外遊出に関与する接着分子

つづく

CD ナンバー（別名）	分子構造，ファミリー	主な細胞の発現	既知の，あるいは提唱されている機能
CD32（Fcγ RII）	40 kD，Ig スーパーファミリー，細胞質尾部の ITIM，A 型，B 型，C 型は異なる遺伝子ではあるが，相同性のある遺伝子産物である	B 細胞，マクロファージ，樹状細胞，顆粒球	凝集 IgG に対する Fc レセプター，B 細胞と他の細胞の活性化を阻止する抑制性レセプターとして作用する
CD34	105–120 kD，シアロムチン	造血細胞のプリカーサー，高内皮細静脈 HEV の内皮細胞	細胞と細胞の接着
CD35（1 型補体レセプター，CR1）	190–285 kD（多型アレルの 4 個の産物），補体活性化ファミリーの制御因子	顆粒球，単球，赤血球，B 細胞，濾胞樹状細胞，一部の T 細胞	C3b，C4b と結合，C3b あるいは C4b 被覆粒子と免疫複合体のファゴサイトーシスを促進，補体活性化を制御
CD36	85–90 kD	血小板，単球，マクロファージ，内皮細胞	酸化 LDL に対するスカベンジャーレセプター，血小板接着，アポトーシス細胞のファゴサイトーシス
CD40	44–48 kD 鎖のホモダイマー，TNFR スーパーファミリー	B 細胞，マクロファージ，樹状細胞，内皮細胞	CD154（CD40 リガンド）に結合，T 細胞媒介性 B 細胞活性化，マクロファージ活性化，樹状細胞活性化の役割
CD43	95–135 kD，シアロムチン	白血球（循環している B 細胞を除く）	細胞と細胞の接着における役割
CD44	80–100 kD，高度にグリコシル化されている	白血球，赤血球	ヒアルロン酸と結合，内皮細胞および細胞外マトリックスへの白血球の接着
CD45（白血球共通抗原：LCA）	多数のアイソフォームをもつ，180–220 kD（CD45R 参照），タンパク質チロシンホスファターゼレセプターファミリー，Ⅲ型フィブロネクチンファミリー	造血細胞	T 細胞と B 細胞の活性化を制御するチロシンホスファターゼ
CD45R	CD45RO：180 kD CD45RA：220 kD CD45RB：190 kD，205 kD，220 kD のアイソフォーム	CD45RO：メモリ T 細胞，B 細胞サブセット，単球，マクロファージ CD45RA：ナイーブ T 細胞，B 細胞，単球 CD45RB：B 細胞，T 細胞サブセット	CD45 参照

CD ナンバー（別名）	分子構造，ファミリー	主な細胞の発現	既知の，あるいは提唱されている機能
CD46（メンブランコファクタープロテイン：MCP）	52–58 kD，補体活性化ファミリー制御因子	白血球，上皮細胞，線維芽細胞	補体活性化の制御
CD47	47–52 kD, Ig スーパーファミリー	すべての造血細胞，上皮細胞，内皮細胞，線維芽細胞	白血球接着，遊走，活性化，ファゴサイトに対する，ファゴサイトーシス拒絶信号 "Don't eat me signal" を与える
CD49d	150 kD，非共有結合的に CD29 と会合し，VLA-4（$\alpha 4\beta 1$ インテグリン）を形成	T 細胞，単球，B 細胞，NK 細胞，好酸球，樹状細胞，胸腺細胞	内皮細胞と細胞外マトリックスへの白血球接着，VCAM-1，MAdCAM-1 と結合，フィブロネクチン，コラーゲンと結合
CD54（ICAM-1）	75–114 kD, Ig スーパーファミリー	T 細胞，B 細胞，単球，内皮細胞（サイトカイン誘導性）	細胞と細胞の接着，CD11aCD18（LFA-1）CD11bCD18（Mac-1）のリガンド，ライノウイルスに対するレセプター
CD55（崩壊促進因子 Dacay-accelerating factor：DAF）	55–70 kD，GPI 結合型，補体活性化ファミリー制御因子	広範囲	補体活性化の制御
CD58（リンパ球機能関連抗原 3：LFA-3）	55–70 kD，GPI 結合型あるいは内在性膜タンパク質	広範囲	白血球接着，CD2 へ結合
CD59	18–20 kD，GPI 結合型，	広範囲	C9 と結合，膜攻撃複合体の形成を阻止
CD62E（E セレクチン）	115 kD，セレクチンファミリー	内皮細胞	白血球と内皮細胞の接着
CD62L（L セレクチン）	74–95 kD，セレクチンファミリー	B 細胞，T 細胞，単球，顆粒球，一部の NK 細胞	白血球と内皮細胞の接着，ナイーブ T リンパ球の末梢リンパ節へのホーミング
CD62P（P セレクチン）	140 kD，セレクチンファミリー	血小板，内皮細胞，（顆粒内に存在，活性化すると細胞表面に移動）	白血球と内皮細胞，血小板への接着，CD162（PSGL-1）へ結合
CD64（FcγRI）	72 kD，Ig スーパーファミリー，FcR コモン γ 鎖と非共有結合的に結合	単球，マクロファージ，活性化好中球	高アフィニティ Fcγ レセプター，ファゴサイトーシスにおける役割，ADCC，マクロファージの活性化
CD66e（癌胎児性抗原：CEA）	180–220 kD，Ig スーパーファミリー，CEA ファミリー	大腸および他の上皮細胞	接着，癌負荷の臨床マーカー
CD69	23 kD，C 型レクチン	活性化 B 細胞，T 細胞，NK 細胞，好中球	S1PR1 と結合し，また細胞表面の S1PR1 発現を減弱させ，リンパ組織内での活性化されたばかりのリンパ球の停留を促進

つづく

CD ナンバー（別名）	分子構造，ファミリー	主な細胞の発現	既知の，あるいは提唱されている機能
CD74（クラスⅡ MHC インバリアント鎖：I_i）	33 kD，35 kD，41 kD アイソフォーム	B 細胞，樹状細胞，単球，マクロファージ，他のクラスⅡ MHC 発現細胞	新たに合成されたクラスⅡ MHC 分子に会合し，細胞内ソーティングを方向づける
CD79a（Igα）	33 kD，45 kD，CD79b とダイマーを形成する，Ig スーパーファミリー，細胞質尾部の ITAM	成熟 B 細胞	B 細胞抗原レセプター複合体の細胞表面発現と B 細胞抗原レセプター複合体によるシグナル伝達に必要
CD79b（Igβ）	37–39 kD，CD79a とダイマーを形成する，Ig スーパーファミリー，細胞質尾部の ITAM	成熟 B 細胞	B 細胞抗原レセプター複合体の細胞表面発現と B 細胞抗原レセプター複合体によるシグナル伝達に必要
CD80（B7-1）	60 kD，Ig スーパーファミリー	樹状細胞，活性化 B 細胞，マクロファージ	T リンパ球活性化のためのコスティミュレーター，CD28 と CD152（CTLA-4）に対するリガンド
CD81（抗増殖性抗原標的 -1 Target for antiproliferative antigen-1：TAPA-1）	26 kD，細胞膜 4 回貫通型（TM4SF）	T 細胞，B 細胞，NK 細胞，樹状細胞，胸腺細胞，内皮細胞	B 細胞活性化，CD19 と CD21 とコレセプター複合体を形成し，B 細胞抗原レセプター複合体からのシグナルとシナジーするシグナルを伝達する
CD86（B7-2）	80 kD，Ig スーパーファミリー	B 細胞，単球，樹状細胞，一部の T 細胞	T リンパ球活性化のためのコスティミュレーター，CD28 と CD152（CTLA-4）に対するリガンド
CD88（C5a レセプター）	43 kD，7 回膜貫通型 G タンパク質共役型レセプターファミリー	顆粒球，単球，樹状細胞，マスト細胞	C5a 補体フラグメントに対するレセプター，補体誘導性炎症における役割
CD89（Fcα レセプター：FcαR）	55–75 kD，Ig スーパーファミリー，コモン FcRγ 鎖と非共有結合的に結合	顆粒球，単球，マクロファージ，T 細胞サブセット，B 細胞サブセット	IgA に結合，IgA 依存性細胞傷害性を媒介
CD90（Thy-1）	25–35 kD，GPI 結合，Ig スーパーファミリー	胸腺細胞，末梢 T 細胞（マウス），$CD34^+$ 造血幹細胞プロジェニター，ニューロン	T 細胞のマーカー，未知の機能
CD94	43 kD，C 型レクチン，NK 細胞に発現，他の C 型レクチン分子（NKG2）と共有結合的に会合	NK 細胞，$CD8^+$T 細胞サブセット	CD94/NKG2 複合体は NK 細胞抑制性レセプターとして機能，HLA-E クラスⅠ MHC 分子と結合

CD ナンバー（別名）	分子構造，ファミリー	主な細胞の発現	既知の，あるいは提唱されている機能
CD95（Fas）	45 kD 鎖のホモトリマー，TNFR スーパーファミリー	広範囲	Fas リガンドと結合，アポトーシス細胞死を引き起こすシグナルを供給
CD102（ICAM-2）	55–65 kD, Ig スーパーファミリー	内皮細胞，リンパ球，単球，血小板	CD11aCD18（LFA-1）に対するリガンド，細胞と細胞の接着
CD103（α_E インテグリンサブユニット）	150 kD と 25 kD サブユニットのダイマー，β7 インテグリンサブユニットと非共有結合的に結合し，αEβ7 インテグリンを形成する	上皮内リンパ球，他の型の細胞	T 細胞の粘膜へのホーミングと粘膜での停留における役割，E カドヘリンと結合
CD106（血管細胞接着分子 1：VCAM-1）	100–110 kD，Ig スーパーファミリー	内皮細胞，マクロファージ，濾胞樹状細胞，骨髄ストローマ細胞	細胞の内皮細胞への接着，CD49dCD29（VLA-4）インテグリンのレセプター，リンパ球輸送と活性化の役割
CD134（OX40，TNFRSF4）	29 kD，TNFR スーパーファミリー	活性化 T 細胞	T 細胞 CD252 に対するレセプター，T 細胞コスティミュレーション
CD150（シグナル伝達リンパ球活性化分子 Signaling lymphocyte activation molecule：SLAM）	37 kD，Ig スーパーファミリー，	胸腺細胞，活性化リンパ球，樹状細胞，内皮細胞	B 細胞 –T 細胞の相互作用の制御とリンパ球活性化
CD152（細胞傷害性 T 細胞関連タンパク質 4 Cytotoxic T lymphocyte–associated protein 4：CTLA-4）	33 kD，50 kD，Ig スーパーファミリー	活性化 T リンパ球，Treg	Treg の抑制機能の媒介，T 細胞応答の抑制，APC の CD80（B7-1）と CD86（B7-2）へ結合
CD154（CD40 リガンド：CD40L）	32–39 kD 鎖のホモトリマー，TNFR スーパーファミリー	活性化 $CD4^+$ T 細胞	活性化 B 細胞，マクロファージ，内皮細胞，CD40 に対するリガンド
CD158（キラー Ig 様レセプター：KIR）	50 kD，58 kD，Ig スーパーファミリー，キラー Ig 様レセプター（KIR）ファミリー，細胞質尾部の ITIM あるいは ITAM	NK 細胞，T 細胞サブセット	適切なクラスⅠ HLA 分子との相互作用により，NK 細胞を抑制，あるいは活性化

つづく

CD ナンバー（別名）	分子構造，ファミリー	主な細胞の発現	既知の，あるいは提唱されている機能
CD159a（NKG2A）	43 kD，C 型レクチン，CD94 とヘテロダイマーを形成する	NK 細胞，T 細胞サブセット	クラスⅠ HLA 分子との相互作用により，NK 細胞を抑制，あるいは活性化
CD159c（NKG2C）	40 kD，C 型レクチン，CD94 とヘテロダイマーを形成する	NK 細胞	適切なクラスⅠ HLA 分子との相互作用により，NK 細胞を活性化
CD162（P セレクチン糖タンパク質リガンド 1：PSGL-1）	120 kD 鎖のホモダイマー，シアロムチン	T 細胞，単球，顆粒球，一部の B 細胞	セレクチン（CD62P，CD62L）のリガンド，内皮細胞への白血球接着
CD178（Fas リガンド：FasL）	31 kD サブユニットのホモトリマー，TNF スーパーファミリー	活性化 T 細胞	CD95（Fas）に対するリガンド，アポトーシス細胞死を誘導
CD206（マンノースレセプター）	166 kD，C 型レクチン	マクロファージ	微生物の高マンノース糖タンパク質に結合，マクロファージの糖タンパク質のエンドサイトーシスと，細菌，真菌，他の病原体のファゴサイトーシスを媒介
CD244（2B4）	41 kD，Ig スーパーファミリー，CD2/CD48/CD58 ファミリー，SLAM ファミリー	NK 細胞，CD8T 細胞，γδT 細胞	CD148 に対するレセプター，NK 細胞の細胞傷害活性を調節する
CD247（TCRζ 鎖）	18 kD，細胞質尾部の ITAM	T 細胞，NK 細胞	TCR および NK 細胞活性化レセプターのシグナル伝達鎖
CD252（OX40L）	21 kD，TNF スーパーファミリー	樹状細胞，マクロファージ，B 細胞	CD134（OX40，TNFRSF4）に対するリガンド，T 細胞をコスティミュレーションする
CD267（TACI）	31 kD，TNFR スーパーファミリー	B 細胞	サイトカインである BAFF と APRIL のレセプター，B 細胞の生存を媒介
CD268（BAFF レセプター）	19 kD，TNFR スーパーファミリー	B 細胞	BAFF に対するレセプター，B 細胞の生存を媒介
CD269（BCMA：B 細胞成熟抗原））	20 kD，TNFR スーパーファミリー	B 細胞	BAFF と APRIL に対するレセプター，B 細胞の生存を媒介
CD273（PD-L2）	25 kD，Ig スーパーファミリー，B7 と構造的に相同性がある	樹状細胞，単球，マクロファージ	PD-1 のリガンド，T 細胞活性化を抑制
CD274（PD-L1）	33 kD，Ig スーパーファミリー，B7 と構造的に相同性がある	白血球，他の細胞	PD-1 のリガンド，T 細胞活性化を抑制
CD275（ICOS リガンド）	60 kD，Ig スーパーファミリー，B7 と構造的に相同性がある	B 細胞，樹状細胞，単球	ICOS（CD278）と結合，T 細胞コスティミュレーション

CD ナンバー（別名）	分子構造，ファミリー	主な細胞の発現	既知の，あるいは提唱されている機能
CD278（誘導可能コスティミュレーター：ICOS）	55–60 kD, Ig スーパーファミリー，CD28 と構造的に相同性がある	活性化 T 細胞	ICOS-L（CD275）と結合，T 細胞コスティミュレーション
CD279（PD1）	55 kD，Ig スーパーファミリー，CD28 と構造的に相同性がある	活性化 T 細胞，活性化 B 細胞	PD-L1 と PD-L2 に結合，T 細胞活性化を制御
CD314（NKG2D）	42 kD，C 型レクチン	NK 細胞，活性化 $CD8^+$T 細胞，NKT 細胞，一部の骨髄系細胞	MHC クラスⅠ，MHC クラスⅠ様分子の MIC-A，MIC-B，Rae1，ULBP4 と結合，NK 細胞と CTL 活性化における役割
CD357（GITR）	26 kD, TNFR スーパーファミリー	$CD4^+$T 細胞，$CD8^+$T 細胞，Treg	T 細胞寛容と Treg 機能における役割
CD363（S1PR1，1 型スフィンゴシン -1- リン酸レセプター 1）	42.8 kD，7 回膜貫通型 G タンパク質共役型レセプターファミリー	リンパ球，内皮細胞	スフィンゴシン -1- リン酸と結合，リンパ器官外へリンパ球のケモタキシスを媒介

略語：ADCC：抗体依存性細胞媒介性細胞傷害 antibody-dependent cell-mediated cytotoxicity，APRIL：増殖誘導リガンド a proliferation-inducing ligand，BAFF：TNF ファミリーに属する B 細胞活性化因子 B cell-activating factor belonging to the TNF family，CTL：細胞傷害性 T リンパ球 cytotoxic T lymphocyte，gp：糖タンパク質 glycoprotein，GPI：グリコフォスファチジルイノシトール glycophosphatidylinositol，ICAM：intercellular adhesion molecule（細胞間接着分子），Ig：免疫グロブリン immunoglobulin，IL：インターロイキン interleukin，ITAM：免疫レセプターチロシン活性化モチーフ immunoreceptor tyrosine-based activation motif，ITIM：免疫レセプターチロシン抑制性モチーフ immunoreceptor tyrosine-based inhibition motif，LDL：低密度リポ蛋白 low-density lipoprotein，LFA：リンパ球機能関連抗原 lymphocyte function-associated antigen，LPS：リポポリサッカライド lipopolysaccharide，MadCAM：粘膜アドレシン細胞接着分子 mucosal addressin cell adhesion molecule，MHC：主要組織適合遺伝子複合体 major histocompatibility complex，NK 細胞：ナチュラルキラー細胞 natural killer（NK）cell，PAMP：病原体関連分子パターン pathogen-associated molecular pattern，TACI：膜内外活性剤と CAML［カルシウムモジュレータとサイクリンリガンド］インタラクタ［相互作用分子］transmembrane activator and calcium modulator and cyclophilin ligand interactor，TCR：T 細胞レセプター T cell receptor，TNF：腫瘍壊死因子 tumor necrosis factor，TNFR：TNF レセプター TNF receptor，VCAM：血管細胞接着分子 vascular cell adhesion molecule，VLA：最晩期活性化 very late activation

*いくつかの CD 番号にある小文字の接尾語は，複数の遺伝子にコードされ，あるいは構造的に関連したタンパク質に属する CD 分子を表す．

臨床症例 Clinical Cases

本付録には，免疫系を含むさまざまな疾患を示す5つの臨床症例が含まれている．これらの症例は臨床スキルを教えることを意図しているのではなく，むしろ免疫学の基礎科学が私たちヒトの疾患を理解するのにどのように貢献しているかを示している．それぞれの症例では，疾患が示す典型的な経過，診断に使用される検査と治療の一般的方法を例示する．付録は，Dr. Richard Mitchell and Dr. Jon Aster, Department of Pathology, Brigham and Women's Hospital, Boston; Dr. George Tsokos, Department of Medicine, Beth Israel–Deaconess Hospital, Boston; Dr. David Erle, Department of Medicine, University of California, San Francisco; and Dr. James Faix, Department of Pathology, Stanford University School of Medicine, Palo Alto の助けを借りて編集された．

症例 1：リンパ腫 Case 1：Lymphoma

E. B. は，生来健康であった38歳の化学工学技術者であった．ある朝，シャワーを浴びている間に，E. B. は左鼠径部の腫瘤に気がついた．腫瘤に圧痛はなく，その上を覆っている皮膚は正常にみえた．2, 3週間後，腫瘤は消失しなかったので，E. B. はそれについて心配になり，ついに2か月後，受診する予約をした．身体検査で医師は，左鼠径部に直径約3cmの，皮下にある硬い可動性の小結節を観察した．医師はE. B. に最近，左足あるいは下肢の感染に気がついたかどうか尋ねた．E. B. は特に気がつかなかったが，汗でびしょ濡れになって夜にしばしば起きていたことを訴えた．医師はまた，E. B. の右頸部にいくつかの軽度に腫大したリンパ節を発見した．これ以外は身体検査は正常だった．医師は，小結節はたぶん，ある感染に対する反応のために腫大したリンパ節であると説明した．しかし，医師は検査のために採血して，外科医に依頼し，E. B. のリンパ節から細胞の穿刺吸引を行った．吸引された細胞から準備される塗抹標本の検査で，主に，小さな不規則なリンパ球が認められた．これらの細胞のフローサイトメーター評価では，κ Ig L鎖[軽鎖]を発現している細胞と比較して，λ Ig L鎖を発現している細胞は10倍多かった．

B細胞リンパ腫の疑いのため，外科医はこのリンパ節を全摘することを選択した．組織学的検査では，明瞭な核小体をもつ大型リンパ球を少量混在した，主として不整形，あるいは“小分割された”核輪郭と，小型から中等度の大きさの集簇から構成された濾胞構造をもつリンパ節の腫脹が明らかにされた(図A-1)．これらの細胞のフローサイトメーター分析では，IgM，λ L鎖，CD10，CD20を発現しているB細胞の優位な集団を示し，スライド上で実行された免疫組織化学的染色では，細胞質がBCL-2に強く染色された．この根拠により，組織学的低悪性度の，濾胞性リンパ腫 follicular lymphoma と診断された．

1. 大多数の細胞が発現するλ L鎖におけるB細胞集団の存在は，感染への反応よりもむしろ腫瘍を示しているのはなぜか．
2. リンパ節細胞がIg H鎖[重鎖]再構成を評価するためにPCRにより分析された場合，どのような異常所見が予想されるか．
3. 正常な濾胞中心B細胞は，BCL-2タンパク質を発現しない．なぜ腫瘍細胞はBCL-2タンパク質を発現するのか．

E. B. の血液検査では，貧血(赤血球数の減少)が認められた．リンパ腫の病期を決定する検査が行われた．陽電子放射断層 positron emission

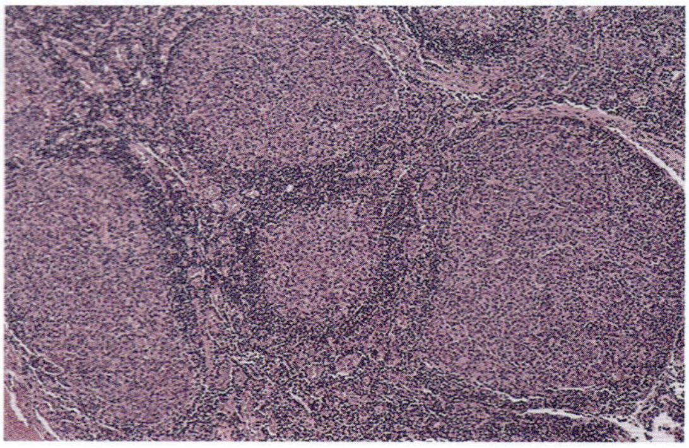

図 A-1 濾胞性リンパ腫のリンパ節生検 患者の鼠径リンパ節の顕微鏡所見を示した．濾胞構造は異常であり，単調な腫瘍細胞の集簇から構成されている．対照的に，反応性の過形成によるリンパ節は，不均一な細胞の混成を含む，胚中心形成を伴う濾胞をもっている．

tomography（PET）撮影とコンピュータ断層 computed tomography（CT）撮影では，肺門リンパ節および縦隔リンパ節の腫脹，脾腫，肝病変を示した．骨髄生検では，同様にリンパ腫の存在を示した．E. B. はヒト CD20 に特異的であるリツキシマブ rituximab と呼ばれる，マウス／ヒトキメラモノクローナル［単クローン性］IgG 抗体の注射で治療された．リツキシマブ治療が開始された 6 か月後に，実行された画像診断では，病変の大きさは退縮を示し，E. B. は働き続けるのに十分な活力を感じた．

4. 抗 CD20 抗体は，どのような機序で，この患者に作用するか．
5. マウス抗体の代わりの薬として，リツキシマブなどの“ヒト化”抗体を使う長所は何か．

症例 1 の質問に対する解答

1. B 細胞のそれぞれのクローンは，2 つの同一の H 鎖と 2 つの同一の κL 鎖あるいは λL 鎖から構成される固有の Ig タンパク質をコードする，固有の Ig H 鎖と L 鎖遺伝子の再構成を保有する（**第 4 章参照**）．感染では，リンパ球の多くの異なるクローンが活性化される．1 つ以上のクローンは同一の微生物抗原に対して特異的であり，異なるクローンは微生物により生成される異なる抗原に応答している．それのみならず，感染部位の所属リンパ節においてさえ，微生物に特異的でない多くの正常な B 細胞クローンが存在している．このように，感染部位の所属リンパ節の免疫反応は，特異的抗体を用いて染色することができる，κL 鎖か λL 鎖を発現しているほぼ等しい数の細胞が平均して存在する B 細胞のポリクローナル［多クローン性］混合物を示す．濾胞性リンパ腫などの B 細胞腫瘍は，そのプロジェニー［子孫細胞］progeny が再構成された Ig 遺伝子の同じセットを共有し，起源細胞と同じ Ig を発現する，1 つの形質転換された細胞から発生する．E. B. のリンパ節は，すべて同じ Ig L 鎖（この症例では λL 鎖）を産生し，陽性に染色されるすべて 1 つのクローンに由来する B 細胞で充満していたので，これは腫瘍においてだけ起こるモノクローナル増殖であることを示していた．
2. 先述したように，B 細胞リンパ腫はモノクローナルであり，すべてが同じ Ig H 鎖と L 鎖遺伝子再構成を含む細胞から構成される．L 鎖の発現による染色に加え，反応性ポリクローナル増殖およびモノクローナル B 細胞腫瘍は，再構成された IgH 遺伝子セグメント［断片］ Ig heavy-chain gene segment のポリメラーゼ連鎖反応 polymerase chain reaction（PCR）増幅を用いることによって確実に区別することができる．この方法では，ほとんどの IgH 可変（V）遺伝子セグメントおよび結合（J）セグメントをハイブリッドするコンセンサス［共通］ PCR プライマー consensus PCR primer を使用する．これらのプライマーは，試料中（たとえば，腫脹したリンパ節から準備された DNA）の基本的にすべての H 鎖遺伝子再構成を増幅するために，PCR において使用される．増幅された生成物の分子量は，大きさにおいて，1 つのヌクレオチドでも異なる PCR 生成物を分離することができる，毛細管電気泳動により分析される．IgH 遺伝子（ならびに他の抗原レセプター［受容体］ 遺伝子 antigen receptor gene）の

V, D, J セグメントが，プレ B 細胞において抗原レセプター再構成の間に結合するときには，再構成されたセグメントは，除去する酵素(ヌクレアーゼ)，また加える酵素(ターミナルデオキシヌクレオチジルトランスフェラーゼ terminal transferase(TdT)と呼ばれる特別な DNA ポリメラーゼ)の作用のために，分子量が異なる．正常の B 細胞の集団では，多くの異なる分子量の PCR 生成物が生成され，これらは異なる分子量のフラグメントの広い分布として現れる．B 細胞リンパ腫の場合，すべての B 細胞は同じ VDJ 再構成を行い，PCR 生成物は 1 つの分子量であり，ゲル上に 1 つの鋭いピークとして現れる．

3. 多くのリンパ腫には，特定の癌遺伝子を制御できない根底となる特徴的な後天性の突然変異がある．濾胞性リンパ腫の 90％以上は，プログラム細胞死(アポトーシス)を阻止するタンパク質をコードする遺伝子が，BCL-2 のコード配列 coding sequence を Ig H 鎖座の中のエンハンサーエレメントに結合させる 14；18 の獲得した染色体の転座[トランスロケーション]translocation をもっている．その結果，BCL-2 は濾胞性リンパ腫細胞で過剰発現する．補足的に，ほとんどの場合，転座に関与する IgH 遺伝子における染色体ブレイクポイントは Ig 遺伝子の再構成を受ける RAG タンパク質が B 細胞の DNA を通常正確に切断する点にあるので，通常の抗原レセプター遺伝子再構成の間に起こるエラーが，転座由来することを示唆している．臨床的には(14；18)転座の結果，BCL-2/IgH 融合遺伝子の存在は，IgH と BCL-2 に特異的な異なる色のプローブを用いた蛍光色素 in situ ハイブリッド形成で測定される．これらのプローブは，濾胞性リンパ腫に含まれる組織から分離される核にハイブリッド形成し，プローブの空間的重畳法 spatial superimposition は，IgH/BCL-2 融合遺伝子の存在を示す．あるいは，1 つのプライマーが IgH に特異的であり，また他のプライマーが BCL-2 に特異的であるプライマーの 1 対で腫瘍から分離される DNA 上で PCR を実行することができる．これらのプライマーは，IgH と BCL-2 遺伝子が互いに結合したときだけ遺伝子産物を生成するので，(14；18)転座の間接的証拠とみなされる．

4. CD20 は大部分の成熟 B 細胞上で発現され，濾胞性リンパ腫において，すべての腫瘍細胞に一様に発現されている．そのため，注射されたリツキシマブ(リツキサン rituxan)は，リンパ腫細胞と結合して，抗体が通常の微生物を破壊する機序と同様に，腫瘍細胞を破壊する．これらの機序は，ファゴサイト[貪食細胞] phagocyte によるリンパ腫細胞の一掃を引き起こすマクロファージの Fc レセプターを含む，患者のさまざまなタンパク質に対するリツキシマブの Fc 部分との結合，および補体媒介性リンパ腫細胞傷害を引き起こす補体タンパク質への Fc 部分の結合を含む(**第 8 章**参照)．多くの通常 B 細胞は，また，リツキシマブにより破壊されるが，CD20 を発現していない抗体分泌プラズマ[形質] 細胞 antibody-secreting plasma cell は影響を受けない．

5. ヒト以外の B 細胞(たとえば，マウス)に由来するモノクローナル抗体 monoclonal antibody (mAb)は，ヒト免疫系には外来物質にみえる．複数回これらの mAb が注射されると，ヒトは液性免疫応答を開始して，注射された外来性 mAb に対する特異抗体を産生する．これらの抗体に対する抗体反応は，循環から mAb の一掃を促進し，したがって mAb の治療的な利点を減弱させる．さらにまた，ヒト IgG の Fc 領域は，マウス IgG の Fc 領域よりも，ヒト Fc レセプターと補体タンパク質へより強く結合し，その両方とも mAb 薬の効果にとって重要である(**解答 3** 参照)．これらの理由から，ごく最近，薬として使用されるように開発された mAb は，遺伝子工学により，大部分，あるいはすべてのヒト Ig アミノ酸配列を含むよう操作され，あるいはヒト Ig をコードする遺伝子産物として作製された．ちょうど自身の抗体に対して寛容[トレランス]tolerance であるのと同様に，患者はこれらの薬に対して一般的に寛容である．リツキシマブは，CD20結合可変領域はマウスIgGに由来し，Fc領域を含む残りの抗体はヒトIgGから由来するキメラmAbである．たぶん潜在的に反応するB細胞は薬により破壊されるので，リツキシマブの少量のマウス配列は，患者において抗体に対する抗体応答を誘導するようにはみえない．

症例2：アログラフト拒絶を合併した心移植

Case 2：Heart Transplant Complicated by Allograft Rejection

コンピュータソフトウェアセールスマンである48歳のC. M.は，疲労と息切れのために家庭医を訪れた．C. M.はこの訪問の前には定期的に医師を訪れることはなく，階段を上るとき，あるいは子どもたちとバスケットボールをしているときに困難を感じ始める1年前までは気分がよかった．最近の6か月間は，ベッドで横になったとき呼吸するのに苦労した．C. M.は今まで強い胸痛を経験した記憶がなく，また心臓病の家族歴はなかった．約18か月前，C. M.は重い風邪様の疾患のため，仕事を2日間休まなければならなかったことを思い出した．

身体検査の結果，脈拍数は105回／分，呼吸数は32回／分，血圧は100/60 mmHgであり，発熱はなかった．医師は，両側肺底区でラ音rale（異常な体液貯留の証拠）を聴取した．下肢と足首は腫脹していた．胸部X線検査では，肺水腫，胸水，有意に拡大した左室が観察された．これらの所見は，右室および左室のうっ血性心不全と一致しており，この心不全の状態においては心臓が正常の血液量を駆出できないので，さまざまな組織に体液が貯留する結果となる．C. M.は大学病院の心臓病棟に入院した．冠動脈血管造影と心エコー検査を含む精密検査に基づいて拡張型心筋症（心室が拡張し，血液の駆出が不十分となる進行性であり，また致死的である心不全）と診断された．医師はC. M.に強心剤，後負荷減少剤，利尿剤を含む強力な内科的治療を受けることはよいが，基礎にある心臓病が進行し続けると，長期的にみて最もよい選択は，心移植を受けることであると話した．残念なことに，最適な内科的治療にもかかわらず，もはや日常生活活動さえ管理することができなくなるほど，C. M.のうっ血性心不全の症状は悪化し続け，心移植を受けるためのリストに挙がった．

パネル反応性抗体panel-reactive antibody（PRA）試験が，以前アロ［同種］抗原alloantigenに感作されたかどうかを決定するために，C. M.の血清を用いて実施された．この試験は，患者がHLA抗原に対して循環抗体をもっていないことを示し，さらなる免疫学的試験は実施されなかった．2週間後，近傍の都市で起こった建築現場事故の犠牲者から，ドナー［提供者］心臓donor heartが摘出された．このドナーはC. M.と同じABO血液型であった．ドナー心臓が摘出された4時間後に実施された移植手術は成功し，アログラフト手術後に正常に機能していた．

1. 患者と心臓ドナーが異なる血液型をもっていると，あるいは患者が高レベル［水準］high levelの抗HLA抗体をもっていると，どのような問題が起こるか．

C. M.に対して移植の翌日から，連日タクロリムス（FK506），ミコフェノール酸，プレドニゾンを含む免疫抑制剤投与の治療が開始された．心内膜心筋生検が，手術後1週間後に実施されたが，心筋傷害，あるいは炎症性細胞の証拠は観察されなかった．手術後10日で退院し，1か月以内は，問題なく軽い運動をすることができた．移植実施後，最初の3か月以内に実施されたルーチンとして計画された心内膜心筋生検は正常だったが，手術14週後に実施された生検では，心筋内に多数のリンパ球の浸潤と，2，3のアポトーシスを起こした心筋線維が観察された（図A-2）．この検査所見は，急性アログラフト拒絶であると解釈された．

2. 患者の免疫系immune systemは何に応答し，また急性拒絶発症におけるエフェクター［効果］機構effector mechanismは何であったか．

C. M.の腎機能の指標である血清クレアチニン濃度は，高値を示した（2.2 mg/dl：基準値は，

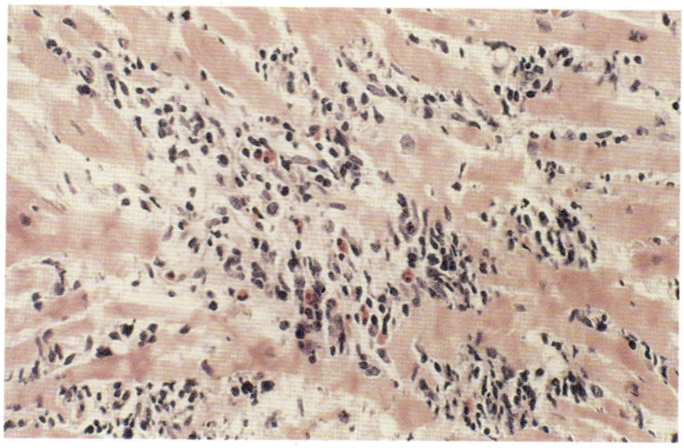

図 A-2　急性の細胞拒絶反応を示す心内膜心筋の生検像　心筋にはリンパ球浸潤がみられ，壊死性筋線維が存在する．(Dr. Richard Mitchell, Department of Pathology, Brigham and Women's Hospital, Boston のご厚意による)

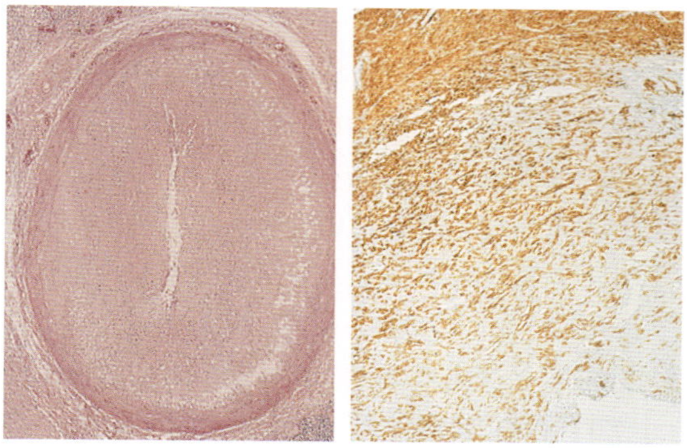

図 A-3　移植関連動脈硬化を伴う冠動脈　この組織切片は，移植片不全のため，移植の 5 年後に患者から取り除かれたアログラフト心臓の冠動脈から作製された．内腔は内膜の平滑筋細胞の存在により著しく狭窄している．(Dr. Richard Mitchell, Department of Pathology, Brigham and Women's Hospital, Boston のご厚意による)

< 1.5 mg/dL)．タクロリムスは腎臓に毒性があるので，医師はタクロリムスの用量を増やしたくなかった．C. M. は 18 時間にわたるステロイド薬の 3 回の投与をさらに 3 回受け，また 1 週間後の心内膜心筋生検の再検査では，ほんの少しの散在したマクロファージと小さな治癒組織像を示した．C. M. は体調よく帰宅し，比較的正常の生活を送ることができ，連日シクロスポリン，ミコフェノール酸，プレドニゾンを服用していた．

3. 免疫抑制剤治療の目標は何か．

移植してから毎年実施されていた冠動脈血管造影では，徐々に冠動脈の内腔が狭窄化していることを示した．移植 6 年後に，C. M. は軽い運動後に軽度の息切れを感じ始め，X 線撮影検査では左室の軽度の拡大を示した．血管内超音波検査では，冠動脈壁の著しい肥厚と内腔の狭窄を示した (図 A-3)．心内膜心筋の生検は，顕微鏡的心内膜下梗塞ばかりでなく，亜致死性虚血(筋細胞の空胞化)の領域を示した．C. M. と医師は，現在 2 回目の心移植の可能性を考慮している．

4. どのような過程により，6 年後に移植の不全が起こったのか．

症例 2 の質問に対する解答

1. もし患者と心臓ドナーが異なる血液型をもっていると，あるいはもし患者が高レベルの抗 HLA 抗体をもっていると，超急性拒絶と呼ばれる型の拒絶が移植後に起こる(**第 10 章**参照)．A 型，B 型あるいは O 型の血液型をもつ個体は，所有しない抗原(それぞれ B 型，A 型あるいは両方とも)に対して循環 IgM 抗体をもっている．以前に輸血，移植を受けたことのある，あるいはかつて妊娠したことのある個体は，循環抗 HLA 抗体を保有していることがある．血液型抗原と HLA 抗原は，内皮細胞上に存在する．移植時にすでに抗体がレシピエント[受容者]に存在していれば，移植片の内皮細胞上の抗原に結合することができ，補体活性化，白血球動員と血栓を引き起こす．その結果，移植片の血液供給は減少し，臓器は急速に虚血性壊死を被ることになる．パネル反応性抗体 PRA 試験は，移植を必要としている患者が，広範囲の HLA 抗原に対する特異的抗体がすでに存在しているかどうか決定するために，代表的に実施される．試験は患者血清と，HLA 被覆微小ビーズを混合することにより実施される．抗体結合は，ヒト Ig に対する蛍光標識抗体を添加された後，ビーズのフローサイトメトリー検査により検出される．結果は，患者血清抗体へ結合するさまざまなHLA被覆ビーズの百分率(0–100％)として算定される．PRAが高くなればなるほど，レシピエントは潜在的に移植片と反応する抗体をもち，超急性拒絶を引き起こす．

2. 急性拒絶反応では，患者の免疫系は移植片のアロ抗原に応答する．これらの抗原には，レシピエントと共通でない対立遺伝子[アリル]alleleによりコードされるドナーMHC分子だけでなく，他の共通でない対立遺伝子バリアント[変異] allelic variantタンパク質(マイナー組織適合抗原)が含まれている．これらのアロ抗原は，ドナー心臓内の内皮細胞，白血球，実質細胞上に発現されている．急性拒絶発症のエフェクター機構は，細胞性免疫応答と液性免疫応答を含んでいる．レシピエント $CD4^+$T細胞は，心筋細胞あるいは内皮細胞の損傷と機能障害を引き起こすマクロファージの活性化と炎症を促進するサイトカインを分泌し，また $CD8^+$CTLは，移植片細胞を直接傷害する．移植片抗原に応答して産生されたレシピエント抗体は，移植片細胞に結合し，補体活性化と白血球動員を導く結果となる．

3. 免疫抑制剤治療の目標は，移植片に存在するアロ抗原に対してレシピエントの免疫応答を減弱させることであり，それにより拒絶を防止することができる．免疫抑制剤は，T細胞を除去することにより(抗胸腺細胞グロブリン)，またT細胞活性化を阻止し(FK502，シクロスポリン，ラパマイシン)，リンパ球増殖を阻止し(ミコフェノール酸)，炎症性サイトカイン産生を阻止する(プレドニゾン)ことにより作用する．感染と戦うための免疫機能を保持する試みがなされている．

4. 移植片は，移植動脈の壁の肥厚，内腔の狭窄として発現する慢性拒絶の結果として機能不全となった(**第10章**参照)．移植片動脈硬化graft arteriosclerosis，あるいは移植片関連動脈硬化transplant-associated arteriosclerosisと呼ばれるこの血管変化は，心臓に虚血性ダメージ[損傷]damageを与える．長期移植片不全の最も頻度の高い原因となる．この動脈硬化は血管壁アロ抗原に対するT細胞媒介性炎症反応により引き起こされ，引き続き平滑筋細胞の増殖とマトリックス[基質]合成matrix synthesisの増加を伴い，サイトカイン刺激による平滑筋細胞の内膜への遊走という結果となる慢性マクロファージ媒介性傷害としてくすぶり続ける．

症例3：アレルギー性気管支喘息

Case 3：Allergic Asthma

10歳の少女I. E.は，喘鳴，胸の圧迫感がみられていたが，最近の2日間，頻繁に出現する咳嗽のために，11月に小児科医を受診した．I. E.の症状は特に夜間に重症となった．ルーチンの定期健診に加えて，過去に時折の耳および上気道感染のために医師を訪れたが，以前には，喘鳴あるいは胸部圧迫感は経験したことはなかった．湿疹はあったが，それ以外は健康で，発育は正常だった．ワクチン接種は定期的に行われており，現在まで順調に完了していた．I. E.は母親，父親，12歳と4歳の2人の姉妹，ペットの猫と生活していた．両親は喫煙しており，父親は花粉症hay feverに罹患していた．

診察時，I. E.の体温は37℃であり，血圧は105/65 mm Hg，呼吸数は28回／分であった．息切れはみられなかった．耳感染症あるいは咽頭炎の徴候はなかった．胸部の聴診所見では，両肺で広範囲の喘鳴が明らかであった．肺炎の所見はみられなかった．医師は，気管支痙攣と暫定的に診断を行い，I. E.に小児アレルギー免疫専門医を紹介した．その間に，患者は短時間作用性 β_2 アドレナリン作動性のアゴニスト[作用薬]agonistである気管支平滑筋拡張用の吸入器を処方され，症状を軽減するため6時間ごとにこの薬を吸入するよう指示された．この薬は気管支平滑筋細胞上の β_2 アドレナリン作動性レセプターに結合して筋を弛緩させるので，細気管支は拡張する結果となる．家族はまた，スペーサ(吸入補助具)も処方され，薬物吸入効果を最適化するためにスペーサ装置を用いて吸入器を使用するよう教えられた．

1. 気管支喘息は，通常は**アトピー性疾患 atopic disease** であり，通常は 6–8 歳以降にみられる．臨床的にアトピーがさまざまに示す症状は何か．

1 週間後，I. E. はアレルギー専門医の診察を受けた．医師は肺を聴診して，喘鳴の存在を確かめた．I. E. はスパイロメータ spirometer に息を吹き込むよう指示され，医師は 1 秒率 forced expiratory volume in 1 second（FEV1）が正常の 65％であり，気道閉塞があることを示した．医師はそれからネブライザーの気管支拡張薬を投与し，10 分後再びそのテストを実施した．2 回目の 1 秒率は，正常の 85％であり，気道閉塞の可逆性を示した．採血され，血球算定（赤血球，白血球など）と白血球分画，および IgE レベルの計測のため，血液は検査機関へ送られた．それに加えて，さまざまな抗原に対する過敏症を決定するために，スキンテスト［皮膚試験］skin test が実施され，猫の毛とハウスダストに対して陽性の結果が示された（図 A-4）．患者は，吸入副腎皮質ステロイドの使用開始と，呼吸症状に対して必要なときだけ，気管支拡張薬の使用を指示された．I. E. の両親は 2 週間後に I. E. の再評価と血液検査結果を聞きにくるための再診予約を行うよう指示された．

2. スキンテスト陽性の免疫学的基盤は何か．

I. E. が 2 週間後にアレルギー専門医の診療所に戻ると，血清 IgE レベルが 1,200 IU/mL（基準値：0–180 IU/mL），全白血球数が 7,000 個 /μL（基準値：4,300–10,800 個 /μL），好酸球数は 700 個 /μL（基準値：＜ 500）であるという検査結果が明らかとなった．I. E. が 1 週間後にアレルギー専門医の診療所に戻ったときには，理学的所見は著明に改善され，喘鳴は聴取されなかった．I. E. の 1 秒率は，予測値の 90％まで改善した．家族には，たぶんウイルス性疾患により引き起こされ，またたぶん猫毛とハウスダストアレルギーに関連した可逆的な気道閉塞をもっていると話した．医師は猫は少なくとも I. E. の寝室の外で飼うべきであると助言した．母親には，家の中での喫煙がたぶん I. E. の症状に関与していると話した．医師は，急性の喘鳴発症時あるいは息切れ時に，短時間作用性吸入薬を使い続けるよう I. E. に勧めた．3 か月後か 1 か月に 2 回以上の吸入器を，特に夜間の症状に対して使用したときには受診するように I. E. は指示された．

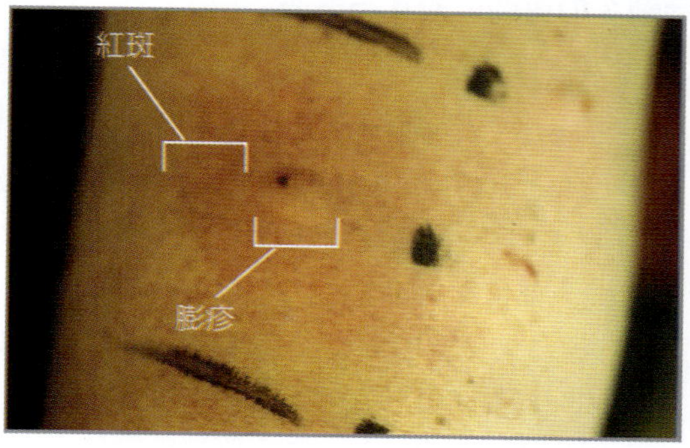

図 A-4　環境抗原に対するプリックスキンテスト陽性結果　少量の抗原が短い針を使用して皮膚をプリックして皮膚の表層に投与される．もしマスト細胞がテスト抗原に対する特異的 IgE と結合して存在すると，抗原は IgE が結合している Fc レセプターをクロスリンクする．このクロスリンクは，マスト細胞の脱顆粒と，膨疹紅斑反応を引き起こすメディエータの放出を誘導する．

3. アレルギー症状に罹患している患者でみられる IgE レベルの増加の機構は何か．

家の猫を隣人に譲り，I. E. は約 6 か月間の治療で改善し，ときどき軽い喘鳴を経験するだけとなった．翌年の春，もっと頻回の咳嗽と喘鳴の発作が出現し始めた．ある土曜日のサッカーゲームの間，ひどく息切れするようになり，両親は地域病院の救急部門に I. E. を連れて行った．喘鳴と補助呼吸筋の使用の徴候を確認した後に，救急部門医師は，β_2 作動性気管支平滑筋拡張薬ネブライザーと経口副腎皮質ステロイドで治療した．6 時間後，症状は改善し，I. E. は帰宅した．その翌週にアレルギー専門医を受診し，医師は吸入副腎皮質ステロイド維持薬を増量した．その後は気管支拡張薬吸入で改善する，ときどき軽度の発作が起こる程度で健康だった．

4. アレルギー性気管支喘息の治療法は何か．

症例 3 の質問に対する解答

1. 基本的に無害な抗原に対するアトピー反応は，マスト［肥満］細胞 mast cell 上の IgE により媒介され，さまざまな方面で顕性となる（**第 11 章**参照）．徴候と症状は，通常アレルゲンの侵入部位を反映する．花粉症（アレルギー性鼻炎）と気管支喘息は，通常吸入されたアレルゲンに対する応答であるのに対し，蕁麻疹と湿疹は，皮膚暴露，あるいは摂取により一般的に起こる．食物アレルギーはまた胃腸症状を引き起こす．昆虫の毒素，食物，あるいは薬剤に対するアレルギーの最も劇的な出現は，全身性の血管拡張，血管透過性亢進，および気道閉塞（喉頭浮腫あるいは気管支収縮）を伴うアナフィラキシーである．アナフィラキシー患者は治療をしないと，窒息と心血管虚脱へと進行する．アナフィラキシーの最も効果的な治療は，エピネフリン（アドレナリン）の筋肉注射による投与である．エピネフリンは血管を収縮させ，血圧低下を防ぎ，また増加した血管透過性を減少させる．
2. マスト細胞から引き起こされるヒスタミンの即時の放出により，中心性浮腫の膨疹（血漿の漏出による）と，血管充血の周囲の紅斑（血管拡張による）を生じる．アレルギースキンテストは，結核菌 *Mycobacterium tuberculosis* などの特定の感染性細菌に対する以前の感作を評価するのに用いられる皮膚試験と混同してはならない．ツベルクリン皮膚試験陽性は，遅延型過敏症 delayed-type hypersensitivity（DTH）反応の例であり，抗原刺激ヘルパー T 細胞により媒介され，IFNγ などのサイトカインを放出し，マクロファージの活性化と炎症という結果を生じる（**第 6 章**参照）．血清 IgE 測定はルーチンに実行されており，伝統的なアレルギープリックスキンテスト allergy prick skin testing に対して補完的な情報を与えている．
3. 理由は不明であるが，これらのアトピー患者はさまざまな基本的に無害なタンパク質抗原に対して，Th2 型のヘルパー T 細胞応答を開始し，Th2 細胞は IL-4，IL-5 と IL-13 を産生する．IL-4 は B 細胞による IgE 生成を誘導し，IL-5 は好酸球を活性化し，IL-13 は粘液産生を刺激する（**第 6 章，第 11 章**参照）．アトピーは家族に代々起こるようにみえるので，遺伝的感受性が明らかに関与している．いくつかの Th2 サイトカインをコードする遺伝子が位置する 5 番染色体長腕（5q）と，IgE レセプターの α 鎖の遺伝子が位置する 11 番染色体長腕（11q）および IL-33 レセプター（ST2）と IL-33 をそれぞれコードする 2 番染色体と 9 番染色体上の遺伝子に注目が集まっている．IL-33 は 2 型自然リンパ球（ILC2）を活性化させる上皮細胞によって分泌されるサイトカインであり，強い Th2 反応を誘導する役割を果たす．
4. アレルギーに対する主要な治療法は，もし症状を誘発している原因となるアレルゲンが，アレルギースキンテストあるいは血清 IgE 測定により明らかになっていれば，そのアレルゲンを回避するという予防である．以前には，治療は細胞内サイクリックアデノシン一リン酸 cyclic adenosine monophosphate（cAMP）濃度を上昇させることにより，気管支収縮の症状を治療することに焦点が当てられていたけれども（β_2 アドレナリン作動性作用薬と，cAMP 分解のインヒビター［阻害因子］inhibitor），最近では治療法が変化し，抗炎症薬の使用に移行した．これらには副腎皮質ステロイド（サイトカイン放出を阻止する）と脂質メディエータ［伝達物質］lipid mediator（ロイコトリエン）に対するレセプターアンタゴニスト［拮抗薬］receptor antagonist が存在する．より新しい気管支喘息治療方法として，抗 IgE 抗体療法が認可されている．

症例 4：全身性エリテマトーデス
Case 4：Systemic lupus erythematosus（SLE）

N. Z. は手首，指，足首を含む関節痛に対する愁訴で，2 年前，家庭医を訪れた 25 歳の女性であった．受診時には，N. Z. は正常な体温，心拍数，血圧，呼吸数であった．目立つ赤い発疹が頬や，鼻唇溝を除く鼻の周辺にあり，質問すると，外出して日光に 1，2 時間あたった後，紅斑はさらに悪化すると話した．指と手首の関節は，腫脹しており，圧痛があった．身体検査の他の項目に特記すべきものはなかった．

医師はさまざまな検査のために採血した．ヘマトクリットは，35%（基準値：37–48%）であった．全白血球数は 9,800 個 /μL（基準値内）であり，白血球分画は正常であった．赤血球沈降速度 ESR は，40 mm/hr（基準値：1–20 mm/hr）であった．血清抗核抗体 antinuclear antibody（ANA）試験は，1：256 希釈で陽性であった（基準値は 1：8 希釈で陰性）．他の検査所見には特記事項はなかった．これらの所見に基づいて全身性エリテマトーデス（SLE）と診断された．N. Z. の医師は副腎皮質ステロイドである経口プレドニゾンを処方し，治療とともに関節痛は改善した．

1. ANA（抗核抗体）試験陽性の結果の重要性は何か．

3 か月後，N. Z. は異常に疲れを感じ始め，感冒に罹患したと思った．約 1 週間の期間，足首が腫脹していることに気づき，靴を履くのに苦労した．彼女は家庭医を再受診した．足首と下肢には重度の浮腫（組織での余分な体液の結果としての腫脹）がみられた．腹部はわずかに膨満しており，打診では軽度の濁音界移動（腹膜腔での体液量の異常に多い徴候）が観察された．医師はいくつかの検査を行った．ANA 試験結果は 1：256 の値で，依然として陽性であり，赤血球沈降速度は 120 mm/hr であった．血清アルブミンは，0.8g/dL（基準値：3.5–5.0g/dL）であった．血清補体タンパク質の測定では，C3 は 42 mg/dL（基準値：80–180 mg/dL），C4 は 5 mg/dL（基準値：15–45 mg/dL）であることが明らかとなった．尿検査では，蛋白尿 4 +，赤血球，白血球，および多数の硝子円柱，顆粒円柱が認められた．24 時間尿では，4g の蛋白尿が認められた．

2. 何が補体価の低下，血液異常と蛋白尿の原因であるか．

異常な尿所見のため，医師は腎生検を行うことを勧め，腎生検は 1 週間後に実施された．生検標本は，ルーチンの組織学的方法，免疫蛍光顕微鏡検査法と電子顕微鏡検査法により検査された（図 A-5）．

3. 腎臓でみられる病理的所見の説明は何か．

医師は増殖性ループス腎炎 proliferative lupus glomerulonephritis と診断し，以前服用していた量よりも多い量のプレドニゾンを処方し，免疫抑制剤（ミコフェノール酸）を用いた治療を勧めた．N. Z. の蛋白尿と浮腫は 2 週間ほどで改善し，血清 C3 レベルは正常に戻った．副腎皮質ステロイド量は，漸減され少量になった．引き続く数年間は，関節痛，組織腫脹および C3 レベルの低下と蛋白尿を伴う検査所見がみられ，疾患の間歇的な再燃が観察された．これらは副腎皮質ステロイドで効果的に治療され，活動的な生活を送ることができた．

症例 4 の質問に対する解答

1. 陽性の ANA 試験結果は，細胞の核の構成要素と結合する血清抗体の存在を示している．試験はスライドグラス上のヒト単層細胞上に，患者血清をさまざまな希釈で反応させることにより実施される．次に蛍光標識抗免疫グロブリン 2 次抗体が添加され，単層細胞は，血清抗体が核に結合しているかを検出するために蛍光顕微鏡を用いて検査される．ANA 力価は，核の染色が検出可能な血清の最大希釈として表示される．SLE 患者は通常（98%）ヒストン，他の核タンパク質，あるいは 2 本鎖 DNA に特異的な抗核抗体をもっている．これらは自己抗体であり，自己抗体の産生は自己免疫の証拠である．自己抗体は，他の多くの細胞膜タンパク質抗原に対して産生されることがある．自己抗体は，確実な SLE の診断の 5 年以上前から存在することがある．自己抗体の力価は，病勢を反映せず，治療の調節に使用してはならない．
2. 自己抗体の一部は，血液中の抗原に結合することにより，循環免疫複合体を形成する．核抗原は，いくつかの型の細胞（たとえば，白血球，ケラチン細胞）の増加したアポトーシスのため，また，アポトーシスの細胞の不完全な

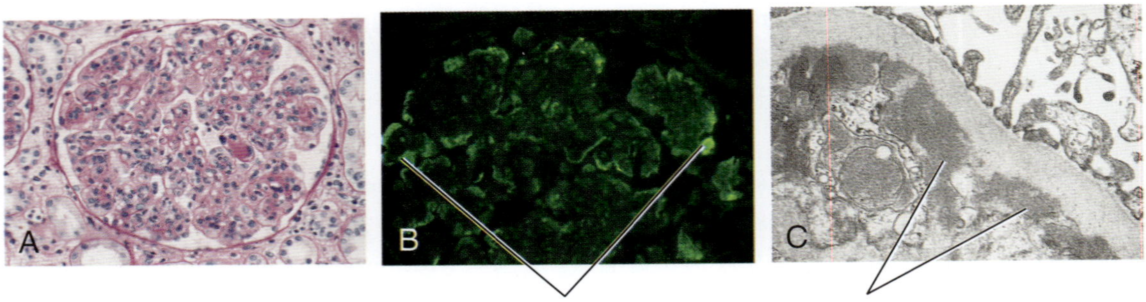

図 A-5 SLE における免疫複合体沈着を伴った糸球体腎炎 **A**：糸球体に好中球浸潤が存在する腎生検標本の光学顕微鏡写真．**B**：糸球体基底膜に沿って顆粒状の IgG 沈着を示す免疫蛍光顕微鏡写真（免疫蛍光顕微鏡検査法と呼ばれるこの技術において，腎臓の凍結切片が IgG に対する蛍光標識抗体とインキュベートされ，蛍光存在部位を決定することにより IgG の沈着部位が明らかにされる）．**C**：同じ組織の免疫複合体沈着が明らかな電子顕微鏡写真．（Dr. Helmut Rennke, Department of Pathology, Brigham and Women's Hospital, Boston, MA のご厚意による）

一掃のために，SLE 患者の循環中において増加する．これらの免疫複合体が血管壁の基底膜に沈着すると，免疫複合体は補体のクラシカル［古典］経路 classical pathway を活性化して炎症を引き起こし，補体消費のため，補体タンパク質は減少する結果となる．腎臓における免疫複合体により引き起こされる炎症により，尿中にタンパク質と赤血球の漏出が引き起こされる結果となる．尿中へのタンパク質の漏出は，血漿アルブミンの減少，血漿浸透圧の減少，および組織への体液損失を引き起こす．これにより，足の浮腫と腹部膨満が起こる．

3. 腎病変は，腎糸球体の基底膜に循環免疫複合体が沈着する結果である．そればかりでなく，自己抗体は組織抗原に直接結合し，その位置で免疫複合体を生成する．免疫複合体の沈着は，免疫蛍光顕微鏡検査法（沈着した抗体の型を示す）と電子顕微鏡検査法（正確な沈着位置を示す）により観察することができる．免疫複合体は，補体を活性化し，また白血球は補体副産物（C3a，C5a）および白血球 Fc レセプターが免疫複合体中の IgG 分子へ結合することにより動員される．これらの白血球は活性化され，糸球体基底膜にダメージを与える活性酸素種 reactive oxygen species（ROS）とリソソーム［水解小体］酵素 lysosomal enzyme を生成する．これらの所見は，免疫複合体媒介性組織傷害に特徴的であり，また免疫複合体は関節や体中の小血管ばかりでなく，腎臓にも沈着する．SLE は免疫複合体疾患の原型である（**第 11 章**参照）．

症例 5：HIV 感染：後天性免疫不全症候群

Case 5：Human Immunodeficiency Virus Infection：Acquired Immunodeficiency Syndrome

家庭医への初診時，28 歳の大工見習いの J. C. は 3 週間の微熱，咽頭痛とリンパ節腫脹があった．身体検査では“注射痕 track mark”がみられた．問診では，街でオキシコドンを入手するためのお金を用意できなくなったため，使い回し針でのヘロインを使用し始めたと述べた．身体検査における他の所見は，リンパ節腫脹，鵞口瘡（中咽頭の真菌感染）と，淡い，びまん性の発疹であった．Epstein–Barr ウイルス感染症（モノスポット monospot）と口咽頭の連鎖球菌感染（ラピッドストレップ rapid strep）に対する臨床現場即時検査 point of care test は陰性であり，血液培養で細菌あるいは真菌は陰性であった．J. C. は推定されたウイルス症候群として退院し，鵞口瘡に対する外用抗真菌薬であるナイスタチンが与えられた．

1. 3週間の微熱とリンパ節腫脹の意味は何か．

J. C.は次週に感染症クリニックを受診し，血液での酵素免疫測定法 enzyme-linked immunosorbent assay（ELISA）検査では抗HIV抗体が陰性であったが，HIVヌクレオカプシドp24は陽性であった．血液中のHIVウイルスゲノム濃度（ウイルス量）は700,000/mLであり，また血液 $CD4^+$T細胞数は300個/μLであった（図A-6）．B型肝炎ウイルス（HBV）ELISAでは，抗HBV表面抗原は陰性だった．HIV遺伝子型は，HIV逆転写酵素遺伝子のコドン103（K103N）で，リジンからアスパラギンへの突然変異を示した．抗レトロウイルス療法 antiretroviral therapy（ART）が勧められたが，経過観察されなかった．

2. この患者には，何がHIV感染に罹患する主要な危険因子であったか．HIV感染に対する他の危険因子は何か．

3. HIVテストは，なぜHIV抗体とp24タンパク質の両方の存在のテストを含むのか．

6か月後に，J. C.は注射部位の膿瘍のために外来を受診した．切開とドレナージの後，J. C.は医師の助言を聞かずに立ち去った．そのときの $CD4^+$T細胞数は200個/μLであり，ウイルス量は15,000/mLであった．J. C.はまだART治療を拒否していた．

6年後に，J. C.は1週間の発熱と息切れのために入院した．胸部X線は淡い，広がった浸潤を示し，酸素飽和度は90％であった．最初の顕微鏡検査での痰の真菌染色（鍍銀染色）は明らかではなかったが，抗生物質とプレドニゾン治療が開始された．痰のPCR法ではニューモシスティス－イロヴェチが陽性だった．J. C.の状態は最初は悪化したが，最後は完全に回復した．繰り返し測定した $CD4^+$T細胞数は，そのとき150個/μLであり，ウイルス量は50,000/mLであった．この時点でJ. C.はARTに従って，エルビテグラビル elvitegravir／コビシスタット cobicistat（ブースト共同薬をもつHIVインテグラーゼ阻害薬）と，2つのヌクレオシド／ヌクレオチドアナログ抑制剤である HIV逆転写酵素（NRTI）（テノホビル tenofovir

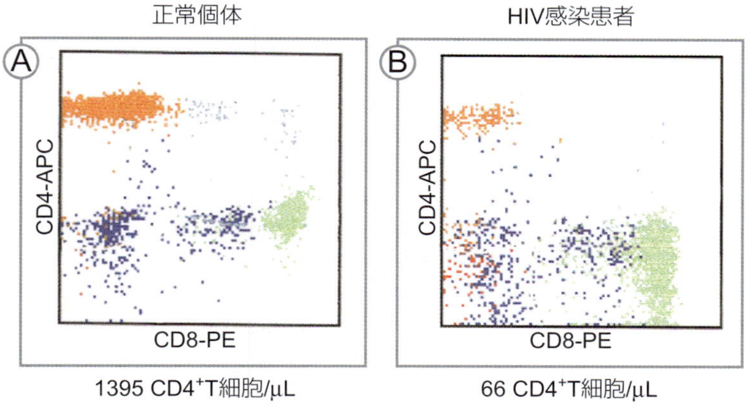

図A-6 HIV感染患者血液中の $CD4^+$ および $CD8^+$T細胞のフローサイトメトリー分析 患者の白血球浮遊液を，CD4，CD8に対する特異的なモノクローナル抗体でインキュベートした．抗CD4抗体はアロフィコシアニン（APC）蛍光色素で標識し，抗CD8抗体はフィコエリスリン（PE）蛍光色素で標識した．これらの2つの蛍光色素は固有の波長により励起されると，異なる色の光を発する．細胞懸濁液はフローサイトメーターで分析され，それぞれの異なる標識抗体により染色された細胞数を算定することができる．このようにして $CD4^+$ および $CD8^+$T細胞数が決定される．コントロール（**A**）と患者（**B**）の血液サンプルの2カラープロットを表示した．$CD4^+$T細胞はオレンジ色で（**左上四半部**），$CD8^+$T細胞は緑色で表示される（**右下四半部**）．（これらの図の色はAPCおよびPE蛍光色素による発光色ではないことに注意すること．）

／エムトリシタビン emtricitabine）を加えた治療が開始された．J. C. にはまた，トリメトプリム／サルファ剤抗生物質 trimethoprim/sulfa antibiotics 療法が継続された．J. C. は禁煙するよう勧められた．

4. なぜ HIV に対する ART 治療は，一般的に 3 つの異なる抗ウイルス剤を含むのか．

5. 何が J. C. の $CD4^{+}T$ 細胞数の段階的な低下を引き起こしたか．

6. ニューモシスティス–イロヴェチ感染の診断が PCR により確定する前に，なぜ抗生物質とプレドニゾン治療が開始されたのか．

1 年後には J. C. の CD4 陽性細胞数は 800 個 /μL であり，ウイルス量は検出レベル以下だったが，J. C. は僧帽弁にメチシリン耐性黄色ブドウ球菌（MRSA）感染（ブドウ球菌性心内膜炎）が起こり，生体弁での外科的置換を必要とした．手術前の心臓カテーテル法では，重篤な冠動脈病変がみられた．J. C. は手術後に，メタドン維持療法によりヘロイン使用をやめることができた．J. C. の抗レトロウイルス剤は続けられたが，トリメトプリムサルファ剤は中止された．その後は健康を保っていた．J. C. の長期のパートナーは HIV 陰性のままであった．

7. この時点での J. C. の生命の主要なリスクは何か．

症例 5 の質問に対する解答

1. このパターンは，急性 HIV 症候群と呼ばれる．非常に多くの数の感染性微生物が 2，3 日でこの症候群を引き起こすが，若く以前は健康だった個体におけるこの症状の持続は，HIV 感染を含む比較的少ない原因を示唆している．

2. この患者では静脈内薬物使用が HIV 感染の主要な危険因子である．麻薬常用者の間で注射針を共用すると，血液媒介ウイルス粒子が 1 人の感染者から他の個体へ伝搬する．他の主要な HIV 感染の危険因子は，感染者との性交，汚染された血液製剤の輸血，感染した母親からの出産である（**第 12 章**参照）．

3. 急性感染症においては，抗体応答の出現にはしばしば十分な時間がないが，ウイルスのレベルは高いので，ウイルスタンパク質はすぐに検出できる．広く使用されるべきスクリーニングテストは，非常に敏感で，また簡単で，安価である必要がある．他の国より数年遅れではあるが，新しいいわゆる“第 4 世代”検査が 2010 年に米国で承認された．もしスクリーニングテストが陽性であれば，ウイルス核酸の濃度と遺伝子型のより特異的な（しかし，より複雑な）分析方法を用いる必要がある．

4. HIV は非常に高率に突然変異を起こす．逆転写酵素をヌクレオシド阻害薬に対して耐性を示すようにする逆転写酵素遺伝子の突然変異は，しばしば治療されている患者に起こる．プロテアーゼ［タンパク質分解酵素］阻害薬 protease inhibitor に対する耐性も類似した機構で起こる．3 剤併用療法はウイルス薬剤耐性の機会をおおいに減少させるが，この患者の場合のように，コンプライアンスの低下はいくつかの薬剤に対して耐性を示す突然変異系統を出現させる．非ヌクレオシドアナログの逆転写酵素阻害剤 non-nucleoside analog reverse transcriptase inhibitor（NNRTI）はまた，効果的な抗 HIV 薬であるが，診断時に見いだされる HIV 逆転写酵素遺伝子のコドン 103（K103N）のリジンからアスパラギンへの突然変異は，この患者を NNRTI 抵抗性にする．2015 年現在，インテグラーゼ阻害薬は，主要な抗 HIV 薬としての承認は最終となった．

5. 初感染後，HIV は急速に $CD4^{+}T$ リンパ球，樹状細胞，単核ファゴサイト［貪食細胞］phagocyte，その他の細胞を含む体中のさまざまな細胞に侵入する．一度細胞内に侵入すると，ウイルスは抗体による中和から回避され安全である．この患者の $CD4^{+}T$ 細胞の段階的な低下は，リンパ器官におけるたび重なる繰り返された HIV 感染 $CD4^{+}T$ 細胞の細胞死により引き起こされた．AIDS の症状は通常 $CD4^{+}T$ 細胞数が 200 個 /μL 未満になるまで起こらず，この減少はリンパ器官での T 細胞の激しい枯渇を反映している．

6. 既知の HIV 感染をもった個体のこの AIDS の症状は，ニューモシスティス-イロヴェチ *Pneumocystis jirovecii* 肺炎(PJP) を非常に連想させるので，確定診断を待つ必要はない．AIDS 患者における T 細胞性免疫の欠損は，正常な免疫系により容易に制御されるウイルス，真菌，原虫に対する免疫機能の減弱という結果を引き起こす．ニューモシスティス-イロヴェチは，ファゴサイト中で生存できる真菌微生物であるが，通常は活性化 $CD4^+$T 細胞の作用により根絶される．抗真菌性治療での最初の数日に，死滅する微生物に対する強い炎症反応は臨床症状の危険な悪化を引き起こすことがあるので，重篤な症例ではステロイド抗炎症療法が直ちに開始される．

7. よく制御された HIV 感染においては，患者はほぼ正常の寿命が期待され，大部分の死は直接 HIV 感染に関連しない原因である．HIV 感染そのものと抗レトロウイルス剤のいくつかは，冠動脈疾患を促進する．そのため，抗レトロウイルス剤で効果的に治療されている感染者は，よりしばしば直接ウイルス感染に関連していない疾病で死亡する傾向がある．この患者の最も大きなリスクは，現在は止めているが，静脈注射常用使用であった．さらに，よく制御された HIV 感染者はウイルスをごくまれにしか他の個体に感染させないので，治療により感染予防と感染制御ができる．

索　引

和文索引

ギリシャ文字

数字

アルファベット

あ

す

せ

そ

た

ち

欧文索引

A

B

C

D

N

O

P

R

S

T

U

V

W

X

Z

訳者略歴

松島 綱治（まつしま こうじ）

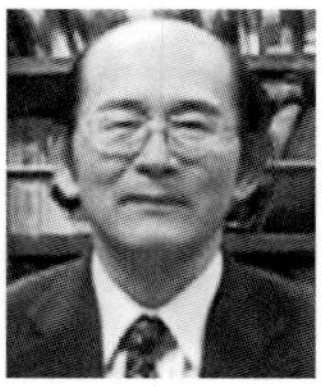

1978 年　金沢大学医学部卒業
1982 年　金沢大学大学院医学研究科修了（分子免疫学）
1982 ～ 90 年　客員研究員（National Institutes of Health, USA）
1990 ～ 97 年　金沢大学がん研究所薬理部教授
1996 年　東京大学医学部・大学院医学系研究科分子予防医学教授
2018 年　東京理科大学生命医科学研究所炎症・免疫難病制御部教授（現在に至る）
東京大学名誉教授

医学博士
日本免疫学会　功労会員
日本炎症・再生医学会（理事）
日本インターフェロン・サイトカイン学会（理事）
マクロファージ分子細胞生物学研究会（創設会長）など

山田 幸宏（やまだ さちひろ）

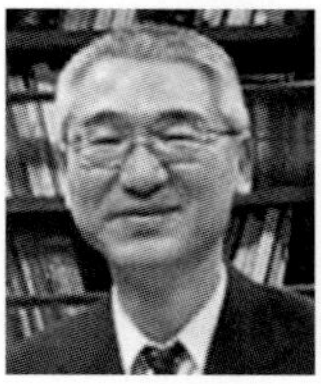

1976 年　信州大学医学部卒業
1984 ～ 86 年　アメリカ合衆国・国立癌研究所 - フレデリック癌研究所留学
1995 年　長野県看護大学教授
1996 ～ 97 年　アメリカ合衆国・ハーバード大学 - ダナファーバー癌研究所留学
2006 年　昭和伊南総合病院健診センター長（現在に至る）
2008 ～ 15 年　昭和伊南総合病院副院長

医学博士
血液専門医
血液指導医
小児科専門医
人間ドック認定医
産業医

アバス-リックマン-ピレ
基礎免疫学　原著第５版
免疫システムの機能とその異常
Basic Immunology: Functions and Disorders of the Immune System, Fifth Edition

2007 年 12 月 25 日　原著第 2 版第 1 刷発行
2014 年　9 月 20 日　原著第 4 版第 1 刷発行
2016 年 12 月 25 日　原著第 5 版第 1 刷発行
2018 年 12 月 31 日　原著第 5 版第 2 刷発行

原　著　者：Abul K. Abbas,　Andrew H. Lichtman,　Shiv Pillai
訳　　　者：松島　綱治，山田　幸宏
発　行　人：布川　治
発　行　所：エルゼビア・ジャパン株式会社
〒 106-0044 東京都港区東麻布 1-9-15　東麻布 1 丁目ビル
電話 03-3589-5024（編集）　03-3589-5290（営業）
URL　http://www.elsevierjapan.com/
組　　　版：Toppan Best-set Premedia Limited
印刷・製本：株式会社 シナノ パブリッシング プレス

©2016 Elsevier Japan KK
本書の複製権・翻訳権・上映権・譲渡権・公衆送信権（送信可能化権を含む）はエルゼビア・ジャパン株式会社が保有します．
JCOPY 〈（一社）出版者著作権管理機構委託出版物〉
本書の無断複写は著作権法上での例外を除き禁じられています．複写される場合は，そのつど事前に，（一社）出版社著作権管理機構（電話 03-3513-6969，FAX 03-3513-6979，e-mail：info@jcopy.or.jp）の許諾を得てください．

落丁・乱丁はお取り替え致します．
ISBN978-4-86034-000-1